U0189375

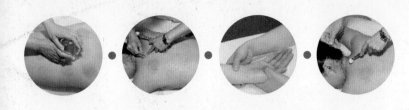

中医名家大讲堂
大字新版

主编\王启才 张怀忠 张贵林 郑崇勇 符庄彪

自学 中医一本通

活学活用中医中药
妙治巧祛各科百病

大字新版

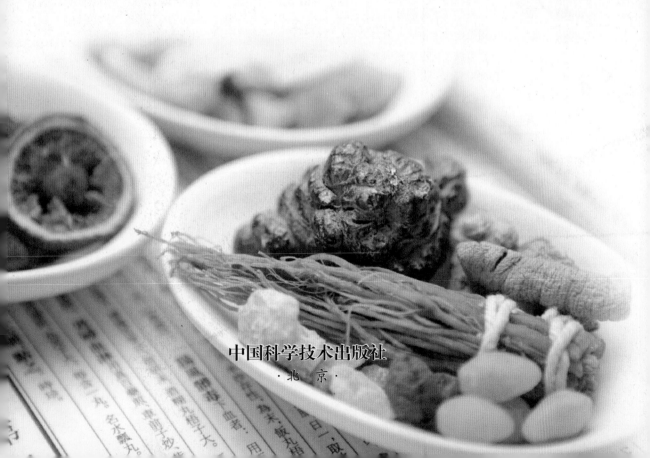

中国科学技术出版社
·北京·

图书在版编目（CIP）数据

自学中医一本通：大字新版 / 王启才等主编. 一北京：中国科学技术出版社，2019.8（2024.8 重印）
ISBN 978-7-5046-8293-2

Ⅰ. ①自… Ⅱ. ①王… Ⅲ. ①中医学－基本知识 Ⅳ. ① R2

中国版本图书馆 CIP 数据核字（2019）第 104012 号

策划编辑	焦健姿　王久红
责任编辑	王久红
装帧设计	华图文轩
责任校对	龚利霞
责任印制	徐　飞

出　　版	中国科学技术出版社
发　　行	中国科学技术出版社有限公司
地　　址	北京市海淀区中关村南大街 16 号
邮　　编	100081
发行电话	010-62173865
传　　真	010-62179148
网　　址	http：//www.cspbooks.com.cn

开　　本	787mm×1092mm　1/16
字　　数	599 千字
印　　张	30.5
版　　次	2019 年 8 月第 1 版
印　　次	2024 年 8 月第 2 次印刷
印　　刷	北京盛通印刷股份有限公司
书　　号	ISBN 978-7-5046-8293-2/R・2411
定　　价	98.00 元

内容提要

本书从"道、法、术、器"四个层次带您步入中医之门:"道"是存在于天、地、人之间的基本规律;"法"是中医诊断、治疗的法则和框架;"术"是操作方法和技巧;"器"是有形的物质或工具,"工欲善其事,必先利其器"。全书分7篇26章,阐述了中医基础、中医诊断、常用中药与经典方剂、针灸经络腧穴、足疗、小儿推拿、中医情志调适,其语言通俗易懂,内容实用精练,方法简便廉验,图文解释通透,教您研习中医从入门到精通,是您自学中医的真正帮手。本书适合挚爱中医药文化,希望通过自学中医帮助自身、家人和朋友获得健康的人士参考学习。

编者名单

（以姓氏笔画为序）

主　编	王启才	张怀忠	张贵林	郑崇勇	符庄彪
副主编	刘昌埠	李　军	张艳苓	张晓婷	张绪刚
	张晶婷	陈　波	高增伟		
编　者	马浩玄	尤旭东	方　鲲	叶元福	叶近泽
	兰昱华	华盈盈	杜红霞	李保勃	杨双英
	张顺安	张桂玉	罗毅玲	封其栋	赵　爽
	侯俊启	钱红梅	曹　渊	韩　进	童桂萍
	裴文恺				

主编简介

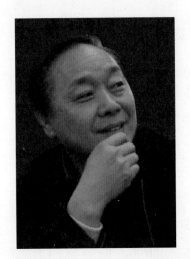

王启才 南京中医药大学国际教育学院教授，兼任世界浮刺针灸学会荣誉主席，世界中医药联合会套针专业委员会荣誉会长，中国针灸推拿协会副会长，中国针灸学会临床分会第二、三届秘书长，中国针灸学会首届科普工作委员会副主任委员。美国纽约中医学院等全球多所中医学院客座教授，曾多次受邀美国等18个国家和地区讲学、医疗。在国内外医学刊物发表中医针灸学术论文200多篇，科普作品数百篇，主编和参编著作80多部，并获多种奖项。

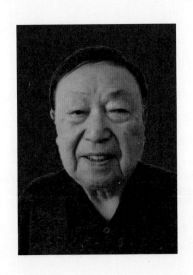

张怀忠 丹东市中医院针灸科原主任，主任医师。杏林悬壶六十七载，师从现代著名针灸学家单玉堂先生。曾任辽宁省针灸学会常务理事、高级顾问，中国针灸学会第二届理事会理事，泰国世界传统医学会理事兼医事顾问，中国香港国际传统医学会理事。善于针药结合攻克疑难杂症。在国内外发表论文30余篇，著有《中医赤医针特色疗法》《针灸临床实用歌诀》等。

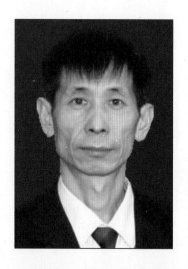

张贵林 医学博士，第四医学网创始人，1995年创办辽宁省丹东市康而福刮痧按摩学校。现任第四医学培训基地和辽宁省丹东市康而福刮痧按摩学校校长，兼任中国特效医术专业委员会主任委员。擅长用刮痧疗法治愈各种疑难病症。在国内发表学术论文30多篇，出版中医著作十几部。所著《国家职业保健技能社区实用全书》荣获中华人民共和国成立60周年中医药科普图书著作三等奖。

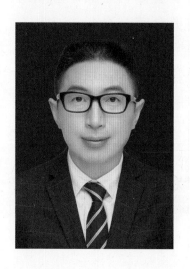

郑崇勇 主任中医师，成都中医药大学养生康复学院兼职教授，成都中医药大学附属广安医院中医妇科学科带头人，成都武侯叁仁堂中医馆创始人，全国中医专科专病经方拔尖人才，第五批四川省名老中医药专家学术经验继承人。兼任中国针灸学会基层适宜技术推广专业委员会副主任委员。擅长针药结合诊治面瘫、偏瘫、颈肩腰腿痛、带状疱疹、失眠、肥胖、男性不育、女性不孕、卵巢早衰以及经带胎产诸疾。

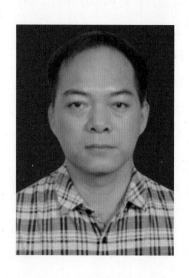

符庄彪 世界中医药联合会套针专业委员会理事，世界中医药联合会套针专业委员会北京中医研究院特聘专家。酷爱中医，先后求学于海南省海口市中医药学校、北京中医药大学、中国药科大学。2015年始潜心研究套针疗法，拜世界中医药联合会套针专业委员会会长侯国文教授为师；2017年，为进一步精研针灸疗法，拜南京中医药大学王启才教授为师。擅长用套针疗法治疗疑难病症。

自学中医一本通

目　录

第一篇　中医基础

第二篇　中医诊断

第五篇 足 疗

第六篇 小儿推拿

第七篇　中医情志调适

第一篇 中医基础

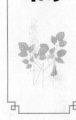

广义的整体观——天人相应 自然是大宇宙，人体是小宇宙，人在天地之间，衣食住行都要与自然相适应，顺自然则昌，逆自然则亡。

狭义的统一整体——『全息论』人是一个整体，经络内连脏腑、外络肢节，广泛地联系人体的上下、左右、前后、内外，人体需要保持各个方位和范围的相对平衡状态。

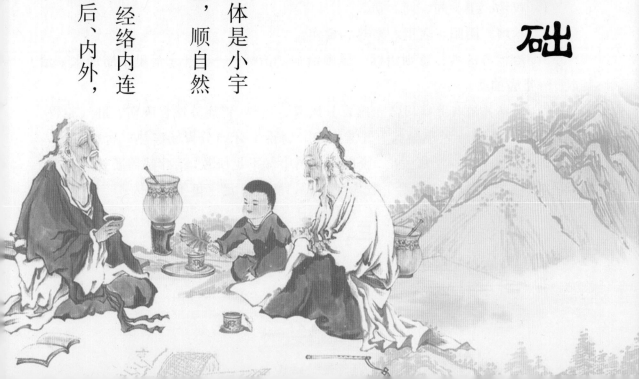

第1章 中医学的基本特点和优势

第一节 中医学的基本特点

一、整体观

1．广义的整体观——天人相应 自然是大宇宙，人体是小宇宙，人在天地之间，衣食住行都要与自然相适应，顺自然则昌，逆自然则亡。

2．狭义的统一整体——"全息论" 人是一个整体，经络内连脏腑、外络肢节，广泛地联系人体的上下、左右、前后、内外，人体需要保持各个方位和范围的相对平衡状态。

二、辨证论治

1．四诊 望、闻、问、切。

2．八纲 阴阳、表里、寒热、虚实。

3．治标与治本 急则治标，缓则治本。治标——往开水锅里不断加水；治本——釜底抽薪。

4．同病异治与异病同治 感冒分风寒、风热；胃痛分饮食所伤、肝气犯胃、脾胃虚寒；腰痛分风寒湿邪、气滞血瘀、肾虚；牙痛分胃肠实热、肾精亏损、龋齿……而胃下垂、子宫脱出、脱肛等均属中气不足所致，治疗都需要补中益气，药用补中益气丸，穴用百会、气海、膻中、脾俞、足三里等。

三、两个注重

1．注重整体 顺其自然、适应自然、四季进补、冬病夏治。

2．注重"调" 调理、调养、调节、调平衡，不主张"消"（消除、消灭等）。

将疾病视为"刺""污""结""闭",解决的方法是"拔"（拔出、拔除）"洗"（清洗、清）"解"（解结、解决）"决"（决闭、决裂）。《黄帝内经》："言不可治者，未得其术也！"

第二节 中医学的优势

1．中医学不管是食疗、药疗，还是针灸等外治法，都具有简、便、廉、广、验、安全六大特点。资源丰富，且不受时间、地点、条件的限制。

2．自然疗法、药食同源，少不良反应（正确理解"是药三分毒"，只要是能治病的药物，古代都称之为"毒药"——蛇和蝎子都能食用）。

3．治疗手段和方法有优势：中医学讲究标本兼治，还要立足整体、辨证论治。例如眼病还要从心、肝论治；耳病还要从肝、肾论治；伤风感冒须分风寒、风热；高血压平肝息风和滋阴潜阳并举。

4．针灸医学的"良性双向调节"作用——中脘、天枢、足三里等穴既能治疗腹泻，又能用于便秘；内关穴既能升高血糖，又能降低血糖；既可升高血压，又能降低血压；既能治疗心动过速，又能用于心动过缓。这些穴位既是双向的，又是良性的。

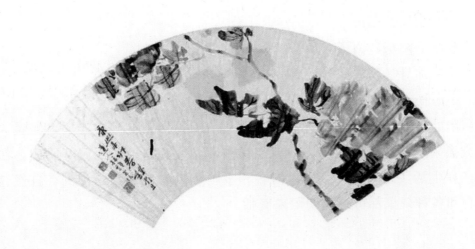

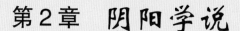

第2章 阴阳学说

第一节 阴阳的概念

阴阳理论是中国古代哲学中朴素的唯物辩证法，是人们认识世界和解释世界的一种方法论。阴阳是一对哲学概念，是指一切事物既矛盾又统一的两个方面。《易经》的"一阴一阳谓之道"，表明阴阳这两个对立统一的方面，贯穿于一切事物之中，是一切事物变化、发展的根源和规律，自然界的一切变化都可以用阴阳来分析。

《黄帝内经》说："阴阳者，天地之道也，万物之纲纪，变化之父母，生杀之本始。"这说明阴阳涉及宇宙间大自然的一切变化，也关系到人的生老病死。

阴阳理论与医学的结合，形成了中医的阴阳学说，它贯穿于中医学的各个领域，用来阐释中医学的诸多生理和病理现象以及人与自然界的关系，它是中医学的理论工具和方法，是中医理论体系中重要的组成部分。

西医学：阴性、阳性；

物理学：阴电、阳电；

化学：阴极、阳极；

气象学：阴历、阳历，阴天、晴天（艳阳天）；

数学：加号（阳）、减号（阴）；

…………

阴阳的最初涵义是指日光的向背而言。因为向阳的地方光明、温暖，背阳的地方黑暗、寒冷。因此，古人就以黑暗、光明和寒冷、温暖分阴阳。在长期的生产和生活实践中，人们通过对各种事物和现象的观察认识到，自然界的万事万物和各种现象都可以用阴阳来概括。

一、广义的阴阳划分

1．凡类似"水"性的皆属阴　苍白的、晦暗的、黑暗的、寒冷的、重浊的、下降的、沉闷的、低下的、抑制的、静止的、内向的、迟钝的、消极的、悲哀的、有形的、物质的、柔和的、虚弱的……

2．凡类似"火"性的皆属阳　红火的、明亮的、光明的、温暖的、轻扬的、上升的、热烈的、高亢的、兴奋的、运动的、外向的、灵敏的、积极的、喜庆的、无形的、精神的、刚烈的、强壮的……

二、狭义的阴阳划分

阴：地、西方、北方、黑夜、月亮、秋季、冬季、金属、下午
阳：天、东方、南方、白天、太阳、春季、夏季、植物、上午

阴：雨、下面、右边、前面、内侧、小、少、短、细、矮、瘦
阳：风、上面、左边、后面、外侧、大、多、长、粗、高、胖

阴：低处、软的、关闭、女性（雌）、体内、筋骨、血、腰以下
阳：高处、硬的、打开、男性（雄）、体表、皮毛、气、腰以上

阴：前胸、胸膈以下、脏腑、六脏、经脉、静脉、五行、土、金
阳：后背、胸膈以上、经络、六腑、络脉、动脉、阴阳、木、火
所以，《黄帝内经》说："阴阳者，数之可十，推之可百，数之可千，推之可万。"
阴阳的区分应有参照物，有对照和比较才有鉴别。

第二节　阴阳的相互关系

一、阴阳的对立统一

阴阳对立是指阴阳所代表的两类事物或同一事物的阴阳两个方面的本质是有区别的，阴就是阴，阳就是阳；天就是天，地就是地；男就是男，女就是女……

而这种对立只有统一起来，才能生存和发展，只有对立而没有统一，阴就

成了孤阴，阳就成了孤阳；大自然的天和地统一了，就形成了宇宙；亚当和夏娃阴阳结合了，才有了人类的繁衍昌盛。

二、阴阳相互依存

阴阳相互依存是指阴阳对立的双方相互依靠，任何一方都不能脱离另一方而单独存在。无大无以言小，无高无以言矮，无天无以言地，无女无以言男……换句话说，阴阳二者失去了任何一方，另外一方就不复存在。

孙思邈说："阴不可以无阳，阳不可以无阴；男不可以无女，女不可以无男。"阴阳这种互为存在条件和根据的关系，又称为"阴阳互根"。

三、阴阳相互包含

阴阳相互包含即"阴中有阴，阳中有阳；阴中有阳，阳中有阴；阴中有阴阳，阳中有阴阳"。

例如白天的上午、下午，夜晚的上半夜、下半夜；脏腑与经络的阴阳分属；男人和女人的性格特征……

四、阴阳相互制约

阴阳两类事物或同一事物的阴阳两个方面存在着相互斗争、相互制约的关系。如温热可以驱散寒冷，冰冷可以降低高温；水可以灭火，火可以将水烧干。阴阳双方相互制约的结果，使事物取得了动态平衡（阴平阳秘），也就是达到统一的目的。

就人体的生理功能而言，功能亢奋为阳，抑制属阴，两者相互制约，从而维持人体功能的动态平衡，这是人体的正常生理状态。如心属火，肾属水，水火的互相制约就使得水火相济，人就会心火不偏亢，肾水不泛滥。一旦由于某种原因，使机体内的这种动态平衡被打破，出现阴阳偏盛或偏衰，机体就会产生疾病：水火不容、心肾不交，就会心烦、水肿、失眠……中医治病就是促使失去平衡的阴阳恢复到相对平衡的正常状态（调和阴阳）。

五、阴阳相互化生

阴阳双方还有不断地资生、促进和助长对方的关系。

在人体内，精血等营养物质属阴，藏于内；功能活动属阳，表现于外。只有体内有充足的精血等营养物质，才能有外在的强有力的功能活动——物质变精神（血能生气，血为气之母）；反之，只有通过不断的功能活动，才能不断产生新的营养物质——精神变物质（气能生血——气为血之帅）。所以，《类经》又说："阴无阳不生，阳无阴不成。"

六、阴阳相互转化

阴阳是对事物属性的分类，这种阴阳属性只是相对的，而不是绝对的。在一定的条件下，其阴阳属性可以转变，甚至转化为与其相反的方面。阳可以转化为阴，阴可以转化阳。

就季节而言，属阳的夏天可以转化为属阴的冬天——阳转阴，属阴的冬天又可转化为属阳的夏天——阴转阳（翻手为云——阳，覆手为雨——阴）。

就疾病而言，属阳的热证可以转化为属阴寒证，属阴的寒证可以转化为属阳的热证。即《黄帝内经》所说的"重阴必阳，重阳必阴"（"物极必反"之意）。临床上的急性热病，由于热毒深重，大量消耗机体的正气，在持续高热的情况下，可突然出现体温下降、面色苍白、四肢厥冷、脉微欲绝等一派阴寒危象。此时，若抢救及时，处理得当，使四肢转温，色脉转和，阳气恢复，病情又可出现转机。

"太极图"（图 2-1）可以说明阴阳关系的主要意义。

白色代表阳，黑色代表阴，两者相互对立又相互依存，中间用一条曲线隔开，表示两者之间互为消长。阴阳两方中各有一个白点或黑点，表示阴阳可向对方转化和阴阳之中又有阴阳。

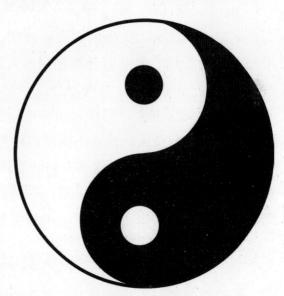

图2-1　太极图

自然变化：气能变成水，水能变成气。

哲学概念：精神变物质，物质变精神。

医学规律：气能生血，血能化气。

第三节 阴阳学说在中医学中的应用

一、人体的组织结构

《黄帝内经》载："人身有形,不离阴阳。"依部位来分,则体表为阳,体内为阴;胸腹为阴,后背为阳;腰以上为阳,腰以下为阴;四肢的外侧为阳,内侧为阴。

以脏腑组织来分,则五脏为阴,六腑为阳。由于阴阳属性的无限可分性,所以五脏、六腑之中还可以再分阴阳。如心肺在胸膈以上,为"阴中之阳",肝肾在胸膈以下,为"阴中之阴";心有心阴、心阳;肝有肝阴、肝阳;肾有肾阴、肾阳等。

人体的经络系统也分阴阳:十二经脉中,有手三阴、手三阳、足三阴、足三阳,其中阳经行于肢体外侧,阴经行于肢体的内侧;奇经八脉之中,任脉属阴,督脉属阳,冲脉属阴,带脉属阳。

二、人体的生理功能

阴阳学说认为:人体的正常生命活动,是阴阳双方保持着对立统一的协调平衡关系的结果。如前面已经提到,人体内的津液、血液等具有营养作用的物质为阴,功能活动为阳。各种功能活动都必须以营养物质为基础,没有营养物质,功能活动就无法产生。同样,功能活动又是化生营养物质的动力,没有脏腑的功能活动,我们摄入的饮食不能变成营养物质。

就营养物质本身,根据其不同的生理功能,也可以分阴阳。如把具有固护、温煦肌表作用的卫气叫作"卫阳";把能化生血液、具有濡养作用的营气称之为"营阴"。营卫调和则正常,营卫不和则病。

三、人体的病理变化

既然阴阳消长平衡是维持正常生命活动的基本条件,那么阴阳失衡、出现偏盛偏衰则是一切疾病产生的根本原因。

疾病的发生发展,关系到人体的正气与邪气两个方面。正气是指人体的功能活动及抵抗疾病的能力,对外界环境的适应能力及对损伤组织的修复能力等;邪气泛指各种致病因素。正气可以分阴阳,包括阴气和阳气;邪气也有阴阳之分,如六淫致病因素中的寒湿为阴邪,风、暑、热(火)、燥为阳邪。疾病的过程就是邪正斗争的过程，尽管其病理变化复杂多变，但其结果都可用阴阳的偏盛、偏衰来概括。

由于阴阳互根互用，所以在阴阳偏衰到一定程度时，就会出现阴损及阳、阳损及阴的阴阳互损的情况。如长期食欲缺乏的病人，多表现为脾气（阳）虚弱，会导致人体血（阴）的化源不足，这可称之为阳损及阴的气血两虚证。又如失血的病人，由于阴血的大量流失，往往会出现形寒肢冷的阳虚病症，这可称之为阴损及阳的阴阳两虚证。阴阳两虚并不是阴阳双方处于低水平的平衡状态，它们也存在着偏于阳虚或偏于阴虚的不同。

四、疾病的诊断

以阴阳来概括说明疾病的病位、病性，从而作为辨证的纲领，为临床治疗提供依据。

1．根据色泽、声息、症状、脉象和病变部位辨别疾病的阴阳属性　一般来说，色泽鲜明的属阳，晦暗的属阴；语声高亢洪亮的属阳，语声低微无力的属阴；呼吸有力而声高息粗者属阳，呼吸微弱而声低气怯者属阴。

就症状而言，多依据症状的寒热、润燥、动静来区别阴阳属性。如身热属阳，身寒属阴；口干而渴属阳，口润不渴属阴；躁动不安属阳，蜷卧静默属阴等。

辨脉之阴阳，则数、大、浮、洪者为阳；迟、小、沉、细者为阴。

辨别疾病部位的阴阳，则在表、在外者属阳，在里、在内者属阴；经络病属阳，脏腑病属阴。

2．概括证候的阴阳属性　在辨证中，一般首先以阴、阳、表、里、寒、热、虚、实八纲作为辨证的纲领，而八纲中又以阴阳为总纲，即以阴阳统帅表里、寒热、虚实六纲。表、热、实属阳，里、寒、虚属阴。

在临床辨证中，只有先分清阴阳，才能抓住疾病的本质，做到执简驭繁。

五、疾病的防治

1．指导养生保健　人体的阴阳，是生命的根本，养生最根本的环节就是善于调理阴阳。自然界有春、夏、秋、冬四时的变化，即"四时阴阳"。善于养生者，就是要使人体内的阴阳与四时阴阳的变化相适应，以保持人与自然界的协调统一，以延年益寿。

2．用于疾病的治疗　既然疾病发生发展的根本原因是阴阳失调，因此使用针灸、药物等方法调整阴阳的偏盛偏衰，恢复阴阳平衡就成为临床治疗的根本原则。疾病表里、寒热、虚实等阴阳属性的不同，针刺的方法是有区别的。如热证（阳）多用针刺法，且浅刺而快出针；寒证（阴）多用灸法，针刺则深刺而久留针；实证（阳）用泻法，多用针而强刺激，虚证（阴）用补法，少用针而轻刺激。

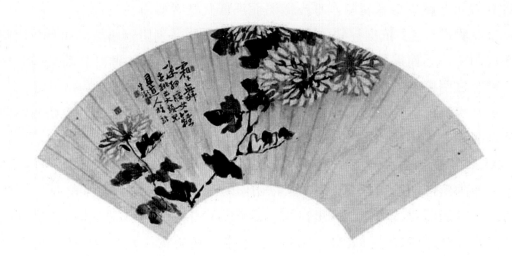

第3章　五行学说

同阴阳学说一样，五行学说也属于古代哲学的范畴，是人们认识事物和分析事物的一种思想方法和说理工具。五行学说同阴阳学说共同构成中医学的理论基础。"五"是指自然界中的木、火、土、金、水五种基本物质，"行"是指它们的运动变化规律。

五行学说认为：世界是物质的，宇宙世界是由木、火、土、金、水五种基本物质所构成的，宇宙中一切事物是由木、火、土、金、水五种基本物质的运动变化而产生的，宇宙间一切事物都可以按照五行的特性进行归类。

第一节　五行的分类

中医的五行学说将自然界各种事物和现象，以及人体的脏腑组织、器宫、生理病理现象，作了广泛的联系，并以"取象比类"或"推演络绎"的方法，按照事物的不同形态、性质和作用，分别归属于木、火、土、金、水"五行"之中，用以阐释人体脏腑组织之间在生理、病理方面的复杂联系，以及人体与外在环境之间的相互关系（表3-1）。从而将人体生命活动和自然界事物和现象联系起来，形成了联系内外环境的五行系统，以此说明人体本身及人与环境之间的统一性。

表3-1　自然界和人体的五行归类

自然界							五行	人体						
五音	五味	五色	五化	五气	五季	五方		五脏	五腑	五官	五体	五情	五志	五液
角(3)	酸	青	生	风	春	东	木	肝	胆	目	筋	怒	魂	泪
徵(5)	苦	赤	长	暑	夏	南	火	心	小肠	舌	脉	喜	神	汗
宫(1)	甘	黄	化	湿	长夏	中	土	脾	胃	口	肉	思	意	涎
商(2)	辛	白	收	燥	秋	西	金	肺	大肠	鼻	皮	悲	魄	涕
羽(6)	咸	黑	藏	寒	冬	北	水	肾	膀胱	耳	骨	恐	志	唾

第二节　五行之间的关系

一、五行相生

　　"生"即资生、帮助、助长、促进之意。即"木→火→土→金→水→木"（图3-1）。在五行相生关系中，任何一行都具有"我生"和"生我"两重关系。在《难经》中比喻为母子关系，"生我"者为母，"我生"者为子。因此，五行相生关系又称为"母子关系"。

二、五行相克

　　"克"有克制、克伐、抑制、制约之意。即"木→土→水→火→金→木（图3-1）"。在相克关系中，任何一行都具有"我克"和"克我"两方面的关系。

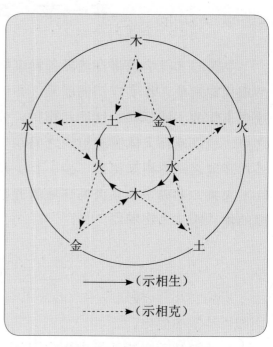

图3-1　五行相生和相克

五行之间的相生和相克是事物不可分割的两个方面。相生中包含着相克，相克中包含着相生。没有生，就没有事物的发生和发展；没有克，事物就会过分亢盛而为害，就不能维持事物间的正常协调关系。因此，必须有生有克，相辅相成，才能维持和促进事物的平衡协调和发展变化。故《类经》说"盖造化之机，不可无生，亦不可无制；无生则发育无由，无制则亢而为害"。

三、五行相乘

相乘是五行之间的异常克制现象。乘，凌也，即欺负之意。五行相乘，是指五行中某一行对其所胜一行的过度克伐（忘乎所以，称王称霸）。

五行相乘的次序与相克相同，即"木→土→水→火→金→木"（图 3-2）。以木克土为例，正常情况下，木克土，若木气过于亢盛，对土克伐太过，称为"木盛乘土"；或土过于不足，难以承受木的克伐，称为"土虚木乘"。

四、五行相侮

相侮含有"恃强不服管"之意，也称"反克""反侮"。五行相侮的次序与相克的次序相反：木→金→火→水→土→木（图 3-2）。如金克木，若木气过于亢盛，金不仅不能克木，反而被木所侮，出现"木反侮金"的逆向克制现象。

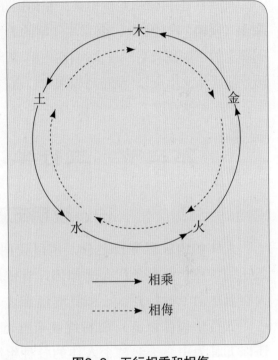

图3-2　五行相乘和相侮

又如正常情况下，金克木，木克土，但当木过度虚弱时，不仅金盛乘木，土也会因为木之虚弱而"反克"之。

五、五行母子相及

所谓"及"，即连累的意思。包括母病及子和子病及母两类，皆属于五行之间相生异常的变化。

1.母病及子　指五行中作为"母"的一行异常，必然影响到作为"子"的一行，结果导致母子皆异常。例如水生木，水为母，木为子。若水不足，无水生木，则木干而枯，水干木枯，母子俱衰。

2.子病及母　指五行中作为"子"的一行异常，也会影响到作为"母"的一行，结果导致母子皆异常。例如木生火，木为母，火为子。若火势太旺，耗木太过，则木之不足；而木不足，无以生火，火势亦衰。结果：子耗母太过，母子皆不足。

六、五行"报复"

此为纠正和调和五行相乘、相侮的正常自然现象。举例：木克土（制约）→木乘土（侵略）；土生金、金克木（制约）→金乘木（报复）。这种"子报母仇"类似军事上的"围魏救赵"战术；而在中医学治疗疾病中，肝病影响脾胃，是谓"木乘土"，治疗应"培土生金"，金旺足以乘木，也就消除了肝木进一步危害脾土的隐患了。

第三节　五行学说在中医学的应用

一、说明五脏的生理功能

人体的内脏有五行之分，用以说明五脏的生理功能。木有生长升发、舒畅条达的特性，肝喜条达而恶抑郁，有疏通气血、调畅情志的功能，故以肝属木；火有温热向上的特性，心阳具有温煦之功，故以心属火。

五行学说除以五行的特性确定五脏的五行属性、说明五脏的生理功能外，还以五脏为中心推演整个人体的各种组织结构与功能，并将自然界的五方、五时、五气、五色、五味等与人体的五脏六腑、五体、五官等联系起来，这样就将人体内外环境联系成一个整体，体现了天人相应的整体观念。

二、说明五脏之间的相互关系

人体五脏的功能活动不是孤立的，而是互相联系的。中医学的五行理论还运用五行生克制化理论来说明脏腑生理功能的内在联系，即五脏之间也存在着既相互资生又相互制约的关系。如肝木生心火，肝藏血以济心；心火生脾土，心阳温煦脾土，以助运化；脾土生肺金，脾气散精，上输于肺；肺金生肾水，肺气下行，通调水道以助肾水；肾水生肝木，肾藏精以滋养肝血。再如木克土，肝气郁结能克伐脾胃的功能引起食欲缺乏，肝木条达却可以疏泄脾土之壅滞；土克水，脾主运化水湿可防止肾水泛滥；水克火，肾水滋润上行可以制约心火，防止其过亢；火克金，心火的温煦有助于肺气的宣发，制约肺气的过于肃降；金克木，肺气清肃下行可以抑制肝气的过度升发。

三、说明五脏病变的相互影响

在病理情况下，当某一脏器组织有病，就会影响其他脏器组织，这种病理上的相互影响称为"传变"。从五行学说来认识它们的相互影响，可以概括为相生关系的传变和相克关系的传变。

1. 相生关系的传变　包括"母病及子"和"子病及母"两个方面。

（1）母病及子：是指疾病的传变，从母脏传及子脏。如肾属水，肝属木，水能生木，故肾为母脏，肝为子脏。当肾水不足，可导致肝阳上亢，肾病及肝，是母病及子。临床上称为"水不涵木"。

（2）子病及母：是疾病的传变，从子脏传及母脏。如肝属木，心属火，木能生火，故肝为母脏，心为子脏。心血不足，累及肝血亏虚，而致心肝血虚；或心火旺盛，引动肝火，从而形成心肝火旺之证。心病及肝，即是子病及母。

2. 相克关系的传变　包括"相乘"和"相侮"两个方而。

（1）以肝木和脾土之间相克关系而言，相乘传变就有"木旺乘土"和"土虚木乘"的不同情况。

（2）以肺金和肝木之间的相克关系而言，例如肺金本能克制肝木，但是如果暴怒而致肝火亢盛，肺金不仅无力制约肝木，反遭肝火之反向克制，而出现咳逆上气、咯血等木侮金的症状，称为"木火刑金"。又如脾土虚衰不前制约肾水，出现全身水肿，称为"土虚水侮"。

四、说明五脏发病与季节的关系

另外，运用五行学说理论，还可以说明五脏的发病与季节的关系。即春天多发肝病，夏天多发心病，长夏多发脾病，秋天多发肺病，冬天多发肾病等。

五、用于疾病的诊断

五行学说用于疾病的诊断，主要是以事物五行的归属分析四诊资料，指导临床诊断。由于五脏与五色、五音、五味等皆有特定的联系，因此，通过望、闻、问、切四诊所获得的资料，根据五行归属及其生克乘侮的变化规律就可以推断病情。如面见青色、喜食酸味、脉见弦象，可以诊断为肝病；面见赤色、口味苦、脉洪数者，可诊断为心火；脾虚病人，面见青色，为木盛乘土；心脏病人，面见黑色，为水旺乘火等。

六、用于疾病的治疗

1. 确定治则和治法 临床上可以根据五行相生规律确定"补母"和"泻子"的原则，并具此确定相应的治法。常用的治法有：滋水涵木法、益火补土法、培土生金法、金水相生法等。也可以根据五行相克的规律确定"抑强"和"扶弱"的治则及相应的治法。常用的治法有：抑木扶土法、培土制水法、佐金平木法、泻南（火）补北（水）法等。

2. 控制疾病的传变 疾病的传变，多见一脏受病，波及他脏而致疾病发生传变。因此，在治疗时，除对所病本脏进行处理外，还应考虑到与其有关的脏腑。根据五行的生克乘侮规律，来调整其太过和不及，以控制其进一步传变。如肝气太过，木旺必乘土，此时应先补益脾气以防其传变，脾气健旺，则肝病不传于脾。因此，《难经》载："见肝之病，则知肝当传之于脾，故先实其脾气。"

3. 指导临床用药 根据五色相应、五味所入的理论，不同的药物，有不同的颜色与气味，而五脏与五色、五味又是密切相关的。一定色、味的药物归属于一定的脏腑，从而治疗相关脏腑的病变。如青色、酸味入肝；赤色、苦味入心；黄色、甘味入脾；白色、辛味入肺，黑色、咸味入肾等。如白芍、山茱萸味酸入肝经以补肝；黄连味苦入心以泻心火等。

4. 指导选穴处方 针灸临床上，可以将十二经脉的五输穴与五行相配，阴经的五输穴分别配五行的木、火、土、金、水。阳经的五输穴分别配五行的金、水、木、火、土。再根据前面所说的治疗原则，选取相应的穴位。

5. 利用五脏的五行属性治疗情志病 临床上还可以利用五行与五情的关系治疗情志病。如悲为肺情，属金；怒为肝情，属木；金能克木，故可以用悲胜怒。恐为肾情，属水；喜为心情，属火；水能克火，故可以用恐胜喜。

第4章 脏腑学说

脏腑学说是研究人体内脏形态结构和部位、生理功能和病理变化及其相互关系的学说，古人又称"脏象"，指明了脏腑虽在机体内部，但其生理活动和病理变化都有征象表现于外的含义。

脏腑是内脏的总称，按其各自的生理功能特点，分为脏、腑、奇恒之腑三类。脏腑学说的主体是六脏、六腑。六脏即心、心包、肺、肝、脾、肾。六腑即胃、小肠、大肠、胆、膀胱、三焦。中医学和人们习称的五脏六腑是将心包与心视为一体而没有另立之故。

六脏的共同特点是化生和储藏精气，六腑的共同特点是受盛和传化水谷。故《黄帝内经》载："五脏藏精气而不泻，六腑传化物而不藏。"

奇恒之腑，即胆、脉、骨、髓、脑、女子胞。

中医脏腑名称与西医解剖学脏器的名称和部位虽然有些相同，但各脏器的生理功能不完全一样。中医学的脏腑不仅包括现代解剖学中的实质性脏腑结构，还包括这些脏腑的相关功能活动。

第一节 六 脏

六脏多为实性脏器，其共同的生理功能是藏精气和精血，以"藏精气而不泄"为其生理特点。

一、心——君主之官

心居于胸腔、横膈膜之上，在六脏中居首要地位，对脏腑功能活动起主宰作用。故有"君主之官"之称，六脏中唯一的一个没有"月"字旁的形象字。

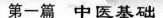

1. 主血脉　心血管相通。

2. 主神志　大脑的精神、意识、思维活动。

中医学理论中，神有广义和狭义之分。广义的神，是指整个人体生命活动的外在表现，如人体的形象、面色、眼神、言语、应答、肢体的活动、姿态等。狭义的神，即心主神志，是指人的精神、意识、思维活动，现代生理学认为是大脑的功能。

明代李时珍最早明确提出脑与精神活动有关，他在《本草纲目·辛夷》中说：心者有二，一为血肉之心，一为神明之心，脑为元神之府。在这之后，清·汪昂在《本草备要》中说："人之记性，皆在脑中。"王清任在《医林改错》中说："灵机记性在脑者，因饮食生气血，长肌肉，精汁之清者，化而为髓，由脊髓上行入脑，名曰'脑髓'。两耳通脑，所听之声归脑；两目系如线长于脑，所见之物归脑；鼻通于脑，所闻香臭归于脑；小儿周岁脑渐生，舌能言一二字。"他的这一认识，已经把忆、视、听、嗅、言等功能皆归于脑，这种对脑的认识已比《黄帝内经》和《本草纲目》都大有进步。

西医传统是将心、脑分开的（心血管病、脑神经病），现在合并称之（心脑血管病）。

中医的藏象学说，将脑的生理和病理统归于心而分属于五脏，从而有"五情""五志"之论。认为心是"君主之官，神明出焉"，为"五脏六腑之大主，精神之所舍也"。把人的精神意识和思维活动统归于心，故曰"心藏神"。同时，又把神分为五种不同表现的神，即魂、魄、意、志、神，这五种神分别归属于五脏，但都是在心的统领下发挥作用的，如心藏神，主喜；肝藏魂，主怒；脾藏意，主思；肺藏魄，主悲；肾藏志，主恐等。其中特别与心、肝、肾的关系更为密切。因此，对于精神意识思维活动异常的精神情志病，决不能简单地认为是心主神明的病变，而与其他四脏无关。对于脑的病变，也不能简单地归之于肾，而与其他四脏无关。

3. 开窍于舌　舌头是机体内唯一能外露的组织器官，形似心脏，故中医学又有"舌头是外露的心脏"之说。

心开窍于舌，心气通于舌，心和则舌能知五味，说明舌头首先是一个味觉器官。

舌头还是说话的器官，言为心声、"舌、言"为"话"，人言为信（信）；说（说话要算数，能够兑现）；说谎就会心慌（谎——慌）、七上八下的——"忐忑"

不安。

舌还是脾的外候（足太阴脾经连舌本、散舌下）。舌的味觉和语言功能，与消化、心神、心情、思维能力有关。

4. 与眼睛的关系也极其密切　心眼、心目中、心灵的窗户。

5. 在体合脉

6. 其华在面　洗心革面。

7. 五情为"喜"　也是五情中唯一一个没有"心"的。

8. 五志藏"神"

9. 汗为心之液　心血和汗水（出汗过多容易伤血而导致血虚）。

10. 五行属火　即君火。

11. 五色为赤

12. 五味属苦　苦入心（苦瓜、莲子心清心火）。

13. 与小肠（经）相表里　在中国语言里，许多与心相关的事件都用"肠"来表达和描述（心肠、推心置腹、花花肠子、人心隔肚皮、把心放在肚子里、饿得前心贴后背、肠子都悔青了；风物长宜放眼量，牢骚太甚防肠断……）。

14. 中午 11：00—13：00 点（午马时）气血最为旺盛

二、心包——臣使之官

心包，古称"膏肓""心主"，是包裹在心脏外围的包膜及脉络组织。

1. 生理上代心行事

2. 病理上代心受邪（病入膏肓）

3. 治疗上代心用穴

4. 五行属（相）火

5. 与三焦（经）相表里

6. 傍晚 19：00—21：00 点（戌狗时）气血最为旺盛

三、肺——相傅（辅）之官

肺居于胸腔，左右两叶，上接气管。内脏中肺的"位置"最高，故称为"华盖"。肺叶娇嫩，不耐寒热，易被外邪侵袭，故又称为"娇脏"。外合于皮，其华在毛，与大肠相表里，五行属金。

1. 肺主治节　主气，司呼吸。

2. 开窍于鼻　肺居高位，一人之下，万人之上，功劳盖世，上能通天，"开山鼻祖"。

3. 系于咽喉

4. 外合皮肤　其华在毛，主宣发（汗腺的开合、体温的调节）。

5. 主肃降（肾、大肠）、通调水道（膀胱）

6. 五液为涕

7. 五情为悲

8. 五志藏"魄"

9. 阴中之阳，五行属金

10. 与大肠（经）相表里

11. 清晨3：00—5：00点（寅虎时）气血最为旺盛

四、肝——将军之官

肝位于上腹部，横膈之下，右肋之内。是人体最大的消化器官、最大的解毒器官、最大的化工厂。

1. 主疏泄　调节气机、消化、情志。

2. 主藏血　心脏每次收缩压出的血液有25%进入肝脏，眼睛、筋腱都需要血液濡养；月经系血液构成，女子属阴，以血为用，以肝为先天之本。

3. 主谋虑

4. 开窍于目　经脉注目——目受血而能视。

5. 外合筋腱，其华在爪　掌受血而能握，指受血而能摄，每个指头都包含有脏腑信息。

6. 五液为泪　泪水可以排泄肝的毒素。

7. 五情为怒　怒发冲冠（"脾"气来自肝火）。

8. 五志藏"魂"　涉及到"胆"的问题（魂不附体）。

9. 青为肝色（热极、寒极、痛甚）

10. 酸入肝　并非补肝，而是收敛肝火；辛补肝——发散。

11. 阴中之阴，五行属木　肝主生（升）发。

12. 与胆（经）相表里　肝胆相照。

13. 凌晨1：00—3：00点（丑牛时）气血最为旺盛。

五、肾——"作强"之官

肾位于腰部，脊柱两旁，左右各一，所以中医学有"腰为肾之府"的说法。由于肾藏有"先天之精"，为脏腑阴阳之本，人体生命之源——"先天之本"（相当于现代生命科学的"遗传基因"）。作强：动作强劲有力（男），细腻精巧（女）。

1. 主水　为"水液之脏"，温煦膀胱。

2. 藏精血　主人的生殖、生长、发育。女子七岁肾气盛，二七而天癸至，月事以时下，阴阳和，故有子……七七天癸竭；男子二八肾气盛，天癸至，精气溢泄，阴阳和，故有子……八八天癸竭。

3. 主纳气　先天之气和肺气。

4. 开窍于耳（形似）及前后二阴　独具三窍。

5. 在体为骨　主骨（齿为骨之余）、生髓、通脑。

6. 其华在发（发为血之余）

7. 五液为唾　古代导引家和养生功"床上八段锦"以舌抵上腭（或鼓腮、搅海咽津），待津唾满口后，咽之以养肾精。

8. 五情为（惊）恐　惊恐伤肾。

9. 五志藏"志"

10. 黑为肾色（黑色补肾）

11. 咸味入肾

12. 阴中之阴　五行属水

13. 与膀胱（经）相表里

14. 傍晚 17：00—19：00点（酉鸡时）气血最为旺盛

六、脾——仓廪之官

脾位于中焦，在横膈之下、胃的左后方，相当于西医解剖中的胰腺。

1. 主运化（水谷精微、水湿）

2. 主统摄血液　气血生化之源，与胃共同构成人体的后天之本。

3. 主中气　主清升上扬，以升为顺，固脱组织、脏腑。

4. 喜燥恶湿

5. 在体主四肢、肌肉

6. 开窍于口，其华在唇

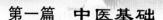

7. 五液为涎　湿润口腔，保护口腔黏膜，帮助食物的吞咽和消化，杀菌。

8. 五情为思　主思虑活动，思虑伤脾。

9. 五志藏意　主意、生意、智慧。

10. 黄为脾色

11. 甘味入脾　糯米、玉米、小米、山芋、土豆、大枣、山药、茯苓、莲子、扁豆、胡萝卜、蜂蜜、黄精、牛肉、鱼类。

12. 阴中之阴，五行属土

13. 与胃（经）相表里

14. 上午 9：00—11：00 点（巳蛇时）气血最为旺盛

第二节　六　　腑

六腑，即胃、小肠、大肠、胆、膀胱、三焦的总称，多为空腔性质的脏器。它们共同的生理功能是：受纳、消化饮食，吸收其精微，排泄其糟粕（所谓"传化物而不藏"）。由于六腑以传化水谷，须保持通畅下行，故六腑以通降为顺，这是六腑共同的生理功能和特点——若要长生，胃肠要清。

一、胃——仓廪之官

胃居上腹部略偏左侧，上连食管，下通小肠，又称"胃脘"。分上、中、下三部：上部称"上脘"，包括胃上口贲门；中部称"中脘"，即胃体；下部称"下脘"，包括胃下口幽门。

1. 主受纳和腐熟水谷　谓之"水谷之海"。

2. 胃主通降　以通降为顺，胃气一通，六腑皆通。

3. 喜湿恶燥

4. 五行属土

5. 与脾（经）互为表里　脾胃共为人体的"后天之本"。脾胃对饮食水谷的受纳和消化功能，中医学称之为"胃气"。中医临床诊治疾病时，十分重视"胃气"的盛衰，所谓"有胃气则生，无胃气则死"，并把"保胃气"作为重要的治疗原则。

6. 上午 7：00—9：00 点（辰龙时）气血最为旺盛。

二、小肠——受盛之官

小肠是一个相当长的管状器官，位于腹部正中，上接于胃，下接大肠。

1. 主受盛和化物

2. 分清别浊　重吸收，并与小便的形成密切相关。经胃初步消化的饮食物，在小肠内必须有相当时间的停留，以利于进一步彻底消化，将水谷进一步分化为精微与糟粕，对精微予以重新再吸收，糟粕则转化为尿液。

3. 与心（经）互为表里

4. 五行属（君）火

5. 下午 13：00—15：00（未羊时）气血最为旺盛

三、大肠——传导之官

大肠也位于腹部，上口在阑门（阑尾）处与小肠相接，下端通过直肠紧接肛门。

1. 传导糟粕　接受经过小肠泌别清浊后所剩下的食物残渣，再吸收其中多余的水液，形成粪便，经肛门排出体外——最脏、最苦、最累的清道夫。大肠的传导变化作用，是胃的降浊功能的继续和延伸，同时也同肺的肃降有关。

此外，大肠的传导作用，也与肾的气化功能有关，故有"肾开窍于前后二阴，主二便"之说。

大便规律、成形、顺畅是健康长寿的重要标志。大肠有病则传导失常，而出现大便稀溏或大便燥结。

2. 五行属金

3. 与肺（经）互为表里　五脏所藏肺藏魄，肛门又称"魄门"。

4. 早上 5：00—7：00点（卯兔时）气血最为旺盛

四、胆——中正之官

胆位于右胁下，与肝相连（附于肝小叶之间）。

1. 储存和排泄胆汁，帮助消化　胆汁味苦，色黄绿，由肝之精气所化生，汇集于胆，又在肝气的疏泄作用下排泄于小肠，以助饮食物消化，并促进小肠分清泌浊的功能，是脾胃运化功能得以正常进行的重要条件。中医学又将胆汁称为"精汁"或"清汁"，而将胆称之为"中精之腑"或"中清之腑"。

因胆本身并无传化饮食的生理功能，且藏胆汁，与胃、肠等腑有所区别，故又属"奇恒之腑"。

2. 主决断　侧头部是胆经分布区，挠侧头、抓胆经——想办法。

3. 五行属木，与肝（经）相表里

4. 半夜23：00至凌晨1：00（子鼠时）气血最为旺盛　但全身气血处于最低值，阴气最盛，阳气初生、较弱，免疫功能低下。

胆汁的化生和排泄，一方面与肝气的疏泄有关，一方面与胆腑通畅与否有关。肝的疏泄功能正常，则胆汁排泄畅达，脾胃运化功能也健旺。反之，肝失疏泄，导致胆汁排泄不畅，影响脾胃的运化功能，而出现胁下胀满疼痛，食欲减退，厌油、恶心或呕吐、腹胀、便溏等症；若胆汁外溢于肌肤，则可出现黄疸。

胆病"重女轻男"（胆囊炎、胆石症、胆道蛔虫症）。

五、膀胱——州都之官

膀胱位于下腹正中央，通过输尿管同肾直接相连。

1. 在肾的温煦作用之下主储藏和排除尿液　尿液为津液所化，在肾的气化作用下生成尿液，并在肺的"肃降"功能推动下输于膀胱。尿液在膀胱内潴留至一定程度时，即可及时自主地排出体外（所以《黄帝内经》说："气化则能出"）。

2. 五行属水，与肾（经）相表里

3. 下午15：00—17：00点（申猴时）气血最为旺盛　下午工作的黄金时段。

膀胱的病变，主要表现为尿频、尿急、尿痛；或者遗尿、淋沥不尽，甚则小便失禁；或是小便不利、涩痛、尿血，甚至尿闭。《黄帝内经》又说："膀胱不利为癃，不约为遗尿。"膀胱的这些病变，归根结底还是与肾的气化功能有关。

六、三焦——决渎之官

三焦是上焦、中焦、下焦的总称，其概念有二：一是指六腑之一，即脏腑之间互相沟通所形成的通道；二是单纯的部位概念，即胸膈肌以上为"上焦"（包括心、心包、肺，有的甚至将头面部和上肢包括进去），胸膈肌至脐为"中焦"（包括脾、胃、肝、胆，清代以后将肝列为下焦），脐以下为"下焦"（包括小肠、大肠、肾和膀胱）。

在形态学方面，有认为三焦是分布于胸腹腔的一个大腑，在人体脏腑中，唯它最大，故有"孤府"之称；有人认为："有名无形"。中医学并不在于确定三焦究竟是属于哪个实质性脏器，而是在于研究和掌握三焦在人体的生理、病理学上的实际意义。

三焦的总体生理功能特点：上焦如雾主宣发，中焦如沤主消化，下焦如渎主排泄。

1. **主持诸气，总司全身的气机和气化**　三焦是气的升降出入的通道，又是气化的场所，故有主持诸气，总司全身气机和气化的功能。人体的气，是通过三焦而输布到五脏六腑，充沛于全身的。三焦通，则前后内外、上下左右皆通，从而发挥宣上导下、和内调外、荣左养右的诸多功能。

2. **疏调水道、运化水液**　"决"，疏通之意，"渎"，沟渠。三焦有疏通水道、运行水液的作用，三焦也是水液升降出入的通路，人体全身的水液代谢是由心、肺、脾胃、大小肠、肾和膀胱等多个脏腑的协同作用而完成的（尤其以上焦的肺、中焦的脾、下焦的肾为主），但必须以三焦为通道，才能正常地升降出入。所以，中医学又把水液代谢的协调平衡作用，称作为"三焦气化"。如果三焦水道不通利，则肺、脾、肾等输布调节水液的功能也难以实现，可出现水液潴留所致的小便不利、水肿等症。

三焦的上述两个方面的功能，是相互关联的。这是由于水液的运行全赖于气的升降出入；人体的气是依附于血、津液而存在的。因此，气的升降出入的通道，必然是血或津液的通道；津液升降出入的通道，必然是气的通道。实际上是一个功能的两个方面作用而已。

3. **五行属相火，与心包（经）互为表里**

第三节　奇恒之腑

"奇"意有二：一作"奇"（qí）——奇怪、奇异；一作"奇"（jī）——单数。"恒"是常的意思。因为它们既区别于六脏，又不同于六腑。

奇恒之腑，包括胆、脑、髓、骨、脉、女子胞 6 个组织，它们在形态上有的中空而与腑相似，在功能上储藏精气，也不是饮食物消化排泄的通道，与脏的生理功能特点相类似，所以《黄帝内经》说："脑、髓、骨、脉、胆、女子胞，此六者，地气之所生也，皆藏于阴而象于地，故藏而不泻，名曰'奇恒之府'。"奇恒之腑中除了胆本来就是六腑之一并与肝互为表里之外，其余的都没有相应的表里配偶，也没有五行的归属，这是不同于六脏六腑的又一特点。

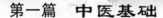

一、胆

胆藏精汁，本身并无传化饮食物的生理功能，与胃、肠等腑有别，故又属"奇恒之腑"。

二、脉

脉附属于心（心主血脉），内藏于血，通过心气和肺气而布于全身（肺朝百脉、百脉朝肺），是人体气血运行的通道——心血管系统、循环系统、微循环系统。

三、骨

骨为肾所主，为人体的支架（骨为支架肉为墙，脉为水管血为粮）。

四、髓

髓藏于骨之中，也为肾所主（肾主骨、生髓、通脑），既为肾所生，又有充骨的作用（如同脏腑生气血，气血又营养脏腑一样）。

五、脑

脑居颅内，由髓汇集而成，与脊髓相连。《黄帝内经》说："诸髓者，皆属于脑。""脑为髓之海"不但指出了脑是髓汇集而成，同时还说明了髓与脑的关系。

1. 主宰生命活动　人的生命中枢在脑，诸如呼吸、心搏、吞咽等生理活动，都是由脑髓所主宰和调节的。

2. 主情感、精神、意识、思维活动　人的情感、精神、意识、思维活动，都是客观外界事物反映到脑的结果。

明代李时珍明确提出脑与精神活动有关，谓"脑为元神之府"。清·汪昂和王清任都认识到："灵机记性在脑。"

3. 主五官和肢体的感觉和运动　《黄帝内经》载："头为精明之府。""五脏六腑之精气，皆上注于目而为之睛。"明代王惠源《医学原始》说："五官居身上，为知觉之具。耳、目、口、鼻聚于首，最高最显，便与物接。耳、目、口、鼻之所导入，最近于脑，必以脑先受其象而觉之，而寄之。"清朝王清任《医林改错》指出："两耳通脑，所听之声归脑；两目系如线长于脑，所见之物归脑；鼻通于脑，所闻香臭归脑；小儿周岁脑渐生，舌能言一二字。"他的这一认识，已把忆、视、听、嗅、言等功能皆归于脑，这种对脑的认识已比《内经》提高了一大步。

《大惑论》还把视觉的病理变化与脑联系起来，它说："故邪中其项，因逢其身之虚，其入深，则随眼系以入于脑，入脑则脑转，脑转则引目系急，目系急则目眩以转矣。"

《灵枢·海论》还把五官的一些病理变化与脑联系起来："髓海不足，则脑转耳鸣，胫酸眩冒，目无所见，懈怠安卧。"《灵枢·口问》也说："上气不足，脑为之不满，耳为之若鸣，头为之苦倾，目为之眩。"这是把视觉、听觉以及精神状态的病理变化与脑联系起来了。脑、耳、目都在头部，脑之"不满"则可导致耳鸣、目眩以及精神萎顿。

对于肢体的支配，具有"上下颠倒、左右交叉"的特点。

六、女子胞

女子胞又称"胞宫"，即现代医学解剖的"子宫"。位于小腹部，在膀胱之后，呈倒梨形。是发生月经和孕育胎儿的器官。

1. 主月经

2. 主胎孕　女子的月经来潮和胎儿的孕育，是一个复杂的生理活动过程。主要有如下三个方面的生理因素。

（1）"天癸"的作用：生殖器官的发育，全赖于"天癸"。"天癸"是肾中精气充盈到一定程度时的产物，具有促进性腺发育而至成熟的生理效应。因此，在"天癸"的促发下，女子生殖器官才能发育成熟，月经来潮，为孕育胎儿准备条件。反之，进入老年，由于肾中精气的衰少，而"天癸"也随之而衰少，甚至衰竭，则进入绝经期，"形坏而无子"。如《素问·上古天真论》说："二七而天癸至，任脉通，太冲脉盛，月事以时下，故有子……七七，任脉虚，太冲脉衰少，天癸竭，地道不通，故形坏而无子也。"可见"天癸"的至与竭，是月经来潮与否的前提条件；"天癸"的至与竭，能引起冲、任二脉的相应生理效应。

（2）冲、任二脉的作用：冲、任二脉，同起于胞中。冲脉与肾经并行，与阳明脉相通，能调节十二经脉的气血，有"冲为血海"之称；任主胞胎，在小腹部与足三阴经相会，能调节全身的阴经，有"阴脉之海"之称。十二经脉气血充盈，才能溢入冲、任二脉，经过冲、任二脉的调节，注入胞宫，而发生月经。冲、任二脉的盛衰，受着"天癸"的调节。幼年时期，肾中精气未盛，"天癸"

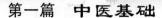

未至，故任脉未通，冲脉未盛，没有月经；人至老年，由于"天癸"逐渐衰竭，冲、任二脉的气血也逐渐衰少，而进入绝经期，出现月经紊乱，以至经绝。临床上，由于某些原因引起冲、任二脉失调时，即可出现月经周期紊乱，甚至不孕等症。

（3）心、肝、脾三脏的作用：心主血，肝藏血，脾为气血生化之源而统血。心、肝、脾对于全身血液的化生和运行均有调节作用。月经的来潮和周期及孕育胎儿，均离不开气血的充盈和血液的正常调节。因此，月经的来潮与心、肝、脾三脏的生理功能状态有关。若肝的藏血、脾的统血功能减退，即可引起月经过多，周期缩短，行经期延长，甚至崩漏等症。若脾的生化气血功能减弱，则月经的化源不足，可导致月经量少，周期延长，甚至经闭。若因情志所伤，损伤心神或影响肝的疏泄功能，也都能导致月经失调等病理现象。

综上所述，女子的月经来潮的生理和胎儿的孕育，是一个复杂的生理活动过程，并不是单一的因素，而更多的是与全身的整体情况和精神状态有关。从脏腑、经络等生理功能来说，主要是与心、肝、肾和冲、任二脉的关系最为密切。

第四节　脏腑之间的关系

人体是一个统一的有机整体，它是由脏腑、五官、五体、经络等许多组织、器官所构成的。各脏腑、组织、器官的功能活动不是孤立的，而是整体活动的一个组成部分，它们不仅在生理功能上存在着相互制约、相互依存和相互为用的关系；而且还以经络为联系通道，在气血津液环周于全身情况下，使各脏腑组织形成了一个非常协调和统一的整体。

一、脏与脏之间的关系

1. 心与肺　心主血，肺主气，两脏同居上焦。两者关系主要体现在气与血的关系方面。心血与肺气是互为依存的，血的运行有赖于气的推动（卫行脉外），而气的输布也需要血的运载（血中携带氧气——营行脉中）。故有"气为血之帅，血为气之母"之说。

在病理上，若肺气虚弱，宗气不足，则运血无力，心血瘀阻，从而出现胸闷、心悸、气短、咳喘、唇青舌紫等症（气虚血瘀、肺心病）。反之，若心血不足，血脉运行不畅，也会影响肺的宣发和肃降功能，可出现咳喘、气促、少气懒言等肺气不足或肺气上逆的病理表现（气血不足、心性咳喘——五脏六腑皆令人咳，非独肺也）。

2.心与脾　心主血，脾统血，脾又为气血生化之源，故心与脾的关系主要表现在血的生成和运行两个方面。脾气足则血有生化之源，而心所主之血自能充盈；血运行于脉道之中，心气为之推动，脾气为之统摄，以维持其正常的运行。

在病理上，心脾两脏也常常相互影响。如脾气虚弱，运化失职，血的化源不足，或脾不统血而致心血亏损；或思虑过度，耗伤心血，影响脾的健运，均可形成以心悸、失眠、食少、肢倦、面色无华等为主要见症的"心脾两虚"证，适用归脾丸。

3.心与肝　心主血，肝藏血。心与肝在生理上的关系，主要体现在血液与神志方面既有依存关系，又有协同关系。心血充盈、心气旺盛，则血运正常，而肝才能有所储藏；肝所储之血充盈，并随着人体动静的不同需求量调节之，而心才能有所推动。故心肝两脏在血液及其运行方面是相互依存的，并且也起着很重要的协同作用。

心主神明，肝主疏泄而调节情志活动。心神正常，则有利于肝主疏泄；肝之疏泄正常，也有利于心主神明。两脏在神志方面的功能相互依存，并保持协同作用，以维持精神活动的正常。

在病理上，心血不足可以导致肝血亏损，肝血不足心血也因之亏乏，以致出现面色无华、心悸、头晕、目眩、妇女月经量少等心肝血虚的症状。心神不安可以导致肝失疏泄（指情志方面），肝失疏泄也能导致心神不安，而出现心烦、失眠、急躁易怒等心肝火旺的症状。

4.心与肾　心居于膈肌之上，其性属火，为阴中之阳；肾属阴，位居于下，其性属水。心与肾之间的关系主要体现在心阴、心阳与肾阴、肾阳之间，心血与肾精之间的相互依存关系。在正常情况下，心火必须下降于肾，助肾阳以温肾水，使肾水不寒；肾水必须上济于心，助心阴以使心阳不亢。这样，心肾之间的生理功能才能协调，而称为"水火相济"或"心肾相交"。

在病理上，心肾相交关系被打破，则出现相应病症。如心阳不振，心火不能下温肾阳，以致水寒不化，上凌于心，就会出现心悸、水肿等"水气凌心"的证候；若肾水不足，不能上滋心阴，或肾阳不足，不能蒸化肾阴，会使心阳独亢，而出现心悸、怔忡、心烦、失眠等"心肾不交"的证候；若阴虚不能制阳，心火炎于上还可出现口舌生疮、口干少津、五心烦热等阴虚火旺的病症。

心主血，肾藏精，精血之间又能互相资生，因此，肾精亏损与心血不足也常互为因果。又因为心藏神，肾精生髓，脑为精髓所组成的元神之府，故肾精、心血亏损，均可见到失眠、健忘、多梦等神志方面的症状。

5. 肺与脾　肺与脾的关系，主要表现于气的生成和津液的输布代谢两个方面。机体气的生成，主要依赖于肺的呼吸功能和脾的运化功能，肺所吸入的清气和脾胃所运化的水谷精气，是组成气的主要物质基础。因此，肺的呼吸功能和脾的运化功能是否健旺，与气的盛衰密切相关。

在病理上，肺脾二脏的相互影响，主要也体现在气的生成不足和津液代谢失常两方面。如脾气虚弱往往导致肺气不足，可出现呼吸短促、语音低微等症。治疗上通过补益脾胃，达到补肺的目的，此即"培土生金"；若脾失健运，水湿下行，聚而为痰，上逆犯肺，以致肺失宣降，而出现喘咳、痰多等症，故有"脾为生痰之源，肺为贮痰之器"之说。另外，肺气不足，不能为脾布散水谷精微，机体失于充养，则出现头晕、面色萎黄、四肢无力等症；或肺失肃降，不能通调水道，而致水湿内停，脾阳受困，出现水肿、倦怠、腹胀、便溏等症。

6. 肺与肝　肺与肝的关系，主要表现于气机升降调节方面。肺主降而肝主升，两者相互协调，对于全身气机的调畅是一个重要的环节。若肝升太过，或肺降不及，则多致气火上逆，可出现咳逆上气，甚则咯血等症，称之为"肝火犯肺"。相反，肺失清肃，燥热内盛，也可影响及肝，肝失条达，疏泄不利，则在咳嗽的同时，出现胸胁引痛胀痛、头晕头痛、面红目赤等症。

7. 肺与肾　肺与肾的关系，主要表现在水液的代谢和呼吸运动两个方面。在水液代谢方面，肾为主水之脏，肺为"水之上源"，肺的宣发肃降和通调水道，有赖于肾阳的推动作用。而肾的主水功能，有赖于肺的宣发肃降和通调水道。因此，肺失宣肃，通调水道功能失职，必累及肾，而至尿少，甚则水肿。肾阳不足，关门不利，则水泛为肿，甚则上逆为喘，不得平卧。

在呼吸运动方面，肺主呼气，肾主纳气，肺的呼吸功能，主要是呼吸的深度需要肾的纳气作用来维持。肾气充盛，吸入之气方能经肺之肃降而下纳于肾，故有"肺为气之主，肾为气之根"之说。若肾的精气不足，摄纳无权，气浮于上，或肺气久虚，久病及肾，均可导致肾不纳气，呼吸浅表，出现动则气喘等症。

另外，肺肾之阴液也是互相滋养的，肾阴为一身阴液之根本，所以肺阴虚可损及肾阴。反之，肾阴虚则不能上滋肺阴，导致肺肾阴虚，出现颧红、潮热、盗汗、干咳音哑、腰膝酸软等症。

8. **肝与脾**　肝与脾的关系，主要体现在消化功能方面的依存和血液运行方面的协同作用。肝主疏泄，调畅脾的气机和分泌排泄胆汁，能协助脾之运化；脾气健旺，运化功能正常，则有利于肝的疏泄。肝藏血，脾统血，互相协调，共同维持血液的正常运行，以供给人体的需要。

在病理方面，若肝失疏泄，无以助脾之升散，就会引起"肝脾不和"的病理变化，可见胸胁痞满、食欲缺乏、腹胀腹痛、泄泻便溏等症。反之，脾病也可影响于肝。如脾虚气血生化无源，或脾不统血，失血过多，均可累及于肝，导致肝血不足。又如脾失健运，水湿内停，郁蒸肝胆，使肝失疏泄，出现腹胀便溏、食欲缺乏、胁痛、黄疸等症。

9. **肝与肾**　肝与肾关系极为密切，主要体现在肝肾的精血相互为用、相互制约、协调平衡方面。肝藏血，肾藏精。血与精之间存在着相互滋生和相互转化的关系，即肝血有赖于肾精的滋养，肾精也不断得到肝血所化之精的填充。血能化精，精能生血，故有"精血同源""肝肾同源"之说。在病理上，精与血的病变亦常相互影响。如肾精亏损可导致肝血不足；反之，肝血不足，也可引起肾精亏损。

另外，肝主疏泄与肾主封藏之间也存在着相互制约、相辅相成的关系，主要表现在女子月经来潮和男子泄精的生理功能。若两者失调，则可出现女子月经周期的失常，经量过多，或闭经；男子遗精滑泄，或阳强不泄等症。

由于肝肾同源，所以肝肾阴阳之间的关系极为密切。肝肾阴阳，息息相通，相互制约，协调平衡，故在病理上也常相互影响。如肾阴不足，可引起肝阴不足，阴不制阳而导致肝阳上亢，称之为"水不涵木"；如肝阴不足，也可引起肾阴亏虚，从而导致相火上亢。另外，肝火太盛也可下劫肾阴，形成肾阴不足病症。

10. **脾与肾**　脾为后天之本，肾为先天之本。脾与肾的关系主要表现于先天后天的相互滋养方面。脾之健运，化生精微，须借助于肾阳的推动，而肾中精气亦有赖于水谷精微的不断补充与化生。因此，在生理上，脾与肾，先天生后天，后天养先天，是相互滋助和相互促进的关系。在病理上也常相互影响，互为因果。如肾阳不足，不能温煦脾阳；或脾阳久虚，进而损及肾阳，而成脾肾阳虚之病症，则可见腹部冷痛、下利清谷、五更泄泻、水肿等。

六脏经过相互排列组合，形成"十大关系"。

二、腑与腑的关系

六腑的主要生理功能是传化物。六腑之间的相互关系，主要体现于饮食的消化、吸收和排泄过程中的相互联系和密切配合。

胃为六腑之中心，胃气一通，六腑皆通。

六腑在病理上也是相互影响的，胃气不通，六腑皆闭。如胃有实热，消灼津液，可使大便燥结，大肠传导不利；而大肠燥结，腑气不降，便闭不通，也可影响胃气的和降，使胃气上逆，出现恶心、呕吐等病症；又如胆火炽盛，常可犯胃，致使胃失和降而见呕逆、吐苦水；脾胃湿热，熏蒸肝胆，使胆汁外溢，可见身目俱黄等症。

三、脏与腑的关系

脏与腑的关系，实际上就是阴阳表里的关系。由于脏属阴，腑属阳，脏为里，腑为表，一脏一腑，一阴一阳，一表一里，相互配合，并有其经脉互为络属，构成了脏腑之间的密切联系。

1.心与小肠　心的经脉属心络小肠，小肠的经脉属小肠络心，两者通过经脉的相互络属构成了表里关系。

表现在病理方面，如心经实火，可循经移热于小肠，引起尿少、尿热赤、尿痛等症。反之，如小肠有热，亦可循经上炎于心，而见心烦、舌赤、口舌生疮等症。

2.肺与大肠　肺与大肠也通过经脉的互为络属而构成表里关系。肺气的肃降，则有助于大肠传导功能的发挥；大肠传导功能的正常，则有助于肺气的肃降。

在病理情况下，如肺失清肃，津液不能下达而肠燥，则可见大便干结或便秘；若大肠实热，腑气不通，又可引起肺气不利而咳嗽、胸满。

3.脾与胃　脾与胃经脉互相络属而构成表里关系。脾与胃在生理上是运纳结合、升降相应、燥湿相济的。胃主受纳，脾主运化，一纳一运，协调配合，共同完成饮食的消化吸收以及水谷精微的输布，以营养全身；胃气主降，脾气主升。胃降，糟粕得以下行；脾升，精气才能上输。胃降脾升，气机调畅，方能维持饮食消化吸收的正常进行；胃为阳腑喜润恶燥，脾为阴脏喜燥恶湿。两脏燥湿相济，相互为用而协调共济，方能完成饮食物的腐熟和运化过程。

由于脾和胃在生理功能上如此密切配合，因此在病理上也常相互影响。如脾为湿困，运化失职，清气不升，即可影响胃的受纳与和降，而见纳呆、恶心呕吐、脘腹胀满等病症。反之，若饮食失节，食滞胃脘，胃失和降，也要影响脾的升清与运化，而见腹胀泄泻等症。

4. **肝与胆**　胆附于肝，有经脉互相络属，构成表里关系。胆汁来源于肝之余气，胆汁能正常排泄和发挥作用，也靠肝的疏泄功能。若肝的疏泄功能失常，就会影响胆汁的分泌与排泄；反之，若胆汁排泄不畅，也会影响肝的疏泄。故肝与胆在生理和病理上密切相关，肝病常影响及胆，胆病也常波及于肝，终则肝胆同病。如肝胆火旺证，症见面红目赤，口苦咽干，烦躁易怒等。肝胆湿热证可见胁肋胀痛，口苦纳呆，或发黄疸等病症。

5. **肾与膀胱**　肾与膀胱的经脉互为络属，相为表里。肾与膀胱的关系，主要体现在排泄小便方面的依存和协同作用。膀胱的气化功能，取决于肾气的盛衰。若肾气不足，气化不利，固摄无权，膀胱开合失常，就可以出现小便不利或失禁、遗尿、尿频等症。如老年人常见的尿失禁，或多尿等，即多为肾气衰弱所致。

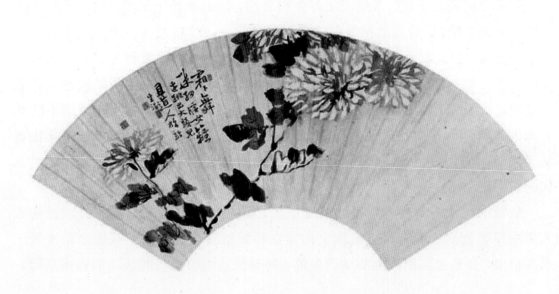

第5章 精、气、神、血、津液

精、气、血、津液都是构成人体和维持人体生命活动的基本物质。它们是人体脏腑、经络等组织器官生理活动的产物。而这些组织器官的活动及"神"，又是以精、气、血、津液为物质基础的。

精、气、神、血、津液各有不同特点，它们的生成、输布与生理功能虽不相同，但它们之间并不是孤立的，而是有密切联系的。

第一节 精

精是泛指人体的精微物质，是构成和维持人体生命活动的物质基础。历代医家对精的认识，概括起来有两个方面：一是从精的来源而言，有先天之精和后天之精；二是从精的功能而言，则又有生殖之精和脏腑之精。

先天之精藏之于肾，禀受于父母生殖之精，因其来源于父母，禀受于先天，故称"先天之精"；后天之精是由饮食水谷所化生。饮食经人体消化吸收后，化为水谷精微，以充养人体，维持脏腑功能活动，这种精微物质称为"后天之精"。

先天之精与后天之精不是孤立存在的，而是相互依存、相互促进的。在出生之前，先天之精为后天之精准备了物质基础，出生之后，后天之精则不断充养先天之精。两者相互依存，相互为用。先天之精旺盛，则后天之精的化生也易于充盈。先天之精不断得到后天之精的充养，也才能具有生长发育、繁殖后代的作用。

从精的功能来看，有生殖之精和脏腑之精之分。生殖之精藏于肾，是构成人体的原始物质，具有促进机体生长发育和繁殖后代的作用；脏腑之精来源于水谷精微，是通过脏腑功能活动产生的，同时又成为脏腑功能活动的物质基础。

所以，肾所藏的精是包括了先天之精与后天之精的。

1．**生殖作用** 生殖之精是生命的原始物质，具有生殖、繁衍后代的作用。这种生殖作用，既体现于父母之精的结合，产生新生命而形成自身，又体现于自身发育成熟，肾精充盛而生成天癸，具有生殖能力而产生下一代的新生命。

2．**促进生长发育** 人生自胚胎至胎儿时期，以及婴儿至青年时期，其生长发育过程的物质基础，主要就是精。如肾精不足，人体的生长发育就会迟缓或障碍。

3．**生髓化血** 肾精是化生髓的物质之一。髓的生成，除肾阴外，肾精则是其主要物质基础；精是生成血液的主要物质。一方面水谷之精通过心肺的气化作用而化生为血液，另一方面肾精通过肝或化生骨髓后而生成血液。所以无论是水谷之精或肾精的不足，均能导致血虚的病变。

4．**滋养作用** 水谷之精输布到五脏六腑及其他各组织器官之中，起着滋养作用，维持人体的生理活动。精不足，人会呈现虚弱状态；精耗竭，则能导致死亡。此外，因为精属于广义的正气内容之一，故与正气抵抗外邪的功能密切相关，所以说精也具有防御作用。凡精充足，身体壮实，正气旺盛，外邪不易侵入。若精不足，则身体虚弱，抗病能力减低，人就容易受邪而得病。

第二节 气

气，在中国古代是人们对自然现象的一种朴素认识，认为气是构成自然界一切事物的最基本物质；宇宙间一切事物，都是由气的运动变化而产生的。这种朴素的唯物主义观点被引进医学领域，在中医学中逐渐形成了气的基本概念。在中医理论中，认为气是构成人体的基本物质，同时也是维持人体生命活动的最基本物质。由于气具有活力很强的不断运动着的特性，对人体生命活动有推动和温煦等作用，所以中医学中便以气的运动变化来阐释人体的生命活动。

一、气的生成

先天之精气，依赖于肾藏精气的生理功能，才能充分发挥先天精气的生理作用；水谷之精气依赖于脾胃的运化功能，才能从饮食水谷中化生；自然界的清气，则依赖于肺的呼吸功能，才能吸入人体。因此，气的来源与化生，除与先天禀赋、后天饮食营养，以及自然环境等状况有关外，均与肾、脾胃、肺的生理功能密切相关。肾、脾胃、肺生理功能正常时，人体的气才能充沛；反之，如肾、脾胃、肺等功能的异常或失去协调平衡，均能影响气的生成，或影响气的正常生理效应，从而形成气虚等病变。

二、气的分类

人体的气由于其来源、分布部位和功能特点不同，有许多不同的名称。

（一）元气（原气）

元气来源于先天，即禀受于父母的肾气，出生以后，又受赖于后天水谷精微之气的滋养和补充。元气藏于肾中，并以三焦为通道，流布到全身，内至脏腑，外达肌肤腠理，无所不至。是人体最基本、最重要的气，是人体生命活动的原动力。

元气的主要功能有二：一能推动人体的生长发育和生殖；二能固摄尿液、精液、肺吸入之气。输布到全身的元气，具有温养和推动作用，使脏腑、经络等组织器官维持正常的生理活动。由此可见，元气是人体的根本之气，是产生生命活动原动力的物质基础，是维持生命活动最重要的物质。因此，元气愈充沛，脏腑组织功能愈健旺，身体便健康少病；反之，如果先天禀赋不足，或因久病损伤，就会出现由元气衰惫而产生的种种病变。

元气，还称之为"真气"，即真元之气。故《灵枢·刺节真邪》篇说："真气者，所受于天，与谷气并而充身者也。"

（二）宗气

是人体后天的根本之气，积聚于胸中。故称胸中为"气海"，又称"膻中"。宗气是由肺吸入的清气和脾胃吸收转输而来的水谷之精气结合而生成。因此，肺的呼吸功能和脾胃运化功能正常与否，直接影响宗气盛衰。宗气的主要功能：一是促进肺司呼吸的功能，凡语言、声音、呼吸的强弱，均与宗气的盛衰有关；二是促进心主血脉的功能，凡气血的运行、肢体的寒温与活动能力、心搏的强弱及其节律等，都与宗气有关。临床上常以心尖搏动部位（虚里）的搏动情况和脉象来了解宗气的盛衰。

（三）营气

营气，是行于脉中、具有营养作用之气。因其富于营养，故称为营气。因营气与血液关系密切，可分而不可离，故常与"营血"并称。

营气，主要来源于脾胃运化的水谷精气，由水谷精气中的精华部分所化生。其主要生理功能，有营养和化生血液两个方面。水谷精微中的精华部分，是营气的主要成分，是脏腑、经络等生理活动所必需的营养物质。营气注入血脉，则又是血液的组成部分。血液之所以能营养脏腑经络，主要也取决于营气的作用。

（四）卫气

卫气，是运行于脉外之气。卫气与营气相对而言，属于阳，故又称"卫阳"。它也是由水谷之精气所化生，其特性是活动力强，流动迅速。其主要生理功能：一是护卫肌表，防御外邪入侵；二是温养脏腑、肌肉、皮毛等；三是调节控制腠理的开合和汗液的排泄，以维持体温的相对恒定等。所以，人体卫外功能的强弱，以及能否维持体温相对恒定，与卫气功能活动是密切相关的。

营气与卫气都是以水谷精气为其主要的生成来源，但是"营在脉中""卫在脉外"；营气主内守而属阴，卫气主外卫而属阳，两者之间的运行必须协调，才能维持正常的体温及腠理开合、"昼精夜寐"，以及正常的防御外邪的能力；反之，若营卫不和，即可出现恶寒发热、无汗或多汗，"昼不精而夜不寐"以及抗病能力下降等。

人体的气，除上述的四种外，还有"脏腑之气""经络之气"等。所谓"脏腑之气""经络之气"，实际上都是元气所派生的，是元气分布于某一脏腑或某一经络，即成为这一脏腑或经络之气，它属于元气的一部分，是构成各脏腑、经络的最基本物质，又是推动和维持各脏腑、经络进行生理活动的物质基础。

另外，在中医学中还有很多气的名称，如把致病的六淫，称作"邪气"；把机体的生理功能和抗病能力，称为"正气"；把中药的寒、热、温、凉，叫作"四气"……这"气"是一字多义，含有"性质""功能""气候"等多种意义，与上所述及的构成人体基本物质的"气"，是有区别的。

三、气的运行

人体的气是不断运动着的具有很强活力的精微物质。它流行于全身各脏腑、经络等组织器官，无处不在，时刻推动和激发着人体的各种生理活动。

气的运动称作"气机"。虽然气有不同的运动形式，但"升、降、出、入"是气的基本运动形式。人体各脏腑器官都在进行升降出入的活动，如肺主呼吸，有出有入，有宣有降；肺主呼气，肾主纳气，一出一入；脾主升清，胃主降浊；心火下降，肾水升腾等。所以，机体的各种生理活动，实质上都是气的升降出入的具体表现。当气的升降出入一旦停止，生命就会终止。只有全身气机的升降出入处于相对平衡的状态，各脏腑功能活动才能正常，并维持其相互间协调配合。如气的运行阻滞或运行逆乱，升降失调，或出入不利，便会影响到脏腑生理功能及相互间的协调平衡。常可发生肝气郁结或肝气横逆、胃气上逆、脾气下陷、肺不宣降、肾不纳气及心肾不交等多种病症。

四、气的生理功能

气是维持人体生命活动的基本物质，它对于人体具有十分重要的多种生理功能，主要有以下几方面。

（一）推动作用

气是活力很强的精微物质，它对于人体的生长发育，各脏腑、经络等组织器官的生理活动，血的生成与运行，津液的生成、输布和排泄等，均起着推动和激发其运动的作用。若气虚则对各种正常生理活动的推动和激发作用减弱，就会影响机体的生长发育，出现发育迟缓或早衰，脏腑经络等组织器官的功能减弱，或使血液和津液代谢异常、运行滞缓而发生血虚、血运不利、水液停滞等病变。

（二）温养作用

气具有温煦和营养作用。气既是产生热量的物质之一，又具有营养作用。气的温养作用具体体现在以下三方面：温煦有关组织器官以维持恒定体温；营养各脏腑、经络等组织器官以维持其生理活动；维持血液和津液等液态物质的正常循环运行。如果气的温养作用失常，则出现畏寒、四肢不温、体温偏低或脏腑、经络等组织器官功能低下，或血和津液运行迟缓等寒象。

（三）防御作用

气具有防御和抵抗各种邪气的功能，具体表现在以下两个方面：一是能护卫全身肌表，防御外邪的入侵；二是与侵入体内的邪气做斗争，驱邪外出，或防止邪气对机体进一步损害，促使人体恢复健康。如气的防御作用减弱，外邪易于侵入而致病，或在发病后正不敌邪，可使病位由浅入深，病症由轻转重。

所以，气的防御作用与疾病的发生、发展、转归都有着密切的关系。

（四）固摄作用

气的固摄作用主要是指气对血、津液等液态物质具有防止其异常流失的功能。具体表现在：固摄血液，可使血液循脉而行，防止其逸出脉外；固摄汗液、尿液、唾液、胃液、肠液和精液等，控制其分泌排泄量，防止其无故流失。若气的固摄作用减弱，能导致体内液态物质大量流失。如气不摄血可导致各种出血；气不摄津可导致自汗、多尿或小便失禁、流涎、泛吐清水、泄泻、滑脱；气不固精，可出现遗精、滑精和早泄等；气虚而冲任不固可出现小产、滑胎等。

气的固摄作用与推动作用，是对立统一的两个方面。一方面，气推动着血液的运行和津液的输布、排泄；另一方面，气又固摄着体内液态物质，防止其无故流失。气的这两个方面的作用相互协调，控制和调节着体内液态物质的正常运行、分布和排泄，这是维持人体正常的血液循行和水液代谢的重要环节。

（五）气化作用

气化是指通过气的运动而产生的各种变化。即精、气、血、津液的各自新陈代谢及其相互转化。实际上，气化过程就是新陈代谢的过程，是体内物质转化和能量转化的过程。如气、血、津液的生成，都需要将食物转化成水谷之精气，然后再化生成气、血、津液等；津液经过代谢，转化成汗液、尿液；食经过消化和吸收后，其残渣转化成糟粕等，都是气化作用的具体表现。如果气化功能失常，即会影响到气、血、津液的新陈代谢，影响到食物的消化和吸收，影响汗液、尿液和粪便的排泄，从而形成各种代谢异常的病变。

气的五种功能，虽各不相同，但都是人体生命活动中不可缺少的，它们协调配合，相互为用，维持着人体生理活动的正常进行。

第三节　神

神是人体生命活动的总称，有广义和狭义之分：广义的神是指整个生命活动的外在表现；狭义的神是指人的精神状态。神不能离开形体而存在，有形才能有神（《黄帝内经》："形与神俱""形神合一"）。

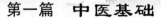

神和精、气的关系十分密切，精、气、神被称为"人身三宝"。精充、气足则神旺，是健康和体壮的标志；精亏、气虚则神耗，是疾病和衰老的根源。因此，通过望神，可以了解人体正气的盛衰及病情的轻重。

人体的神主要通过面部色泽、表情、眼神、言谈举止、应答反应等表现出来，而更多地、突出地表现在眼神方面——"眼睛是心灵的窗户"。

一、有　神

神志清楚，语言清晰，目光明亮，精神焕发；面色红润光泽，表情丰富自然；反应灵敏，体态自如；呼吸平稳，肌肉结实。有神是精气充足的表现，见于健康人。即使有病，也说明病情较轻，正气未伤。

二、神气不足

精神不振，健忘，嗜睡，声低懒言，倦怠乏力，动作迟缓等。神气不足是轻度失神的表现，常见于正气不足的虚证患者。

三、失　神

神志昏迷或语无伦次，目暗睛迷，瞳神呆滞无光；面色晦暗，表情淡漠呆板；反应迟钝，动作失灵；呼吸异常，肌肉萎缩、消瘦等。失神即"无神"，是精气亏虚的表现。病至如此，说明病情已到严重阶段。

四、神志异常

包括烦躁不安、神昏谵妄以及癫、狂、痫、癔等精神失常的表现（神不足则悲，神有余则笑不休）。多由邪热客于心包或痰蒙清窍引起。

五、假　神

久病重病之人，本已失神，但突然精神转佳，目光转亮，言语不休，想见亲人；或原本语声低微，忽而清亮起来；或原来面色晦暗，突然颧赤如妆；或原来毫无食欲，忽然食欲增强。假神是垂危病人出现精神暂时好转的假象，是临终前的预兆（即所谓"回光返照"现象）。

第四节　血

血是循行于脉中富有营养和滋润作用的红色液体，是构成人体和维持人体生命活动的基本物质之一。

一、血液的生成

生成血的物质基础是精和气。"精"包括水谷精微和肾精；"气"指自然之清气。水谷精微中包括水谷之精气和津液，水谷之精气与自然之清气相结合便形成营气，而肾精除先天来源外主要依赖于水谷之精的充养，所以说血主要是由营气和津液所组成。

血的生成过程与六脏的功能密切相关。饮食经过脾的运化，吸收其中的精微，转输至心肺，经过心肺的气化作用，如心之化赤，肺之吸入自然之清气，从而便形成血液。另外，肾精输于肝，精又能生髓，精髓可以化血。

总之，血液是以水谷精微、肾精及自然之清气为物质基础，通过脏腑的一系列功能活动而生成的。如果某一脏器的功能减退，影响了生成血液的物质来源或气化过程，便可导致血液的生成不足，而产生血虚的病理变化。

二、血的运行

血液循行于脉管之中，流布全身，以供给各脏腑组织器官的营养。血液的循行靠的是气的推动及各脏腑生理功能共同的作用。

心主血脉，心气的推动是血液运行的基本动力；"肺朝百脉"即循行于周身的血液，均要汇集到肺，通过肺气的作用形成宗气，贯心脉而推动血液循行才能输布到全身；此外，血液的循行，还有赖于脾气的统摄，和肝的藏血与疏泄功能的调节。因此，如其中任何一个脏器功能的失调，都可能引起血行失常的病变，如心气虚、运动无力而致"心血瘀阻"；脾气虚，不能统摄血液而致便血、崩漏；肝疏泄过甚出现吐血、月经量过多。此外，脉道是否通畅及血的寒热变化都可影响血液运行的或迟或速。

三、血的生理功能

血的主要生理功能是营养和滋润全身的作用。血循行于全身，内至脏腑，外达皮肉筋骨，对全身组织器官起着充分的营养和滋润作用，以维持正常的生理活动。如《黄帝内经》中说："肝受血而能视，足受血而能步，掌受血而能握，指受血而能摄。"即明确指出，机体的感觉和运动，必须依赖于血液供给的营养和滋润作用才能维持正常的功能活动。

血液的营养滋润作用，主要体现在面色的红润、肌肉的丰满和壮实、皮肤和毛发的润泽有华、感觉和运动的灵活等方面。如血液生成不足或耗损过多，或血的营养和滋润作用减弱，均可引起全身或局部血虚的病理变化，出现面色萎黄，头晕眼花，毛发干枯，肌肤干燥，肢体或肢端麻木等临床表现。也会影响人的精神状态，出现神疲、健忘、失眠、烦躁、惊悸不安，甚则出现神志恍惚、谵妄、昏迷等神志失常病变。

第五节 津 液

津液，是体内正常水液的总称，包括各脏腑组织器官的内在体液及正常的分泌物，如胃液、肠液和泪、涕等，以及排泄液，如汗、尿等。津液，同气和血一样，是构成人体和维持人体生命活动的基本物质。

津和液虽同属水液，但在性状、功能及其分布部位等方面又有一定的区别。一般来说，质地较清稀，流动性较大，布散于皮肤、肌肉和孔窍，并能渗注于血脉，起滋润作用的，称为津；性状较稠厚，流动性较小，灌注于骨节、脏腑、脑髓之中，起濡养作用的称为液。

津与液本属一体，同源于饮食水谷，两者在运行、代谢过程中又可以相互转化、相互补充，在病变过程中又可以相互影响，故津液常并称，一般不予严格区分。只是在"伤津"和"脱液"的病理变化时，在辨证论治中，方须加以区别。

一、津液的生成

津液来源于饮食水谷，是通过脾胃、小肠和大肠吸收饮食水谷中的水分和营养而生成的。饮食水谷经过胃的受纳腐熟，脾的运化，肝的疏泄，小肠的受盛化物与分别清浊，大肠的传导变化等生理活动，其中主要是消化吸收的协同作用，而完成津液的生成过程。

二、津液的输布和排泄

津液的输布和排泄，主要是通过脾的转输、肺的宣降和肾的蒸腾气化，以三焦为通道输布于全身。

脾气散精，有"灌溉四旁"的功能。脾一方面将津液上输于肺，由肺的宣发和肃降，使津液输布全身以滋润和灌溉各组织器官；另一方面，又可直接将津液向四周布散至全身。

肺主行水，通调水道。即通过肺的宣发，将津液输布于全身体表，以发挥津液的营养和滋润作用，津液经过气化形成汗液而排出体外。又通过肺的肃降作用，将津液输送到肾和膀胱，最后化为尿液而排出体外。另外，通过肺的呼气活动，也排出了大量的水分。

肾主津液，对于津液的输布和排泄起着主宰作用。主要表现在：①肾中精气的蒸腾气化作用，是胃、脾、肺、小肠在水液代谢过程中的原动力，推动着津液的输布；②由肺下输至肾的津液，在肾的气化作用下，清者蒸腾，经三焦上输于肺而布散于全身，浊者化为尿液注入膀胱。

总之，津液的生成、输布和排泄是一个复杂的过程，是多个脏腑相互协调配合的结果。其中尤以肺、脾、肾的生理功能起着主要的调节平衡作用。因此，脏腑的功能失调，则可以影响津液的生成、输布和排泄，破坏津液代谢的平衡，从而导致津液生成不足，或环流障碍，水液停滞，或津液大量丧失等病理改变。

三、津液的功能作用

（一）滋养机体

津液是液态营养物质，对机体有滋润濡养作用。津液布散于肌表，则滋养肌肤毛发；流注于孔窍，则滋养和保护眼、鼻、口等；灌注于脏腑，则滋养内脏；渗入于骨髓，则充养骨髓、脑髓和脊髓等；流于关节，对关节起着润滑作用。

（二）化生血液

津液经孙络渗入血脉，成为化生血液的基本成分之一，并起着濡养和滑利血脉的作用。

（三）运载全身之气

津液为气之载体之一，人体之气依附于津液而存在，运动变化于津液之中。

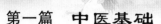

所以，当汗、吐、下而丢失大量津液时，气也会随之脱失，即气随液脱。

（四）排泄代谢产物

津液在其自身的代谢过程中，能把机体的代谢产物通过汗、尿等方式排出体外，使机体各脏腑的气化活动正常。

（五）调节机体的阴阳平衡

人体津液的代谢常随机体内生理状况和外界环境的变化而变化，通过这种变化来调节阴阳之间的动态平衡。

第六节　精、气、神、血、津液之间的关系

精、气、血、津液，都是构成人体和维持人体生命活动的基本物质。它们在性状和功能方面虽各有特点，但在生理上相互依存，相互为用，又是相互制约的。它们之间密切而又复杂的关系，常反映在生理、病理、辨证论治等各个方面。

一、精与气的关系

精是气的物质基础。精能化生气，而气的功能活动又能产生精。如元气由先天之精所化生，脾胃受元气的激发和推动，充分发挥其运化水谷精微的功能，所化生的水谷精微则又不断充养先天之精，并维持其主生长发育的功能。故先天之精充盈，元气旺盛，后天之精则化生有源，而先天之精才能得到不断充养。

二、精与血的关系

精与血之间可以相互化生，肾藏精，肝藏血，肾中精气充盈，则肝有所养，血有所充；若肝藏血充盛，则肾有所养，精有所生。因此，古人有"精血同源"之说。

三、气与血的关系

气与血都来源于脾胃化生的水谷精微和肾中精气。但两者又有不同之处，气的功能以推动、温煦为主；血的功能则以营养、滋润为主。在属性上，气属阳，

血属阴。气与血在生成、输布（运行）等方面关系密切,其相互关系可概括为"气为血之帅""血为气之母"。

（一）气为血帅

1. 气能生血　一是指气化是血液生成的动力。从摄入的饮食转化为水谷精气,从水谷精微转化为营气和津液,从营气和津液转化为血,均有赖于气的运动变化。二是指气为化生血液的原料,主要指营气。因此气旺则血充,气虚则血少。故在临床治疗血虚疾病时,常配合补气药（穴）,就是取"气能生血"之义。

2. 气能行血　指气的推动作用是血液循行的动力。血的循行,有赖于气的推动,心气是推动血液运行的基本动力来源；肺气能辅心行血,而宣发布散至全身；肝气的疏泄,能促进血液的运行。若气虚或气滞,常引起血行不利,甚至导致血瘀。故在临床上,治疗瘀血时,不但需用活血化瘀之药（穴）,还常选配行气导滞之药（穴）,才能获得较好的疗效。

3. 气能摄血　摄血,即统血。就是气对血液的统摄作用,使其正常地循行于脉管之中,而不致逸出脉外。如果气虚不能统摄血液,则可导致各种出血病症,称为"气不摄血"。在治疗上,唯有用补气摄血的方法,恢复其统摄的功能以达到止血的目的。

（二）血为气之母

血为气之母是指气在生成和运行中始终离不开血。

1. 血能生气　气存血中,血不断地为气的生成和功能活动提供水谷精微。

2. 血能载气　气存血中,赖血之运载而达全身。血是气的载体,并给气以充分的营养,由于气的活力很强,易于逸脱,故气必须依附于血和津液,方能存在于体内,气不能离开血液而自行存在。若气失去依附,则飘浮不定而发生气脱。在临床上,每见大出血时,气亦随之而丧失,形成气随血脱之候。

四、气与津液的关系

气属阳,津液属阴,气和津液的关系,与气和血的关系相似。气和津液均源于脾胃所运化的水谷精微,在生成和输布过程中有着密切的关系。津液的生成、输布和排泄,依赖于气的升降出入运动和气的气化、温煦、推动和固摄作用；而气在体内的存在,依附于血和津液,故津液也是气的载体。

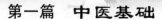

（一）气能生津

津液是由摄入的饮食，经脾胃之气所产生的消化吸收功能而生成的，所以说脾胃之气能生成津液。因此，脾胃之气健旺，则化生的津液就充盛；反之，脾胃之气虚衰，则津液生成不足。病理上气虚可以导致津液不足，形成气阴（津液）两伤之证。

（二）气能行津

是指气能推动津液输布至全身，并通过气化作用，使津液经过机体利用后的剩余水分和代谢废物排出体外。这一过程，主要是由脾、心、肺、肾、膀胱之气的协同作用而完成的。如果这些脏腑之气不足或气机不畅，使津液的输布和排泄障碍，称作"气不行水"。当然，津液停聚也能导致气机不畅，称作"水停气滞"。可见气与水的病变，是互为因果的。

（三）气能摄津

摄津，即固摄津液，就是气对津液的封藏固摄作用，使津液不致妄泄排溺于体外，而是有节律地进行调节，以维持津液代谢的正常平衡。如若气虚或固摄作用减弱时，势必导致体内津液的无故流失，发生多汗、漏汗、多尿、遗尿等病症。

（四）津能载气

所谓"载气"，即气也存在于津液之中，发挥其温煦、化生、运行、固摄津液的作用。气不能离开津液而自行存在，若气失去依附，则就会涣散不定而无所归，而发生气脱和气虚。所以，津液的丢失，必导致气的耗损。出现"气随液脱"之病症。

五、血与津液的关系

血和津液，都是液体，都以营养、滋润为其主要功能，与气相对而言，两者均属阴。在生理上，津液是血的重要组成部分。血的清稀部分，渗出脉外，也就成为津液。由于津液和血可以相互转化，故有"津血同源"之说。

在病理情况下，血和津液之间也多相互影响。如反复出血，常影响津液，出现耗血伤津的病症；严重的伤津脱液，也会影响到血液，表现为津枯血燥。所以，对于失血患者，临床上不宜采用汗法；对于多汗夺津或津液大量丢失的病人，不可再用破血、化瘀之药物。

第二篇 中医诊断

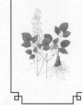

四诊　四种基本手段——望诊、闻诊（包括嗅觉诊断和听觉诊断）、问诊、切诊（包括拿脉和经穴按诊）。

八纲　八个基本纲领——阴、阳、表、里、寒、热、虚、实。

阴阳二纲又是其他六纲的总纲：里证、寒证、虚证属阴；表证、热证、实证属阳。

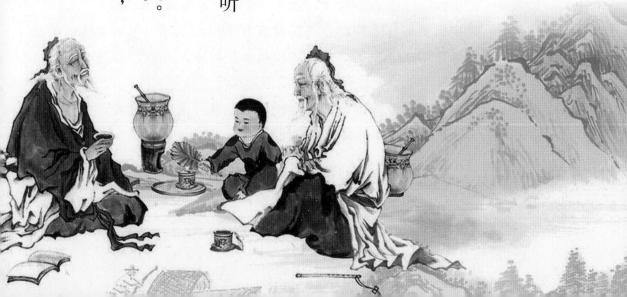

第6章 中医诊断的基本知识

第一节 中医诊断基础

一、四 诊

四种基本手段——望诊、闻诊（包括嗅觉诊断和听觉诊断）、问诊、切诊（包括拿脉和经穴按诊）。

二、八 纲

八个基本纲领——阴、阳、表、里、寒、热、虚、实。阴阳二纲又是其他六纲的总纲：里证、寒证、虚证属阴；表证、热证、实证属阳。

三、中医诊断与西医传统诊断的异同

中医诊断的四种基本手段——望、闻、问、切。

西医传统诊断的四种基本手段——视、触、叩、听。

1. 相同 ①望诊、视诊；②闻诊、听诊；③切诊、触诊和叩诊。

2. 不同 ①中医更加注重问诊，西医没有直接提出；②中医的闻诊还包括嗅觉诊断，而西医缺如；③中医的切诊还包括循经按压，查找阳性反应（包括压痛点、迟钝点、麻木点、欣快点、结节或条索状反应物等）。

中医学的四诊比西医学的四诊涵盖范围广、全面，而且更直观、更具体、更符合医理。尤其是强调问诊，突出调查研究。

第二节　四　　诊

中医学经历了漫长年代的发展，已形成了独特的诊断方法，这种诊断方法，尤其是诊断过程中的思维模式，与现代医学有着很大区别，集中反映了中医理论的精髓。

中医看病时通常是运用望、闻、问、切四诊方法，分析发病的原因和病机，了解患者疾病的病史和现状，掌握证候特点进行综合分析，从而判断疾病的性质、病位所在和邪正虚实、病情顺逆等变化。临证不是孤立地对待每一病症，而是要结合四时气候、地理环境、形态苦乐、嗜欲喜恶、体质强弱，以及年龄、性别、职业等情况的差异，进行综合分析，做出判断。

一、望　　诊

望诊是指医生运用视觉，对病人的全身有关部位及其分泌物和排泄物等进行系统而有目的的观察。中医学认为，外部神色形态的变化，实质上是内部脏腑气血活动及其变化的反映。故望诊是建立在整体生理观和病理观的基础上的。

望诊也从一方面反映了中医学极其丰富的临床经验，并有其独特的内容。其中包括望神、望色、望形态、望目、望舌、望指纹（多用于婴幼儿）、望分泌物和排泄物等。

望诊的主要目的是了解神、色、形态的表现，重点在面部和察目望舌，尤以舌诊更具特色且内容丰富。

望诊应在自然光下进行为宜。

现实生活中，有人认为望诊乃四诊之首，是第一重要的，故古代有"望而知之谓之神"的说法。其实不然！望诊之所以放在四诊之首，主要是因为它是四诊中开始得最早的。

望诊的主要内容是观察病人的神、色、形、态及舌、排泄物、分泌物等。

（一）望神

望神在中医望诊中具有重要意义，这在第 5 章第三节中已有论及，此不赘述。

（二）望面色

望面色是指观察病人面部的颜色、润燥和光泽，面部色泽是脏腑气血的外荣，

其色泽的变化可以反映脏腑气血盛衰和内在的不同病理变化。

1. 常色 正常人的面色应是红润、光亮，表示人体精充神旺、气血津液充盈、脏腑功能的正常。

中国人属黄种人，其正常人面色是红黄隐隐，润泽光亮，是有胃气、有神气的表现。但由于人体禀赋的不同、工作环境及季节气候的差异，有人可能偏红、偏白或偏黑。不论何色，只要是红润有光泽，便是常色。

2. 病色 病色是指病人在疾病状态时的面部色泽。由于病变的脏腑及感受的病邪的不同，面部常出现不同的色泽变化。常见的病色及主病如下。

（1）青色：主寒证、疼痛、气滞、血瘀、惊风。小儿眉间、鼻柱、唇周发青者，多属惊风，多因邪热亢盛，扰乱神明，可见于高热抽搐患儿。

（2）赤色：主热证，也可见于虚阳上浮之证。满面通红者，属实热证；午后两颧潮红者，属阴虚火旺、虚火上炎，可见于肺结核等病人；久病重病面色苍白，却时而泛红如妆、游移不定者，属虚阳上浮之证，属病重。

（3）黄色：主脾虚、湿证。面目一身俱黄者，为黄疸（因于脾胃，成于肝胆）。其中面黄鲜明如橘皮色者，属阳黄，乃湿热为患，面黄晦暗如烟熏色者，属阴黄，乃寒湿为患。

（4）白色：主气血虚、寒证、大失血。面色淡白无华，唇舌色淡者，多属血虚证或失血证；面色㿠白者，多属阳虚证；面色苍白者，多属阳气暴脱或阴寒内盛。

（5）黑色：主肾虚、寒证、水饮、血瘀。面黑暗淡者，多属肾阳虚；面黑干焦者，多属肾阴虚；眼眶周围发黑者，多属肾虚水饮或寒湿带下；面色黧黑、肌肤甲错者，多由血瘀日久所致（久病必虚、久痛入络）。

面部的色泽反映了内在的病理变化。但不论何色，只要是色泽鲜明光亮的，说明病轻，气血未衰，其病易治，预后较好；如果是晦暗枯槁，则为病重，精气已伤，治疗较难，预后较差。

（三）望形体

望形体是观察病人的身高、胖瘦，体质形态、强弱，以及异常表现等来诊察病情的方法。

1. 高矮胖瘦 正常人体形适中，各部组织匀称。过于肥胖或过于消瘦都可能是病理状态。观察形体胖瘦时，应注意其内在精气的强弱（主要体现脏腑功能的强弱），并把形与气两者综合起来加以判断，才能得出正确的结论。

（1）体胖身肿、皮肉松缓、大便稀溏、神疲乏力者：多属形盛气虚，是阳气不足、多痰多湿的表现。易患痰饮、卒中等病。

（2）形瘦颧红，皮肤干焦者：多属阴血不足、内有虚火的表现，易患结核等病。

2. 体质强弱

（1）体强：表现为骨骼粗大、胸廓宽厚、肌肉充实、皮肤润泽，并且精力充沛、食欲旺盛。说明体魄健壮，内脏坚实，气血旺盛，抗病力强，有病易治，预后较好。

（2）体弱：表现为骨骼细小、胸廓狭窄、肌肉萎缩、皮肤枯槁，并且精神不振，食少乏力。说明体质虚衰，内脏脆弱，气血不足，抗病力弱，有病难治，预后较差。

围绕"五脏主五体"观察形体组织的强弱状态，也有助于了解脏腑的虚实和气血的盛衰。

3. 体质形态 《黄帝内经》将人的体质分为阴脏人、阳脏人、阴阳和平之人三种类型。

（1）阴脏人：体型偏于矮胖，头圆颈粗、肩宽胸厚，身体姿势多前屈，平时喜热恶凉，大便多溏。其特点是阳较弱而阴偏旺，患病后易从阴化寒、寒湿内停。

（2）阳脏人：体型偏于瘦长，头长颈细，肩窄胸平，身体姿势多后仰，平时喜凉恶热，大便多燥。其特点是阴较亏而阳偏旺，患病易于从阳化热，导致伤阴伤津。

（3）阴阳和平之人：又称"平脏之人"，体型介于前两者之间，是大多数健康之人的体质类型。

现代常根据八纲，将人分为寒性体质、热性体质、寒热相兼体质，虚性体质、实性体质、虚实夹杂体质，阴虚阳盛体质、阳虚阴盛体质，寒热相兼虚实夹杂体质，痰湿体质，过敏体质等。

此外，望形体的内容还包括对各种肢体畸形的观察。

（四）望姿态

望姿态是观察病人的动静姿态和肢体的异常体位和动作来诊察病情的方法。

病人的动静姿态与机体的阴阳盛衰和病性的寒热虚实关系密切。因阳主动、阴主静，故阳、热、实证病人机体功能亢进，多表现为躁动不安；阴、寒、虚证病人机体功能衰减，多表现为喜静懒动。所以，观察病人喜动喜静的不同姿态，可以判断病性的阴阳、寒热、虚实。

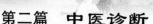

此外，病人肢体的异常体位（强迫被动体位）和动作表现也与一定的疾病有关。

1. **动静姿态** 坐而喜仰，胸闷气粗者，多属肺实气逆；坐而喜俯，少气懒言者，多属肺虚体弱；如病人但坐不得卧，卧则气逆者，多属咳喘肺胀，或水饮停于胸腹；但卧不得坐，坐则晕眩者，多属气血大虚，或脱血夺气；卧时面常向外，躁动不安，身轻自能转侧者，多属阳证、热证、实证；卧时面常向里，喜静懒动，身重不能转侧者，多属阴证、寒证、虚证；仰卧伸足，掀去衣被者，多属实热证；踡卧缩足，喜加衣被者，多属虚寒证。

又如病人蹙额捧头，俯不欲仰者，多为头痛；叉手扪心，闭目不语者，多见于心虚怔忡；两手护乳前，唯恐触碰者，多见于乳痈病人；以手护腹，俯身前倾者，多为腹痛。

望诊时，如病人的某些病理姿态在自然体位时不易觉察，则可根据病情不同，嘱病人做某些必要的动作和体位改变，使病理姿态（或状态）显露，以明确诊断。

2. **异常动作** 观察病人肢体的异常动作有助于相应疾病的诊断，如病人唇、睑、指、趾颤动者，见于外感热病，多为动风先兆，见于内伤虚证多为气血不足，筋脉失养（脾虚生风）；颈项强直，两目上视，四肢抽搐，角弓反张者，属肝风内动，常见于热极生风或小儿惊风。

猝然跌倒，不省人事，口角喎斜，半身不遂者，属中风病；猝倒神昏，口吐涎沫，四肢抽搐，醒后如常者，多属癫痫。

儿童手足伸屈扭转，挤眉眨眼，呶嘴伸舌，状似舞蹈，不能自制，多由阴虚阳亢、上扰脑神（小儿多动症）。

（五）望头面

1. **头形** 头形的大小异常和畸形多见于正值颅骨发育期的婴幼儿，可成为一些疾病的典型体征。小儿头颅均匀增大，颅缝开裂，面部较小，智力低下者，多属颅内水液停聚所致；小儿头颅狭小，头顶尖圆，颅缝早合，智力低下者，多因肾精不足，颅骨发育不良所致；小儿前额左右突出，头顶平坦，颅呈方形者，也是肾精不足或脾胃虚弱、颅骨发育不良的表现，可见于佝偻病患儿。

2. **囟门** 囟门是婴幼儿颅骨接合不紧所形成的骨间隙，有前囟、后囟之分。后囟呈三角形，在出生后 2 － 4 个月时闭合；前囟呈菱形，约在出生后 12 － 18 个月时闭合，是临床观察的主要部位。

（1）囟门突起：称为"囟填"，多属实证，为温病火邪上攻，或脑髓有病，或颅内水液停聚所致（但在小儿哭泣时囟门暂时突起为正常）；囟门凹陷，称为"囟陷"，多属虚证，可见于吐泻伤津、气血不足和先天精气亏虚、脑髓失充的患儿（但 6 个月以内的婴儿囟门微陷属正常）。

（2）囟门迟闭：称为"解颅"，是肾气不足、发育不良的表现，多见于佝偻病患儿，常兼有"五软"（头软、项软、四肢软、肌肉软、口软）、"五迟"（立迟、行迟、发迟、齿迟、语迟）等症状表现。

3.动态　病人头摇不能自主，不论成人或小儿，多为肝风内动之兆，病程日久者多为老年气血虚衰、脑神失养所致。

4.头发　头发的生长与肾气和精血的盛衰关系密切，故望发主要可以诊察肾气的强弱和精血的盛衰。正常人的头发乌黑稠密润泽，是肾气充盛、精血充足的表现。

头发突然片状脱落，显露圆形或椭圆形光亮头皮，称为"斑秃"，多为血虚受风或精神因素所致；青壮年头发稀疏易落或早白，兼有眩晕、健忘、腰膝酸软表现者为肾虚；伴有失眠健忘症状者为劳神伤血所致；有头皮发痒、脱屑、多脂表现者为血热化燥所致；小儿头发稀疏黄软，生长迟缓，甚至久不生发，多因先天不足、肾精亏损所致；小儿发结如穗，枯黄无泽，可见于疳积病。

5.面部

（1）面肿：面部水肿多见于水肿病，常是全身水肿的一部分。其中眼睑颜面先肿，发病较速者为阳水，多由外感风邪、肺失宣降所致；兼见面色㿠白，发病缓慢者属阴水，多由脾肾阳衰、水湿泛溢所致；兼见面唇青紫、心悸气促、不能平卧者，多属心肾阳衰、血行瘀阻、水气凌心所致。

（2）腮肿：一侧或两侧腮部以耳垂为中心肿起，边缘不清，按之有柔韧感或压痛者，是为"痄腮"，为外感温毒之邪所致，多见于儿童。

（3）口眼㖞斜：单见一侧口眼㖞斜而无半身瘫痪，患侧面肌弛缓，额纹消失，眼不能闭合，鼻唇沟变浅，口角下垂。向健侧歪斜者，为风邪中络（单纯性面瘫、周围性面神经麻痹）；若仅口角㖞斜兼半身不遂者，则为中风病，为肝阳上亢、气血上逆脑窍、风痰闭阻经络所致（中枢性面神经麻痹）。

（六）望五官

1.望目　目为肝之窍，心灵的窗户。五脏六腑的精气皆上注于目，故目与五脏六腑皆有联系，而与心、肝、肾的关系更为密切。中医"五轮"学说认为：整个眼睛，内眼角和外眼角属心，白睛属肺，黑睛属肝，瞳孔属肾，眼皮属脾。

（1）望色泽：目赤肿痛，多属实热证。如白睛发红为肺火或外感风热，两眦赤痛为心火，睑缘赤烂为脾有湿热，全目赤肿为肝经风热上攻。白睛发黄，为黄疸的标志。

目眦淡白，属血虚、失血，是血少不能上荣于目所致；目胞色黑晦暗，多属肾虚，是肾精亏耗，或命门火衰、水寒内盛之象。

（2）望形态：目胞水肿，为水肿的常见表现，多属脾虚湿盛；眼窝凹陷，多为伤津耗液或气血不足；眼球突出，兼颈前微肿，急躁易怒者，为瘿病，因肝郁化火、痰气壅结所致（西医之"甲亢"）；睑缘肿起结节如麦粒，红肿较轻者，名为"麦粒肿"；胞睑漫肿，红肿较重者，名为"眼丹"。

（3）望动态：横目斜视，多属肝风内动；瞳孔缩小，多属肝胆火炽所致，也可见于中毒，如川乌、草乌、毒草、有机磷农药中毒等；瞳孔散大，可见于肾精耗竭的病人，属病危，如一侧瞳孔逐渐散大，可见于中风或颅脑外伤病人，两侧瞳孔完全散大则是临床死亡的指征之一。

昏睡露睛，多属脾胃虚衰，可见于吐泻伤津和慢脾风的患儿；胞睑下垂，又称"睑废"，单睑下垂者，多因脾气虚衰或外伤所致，双睑下垂者，多为先天不足、脾肾亏虚。

2. 望耳　肾开窍于耳，为"宗脉之所聚"。耳与全身均有联系，在耳郭上有全身脏器和肢体的反应点，所以，望耳可以诊察肾和全身的病变。

（1）望色泽：正常人耳郭色泽红润，是气血充足的表现。

耳轮淡白，多属气血亏虚；耳轮红肿，多为肝胆湿热或热毒上攻；耳轮青黑，可见于阴寒内盛或有剧痛的病人；耳轮干枯焦黑，多属肾精亏耗；小儿耳背有红络、耳根发凉，多为出麻疹的先兆。

（2）望形态：正常人耳郭厚大，是肾气充足的表现。

耳郭瘦小而薄，是先天亏损、肾气不足；耳轮干枯萎缩，多为肾精耗竭；耳轮皮肤甲错，可见于血瘀日久的病人。

（3）望耳内病变：耳内流脓水，称为"脓耳"，多有肝胆湿热。

3. 望鼻　鼻为肺之窍，手足阳明经终始于鼻旁，望鼻主察肺和脾胃的病变。

（1）望形态：鼻端生红色粉刺，称为"酒渣鼻"，多因肺和脾胃湿热；鼻红肿生疮，多属肺胃积热或血热；鼻翼扇动，多见于肺热或哮喘病人。

（2）望鼻内病变：鼻塞流涕，可见于外感表证或鼻炎等，其中鼻流清涕者多属外感风寒；鼻流浊涕者多属外感风热；鼻流脓涕、气腥臭者多为鼻炎，为外感风热或胆经蕴热上攻于鼻；鼻腔出血，称为"鼻衄"，多因肺胃蕴热、灼伤鼻络所致。

4. **望口与唇**　口为饮食通道，脾开窍于口，其华在唇，手足阳明经环绕口唇，故望口与唇的异常变化，主要可以诊察脾、胃及肠道病变。

（1）望色泽：唇部色诊与望面色基本相同。正常人唇色红润，是胃气充足、气血调匀的表现。

唇色淡白，多属血虚或失血；唇色深红，多属热盛；若红肿而干者，多属热极；口唇樱桃红色，多见于煤气中毒；口唇青紫，多属血瘀证，可见于心气、心阳虚衰和严重呼吸困难的病人；口唇青黑，多属寒盛、痛极。

（2）望形态：口唇干裂，为燥热伤津或阴虚液亏；口唇糜烂，多为脾胃湿热；口角流涎，见于小儿多属脾虚湿盛，见于成人多为中风口歪不收；口腔糜烂，即唇内和口腔黏膜出现灰白色小溃疡，周围红晕，局部灼痛，称为"口疮"，多由心脾积热上蒸；小儿口腔、舌上满布白斑如雪片，称为"鹅口疮"，多因湿热秽浊之气上蒸于口所致。

（3）望动态：口张开而不闭，属虚证；口闭而难开，牙关紧急，属实证，多因肝风内动、筋脉拘急所致；口僻，又名"口喎"，即口角向一侧歪斜（面瘫），多为风痰阻络、中风病人。

5. **望牙齿与牙龈**　齿为骨之余，骨为肾所主，龈为手足阳明经分布之所，故望齿与龈主要可以诊察肾、胃的病变以及津液的盈亏。

（1）望牙齿：正常人牙齿洁白润泽而坚固，是肾气充足、津液未伤的表现。

牙齿干燥，为胃阴已伤；牙齿稀疏松动，齿根外露，多为肾虚，或虚火上炎所致；牙齿枯黄脱落，见于久病者；睡中叩齿，多因胃热或虫积所致。

（2）望牙龈：正常人牙龈淡红而润泽，是胃气充足，气血调匀的表现。

牙龈淡白，多属血虚或失血；牙龈红肿疼痛，多为胃肠之火亢盛；牙龈色淡，龈肉萎缩，多属肾虚或胃阴不足。

牙缝红肿出血，称为"齿衄"，为胃火上炎；牙龈不红不痛微肿者，属脾虚血失统摄，或肾阴亏虚、虚火上炎所致。

6. **望咽喉**　咽喉为肺、胃之门户，是呼吸、进食的通道；脾、肾二经也循喉咙挟舌本，也与咽喉关系密切。故望咽喉主要可以诊察肺、胃、脾、肾的病变。

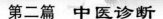

咽部深红、肿痛明显者，属实热证，多由肺胃热毒壅盛所致；咽部色红娇嫩、肿痛不显者，属阴虚证，多由肾阴亏虚、虚火上炎所致。

（七）望舌（舌诊）

舌是机体内唯一能外露的组织器官，舌诊是通过观察舌象，了解脏腑生理功能和病理变化的诊察方法，既是望诊的一个重要方面，又是中医诊法的特色之一。

心开窍于舌，心气通于舌，心和则舌能知五味，说明舌是一个味觉器官；舌还是脾的外候（足太阴脾经连舌本、散舌下），舌的味觉与心神、心情、思维、消化能力有关。话即"舌、言"，言为心声，舌头的运动是否灵活，言语是否清晰，在一定程度上又能反映心神的功能。

舌诊主要观察舌体（舌质）和舌苔两个方面的变化。望舌体包括舌的形质、颜色和动态，以候脏腑虚实、气血盛衰。望舌苔包括诊察苔质和苔色情况，以分析病邪的深浅、邪正的消长。

正常舌象的特征：舌体大小适中，柔软灵活，舌质滋润，舌色淡红鲜明，舌苔均匀薄白而润。正常舌象的特征概括为"淡红舌，薄白苔"。

1. 望舌质　望舌质主要包括观察舌的形质、颜色以及动态变化。

（1）望舌形：望舌形包括舌的胖瘦、老嫩、荣枯、芒刺、裂纹等方面的特征。

①胖、瘦：舌体比正常的人大而厚，伸舌满口，称为"胖大舌"，胖大舌常伴有舌边齿痕，则称为"齿痕舌"，是体内水湿停滞的表现；但也有舌体不胖大而出现齿痕，是舌质较嫩的齿痕舌，多属气血两虚；舌体胖大、舌色淡白者多为气虚、阳虚；舌胖大而色红者多为里热。

此外，尚有舌体肿大，甚则舌肿胀而不能收缩回口中，称为"肿胀舌"。舌肿胀、色红绛，多见于心脾热盛、外感湿热。

舌体比正常舌瘦小而薄，称为"瘦薄舌"，是舌失濡养的表现；舌体瘦薄、舌色淡白者，多见于久病气血两虚；舌体瘦薄、舌色红绛，舌干少苔或无苔，多见于阴虚火旺。

②老、嫩：舌体苍老、纹理粗糙或皱缩，舌色较暗者为老舌；舌体浮胖娇嫩、纹理细腻、舌色浅淡者为嫩舌。

舌质的老和嫩是疾病虚实的标志之一：舌质苍老，多见于实证；舌质浮胖嫩，多见于虚证。

③荣、枯：舌质滋润、红活鲜明为荣舌；舌质干枯、色泽晦黯，缺少血色为枯舌。舌质的荣枯，是衡量机体正气盛衰的标志之一，也是估计疾病的轻重和预后的依据。

④芒刺：舌面颗粒增大，高起如刺，摸之棘手，称为"芒刺舌"。舌生芒刺提示脏腑阳热亢盛，或为血分热盛。热邪越重，芒刺越大越多。

根据芒刺所在部位，一般可以推测热在何脏，如舌尖生芒刺，多为心火亢盛；舌中生芒刺，多为胃肠热盛等。

⑤裂纹：舌面上出现各种形状的裂纹、裂沟，深浅不一，多少不等，统称为"裂纹舌"，是营养不良的表现。

裂纹或裂沟中无舌苔覆盖者，多为病理性变化；如沟裂中有舌苔覆盖，且无不适症状，则属于先天性、生理性裂纹，在健康人中占 0.5% ~ 1%。

⑥舌系带：是否过短。

（2）望颜色

①淡红舌：舌体颜色淡红润泽、白中透红。淡红舌为气血调和的征象，反映心气充足，胃气旺盛。见于正常人，或者外感病初起，病情轻浅，尚未伤及气血及内脏时，舌色仍可保持正常。

②淡白舌：舌色比正常舌色浅淡，白色偏多红色偏少，主气血两虚、阳虚；若淡白湿润，舌体胖嫩，多为阳虚寒证；淡白光莹，或舌体瘦薄，则属气血两亏。

③红、绛舌：舌色较正常舌色红，呈鲜红色者，称为"红舌"，较红舌更深的或略带暗红色者，谓之"绛舌"。舌红只局限于舌尖、舌两边或舌边尖部，主热证。越红提示热势越甚，故绛舌比红舌的病情深重。

舌尖红赤，多为心火上炎；舌两边红赤，多为肝经热盛；舌色红绛而少苔或无苔者，提示胃、肾阴伤，属虚热证。

④青、紫舌：全舌呈均匀青色或紫色，或在舌上局部出现青紫色斑点或线条，称为"瘀斑舌"或"瘀点舌"。主阴寒内盛、气滞血瘀。

舌色淡紫或紫暗而湿润，多见于阳虚阴盛，气血运化不畅之证，以及某些先天性心脏病或药物、食物中毒等病症。

舌色浅淡而裂者，是血虚之候；舌色红绛而裂，则由热盛伤津、阴津耗损所致。

（3）望舌态：舌体活动灵便，伸缩自如，为正常舌态，提示气血充盛，经脉通调，脏腑健旺。

常见的病理舌态有舌体痿软、强硬、震颤、歪斜等异常变化。

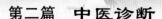

①萎软：舌体软弱无力，不能随意伸缩回旋，多为伤阴或气血俱虚。

②强硬：舌体失其柔和，卷伸不利，或板硬强直，不能转动，多见于热入心包，或为高热伤津，或为风痰阻络；舌体强硬而舌苔厚腻，多见于风痰阻络；突然舌强语言謇涩，伴有肢体麻木、眩晕者多为中风先兆。

③颤动：舌体不自主地抖动，轻者仅伸舌时颤动，重者不伸舌时也抖动不宁，属于阴液亏损、热极动风或肝风内动的表现。

④歪斜：伸舌时舌体震颤或偏向一侧，多由肝风内动夹痰，或痰瘀阻滞经络而致。

2．望舌苔　中医学认为：舌苔是由脾胃之气上蒸于舌面而生。望舌苔主要观察苔质和苔色两方面的变化。

（1）望苔质：苔质即舌苔的质地、形态。主要观察舌苔的厚薄、润燥、滑腻、剥落等方面的改变。

①厚薄：舌苔的厚薄变化，主要反映邪正的盛衰、邪气的深浅。厚苔多提示胃肠内有宿食，或痰浊停滞，主病位在里，病情较重。

舌苔的厚薄转化，一般是渐变的过程，如薄苔突然增厚，提示邪气极盛，迅速入里；厚苔骤然消退，舌上无新生薄苔，为胃气暴绝。

②润燥：舌苔润燥主要反映体内津液盈亏和输布情况。舌苔干湿适中，不滑不燥，称为"润苔"，是正常舌苔的表现，或者提示病情浅表、津液未伤，如风寒表证、湿证初起、食滞、瘀血等均可见润苔。舌面水分过多，伸舌欲滴，称为"滑苔"，为水湿之邪内聚的表现，主寒、主湿。舌苔干燥，甚则舌苔干裂，称为"燥苔"，提示体内津液大伤。如高热、大汗、吐泻后，或过服温燥药物等，导致津液不足。

③滑腻：苔质颗粒滑腻而致密，紧贴于舌面，揩之不去，刮之不易脱落者，称为"滑腻苔"。主湿浊、痰饮、食积。

④剥落：舌苔部分或全部脱落，脱落处舌面光滑无苔者，称为"剥落苔"。一般主胃气匮乏、胃阴枯涸或气血两虚，也是全身虚弱的一种征象。剥落苔复生薄白之苔，乃邪去正胜、胃气渐复的佳兆。

（2）望苔色：苔色的变化主要有白苔、黄苔、灰苔、黑苔四类。

①白苔：舌苔薄白而润，可为正常舌象。

白苔主表证、寒证。厚腻苔多为湿浊内困，或为痰饮内停，也可见于食积。

②黄苔：黄苔有淡黄、深黄和焦黄苔（老黄苔）之别。黄苔主热证、里证。

③灰苔：灰苔即浅黑苔，多由黄苔转化而成。白腻灰苔、舌面湿润、舌质淡白胖嫩者，多为阳虚寒湿、痰饮内停；黄腻灰苔多为湿热内蕴、日久不化所致。

④黑苔：黑苔由灰苔加重而成。一般情况下，均呈现焦黑干燥苔，舌质干裂且起芒刺，不论病起外感或内伤，均为热极津枯之证。

3.舌诊的临床意义

（1）判断邪正盛衰：气血充盛则舌体红润，气血不足则舌色淡白；津液充足则质苔滋润，津液不足则舌干苔燥；胃气旺盛则舌苔有根，胃气衰败则舌苔无根或光剥无苔；气血运行正常则舌红活鲜明，气滞血瘀则舌色青紫或舌下络脉怒张。

脏腑功能失常也常反映于舌，如脾失健运，湿邪困阻每见舌苔厚腻；肝风内动多有舌体震颤或歪斜；心脾郁热舌生疮疡、红肿热痛等。

（2）区别病邪性质：不同的病邪致病，舌象特征各异。如外感风寒，苔多薄白；寒湿为病，舌淡而苔白滑；痰饮、湿浊、食滞或外感秽浊之气，均可见舌苔厚腻；燥热为病，则舌红苔燥；瘀血内阻，舌紫黯或有斑点等。

（3）分析病位与病势：病邪轻、浅多见舌苔变化，而病情深、重可见舌苔舌质同时变化。

舌象的转化还可以推判病势进退，若从舌苔上看，舌苔由白转黄，由黄转焦黑色，苔质由润转燥，均提示热邪加甚而津液耗伤。反之，苔由厚变薄，由黄转白，由燥变润，为邪热渐退，津液复生，病情向好的趋势转变。

（4）判断病症预后：舌红润有神、舌面薄苔、舌态正常者为邪气未盛，正气未伤之象，预后较好；舌质枯晦、舌苔无根、舌态异常者为正气亏损、胃气衰败，病情难治，预后较差。

4.舌诊注意事项　舌诊作为临床诊断疾病的一项重要依据，就必须注意排除各种操作因素所造成的虚假舌象。

（1）光线影响：望舌以白天充足、柔和的自然光线为佳，光线过暗，可使舌色暗滞；在普通的电灯或手电筒照明，容易把黄苔误作白苔；日光灯下，舌色多偏紫；白炽灯下，舌苔偏黄色。

（2）饮食或药品影响：饮食和某些药物可以使舌象发生变化。如进食后由于口腔咀嚼的摩擦、自洁作用而舌苔由厚变薄；多喝水可使舌苔由燥变润；刚进辛热食物，舌色偏红；多吃糖果、甜腻食品，舌苔变厚，口味酸腻；服用大量镇静药后，舌苔厚腻；长期服用某些抗生素，可产生黑腻苔或霉腐苔。

饮服某些食物或药物，可以使舌苔着色，称为"染苔"。如饮用牛乳、豆浆等可使舌苔变白、变厚；蛋黄、橘子、维生素 B_2 等可将舌苔染成黄色；各种黑褐色食品、药品，或吃橄榄、酸梅，长期吸烟等可使舌苔染成灰色、黑色。染苔一般多不均匀地附着于舌面，可在短时间内自然退去，或经揩舌除去，与病情也不相符。如发现疑问时，可询问病人的饮食、服药情况。

（3）口腔对舌象的影响：牙齿残缺，可造成同侧舌苔偏厚，镶牙可以使舌边留下齿印，张口呼吸可以使舌苔变干等，这些因素引起的舌象异常，都不能作为机体的病理征象，应加以鉴别，避免误诊。

（八）望胸腹、腰背、四肢

1. 望胸腹　①鸡胸：佝偻病；②桶状胸：老年性慢性支气管炎肺气肿；③腹大如鼓、青筋曝露：小儿疳积；④腹水：肝硬化。

2. 望腰背　脊柱侧凸：脊柱炎、坐骨神经痛。

3. 望四肢　①上肢小关节肿胀：类风湿关节炎；②腕关节囊肿：腱鞘囊肿；③手掌面大小鱼际通红：肝掌（脂肪肝、肝硬化）；④手臂肿胀、肩关节塌陷：中风偏瘫；⑤下肢弯曲不伸及直腿抬高 60° 以内疼痛：坐骨神经痛；⑥下肢弯曲不伸及直腿抬高 60° 以内疼痛、继续抬高反而不痛：梨状肌损伤；⑦足趾小关节肿胀结节：痛风、类风湿关节炎；⑧"4"字试验阳性：骶髂关节炎。

4. 小儿指纹　望指纹是儿科的独特诊法，系从《黄帝内经》望鱼际络脉之法演变而来。对于 3 岁以内的小儿，具有重要的诊断意义。宋·陈文中《陈氏小儿病源》中说："小儿三岁之前，血气未定，呼吸至数太过，难以准候。若有疾，必先看其虎口纹脉，辨验形色，可察其病之的要。"虎口纹脉也即指纹，是小儿食指内侧（近拇指侧）显现的浅表络脉，属于手太阴肺经的分支所过 [手太阴肺经从胸走手，过寸口，上鱼际，出拇指端；其分支从腕后列缺穴分出，经虎口，沿示（食）指内侧，出其端交手阳明大肠经]，故察指纹同诊寸口之脉和望鱼际络脉在机理上是一致的。

小儿指纹分风、气、命三关：示指近掌部虎口第一节为风关，第二节为气关，第三节为命关。幼儿正常的指纹应是红黄隐隐而不显露于风关之上，若指纹显现于风关以上则为病态指纹。临床可根据三关所显现脉纹的部位、形态和颜色，辨别种种病情。

察看指纹的正确方法是：家长抱幼儿于向光处，医者手握幼儿示指尖端，另用一指从命关轻轻向风关推按，使指纹充分显露，以便观察。

从指纹波及的部位而言，脉纹见于风关为疾病初起，病轻而易治；见于气关，是病邪较盛，病情较重而治疗偏难；见于命关，是病邪深重，病情危急而难治，可能危及生命。若脉纹从风关直达指端（称"透关射甲"），更属险恶之候。因此，儿科临床有"三关定轻重"以及"风轻、气重、命危"之说。

从脉纹的形态而言，那就是"浮沉分表里"。指纹浮现为初感外邪，病位尚浅；指纹沉隐为病邪入里，病位已深。其理与寸口脉浮主表、沉主里完全一致。

从脉纹的颜色而言，色浅者病轻，色深者病重。指纹色淡，不论新病久病，多属体质虚弱、气血不足。淡红为虚寒；淡青为体虚有风；淡紫为体虚有热。脉纹郁滞、推之不畅，每因郁热、食积、痰饮搏结经络，气血难以运行所致，证皆属实，且多为顽疾重症。色泽鲜红，系外感风寒之表证；淡红者多属虚寒；深红紫暗为热邪较盛；脉纹色青，主疼痛、主惊风；青紫为肝经风热或痰食停滞；青而紫黑属热毒深重、闭阻血络，证多危重。故又有"红紫辨寒热""淡滞定虚实"的说法。

当然，察指纹并非儿科最准确、最可靠的诊断方法，还是要综合其他情况全面考虑。正如明代儿科专书《保婴金镜录》所说："若面色未尽，当参之以指脉，指脉未尽当参之以面色，色脉兼尽，无余蕴矣。"只有四诊合参，才能得出最确切的结论。

二、闻　诊

闻诊是通过听声音和嗅气味来诊断疾病的方法。前者凭听觉了解病人的语言、呼吸、咳嗽、呕吐、呃逆等声音变化；后者凭嗅觉嗅病人的口气、体气和排泄物等异常的气味，以辨别病情的寒热虚实。听声音主要是辨疾病虚实性质，嗅气味主要是辨疾病的寒热。

（一）听声音

听声音是指用耳朵听病人各种与发出声音有关的病症如咳嗽、嗳气、呃逆、呕吐等所发出的异常声响，来判断疾病虚实性质的诊病方法。

1.异常声音　主要是辨别病人的语声、鼻鼾、呻吟等异常声响。通过声音变化来判断正气的盛衰、邪气的性质及病情的轻重。

一般来说，话多、语声高亢宏亮有力、声音连续者，多属阳证、实证，是阳盛气实、功能亢奋的表现；少气懒言，语声低微细弱，声音断续，多属阴证、虚证，多为禀赋不足，气血虚损所致。

（1）音哑、失音：新病音哑或失音者，多属实证，多因外感风寒或风热，或痰湿壅肺，即所谓"金实不鸣"；久病音哑或失音者，多属虚证，常因各种原因导致阴虚火旺，肺肾精气内伤所致，即所谓"金破不鸣"；暴怒喊叫或持续高声喧讲，伤及喉咙所致音哑或失音者，属气阴耗伤之类；妊娠后期出现音哑或失音者，多为胞胎阻碍经脉，肾精不能上荣所致。

应注意失音与失语的区别。

（2）鼻鼾：熟睡鼾声若无其他明显症状，多因慢性鼻病，或睡姿不当所致，多见于体胖、老年人；若昏睡不醒或神识昏迷的病人鼾声不绝，多属高热神昏，或中风入脏之危候。

（3）呻吟：呻吟声高亢有力，多为实证、剧痛；久病而呻吟低微无力，多为虚证。呻吟伴扪心护腹者，多为胸脘痛或腹痛，呻吟不能行走，抚摸腰腿者，多为腰腿痛等。

2. 听语言　主要是分析病人语言的表达与应答能力有无异常、吐字的清晰程度等。

"言为心声"，言语是神明活动的一种表现。语言的异常主要是心神的病变。一般来说，沉默寡言、语声低微、时断时续者，多属虚证、寒证；烦躁多言、语声高亢有力者，多属实证、热证。

（1）谵语：神志不清，语无伦次，声高有力的称为"谵语"。多属热扰心神之实证，可见于温病热入心包，或阳明腑实证、痰热扰乱心神等。

（2）狂言：指精神错乱、语无伦次、狂躁妄言的症状。多属阳证、实证，常见于狂证。常因情志不遂，气郁化火，痰火互结，内扰心神所致。

（3）郑声：神志不清，语言重复，时断时续，语声低弱模糊的称为"郑声"。是心气大伤、精神散乱之虚证。

（4）独语：自言自语，喃喃不休，见人语止，首尾不续的称为"独语"。多因心气不足、神失所养而引起（虚），或由气郁痰结，阻蔽心窍所致（实）。可见于癫证、郁证。

（5）语言謇涩：神志清楚，思维正常而吐字困难，或吐字不清，每与舌强并见，多因风痰阻络所致，为中风之先兆或中风后遗症。

（6）失语：中风失语可分运动性失语、命名性失语和感觉性失语3种类型。

主要由于舌体瘫痪强直、记忆下降健忘或认知障碍思维不清导致。运动性失语是实际意义上的真正失语，即不能发声，但对语言的理解能力存在；命名性失语可以讲话，但无法对具体物体命名，又称"健忘性失语"；感觉性失语也能讲话，但是对语言意义的理解能力丧失，又称"感觉性失语"。

3.听呼吸音 闻呼吸是诊察病人呼吸的快慢是否均匀通畅，以及气息的强弱粗细，呼吸音的清浊等情况。

呼吸气粗、疾出疾入者，多属实证，常见于外感病；呼吸气微、徐出徐入者，多属虚证，常见于内伤杂病；病态呼吸包括少气、气短、哮证、喘证等。

（1）少气：呼吸微弱、气少不足以息、言语无力，属诸虚劳损证。

（2）气短：指呼吸气急而短促。有虚、实之别：虚证表现为气少不足以息之短气，兼有形瘦神疲，声低息微等；实证短气常兼呼吸声粗，或胸部窒闷、胸腹胀满等，多因痰饮、胃肠积滞或气滞或瘀阻所致。

（3）哮证：呼吸急促，喉间有哮鸣音，多兼有气喘。

（4）喘证：呼吸困难、短促急迫，甚则鼻翼煽动，张口抬肩，不能平卧。实喘发病急骤，呼吸深长，气粗声高息涌，胸中胀满，唯以呼出为快；虚喘病势缓慢，时轻时重，喘声低微，呼吸短促难续，得一长息为快，动则喘盛。

4.听咳嗽声 有声无痰谓之咳，有痰无声谓之嗽，有痰有声谓之咳嗽。《黄帝内经》有："五脏六腑皆令人咳，非独肺也"的记载。咳嗽可因外邪侵袭直接犯肺，也可因脏腑内伤累及肺脏而致咳嗽。故又有"咳嗽不止于肺，而不离乎肺"之说。①咳声低微，多属虚证；②痰稠而黄，不易咳出，多属热证；③咳嗽痰多，多属痰湿阻肺；④干咳无痰或少痰，多属燥邪犯肺或阴虚肺燥。

5.听喷嚏声 主要应注意喷嚏的次数及有无兼症。偶发喷嚏，不属病态。若喷嚏频作，须视病之久暂，新病喷嚏，兼有恶寒发热，鼻流清涕等症状者，多因外感风寒；久病阳虚之人，突然出现喷嚏，多为阳气回复，病有好转趋势。

6.听呕吐声 有声无物为干呕，有物无声为吐，有物有声为呕吐，缘由腑气不通、胃失和降。

呕吐者，暴病多实，久病多虚。吐势较猛，声音洪亮，吐出黏痰黄水，或酸腐或苦水，多属实热证；吐势徐缓，声音微弱，吐物清稀者，多属虚寒证。

7.听呃逆声 突发呃逆，呃声不高不低，无其他病史及兼症者，多属饮食刺激，或突遇风寒刺激，一时胃气上逆动膈所致。短暂呃逆，不治自愈。①呃声频作，高亢而短，其声有力者，多属实证；②呃声低沉，声弱无力，多属虚证；

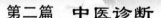

③久病、重病呃逆不止，声低气怯无力者，属胃气衰败之危候。

8.听嗳气 饱食之后，偶有嗳气，无其他兼症，不属病态。

嗳气频作，无酸腐气味，兼见脘痛且喜暖喜按者，多为寒邪犯胃，属虚寒证；嗳气酸腐，兼脘腹胀满者，多为宿食停滞，属实热证；嗳气发作因情志变化而增减、嗳气后脘腹胀减，多为肝气犯胃，属实证；嗳声低沉断续，兼见纳呆食少者，多属胃虚气逆，常见于老年人或久病体虚之人，属虚证或病情危重信号。

9.听太息声 太息又名"叹息"，是指情志抑郁、胸闷不畅时发出的长吁短叹声音。太息之后自觉宽舒，是情志不遂、肝气郁结之象。

10.听呵欠声 因困倦欲睡而欠者，不属病态。不拘时间，呵欠频频不止，称"数欠"，多为阳虚体质或阴盛阳衰之象。

（二）嗅气味

嗅气味，是指用鼻子闻与疾病有关的气味，主要用于辨别寒热。

1.口气 口中散发臭气者，称为"口臭"，多与口腔不洁、龋齿或消化不良有关。①口出臭秽气者，多属胃热；②口出酸臭气，并伴食欲缺乏、脘腹胀满者，多属胃肠积滞；③口气腐臭，或兼咳吐脓血者，多是内有溃腐脓疡。

2.汗气 ①汗气臭秽，见于暑热火毒；②汗气腥膻，多因湿热熏蒸；③腋下散发臊臭汗气，谓之"狐臭"，由湿热内蕴而致。

3.呕吐物之气 ①呕吐物清稀无臭味者，多属胃寒；②气味酸臭秽浊者多属胃热；③呕吐未消化食物，气味酸腐者为食积；④呕吐物无酸腐味者，多属寒邪内积或气滞；⑤呕吐脓血而腥臭者为内有溃疡。

4.二便之气 ①大便溏泻无气味者，多属脾胃虚寒；②大便酸臭难闻者，多属肠有积热；③大便泄泻臭如败卵，甚则夹有未尽消化食物，矢气酸臭者，是宿食停滞，消化不良之故；④小便黄赤浑浊，有臊臭味者，属膀胱湿热；⑤尿甜并散发苹果样气味者为糖尿病。

5.经、带、恶露之气 ①月经臭秽者，多属热证；②带下黄赤而臭秽者，多属湿热；③崩漏或带下奇臭，并杂见异常颜色，常见于阴道或子宫癌；④产后恶露臭秽者，多属湿热下注。

三、问 诊

问诊是医生对病人或陪诊人进行系统而有目的的询问，以了解病情全貌的一种诊断方法。

除了询问病人的基本情况、主诉、现病史（发病情况、病变经过、诊治经过、治疗效果及反应）、既往史、个人生活史、家族史（有无遗传性疾病或某些传染性疾病）以外，对于初诊者，应询问患者所作过的检查及结果等。

> 明代的张介宾《景岳全书》十问（十问歌）：
> 一问寒热二问汗，
> 三问饮食四问便，
> 五问头身六疼痛，
> 七问五官八睡眠，
> 儿童麻疹和水痘，
> 妇女要问经带产。

（一）问寒热

寒热即怕冷、发热。怕冷是病人的主观感觉（轻者称"畏寒"，重者称"恶寒"）；发热，除指体温高于正常者外，还包括病人虽体温正常，但自觉全身或某一局部发热，如五心烦热等。

寒热是阴阳盛衰的表现，阳盛则热，阴盛则寒；阴虚则热，阳虚则寒。临床常见的寒热症状有以下 4 个类型：

1．**但寒不热**　只感怕冷而不觉发热。多因感受寒邪较重，久病畏寒，多因阳气虚衰。

2．**但热不寒**　病人只发热，不觉寒冷。多因阳盛或阴虚，可分为壮热、潮热两种类型。

3．**恶寒发热**　畏寒与发热同时出现，多见于外感病的表证阶段。

4．**寒热往来**　畏寒与发热交替发作，是邪正相争、互为进退的病理表现，为半表半里证的特征，可见于少阳病和疟疾。

（二）问汗

问汗时，应注意了解病人有汗无汗，出汗的时间、多少、部位及其主要兼症等。

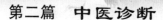

1．有汗无汗

（1）表证有汗：提示表热或表虚。

（2）表证无汗：外感寒邪表实证。

（3）里证无汗：久病阳气不足，蒸化无力，或为津血亏耗，生化乏源所致。

（4）里热汗出：里热炽盛，阳气过亢，迫使津液外出，常伴发热、口渴等症。

2．特殊汗出

（1）自汗：白天汗出不止，活动之后尤甚。提示阳虚、气虚（玉屏风散：黄芪、茯苓、防风）。

（2）盗汗：入睡之后汗出，醒后即止。多见于阴虚内热或气阴两虚证（气阴两虚，临床常自汗、盗汗并见）。

3．局部汗出

（1）头汗：生理性头汗见于进食辛辣、热汤、饮酒之时，阳气旺盛，热蒸于上，素体阳气偏盛者，尤为常见。

病理性头汗见于上焦热盛，多兼面赤、烦渴、舌尖红苔薄黄、脉数等；阴寒内盛，虚阳上越，症见头额冷汗不止、面色苍白、四肢厥冷、脉微欲绝，是亡阳之象。

（2）半身汗出：无汗的半身是病变的部位，因于风寒湿痰阻滞经络，多见于中风、痿证及截瘫病人。

（3）手足心出汗：手足心汗出过多，兼烦渴冷饮，尿赤便秘，脉洪数者，多属阳明热盛；伴头身困重、身热不扬、苔黄腻者，多为中焦湿热；伴有口咽干燥、五心烦热、脉细数者，多为阴虚火旺。

（4）心胸出汗：多见于虚证。如有神疲倦怠、纳呆食少、心悸失眠等症，多属心脾两虚；若见心悸心烦、失眠多梦、腰膝酸软等症，多属心肾不交。

此外，还需了解汗的冷热、色泽等。如冷汗多因阳气虚衰；热汗多由外感风热或内热偏盛；汗出粘衣、色黄者，谓之"黄汗"，多因湿热交蒸。

（三）问饮食

问饮食习惯及规律，食欲及食量，偏食及异嗜，以及病理情况下的口渴、饮水方面等。

1．饮食规律、习惯及特殊嗜好　餐次、时间、荤素、冷热、辛辣、零食、烟酒等。

（1）饮食、嗜好：①偏食生冷，易伤脾胃；②过食辛辣，易生燥热；③偏食肥甘，易生痰湿；④一味素食，往往营养不良；⑤吸烟嗜酒易损伤呼吸系统和肝脏。

（2）妇女妊娠期间，偏嗜酸辣等食物，不属病态。

（3）嗜食生米、泥土、煤渣等异物，常见于肠道寄生虫病。

（4）不同脏腑的疾病，可能还会出现不同的饮食嗜味，如肝病嗜酸，心病嗜苦，脾病嗜甘，肺病嗜辛，肾病嗜咸等。但并非普遍的临床规律，不可拘泥。

2．食欲及食量　胃气和降，脾气健运，则有食欲，并能保持适当的食量。能吃但不消化，胃好脾差；想吃吃不下，脾好胃差。

（1）食欲减退：①新病食欲减退，一般是正气抗邪的保护性反应；②在疾病过程中，若食欲逐渐缺乏，食量渐减，是脾胃功能逐渐衰弱的表现，提示病情加重；③食欲逐渐恢复，食量渐增，是胃气渐复，疾病向愈之兆；④久病或重病患者，一般食少无味，甚至不能食，如突然间想吃或暴食，称为"除中"（回光返照），是脾胃之气将绝的征象。

（2）厌食：①多见于食积，常兼嗳气酸腐，脘腹胀满；②厌食油腻厚味，兼胸闷呕恶，脘腹胀满或胁肋胀痛，多属脾胃湿热或肝胆湿热。

孕妇若有厌食反应，一般属生理现象；严重者当属病态。

（3）饥不欲食：虚火内扰、胃阴不足所致。

（4）消谷善饥：胃火炽盛、腐熟太过所致，见于单纯性肥胖症和糖尿病。

3．口渴与饮水

（1）渴喜热饮，为内寒证。

（2）口渴饮冷，是热盛伤津的表现，多见于热证、燥证，且口渴的程度与热燥的程度及津液损伤的程度成正比。

（3）口渴多饮，伴多食易饥、小便量多、身体或瘦或胖，为糖尿病。

（4）口渴而不多饮，兼见头身困重、胸闷、恶心，苔腻者，属水湿或痰饮内停。

（5）口干，但欲漱水不欲咽，兼见舌有紫色瘀斑者，属内有瘀血。

4．口"味"　是指口中有异常的味觉或气味。

（1）口淡：舌上味觉减退，口中无味。多为寒证或脾胃气虚。

（2）口甜：甘味入脾，过食肥甘，滋生湿热。

（3）口黏腻：口中黏腻不爽，常伴舌苔厚腻，多由食积不化或痰湿停滞所致。口黏腻常与异常味觉同见，如黏腻而甜，多为脾胃湿热；黏腻而苦，多属肝胆湿热。

（4）口苦：苦属火，火盛则苦。多见于肝胆火旺、胆汁上逆。

（5）口酸：口中有酸味，或闻之有酸腐气味。多由脾胃消化不良、食滞不化，也可由肝气郁结、横逆犯胃、肝胃不和、胃失和降而泛吐酸水。

（6）口咸：多与肾虚及寒水上泛有关。

（7）口涩：口有涩味如食生柿子的感觉，多与舌燥同时出现。为燥热伤津，或脏腑热邪偏盛，火气上逆所致。

（四）问二便

大便的排泄，虽直接由大肠所司，但与脾胃的腐熟运化、肝的疏泄、肺气的肃降、命门的温煦等密切相关。尿的排泄，虽直接由膀胱所主，也与肾的气化、脾的运化转输、肺的肃降和三焦的通调等功能关系密切。

1. 问大便　主要问大便规律、成形、顺畅与否。

健康人一般每日大便 1～2 次，成形且排便通畅，多呈黄色，便内无脓血、黏液及未消化的食物。

（1）规律方面：表现为便次异常，每天数次或数日 1 次，便次增多，便质稀溏，甚至如水样者，称为"泄泻"。一般新病多实，久病多虚。①泻下清稀、甚至水样、腹痛、肛门无灼热痛感者属于寒湿为患；②泻下黄糜酸臭、腹痛、肛门灼热者属于湿热为患；③每日黎明前腹痛作泄，泄后痛减，伴形寒肢冷、腰膝酸软者，为"五更泄"，因于肾虚、命门火衰。

（2）便质异常：除便质干燥或稀溏之外，便质改变还有以下情况：

①完谷不化：大便中经常含有较多未消化食物，多见于脾胃虚寒或肾虚命门火衰。

②溏结不调：大便时干时稀，多因肝郁脾虚、胃肠不调而致；若大便先干后稀，多属脾胃虚弱。

③脓血便：大便中夹有脓血黏液，多见于湿热痢疾；若先便后血，便血紫暗，是为远血；先血后便，便血鲜红，则为近血。

（3）排便异常：常见的排便异常有排便不爽、便秘、肛门灼热、里急后重、滑泻失禁、肛门下坠等。大便秘结不通、排便时间延长，或欲便而艰涩不畅的，谓之"便秘"或"大便难"。多因热结肠道，或津液亏少，或阴血不足，以致肠道燥化太过，肠失濡润，传导失常所致。也有由于气虚传送无力，以致肠道气机滞塞而虚秘者。

①肛门灼热：大肠湿热下注，见于热泻或湿热痢。

②里急后重：腹痛窘迫，时时欲便，肛门重坠，便出不爽。多因湿热内阻、肠道气滞，为痢疾主症之一。

③排便不爽：即排便不顺畅，有滞涩难尽之感。若腹痛、泻下黄糜、黏滞不爽，是湿热蕴结；腹痛、腹泻而排出不爽，兼腹胀、矢气者，为肝气犯脾，肠道气滞；便泄不爽，夹有未消化食物，酸腐臭秽难闻，泻后腹痛减轻者，见于伤食泄泻。

④滑泻失禁：是指大便不能控制，滑出不禁，甚则便出而不自知，称"大便失禁""滑泻"。多因脾肾虚衰、肛门失约所致。见于久病体虚，年老体衰，或久泻不愈的患者。

⑤肛门下坠：即肛门有下坠之感，甚则脱肛，常于劳累或排便后加重。多属脾虚中气下陷，见于久泻或久痢患者。

2．问小便　小便为津液所化，由肾所主。了解小便有无异常变化，可诊察体内津液的盈亏和有关脏腑的气化功能是否正常。一般应询问排尿的次数、尿量的多少、尿液的颜色及排尿时情况等。

（1）尿次异常：尿次异常有小便频数、小便短少的不同。

①小便频数：即排尿次数增多，时欲小便。新病小便频数、短赤而急迫，是下焦湿热，属实证；久病小便频数，量多色清，夜间尤甚，为下焦虚寒，多因肾阳不足、肾气不固、膀胱失约所致。

②小便短少：小便短少一般需要结合尿的颜色来判断，小便短少、色黄者多属实热，这在小便减少中占绝大多数；少数小便短少色清白者，缘于肺、脾、肾阳气不足，气不化津，故小便次数少。

（2）尿量异常

①尿量增多、小便清长者，属虚寒证。

②小便量多并伴消瘦、多饮、多食者，常见于糖尿病。

③尿量减少，多由热盛津伤，或汗下伤津，以致化源不足，或因肺、脾、肾功能失常，气化不利，水湿内停之故，多见于各种热病和水肿病。

（3）尿液的颜色：①小便色黄者为下焦湿热；小便色白者多属虚寒；②小便浑浊如米泔或滑腻如脂膏，是谓"膏淋"，多因脾肾亏虚、清浊不分或湿热下注，气化不利；③尿中见砂石，谓之"石淋"，多因湿热内蕴；④尿中带血，即为"血淋"，多由砂石刺激，致使湿热蕴结下焦，伤及血络而成。

（4）排尿异常：排尿异常有小便涩痛、小便不利甚至癃闭、余沥不尽、小便失禁几种情况。

①小便涩痛：即小便排出不畅而痛，或伴急迫灼热等感觉。见于淋证，多因湿热下注所致。

②小便不利甚至癃闭：癃和闭有程度上的区别，小便不畅、点滴而出为"癃"；小便不通，点滴不出为"闭"。癃闭也有虚实之别：因肾阳不足、阳不化水、气化无力者，多属虚证；若湿热下注，或气滞血瘀、结石阻塞而成者，多属实证。

③余沥不尽：是指小便后点滴不尽，多因肾气虚弱、肾关不固，常见于老年或久病体衰者。

④小便失禁：小便不能随意控制而自遗，多属肾气不足、下元不固，或者下焦虚寒、膀胱失于温煦，不能制约水液所致。若神昏而小便自遗，属于危重证候。

（五）问头身

1. **头晕、头痛** 了解头晕、头痛的兼症以及引发或加重本症的因素。①如头晕、胀痛，烦躁易怒，舌红少苔，脉弦者，每因恼怒而加剧者，多为肝阳上亢、肝火上炎；②头晕、空痛，面白，神疲体倦，舌淡，脉弱，每因劳累而加重者，为气血亏虚；③头晕，头重如裹，胸闷，恶心或呕吐，舌苔白腻者，为痰湿内阻；④若外伤后头晕、刺痛，且痛点固定不移，则为瘀血阻滞、脉络不通。

2. **胸痛、胸闷** 本症与心、肺等脏气机不畅有关。①如胸闷、胸痛、心悸、气短者，为心气不足、心阳不振；②胸闷、心痛如针刺者，属心血瘀阻；③胸闷、咳喘、痰多者，为痰湿内阻。

3. **心悸不安** 患者自觉心跳、心慌、悸动不安，甚至不能自主。影响因素很多，如肺气不足、鼓动乏力；心血亏虚、心神失养；阴虚火旺，内扰心神；心气逆乱、心神不安；心脉痹阻、气滞血瘀等。

4. **胁肋胀痛** 一侧或两侧胁肋胀痛不舒，多见于肝胆病变。

5. **胃脘不适** 嗳腐吞酸者，多为饮食伤胃；食少、便溏者，多属脾胃虚弱。

6. **腹胀、腹痛** 腹部的范围较广，可分为上腹、小腹、少腹3部分。肚脐以上为上腹，属脾胃；肚脐以下至耻骨毛际以上为小腹，属肾、膀胱、大小肠、胞宫；小腹两侧为少腹，是足厥阴肝经所过之处。

腹胀、腹痛有虚实之分，喜暖属寒，喜按属虚，多因脾胃虚寒；拒按属实，多因食积胃肠，或实热内结，阻塞气机；若腹胀如鼓，皮色苍黄，腹壁青筋暴露者，称为"臌胀"，见于小儿疳积或成人肝硬化腹腔积液。

7．身肿或身重　多与肺、脾、肾病变有关。

8．麻木不仁　多因气血亏虚（气血不至则麻木不仁），或肝风内动，或湿痰瘀血阻络。

9．肢体瘙痒　多为感受风寒或风热之邪（古谓："疼痛为实，痒麻为虚"认识有误），或者血虚风燥（治风先治血，血行风自灭）。

10．倦怠乏力　劳累或气血不足、身体虚弱。

（六）问疼痛

疼痛是临床上最常见的一种自觉症状，古代曾经作为疾病的代称。唐代孙思邈《千金方》："凡病皆由血气壅滞不得宣通，针以开导之，灸以温暖之。""经络不通，不通则痛"，属因实而致痛；"气血不至，不荣则痛"，属因虚而致痛。

问疼痛，主要询问了解疼痛的部位、性质、程度、时间规律及影响疼痛（使疼痛加重或减轻）的因素等。

1．问疼痛的部位

（1）头痛：①痛在前额及者，属阳明经，为"阳明头痛"（包括眉棱骨痛和眼、鼻、牙病引起的头痛）；②头痛连项者，属太阳经，称为"太阳头痛"（感冒）；③两侧头痛者，属少阳经，为"少阳头痛"（包括耳朵疾病引起的头痛、偏头痛、血管神经性头痛）；④痛在巅顶者，属厥阴经，为"厥阴头痛"（高血压）；⑤偏正头痛属于阳明、少阳同病；⑥弥散性头痛称"全头痛"，可以按外感、内伤（气血不足、肝阳上亢、痰湿阻滞、气滞血瘀等）进行辨证分析。部位明确者按经穴论治，部位不明确者按证型论治。

（2）胸痛：多为心、肺病变。①胸前正中偏左部位作痛，或胸痛彻背、痛彻臂内者，兼有心慌者，病位在心；②胸膺或胸部两侧作痛，兼有咳喘者，病位在肺。

（3）胁痛：胁肋一侧或两侧疼痛，多反映肝、胆、脾的病变。

（4）胃脘痛：①胃脘痛且喜暖喜按、得温则舒者，属虚寒证；②拒按、得凉则舒者，属实热证；③进食后疼痛或加剧者，多属实证、胃溃疡或胃下垂，倘若病人立即躺下，疼痛即刻减轻或消失的是胃下垂，仍旧疼痛者是胃溃疡；④进食后疼痛缓解者，多属虚证、十二指肠球部溃疡。

（5）腹痛：①腹痛喜暖喜按、得温则舒者，属虚寒证；②拒按、得凉则舒者，属实热证。临床腹痛问诊常与按诊结合。

（6）背痛：①脊柱疼痛、功能活动受限者，多为脊柱本身的病变；②脊背疼痛且连及项部不可俯仰者，多因督脉和足太阳经感受风寒湿邪或者扭挫伤而致。

（7）腰痛："腰为肾之府"，腰脊或腰骶部疼痛、与感受寒凉有关者，为寒湿痹病，或跌打损伤、瘀血阻络。①腰痛以两侧为主、疼痛隐隐、动则尤甚者，则多属肾虚；②腰脊疼痛连及下肢放射性疼痛、腿抬高受限者，当为坐骨神经痛。

（8）四肢痛：多因风寒湿邪侵袭，或风湿热邪蕴结，阻滞经络气血运行，不通则痛。若独见足跟或胫膝酸痛的，则多属肾虚，多见于年老体衰之人。

（9）周身疼痛：①新病周身疼痛，多属实证，以感受风寒湿邪居多；②若久病卧床不起而周身作痛，则属虚证，乃气血亏虚，失其荣养所致。

2．问疼痛的性质 ①凡新病疼痛，痛势较剧、持续不解、痛而拒按者，多属实证；②久病疼痛，痛势较轻、时痛时止、痛而喜按者，多属虚证。

（1）胀痛：胀痛是气滞疼痛的基本特点，但头目胀痛，则多见于肝阳上亢或肝火上炎的病症。

（2）刺痛：刺痛是瘀血致痛的基本特征。

（3）固定痛：①胸胁脘腹等处固定疼痛，多属血瘀；②肢体关节疼痛固定不移，多为寒湿痹病。

（4）放散（走窜）痛：①胸胁脘腹疼痛而走窜不定的，多因气滞所致；②肢体关节疼痛游走不定的，多见于"风痹"。

（5）冷痛：脘腹、腰脊和四肢关节冷痛，常因寒邪阻络脏腑经络，属实证；阳气不足，脏腑、肢体失于温煦而致者，则属虚证。

（6）灼痛：疼痛部位火烧火燎，且喜冷恶热。常因火热炽盛。

（7）绞痛：多因寒邪或有形实邪闭阻或凝滞气机所致。如心脉痹阻引起的"心绞痛"（真心痛）；寒邪内侵胃肠所致的急性胃肠痉挛；结石阻塞尿路引起的泌尿系绞痛等。

（8）隐痛：疼痛不甚剧烈、可以忍受，但绵绵不休。多由精血亏损，或阳气不足、机体失于充养、温煦所致。例如脾胃虚寒胃脘痛、肾虚牙痛、腰痛等。

（9）空痛：疼痛部位空虚感、喜按，多见于头部或小腹部，多由气血精髓亏虚，组织器官失于荣养所致。

3．问影响疼痛的因素 ①关节在天阴时疼痛、天晴时好转，无疑是风寒湿邪为患，应以灸疗为主。②饮食后胃痛，多因胃溃疡或胃下垂，倘若病人立即躺下，疼痛即刻减轻或消失的是胃下垂；仍旧疼痛者是胃溃疡。

（七）问五官

1．问目

（1）目眩：视物旋转动荡，如坐舟船，或眼前如有蚊蝇飞动之感，谓之"目眩"（眼花）。①风火上扰清窍，或痰湿上蒙清窍所引起的目眩属实，多兼有面赤、头胀、头痛、头重等；②肝肾不足、精亏血虚，目窍失养所致的目眩属虚，常伴有头晕、耳鸣等，多见于年老体弱，或久病体衰之人。

（2）目痛：剧痛属实，微痛属虚，临床上实证较多。①目赤肿痛、羞明眵多者，是感染风热之邪；②目痛难忍，兼面红目赤、口苦、烦躁易怒者，为肝火上炎所致；③若目微赤微痛，时痛时止，并感干涩者，多由阴虚火旺所引起。

（3）目痒：目痒甚者，多属实证。①两目痒如虫行，畏光流泪，并有灼热之感，是肝经风火上扰所致；②若两目微痒而势缓者，多属血虚，目失濡养所致。

（4）夜盲症（雀盲、雀目、鸡盲、鸡矇眼）：多由肝肾亏虚、精血不足、目失充养所致。

2．问耳

（1）耳鸣：①凡突发耳鸣，声大如蛙，按之鸣声不减者，多属实证，多因肝胆火盛，上扰清窍所致；②耳鸣缓慢形成，声音细小，如闻蝉鸣，按之鸣声减轻或暂止者，多属虚证，常由肝肾阴虚、肾虚精亏、髓海不充、耳失所养而成。

（2）耳聋：①耳暴聋者，多属实证，常因肝胆火旺，较易治疗；②久病耳渐聋者，属于虚证，多因肾精亏虚，不能上充清窍所致（包括年老耳聋）。

3．问鼻子　是否有鼻塞、鼻炎、过敏、鼻出血、鼻疖、鼻息肉等。

4．问口腔、舌、牙齿（牙龈）及咽喉　口腔和舌头是否有炎症（口舌生疮），牙齿是否晃动，有无龋齿，牙龈是否容易出血；咽喉是否肿痛、吞咽是否正常？

（八）问睡眠

1．失眠　经常不易入睡，或睡而易醒不能再睡，或睡而不酣、时易惊醒，甚至彻夜不眠为特征，常并见多梦。是阳不入阴、神不守舍的表现。其致病因素常见心血不足、心神失养；水火不济、心肾不交；心胆气虚、心神怯弱；肝阳上亢、扰乱心神；阴虚火旺、内扰心神以及"胃不和卧不安"等。

2．嗜睡　又称"多寐"，见于阳虚阴盛、痰湿内盛体质的人。前者症见呵

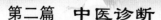

欠连天、神疲倦怠、似睡非睡；后者伴见胸闷脘痞、肢体困重。

（九）问小儿

问小儿一定要问患麻疹、水痘的情况，获取终身免疫性疾病信息。

（十）问妇人

对妇女的问诊，除了（一）～（八）项的内容外，还应重点询问月经、带下、妊娠、产育等情况。

1. 月经　对于月经情况，应注意了解月经的大周期（28天左右）和小周期（行经的天数3～5天）、月经的量、色、质，以及有无痛经、闭经等表现。必要时可询问初潮或绝经年龄以及末次月经日期。

（1）经期异常：规律的月经的大周期一般在28天左右；规律的小周期（即行经的天数）一般在3～5天。

①月经先期（经早、超前）：月经周期经常提前8～9天及以上，多因气虚，统摄无权，冲任不固所致；或因肝火炽盛、阴虚火旺，以致热扰冲任，血海不宁、提前而下。

②月经后期（经迟）：月经周期经常错后8～9天或以上，属虚者多因气血亏损、血源不足，血海空虚；属实者或因气滞血瘀，冲任不畅，或因寒凝血瘀，冲任受阻。

③经期错乱（月经先后不定期）：多因肝气郁结，气滞血瘀；或先后天之本亏虚，使血海蓄溢失常，以致月经错乱。

（2）经量异常：一般而言，每次行径经量一般为50～100毫升，由于年龄和个体素质差异，经量的多少，可略有差异。

①月经量过多：月经量较以往明显增多，多因血热，冲任受损；或气虚，冲任不固，经血失约等引起月经量过多。

②崩漏：不在行经期间，阴道内大量出血，或持续下血，淋漓不止。来势急、出血量多的称"崩"；来势缓、出血量少的称"漏"。崩与漏在疾病演变过程中，常互相转化，相兼出现，故统称为"崩漏"。a. 由热伤冲任、迫血妄行；b. 因脾肾气虚、冲任不固、不能约制经血；c. 因瘀阻冲任，血不归经所致。

③月经量过少：经量明显较以往减少，甚或点滴即净。a. 属虚者，或因气血亏乏，血海空虚；b. 属实者多因寒凝、气滞或痰湿阻滞引起。

④闭经：在行经年龄，在未受孕的情况下，停经超过 3 个月，或不在哺乳期月经不来潮。a.因气虚血亏、血海空虚所致者，属虚证；b.因气滞血瘀、寒凝痰阻、胞脉不通而致者，为实证。

（3）经色异常：正常月经色正红。①若经色淡红，为气血不足；②经色深红，为血热内盛；③经色紫暗，兼小腹冷痛，为寒凝血瘀。

（4）经质异常：正常经质不稀不稠，不夹杂血块。①经血质稀，为虚寒所致；②经血质稠，为血热内盛；③经血夹杂血块，兼小腹冷痛，为寒凝血瘀。

（5）痛经：①经前或经期小腹胀痛或刺痛，且带有血块、随着经期进展疼痛逐渐减轻直至消失者，属气滞血瘀；②经期或经后小腹隐痛，月经干净后还要持续微痛数日、月经清稀而淡、喜暖喜按者，属虚寒性痛经。

2．带下　生理性带下是指妇女阴道内的一种少量乳白色、无臭的分泌物，具有润泽阴道的作用。若带下过多，淋漓不断，或有色、质的改变，或有臭味，即为病理性带下。

问带下，应注意色、质、量、气味等。

（1）白带：带下色白量多、质稀如涕、淋漓不绝，多属脾肾阳虚，寒湿下注所致。

（2）黄带：带下色黄、质黏臭秽、多属湿热下注所致。

（3）赤白带：即白带中混有血液、赤白杂见，多属肝经郁热，或因湿热下注而成。

3．孕胎　问明怀胎次数、自然流产、人工流产。

4．分娩　问明自然分娩、足月产、早产、迟产、滞产、剖宫产、存活等。

四、切　诊

切诊是运用医者手指的触觉，对病人体表的一定部位进行触摸按压，从而了解病情的一种诊断方法，包括切脉和按诊两个部分。

切脉又称"脉诊"，是通过切按患者的脉搏来了解病情，为切诊中最重要的内容，所以在习惯上切诊多指脉诊。但实际上，自古以来用切诊的检查方法，既包括脉诊，也包括对病体的肌肤、胸腹、手足以及其他部位的触摸按压等按诊的内容。

（一）脉诊

切诊在中医诊断过程中占有及其重要的地位，是医者所必须具备的技能，特别是脉诊更是中医学术的一大特色，从《黄帝内经》到历代医家都非常重视，积累了丰富的脉理知识和诊辨经验，形成了一套独特的脉诊理论。

古人发现血液循环功能的同时，认识到各种内外因素的刺激，都可以影响到血脉的变化，从不同的脉象可以测知疾病的变化与脏腑气血的盛衰。经过长期反复实践的验证，从感性认识逐渐提高到理性认识，逐步形成了脉诊的系统理论。

1.诊脉部位　诊脉部位通常采用切按"寸口"部位，即手腕部位的桡动脉处，又称为"气口"或"脉口"。是切按腕后内侧肺经的一段桡动脉（肺经原穴太渊——脉之大会）的搏动情况，以推测人体生理功能、病理反应的一种诊察方法。

寸口脉分为寸、关、尺三部（图6-1），以桡骨茎突为标记，其内侧的部位为关，关前为寸，关后为尺。两手各有寸、关、尺三部，共六部脉：左手的寸、关、尺分候心、肝、肾（阴）；右手的寸、关、尺分候肺、脾、肾（阳）。

男左女右的说法既缺乏依据，更没有科学道理；影视剧中的丝线搭脉更是荒唐透顶。

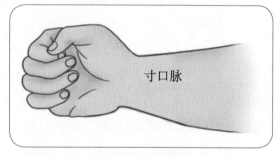

6-1　寸口脉

2.诊脉的方法

（1）指法：医生和病人侧向坐，以左手按诊病人的右手，右手按诊病人的左手。按脉时，首先用中指按在掌后高骨内侧关脉部位，再把食指和无名指分别按在关前的寸部和关后的尺部。三指应呈弓形，指头平齐，以指腹按触脉体，用指腹感觉较为灵敏。布指的疏密应和病人的身长相适应。部位取准之后，三指平布，同时用力，称为"总按"。为了重点体会某一部脉象，也可用一指单按其中一部脉象。临床上总按、单按常配合使用。

（2）指力：指力是医生按脉时用力的大小、轻重。一般分为浮、中、沉3种。①浮取即用轻指力按在皮肤上，又称"轻取"；②沉取即用重指力按在筋骨间，又称"重取"；③指力适中，不轻不重，按至肌肉以体察脉象的方法称为"中取"。

（3）平息：平息是要求医者在诊脉时保持呼吸调匀，平心静气，以自己的呼吸计算病人的脉率。正常人每分钟呼吸 16～18 次，每次呼吸脉动 4～5 次，正常人的脉搏次数为每分钟 70～80 次。在诊脉时最好不要掺入问诊，更不能涉及诊病以外的话题。避免医者分心，患者回答问话的情绪波动会引起脉象变异。

（4）体位：诊脉时病人的正确体位是正坐或仰卧，前臂自然向前平展，与心脏置于同一水平，手腕伸直，手掌向上，手指微微弯曲，在腕关节下面垫一松软的脉枕，使寸口部充分伸展，局部气血畅通，便于诊察脉象。每次诊脉的时间至少应在 1 分钟以上。

3. 脉诊的内容　脉诊的内容主要是体察脉律、脉率、脉位、脉形、脉势和流利度等，借以来分析、判断疾病的病位与病性。

（1）脉律：指脉搏跳动的规律和节律。①正常成人，脉搏的节律均匀，没有歇止。②脉律快慢不匀者，有散脉、涩脉；③脉律出现歇止者，有促脉、结脉、代脉等不同。

（2）脉率：指脉搏跳动的频率。①如果医者一息，患者脉来 4～5 次为"平脉"；②6 次以上为"数脉"；③不足 4 次为"迟脉"。

（3）脉位：指脉搏跳动显现的深浅、宽窄和纵向长短范围。正常脉位应该是寸、关、尺三部有脉，不浮不沉，中取可得，和缓有力（尺脉沉取应有力）。①如果脉位表浅者为浮脉，脉位深沉者为沉脉等；②脉动应指的横向范围即手指感觉到的脉道粗细（不等于血管的粗细），脉道宽大的为"大脉"，狭小的为"细脉"；③脉搏超过寸、关、尺三部者为"长脉"，脉动不及三部或寸、尺，均称为"短脉"。

（4）脉形：主要与脉管的充盈度、脉搏波动的幅度等因素有关。①脉管较充盈、脉搏幅度较大者为"洪脉"；②脉管充盈度不大、搏动幅度较小者为"细脉"；③脉管弹性差、欠柔和者为"弦脉"；④脉体柔软无力者为"濡脉""缓脉"。

（5）脉势：指脉搏应指的强弱、流畅度和紧张度等趋势。取决于心脏的搏动力和血管的弹性和阻力等因素。正常的脉象，应指和缓，力度适中。①应指特别有力为"实脉"；②应指无力为"虚脉"；③脉来流利圆滑者为"滑脉"；④脉来艰涩不畅者为"涩脉"；⑤脉管绷紧为"弦脉"；⑥弛缓为"缓脉"。

4. 正常脉象　"脉象"是脉搏应指的形象与动态，包括频率、节律、形态、充盈度、显现部位、通畅的情况、动势的和缓、波动的幅度等方面。

脉象的形成与脏腑气血密切相关，心主血脉，心脏搏动把血液排入血管而形成脉搏，心脏的搏动和血液在血管中的运行均由宗气所推动。

血液循行于脉管之中，除了心脏的主导作用外，还必须有各脏器的协调配合：

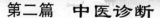

肺朝百脉，即是循行于全身的血脉均汇于肺，且肺主气，通过肺气的输布，血液才能布散全身；脾胃为气血生化之源，脾主统血，血液的循行有赖于脾气的统摄；肝藏血，肝主疏泄，有调节血量的作用；肾藏精，精化气，是人体阳气的根本，各脏腑功能活动的动力，而且精可化生血，是生成血液的物质基础之一。可见，脉象的形成与五脏功能活动有关，而且五脏与六腑相表里，脉象的变化也可反映六腑的变化。

正常脉象是健康人在生理条件下出现的脉搏动情况，也称为"常脉""平脉"。正常脉象是一息4～5次（相当于70～80次/分钟）、不浮不沉、不大不小、从容和缓、柔和有力、节律一致，寸、关、尺三部皆可触及，称为有根（尺脉沉取不绝）、有胃（有胃气，脉搏从容、和缓、流畅）、有神（脉搏应指柔和有力、节律整齐）。表明机体脏腑功能健旺、阴阳平衡、气血充盈、精神安和，是健康的征象。

疾病中见到平脉，表明病情轻浅，正气未伤，预后良好。若病中肾气犹存，先天之本未绝，尺脉沉取尚可见，表示尚有生机。好比树木之有根，枝叶虽枯，根本不坏，当有生机。脉之有根主要表现在尺脉有力、沉取不绝两个方面，所以脉诊自古就有"尺以候肾""沉取候肾"的说法。

5.脉象的生理变异　脉象与年龄、性别、形体、情绪、工作性质、机体状态等因素有关：①一般而言，年龄越小，脉搏越快，儿童脉偏快，婴儿脉急数；②年轻、身强力壮者脉象强而有力且速度偏慢；③年老者脉象多弦硬；④妇人脉象较男子濡细而带数；⑤妊娠脉象多滑数；⑥肥胖者脉多沉细、濡滑；⑦消瘦者脉较浮大、细数；⑧身材高大者脉象较长；⑨矮小者脉象较短；⑩脑力劳动者脉多弱于体力劳动者；⑪运动、饱餐、酒后脉多滑数有力；⑫饥饿时脉来多细弱。

精神情志也可引起脉象的明显变化：①情绪激动时，怒则伤肝而脉多弦紧；②精神紧张时，惊则气乱而脉动无序；③当情绪宁静之后，脉象又可恢复正常。

自然界的各种变化，也时时影响着机体的生理活动：如春多弦脉，夏多洪脉，秋多浮脉，冬多沉脉等。

一日之中脉象也有昼夜节律的变化：昼日脉象偏浮而有力，夜间的脉象偏沉而细缓。

天冷了，血管收缩变细了，血流会减慢；天热了，血管舒张变宽了，血流会加快，脉象就出现了相应的变化。哪怕是外界环境微不足道的变化，在脉象上都可能会出现明显的变化。如果在生理的调节范围内,是正常的脉象;超过生理范围,就是病态的脉象。

临床尚有寸口不见脉搏,而由尺部斜向手背的特殊脉象,称为"斜飞脉";若脉象出现在桡骨茎突的外侧(即寸口的背侧),称为"反关脉"。两者都是桡动脉解剖位置的差异,不属于病脉。

6.常见病脉及其临床意义 疾病反映于脉象的变化称为"病脉"。古有16脉(明代《景岳全书》)、24脉(晋朝王叔和《脉经》)、27脉(明代李时珍《濒湖脉学》)、28脉(明代李中梓《诊家正眼》增加疾脉)、30脉(元朝·滑伯仁《诊家枢要》)之说。

脉象是一种生物信息传递现象,是从外部测量到的关于循环系统的一个信号。每一种脉象都是对人体功能的反映,都有所对应的病症范围。其不足之处是不精确,缺乏量化。例如诊脉可以发现阴虚阳亢脉象,判定高血压,但却无法测出具体的血压值。

有了自然界的各种干扰,脉象有时就不准确可靠。在这时,经验显得尤其重要,诊脉经验丰富的中医师能相对准确地发现病变,而缺乏经验的中医师就可能诊断不清,甚至诊断失误。脉诊只有临证多实践,才能获得更多的感性认识(熟读王叔和,不如临证多)。

脉有三部寸关尺,诊有九候浮中沉;

左手三部心肝肾(阴),右手三部肺脾命(肾阳)。

气血有余三部"长",气血不足脉未及(短);

浮脉提示患外感,沉脉见于脏腑病。

寒性体质脉速缓(一呼一吸不足4次),热性体质脉速快(数,一呼一吸多于6次);

虚证脉弱细无力,实证脉洪大而强。

痰湿体质脉滑数(孕脉),弦脉肝亢伴疼痛;

气滞血瘀脉结代(不流畅、停顿),芤如葱管气血耗。

有道是:心中易了,指下难明;只能意会,不可言传。

(1)浮脉

[脉象]轻按即得,重按反减。

[主病]表证、虚阳外越。

[临床意义]外感病邪停留于表时,卫气抗邪,脉气鼓动于外,故脉位浅显。

①外感风寒，脉象浮紧；②外感风热，脉象浮数；③邪盛而正气不虚时，脉浮而有力；④邪盛正虚时，脉多浮而无力。

浮脉也可见于里证：①久病体虚脉见浮而无力；②阳气虚衰、虚阳外越，脉浮无根，是病情危重的征象。

浮脉常有浮紧、浮缓、浮滑、浮数、浮迟、浮虚、浮洪等兼脉。

（2）沉脉

［脉象］轻取不应，重按始得。

［主病］里证。

［临床意义］①邪郁于里，气血阻滞阳气不畅，沉而有力为里实；②脏腑虚弱，阳虚气陷，脉气鼓动无力，沉而无力为里虚。

肥胖者肌肉丰厚，脉象多沉；冬季气血收藏，脉象也偏沉。

沉脉常有沉紧、沉滑、沉弦、沉细、沉数、沉迟、沉微等兼脉。

（3）迟脉

［脉象］脉来缓慢，一息不足4次（相当于每分钟脉搏在60次以下）。

［主病］主寒证。

［临床意义］①寒则凝滞，气血运行缓慢，迟而有力为实寒；②寒伤阳气，阳气虚损，无力运行气血，迟而无力为虚寒。

缓脉、涩脉从总体上讲也属于迟脉的范畴。

运动员或经常锻炼的人，在静息状态下脉来迟而缓和；正常人入睡后，脉率也可见迟象，都属生理性迟脉。

（4）缓脉

［脉象］一息4至，来去怠慢。

［主病］主湿病，脾胃虚弱。

［临床意义］若脉来从容不迫，是正常脉象；有病之人脉转和缓，是正气恢复之征。

（5）数脉

［脉象］脉来急促，一息6次以上（即每分钟脉搏在90次以上）。

［主病］热证。

［临床意义］外感热病初起、脏腑热盛，邪热鼓动，血行加速，脉快有力为实热；津血不足、阴虚火旺，脉细数而无力为虚热。

正常人在运动或情绪激动时，脉率会加速；小儿脉率与年龄成反比，即年龄越小，脉率越快（儿童脉搏一息 6 ～ 8 次（每分钟 110 次左右）；婴儿脉搏一息 8 次以上（每分钟 120 次左右），均为正常生理脉象。

（6）疾脉

［脉象］脉来急速，一息 8 次以上。

［主病］阳极阴竭，元气将脱。

［临床意义］疾而虚弱无力是元阳将脱之征。

（7）洪脉

［脉象］脉大而有力，状若波涛汹涌。

［主病］热盛，内热壅盛，脉道扩张，气盛血涌，使脉洪大有力。

［临床意义］若久病气虚，或虚劳、失血，泄利日久或呕血、咯血等见洪脉，为阴精耗竭、孤阳外越之象。

夏季阳气亢盛，脉象稍现洪大，为夏令之平脉。

（8）实脉

［脉象］寸、关、尺三部脉举按均充实有力。

［主病］实证，邪气亢盛而正气充足，正邪相搏，气血充盈脉道，故搏动有力。

［临床意义］脉实偏浮数为实热证；实而偏沉迟为寒实证。

实脉可见于正常人，但必兼和缓之象。为脉道充盈，气血超常，鼓搏力强所致。

（9）弦脉

［脉象］绷紧挺直，如按琴弦。

［主病］肝胆病、诸痛症、痰饮。

［临床意义］弦为肝脉，气机不利，肝失疏泄，脉道拘急而显弦脉；阳热所伤，脉多弦数；阴寒为病，脉多弦紧；痰饮内停，气机输转不利，脉多弦滑；肝病及肾，损及根本，则脉弦细。

老年健康者和春季平人脉象微弦硬。

（10）紧脉

［脉象］脉形紧张，如牵绳转索，指感比弦脉更加绷急有力。

［主病］寒证、痛证、宿食。

［临床意义］寒邪在表，脉见浮紧；寒邪在里，脉见沉紧。

（11）虚脉

［脉象］寸、关、尺三部之脉按之无力、指感空虚。

［主病］虚证，气血不足，难以鼓动脉搏。

［临床意义］主气血两虚及脏腑诸虚。

（12）弱脉

［脉象］软而沉细，沉取方得，细而无力（由沉、细、虚3种因素合成）。

［主病］阳气虚衰或气血俱衰。

［临床意义］提示久病体虚。

（13）微脉

［脉象］微弱欲绝，若有若无。

［主病］阳气衰少，气血诸虚。

［临床意义］①新病脉微，主阳气暴脱；②久病脉微，是正气将绝。

（14）细脉

［脉象］按之细如丝线，感觉脉道狭小，细直而软，按之不绝。

［主病］①虚证，气血两虚，诸虚劳损，阴血亏虚不能充盈脉道；②主湿邪为患，湿邪阻压脉道，令脉细小。

［临床意义］①湿邪阻遏脉道则脉象细缓；②暴受寒冷或疼痛则脉细而兼弦紧。

（15）芤脉

［脉象］浮大中空，如按葱管。

［主病］阳虚自汗或阴虚盗汗、骨蒸潮热。

［临床意义］汗多伤津，失血伤阴，致阴血耗伤。

（16）长脉

［脉象］脉体偏长，脉动应指的范围超过寸、关、尺三部。

［主病］肝阳偏亢，阳盛内热之实证、热证、阳证。

［临床意义］多由邪气盛实，正气不衰，邪正搏击所致。也见于气血旺盛的健康人，老年人两尺脉长而滑实多长寿。

（17）短脉

［脉象］脉动应指范围不足寸口脉位，只出现在寸、关部，尺脉常不出现或不明显。

［主病］主气病。

［临床意义］短而有力为气郁，无力为气损。

（18）濡脉

［脉象］脉位表浅，细软无力，轻取可以触知，重取反不明显（由浮、细、

虚 3 种因素合成）。

［主病］主诸虚、水湿。

［临床意义］主诸虚、水湿。

（19）滑脉

［脉象］脉气往来流利，圆滑如盘走珠，指下有一种波浪起伏、回旋前进的感觉。

［主病］痰饮、食滞、实热诸证。

［临床意义］①实邪壅盛体内；②青壮年气血充实也多呈滑象；③妊娠妇女滑脉是气血旺盛养胎之现象。

（20）涩脉

［脉象］形细而迟，涩滞不利，应指如刀刮竹皮，与滑脉相反。

［主病］伤精、血少、痰食内停、气滞血瘀等证。

［临床意义］涩而有力为实证，涩而无力为虚证。

（21）促脉

［脉象］脉来急速，间或有不规则的歇止。

［主病］阳盛实热、气血痰饮、宿食停滞。

［临床意义］见于气血痰食瘀滞、肿胀疼痛、诸实热证。如果脉细促而无力，则多为虚脱之象。

（22）结代脉

［脉象］脉来缓慢而时有歇止（规律为"代"，不规律为"结"）。

［主病］虚劳久病、心律失常、寒痰食积、气滞血瘀、痛证、跌打损伤、癥瘕积聚。

［临床意义］①结代无力为脏腑气血虚衰，见于虚劳久病及各类心脏病所致的心律失常；②阴盛寒积或跌打损伤、气血瘀滞、痛证、癥瘕积聚等属实；③代脉可见于心律失常的二联律、三联律等，为脏腑气血虚衰之象。

（23）散脉

［脉象］浮散无根，至数不齐，举之浮散而不聚，稍用力按之则无，漫无根蒂。

［主病］堕胎、早产、重病、久病垂危之象。

［临床意义］表示正气耗伤、元气离散、脏腑之气将绝的危候。

（24）牢脉

［脉象］沉按实大弦长、伏力很强，轻取中取均不应，唯沉取始得，坚牢不移。

　[主病]阴寒内盛，疝气癥瘕。

　[临床意义]多是病气牢固，证属阴寒内积，阳气沉潜所致。

（25）革脉

　[脉象]浮而搏指，外坚中空，如按鼓皮，指感有一定的紧张度。

　[主病]失血、失精、月经量过多、崩漏。

　[临床意义]精气不藏，正气不固，气无所恋而浮越于外。但脉形如弦，按之中空，与芤脉浮虚而软又有不同。

　7. 相兼脉与主病　临床上，病人的脉象经常是2种或2种以上互为并见、相兼出现的"复合脉"。有的脉象本身就是由几种单因素脉合成的。①弱脉是由沉、细、虚3种因素合成；②濡脉是由浮、细、虚3种因素合成。这些相兼脉象的主病，其实就是各种脉象主病的综合。

　（1）浮数脉：见于外感风热证。

　（2）浮缓脉：见于外感风邪表证。

　（3）浮紧脉：见于外感风寒或风寒痹证。

　（4）浮滑脉：见于外感表证挟痰（痰湿体质者外感风邪）。

　（5）沉迟脉：见于里寒证。

　（6）沉缓脉：见于脾肾阳虚、水湿内停。

　（7）沉涩脉：见于血瘀（尤其是阳虚而寒凝血瘀者）。

　（8）沉弦脉：见于肝郁气滞或水饮内停。

　（9）沉细脉：见于血虚、体弱或肥胖者。

　（10）沉细数脉：主阴虚内热或血虚。

　（11）弦数脉：见于肝郁化火或肝胆湿热、肝阳上亢。

　（12）弦紧脉：见于寒证、痛证，常见于肝郁气滞、两胁作痛或寒滞肝脉等。

　（13）弦细脉：见于肝肾阴虚或血虚肝郁，或肝郁脾虚等。

　（14）洪数脉：多见于外感热病。

　（15）滑数脉：见于痰热、湿热或食积内热。

　（16）沉细数脉：见于血虚或阴虚内热。

　（17）弦滑数脉：多见于肝胆湿热、肝阳上扰、肝火挟痰、痰火内蕴等。

（二）按诊

　按诊是医生用手直接触摸或按压病人身体的某些部位，以了解局部冷热、润燥、软硬、压痛、肿块或其他异常变化，从而推断疾病部位、性质和病情轻重等情况的一种诊察方法。是切诊的重要组成部分，它可以辨别病人主诉的真假程度，在辨证中起着至关重要的作用。

按诊的主要内容是通过触、摸、按、叩等多种手法，按肌肤、按胸胁、按脘腹、按手足、按经络、按腧穴等。

1. 按肌肤　①轻按即痛者病在表浅；②重按方痛者病在深部；③肌肤柔软、按之舒适或疼痛减轻者为虚证；④按之坚硬、疼痛加剧因而拒按者为实证。

2. 按胸胁　胸胁按诊除了能诊察局部皮肤、经络、骨骼病变之外，主要是诊察心、肺、肝、胆等脏腑的病变。

3. 按脘腹　①按胃脘部主要是诊察胃腑病症；②按腹部主要是诊断肝、脾、大肠、小肠、膀胱、胞宫及其附件组织的病症。

注意按压腹部的具体方法和技巧。

4. 按手足　了解手足的寒温和压痛等情况。

5. 按经脉　《黄帝内经》："凡用针者，必先察其经络之实虚，切而循之，按而弹之，视其应动者，乃后取之而下之。""审切循扪按，视其寒温盛衰而调之。"提出了一个循经按压、寻找异常反应的问题。循经按压的方法，一般用拇指指腹沿经脉路线轻轻滑动，进行爪切、扪按（或用拇、示二指沿经轻轻撮捏），以探索肌肤浅层的异常反应。对肌肉丰满厚实的部位可稍用力，通过按压、揉动以探索肌肉深层的异常变化。

循经按压所得的异常反应，表现在经脉方面，可出现循经疼痛（酸痛、抽痛、压痛）、敏感、麻木、寒凉、灼热或肿块、结节、条索状反应物等。不同性质的疾病，有着不同形状的阳性反应。

（1）一般而言，梭形和粗条索状反应物，多见于急性病症（实证）；扁平、椭圆和细条索状反应物，多见于慢性病症（虚证）。①手太阴经脉出现梭状结节或粗条索状反应物，多为急性肺炎。②出现扁平或椭圆结节多为肺结核；出现细条索状反应物多为慢性支气管炎。③有些临床研究表明，急性病症有时可沿经出现痛敏带，而急性病危重期和症状较明显的慢性病症部分病人可沿与疾病相关的经脉出现麻木带。麻木带随病情改变而变化，病情加重则麻木带加宽，波及面扩大，麻木程度也加重；病情减轻后，麻木带变窄，波及面缩小，麻木程度减轻。

（2）临床上常见的急性肌肉风湿、肌纤维炎，局部肌肉按之紧板、坚硬，

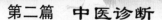

中医多辨为"痹证"。①急性扭伤和急腹症也可切得局部肌肉紧板、压痛；②肌肉松弛、柔软无力，多见于重症肌无力或小儿麻痹后遗症、中风后遗症，属中医"痿证"范畴。如能通过切按经络，明察病变部位皮部以及经筋的柔软、坚硬，即可明辨病在何经，为循经取穴提供依据。

6.按穴位 穴位是脏腑经络之气转输之处，是内脏病变反映于体表的反应点。因此按压身体上某些特定穴位，可以了解、判断内脏情况。

按压穴位要注意发现穴位上是否有结节或条索状物，有无压痛或其他敏感反应，然后结合望、闻、问诊所得资料综合分析判断内脏疾病。①肺俞穴若摸到结节，或按中府穴有明显压痛者，为肺病的反应；②上巨虚穴有显著压痛者，为肠痈（阑尾炎）的表现；③肝病患者在肝俞或期门穴常有压痛等。

现将脏腑病变的腧穴按压诊断处方简介如下。

（1）肺病：中府、肺俞、太渊。

（2）心病：巨阙、膻中、心俞、厥阴俞、神门、大陵。

（3）肝病：期门、肝俞、大冲。

（4）脾病：章门、太白、脾俞、三阴交。

（5）肾病：气海、肾俞、太溪、三阴交。

（6）胃病：中脘、胃俞、足三里。

（7）大肠病：天枢、大肠俞、上巨虚。

（8）小肠病：关元、小肠俞、下巨虚。

（9）胆病：日月、胆俞、阳陵泉。

（10）膀胱病：中极。

（11）穴位按压诊断癌肿：是经穴诊断在临床上更高层次的应用和深化。新内郄和新大郄是两个诊断肿瘤的定性穴。①新内郄（大腿后面，足太阳膀胱经承扶穴与委中穴连线中点内下5分）明显压痛提示体内有良性肿瘤；②新大郄（承扶穴与委中穴连线中点外下5分，也即"新内郄"外侧1寸）明显压痛提示体内有恶性肿瘤；③如果压痛点正好在承扶穴与委中穴连线中点，或者新内郄、新大郄二穴均有明显压痛，提示"交界瘤"或良性肿瘤恶性变。

对确诊患有肿瘤但还不知道具体发生在什么部位的病人，可以结合相应背俞穴的明显压痛而起到定位的作用（背俞穴又称为"定位穴"）。①骨癌可借助大椎穴和肾俞；②血癌（白血病等）借助膈俞穴；③皮肤癌借助肺俞。

在中医临床上，经络望诊和经穴切诊常常是配合使用的。《黄帝内经》说："能合色脉，可以万全。"在邪气实的情况下，血脉在体表，视之清晰可辨，切之坚硬可察，如肝亢头痛，由于气逆上冲，常常在太阳、头维、率谷等穴处出现血络怒张、隆起、跳动加强的现象，这是实则必见的反应。但在正气虚弱的情况下，血脉往往隐匿陷下，不可得见，如久泄、久痢、失水过多的病人，不但寸口脉沉伏细微，按之难及，甚至全身络脉都不易寻找，这是虚则必下的结果。遇到这种情况，就应视诊结合切诊，仔细寻找，认真体察。

五、四诊合参

望、闻、问、切四诊是临床了解疾病的综合手段和方法，各有其作用。四者之间可以相互联系、相互补充，但不可以相互取代。因此，临床应用时，必须将四诊有机地结合起来，即所谓的"四诊合参"，这样才能全面地、系统地了解病情，做出正确的诊断。只强调某一种方法的重要性而忽视其他方法的作法，是不可取的。

现实生活中，有人认为中医诊断是"脉诊第一重要""脉诊决定一切"，这是受古代"病家不用开口，便知病情"的错误导向的影响。其实，中医学的四诊是一个整体工程，要想对病证做出正确的诊断，必须强调"四诊合参"，即望、闻、问、切同步进行，不能单靠四诊中的某一种诊断方法来片面下结论。也不能机械地、一成不变地看待左右两手寸、关、尺分配主脏腑的规定（有人还主张：左手心、脾、肾，右手肺、肝、命），而应全面地从脉象主病出发，参考其他三诊，才能科学地、客观地得出合理的诊断结论。

第三节　八　纲

八纲，即阴阳、表里、寒热、虚实八个纲领。八纲辨证就是以望、闻、问、切四诊所获得的临床资料为依据，对病症的病位、病性以及正邪关系等情况进行综合分析，将其归纳为阴、阳、表、里、寒、热、虚、实八种情况的辨证论治方法，是各种辨证论治的总纲。任何一个病证，都可以用八纲来归纳。论病证的类别，不属于阴便属于阳；论病证的深浅，不属于表便属于里；论病证的性质，不属于寒便属于热；论正邪的盛衰，不属于虚便属于实。

在八纲中，表里、寒热、虚实六纲又可以用阴阳二纲加以概括。表证、热证、实证属阳；里证、寒证、虚证属阴。所以，阴阳又是八纲中的总纲。

八纲证治与经络学说密切相关，可以说是经络学说的具体内容经过综合分析而形成的概念。如《景岳全书》中说："以十二经分阴阳，则六阳属腑为表，六阴属脏为里……三阳之经，则又以太阳为阳中之表，阳明为阳中之里，少阳为半表半里。"《灵枢·经脉篇》针对每一条经脉病候寒热虚实的特点，提出了"盛则泻之、虚则补之、热则疾之、寒则留之、陷下则灸之、不盛不虚以经取之"的论治原则和具体方法。后世医家在此基础上总结成为八纲辨证论治的方法。

一、阴 阳

1. 阴阳指疾病的类别　小之可表示一个证情，大之可概括整个疾病，为八纲证治的总纲。在临床上，任何一种病证都可以分为阴证和阳证两大类别予以论治。一般而论，凡不及的、抑制的、衰退的、低下的和里证、寒证、虚证属阴证的范畴；而太过的、兴奋的、旺盛的、亢进的和表证、热证、实证则属阳证的范畴。在临床上，阴证习惯上指虚寒证，阳证习惯上指实热证。张仲景继承、发展《黄帝内经》关于阴阳二纲的认识，结合脏腑、经脉的证候特点，也把伤寒病分为三阴证、三阳证。阴阳二纲在八纲论治中的统率作用可见一斑。

《素问·阴阳应象大论》："阴阳者，天地之道也，万物之纲纪，变化之父母"是言阴阳的生理意义；"阴胜则阳病，阳胜则阴病"是言阴阳的病理变化；"善诊者，察色按脉，先别阴阳"是言阴阳的诊断价值；《素问·至真要大论》："谨察阴阳所在而调之，以平为期"，《素问·生气通天论》："阴平阳秘，精神乃治"是言调理阴阳在治疗上的作用；《灵枢·终始篇》："阴盛而阳虚，先补其阳，后泻其阴而和之；阴虚而阳盛，先补其阴，后泻其阳而和之……病先起于阴者，先治其阴而后治其阳；病先起于阳者，先治其阳而后治其阴"则是介绍调治阴阳的具体步骤和方法。

2. 调理阴阳在治疗中的作用　《灵枢·根结篇》载："用针之要，在于知调阴与阳"。《灵枢·寿夭刚柔篇》载："审之阴阳，刺之有方，得病所始，刺之有理。"针灸疗法对阴证的治疗大法是温中、散寒、补虚，针灸并用，重用灸法，针则深而久留，多行补法，灸则宜温和灸。阳证治宜解表、清热、泻实，只针不灸或多针少灸，针则浅刺疾出或点刺出血（泻法），灸则宜瘢痕灸，并速吹其火。

3. 针灸调节阴阳的作用与刺灸手法有关　例如临证取照海、申脉二穴治疗阴盛阳虚的多寐、癫痫病，应泻阴补阳（泻照海、补申脉）；反之，用于阳盛阴虚的失眠、狂证，则应补阴泻阳（补照海、泻申脉）。

4. 在疾病的发展和治疗过程中，阴证与阳证常常互相转化　如若阴证转化为阳证，说明病情有所好转；如若阳证转化为阴，提示病情有加重的倾向。

二、表　里

表里指病变部位的内外深浅和病情传变、转化的趋势。明辨表里，有利于判断病位的深浅，把握疾病的传变趋向。

1. 疾病在皮毛、肌肉、经络等表浅部位属表　六淫之邪侵犯体表，症状反映在外的称为"表证"。一般发病较急、病位较浅、病势较轻、病程较短。主证为发热恶寒、肌肤疼痛或麻木、苔薄、脉浮。治宜通经活络、疏散表邪。

2. 疾病在脏腑、筋骨较深的部位属里　病邪侵入体内，波及脏腑，症状表现在内的称为"里证"。一般发病较慢、病位较深、病势较重、病程较长。主证表现为脏腑功能的紊乱、筋骨疼痛、苔厚、脉沉。治宜通调脏腑、行气活血。

3. 在临床中，表里病证也是相互转化的　表证可以入里，里证也可以出表。如先有外感表证，慢慢出现口苦、胸中满闷、呕吐、不欲食，是表邪连及胸中，渐入于里；若继而又见心烦、失眠、口渴或腹痛、泻痢等，便是病邪进一步入里的证候，表示病情加重。如先有胸闷、咳逆、烦躁等里证，渐之发热汗出或见肌表出疹，即属里证达表的迹象；说明病情减轻。如若表邪入内，未及于里，或里证外出，未达于表，则称之分"半表半里"。证见寒热往来、胸胁苦满、心烦喜呕、嘿嘿不欲食、口苦咽干、脉弦等。治宜疏调三焦、和解少阳。

三、寒　热

1. 寒热指疾病的性质　寒证是机体阴气过盛或阳气虚弱、不能抵御寒邪而导致的病证。主证为面色苍白、形寒肢冷、口不渴或渴喜热饮、小便清长、大便溏薄、舌淡苔润、脉象迟缓。病位有在表者，也有在里者，病情有属虚者，也有属实者，临证应根据不同情况区别对待。根据"寒则（温之）留之"的原则，治宜温通经络、助阳散寒。

热证是机体阳气过盛或阴气不足、不能抗御热邪导致的病证。有表热、里热、虚热、实热之分，一般多指实热。主证为身热面赤、口渴喜冷饮、大便秘结、小便短赤、舌红苔黄、脉数。治疗原则是"热则疾之"，只针不灸，针用泻法，浅刺疾出，可不留针。

2. 寒热之证并见转化与假象　寒热之证既可以同时并见（寒热相兼），又可以相互转化（寒极生热、热极生寒），还可以有假象出现（真寒假热、真热假寒）。①真寒假热证见身热（却欲盖衣被）、口不渴（或渴喜热饮）、脉大（却重按无力或沉细迟弱）、大便不实或先硬后溏、小便清长、舌淡苔白等。治宜温经散寒，针灸并用，重加灸法。②真热假寒证见形寒肢冷（却胸腹灼热、不欲衣被）、脉沉（却滑数有力）、口渴喜冷饮、大便秘结、小便黄赤、舌红苔黄燥。治宜清热泄火，只针不灸，泻法。③寒热相兼则针灸并用。

四、虚　实

虚实指机体正气的盛衰和病邪的消长。

1. 虚为正气不足　《素问·通评虚实论》说："邪气盛则实，精气夺则虚。"可见，虚为正气不足，泛指机体脏腑、经络、卫气营血的不足、阴阳偏衰的一系列病证。如形体瘦弱、面色无华、少言懒语、肢软无力、食欲缺乏、舌淡苔薄、脉细弱无力等。针灸疗法应本着"虚则补之、虚则实之、陷下则灸之"的治疗原则，针灸并用，针补重灸，以益气养血，鼓舞正气，强壮脏腑、经络的功能。常用腧穴有气海、关元、神阙、百会、大椎、足三里、三阴交、血海、太溪、背俞穴等。阴虚火旺者只针不灸或多针少灸，平补平泻。

2. 实为邪气有余　泛指机体各方面功能活动的亢进、阴阳偏盛的一系列病证。如高热、神昏、抽搐、惊厥、面赤、气粗、红肿疼痛、狂躁不安、消渴善饥、舌红苔黄、脉大而数等。在正气不虚的情况下应本着"盛则泻之、满则泄之、邪盛则虚之、菀陈则除之"的治疗原则，以针刺为主，泻法或点刺出血，以泄热启闭、祛邪外出、镇惊宁神、消肿止痛。常用腧穴有水沟、十宣、十二井、曲泽、委中、合谷、太冲以及特定穴中的募穴、郄穴、下合穴等。灸则行瘢痕灸，速吹其火。

3. 虚实之证也可以同时并见（虚实夹杂），也可以相互转化，还可以有假象出现（真虚假实、真实假虚）　①真虚假实证见脘腹胀满而痛（但腹满时减，腹痛喜按），脉弦（但重按无力），舌苔薄白，舌质淡而胖嫩，少言懒语。治宜补虚为正法。②真实假虚证见形体消瘦、怠倦乏力（但声高气粗）、不欲饮食（因嗳腐吞酸）、脘腹胀满（痛而拒按）、舌苔厚腻、舌质苍老、脉迟（但弦滑有力）。治宜泻实为真谛。③虚实夹杂则补泻兼施。

突出虚实证治，是十二经脉病候的一大特点。在《灵枢·经脉》篇中明确划分虚实不同证候的有手太阴、手阳明、足阳明、足少阴4条经脉，而"盛则泻之、虚则补之"则是针对十二经脉虚实证候共同制订的治疗法则。例如手太阴肺经病候中，不论虚证、实证，均有肩背疼痛和小便异常改变，但病因病机和伴随证候却有所不同。属虚者兼有形寒、气短之证，病因于内，由于肺气虚弱，失于宣化，经络失于温煦而肩背疼痛，气化不及膀胱则尿色变。治宜补肺调气、温经通络，针灸并用，补法。属实者兼有汗出、中风之证，病因于外，由于风寒束肺，失于肃降，经络闭阻不通而肩背疼痛，不能通调水道则小便数而欠。治宜宣肺调气，通经活络，针灸并用，泻法。

八纲从不同的方面反映了病变过程中的八类证候。由于机体感受的病邪性质和受病部位的不同，还有正邪盛衰的差异，因而，临床上八纲所属的证候往往不是单独存在，而是相兼出现的。可见，八纲之间既有区别，又有联系。病邪侵入机体，有时是由表及里，有时是由里达表。表现出来的证候有时会寒热相兼，有时会虚实夹杂。如表证有表寒、表热、表虚、表实之异，里证也有里寒、里热、里虚、里实之别，还有表寒里热、表热里寒、表里俱热、表里俱寒、表实里虚、表虚里实、表里俱虚、表里俱实等多种情况。寒证有虚寒、实寒，热证有虚热、实热。甚至还会有假象出现，如真寒假热、真热假寒、真虚假实、真实假虚等。临证又当仔细分辨，灵活处理。寒热相兼则针灸并用，虚实夹杂则补泻兼施。

在一定的条件下，八纲的证候性质还会发生转化，如表证转为里证，里证转为表证；寒证转为热证，热证转为寒证；虚证转为实证，实证转为虚证；阴证转为阳证，阳证转为阴证。因此，学习八纲辨证，既要熟知各自的证候特点，又要注意它们之间的相互关系。只有准确地把握八纲证候之间的相兼错杂、真假互见、相互转化，才能全面认识病症的部位、性质和正邪关系，从而对疾病做出正确的辨识和诊断，使治疗如矢中的，不失偏颇。

阴证、阳证、表证、里证、寒证、热证、虚证、实证的临床表现见表 6-1 ～表 6-4。

表6-1　阴证、阳证的临床表现

证型	阴　证	阳　证
主症	面色晦黯、形寒肢冷、精神疲乏、少气懒言、声音低微、大便稀薄、小便清长	面红目赤、身热口渴、烦躁不安、呼吸急促、声音高亢、大便秘结、小便短赤
舌诊	舌淡、苔白	舌红、苔黄
脉象	沉细无力	洪大而数

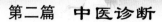

表6-2　表证、里证的临床表现

证型	表　证	里　证
主症	发热、恶寒或恶风、鼻塞、流涕、喷嚏、头痛、肢痛、一身尽痛	脏腑功能紊乱、胸腹胀满而痛、呕吐、泄泻或便秘、烦躁、神昏、谵语
舌诊	苔薄白或薄黄	苔滑腻或黄燥
脉象	浮	沉

表6-3　寒证、热证的临床表现

证型	寒　证	热　证
主症	面色淡白、恶寒喜暖、手足不温、口淡不渴或渴喜热饮、大便稀溏、小便清长	面红目赤、身热喜凉、手足灼热、口渴喜冷饮、大便干结、小便短赤
舌诊	舌淡、苔白滑	舌红、苔黄燥
脉象	迟缓	洪数

表6-4虚证、实证的临床表现

证型	虚　证	实　证
主症	形体瘦弱、精神疲乏、肢软无力、面色无华、少气懒言、声音低微、食欲缺乏、自汗、盗汗、大便稀溏、小便频数或失禁、内脏下垂	形体壮实、高热神昏、抽搐惊厥、面红目赤、狂躁不安、胸腹胀满、疼痛拒按、大便秘结、小便不利或涩痛、肢体红肿或青紫疼痛
舌诊	舌淡、苔薄	舌红、苔厚
脉象	细弱无力	弦数有力

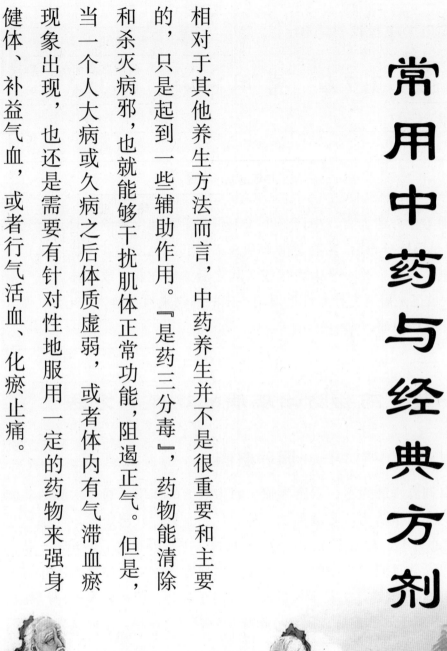

第三篇

常用中药与经典方剂

相对于其他养生方法而言，中药养生并不是很重要和主要的，只是起到一些辅助作用。『是药三分毒』，药物能清除和杀灭病邪，也就能够干扰肌体正常功能，阻遏正气。但是，当一个人大病或久病之后体质虚弱，或者体内有气滞血瘀现象出现，也还是需要有针对性地服用一定的药物来强身健体、补益气血，或者行气活血、化瘀止痛。

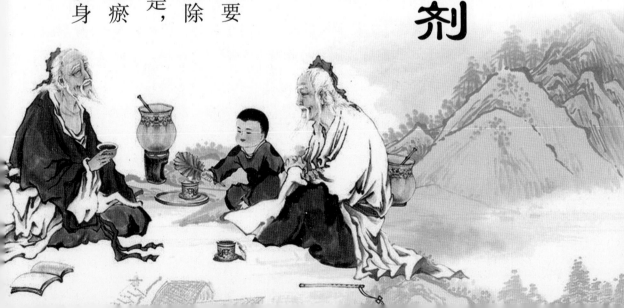

第7章 常用中药

相对于其他养生方法而言，中药养生并不是很重要和主要的，只是起到一些辅助作用。"是药三分毒"，药物能清除和杀灭病邪，也就能够干扰机体正常功能，阻遏正气。但是，当一个人大病或久病之后体质虚弱，或者体内有气滞血瘀现象出现，也还是需要有针对性地服用一定的药物来强身健体、补益气血，或者行气活血、化瘀止痛。

第一节 药物防治疾病的途径和方法

一、调养脏腑

调养脏腑以调养六脏为主、六腑为辅，因为六腑的作用是通过六脏的功能作用来实现的。中医学认为，心藏神，主神志，主血脉，开窍于舌，与小肠互为表里；心包代心行事，与三焦互为表里；肺藏魄，主呼吸和皮毛，开窍于鼻，与大肠互为表里，并且同大小便的关系密切；脾藏意，主统血和思维，开窍于口，与胃互为表里；肝藏魂，主疏泄、藏血，开窍于目，与胆互为表里；肾藏志，主泌尿、生殖，开窍于耳和前后二阴，与膀胱互为表里。所以，整体调养脏腑，是中医养生保健的基础。

二、养心安神

养心安神是中药防治疾病的主要途径方法。中医学认为，心藏神、主神明，均指的是人的精神、意识和思维活动。养心安神主要是利用中药补益心血，心血充盛，自然使人神志清晰、思维敏捷，会表现出良好的心理状态和精神状态。

当然，心血对大脑的滋养，还有赖于心气和肺气的推动，心肺之气旺盛则血脉充盈，才能保证"心神"正常发挥其功能作用。所以，养心血的同时，还必须益心肺之气。

三、补益肝肾

中医学认为，肝肾是人的先天之本，男子以肾为先天，女子以肝、肾为先天。这个"先天之本"，涉及一个人的遗传基因问题，在这一点上，不论男女都是一样。中医学还认为，肝肾同源，六脏六腑所属的经脉在循行方面，肝肾二经有一个共性，那就是都绕前阴而行。在女性有别于男性的经、带、胎、产、乳特殊生理活动中，由于肝担当着藏血、主疏泄的十分重要的作用，所以肝也是女性的"先天之本"。

女子以血为本，经水为血所化，肝为藏血之脏，主疏泄，具有储藏血液和调节血流的作用。这些都与女性的排卵功能、月经通调与否、月经量的多少和养育胎儿的功能密切相关。女子的经、带、胎、产、乳的一系列功能，全依赖肝的藏血和疏泄条达，如果肝的功能失常，就会出现经、带、胎、产、乳等方面的各种妇科病证。

女子的气血特点常常是"有余于气而不足于血"，血不养肝则肝肾易虚，所以女子又容易患肝的功能失常的疾病。中医妇科临床常常通过调养肝血、疏肝理气来治疗妇科疾病，或者在妇科病的常规治疗中兼加疏肝养肝的药物（或穴位），从而取得良好的临床疗效。

四、补髓填精

中医防病，重在健脑、护脊！中医学认为，肾主骨生髓通脑，脑是由髓汇集而成。故《黄帝内经》中说："脑为髓之海""诸髓者，皆属于脑。"清代著名医家、解剖学家王清任在其《医林改错》中说："灵机记忆在脑，因饮食生血气，长肌肉，精汁之清者，化而为髓，由脊髓上行入脑，名曰'脑髓'。两耳通脑，所听之声归入脑，两目系如线长于脑，所见之物归脑。"因为脑髓的正常功能，人才会出现听觉、视觉、语言等智能活动。大脑是思维的基地，是智慧的源泉。中药通过补肾填精、充养骨髓，就是向大脑提供必要的营养物质，使之能正常或超常思维，博闻强记，增益智慧，就能收到很好的健脑护脊效果。

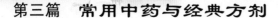

五、疏利官窍

五官七窍居于头面部，乃脏腑精气所注之处，对脑的思维、意识、记忆和智力影响极大。尤其与眼、耳、舌的关系更大。人们常说的"聪明"二字，本意即指"耳聪目明"。眼、耳是人类认识世界的最重要的感觉器官，人从外界接受的各种信息，85% 来自视觉和听觉，语言表达主要靠舌窍的参与。所以，运用中药聪耳、明目、利舌窍，是中医中药健脑益智的重要组成部分。

第二节　中药、方剂的基础知识

一、中药的"毒性"

俗话说："是药三分毒"，这个"毒"，不一定就是能毒死人毒，而是指只要是药，都或多或少有些副作用。就拿人参来说吧，人参无疑是一味大补气血的名贵药材，但是，如果没有气虚的人吃了，就可能头晕、头痛、心悸、失眠、血压升高、口干舌燥、鼻子出血。这也就是俗话说的"上火"，医学中称"人参综合征"。因此，为了确保服中药能收到预期效果，一定要了解药物的性味和毒性。没有把握时，切不可随便使用。

二、药物配伍

凡是单味药保健、治病的，称为"单方"，将两种或两种以上的药物配合应用（配伍），则称为"复方"或"方剂"，可以发挥协同作用，起到更好的保健、治病效果。但有些药物配伍却是为了减轻或消除另一种药物的毒性或副作用；配伍不当也可能削弱或抵消原本的治病作用，甚至产生不良反应。所以，没有中药知识的人，自己不要随意组合药方。

三、孕妇用药禁忌

女性是有别于男性的特殊人群，而孕妇又是特殊中的特殊。孕妇怀胎，需要清净、和谐的孕胎环境和充足的气血养胎，所以，用药要特别谨慎。有些大寒、大热、沉降、滑利的药物有发散、通利、活血化瘀作用；有些药物毒性大、药力猛烈。孕妇服用这些药物，轻则动胎伤气，重则流产堕胎。

孕妇必须慎用的药物：附子、干姜、肉桂、大黄、枳实、牵牛、牛膝、商陆、桃仁、红花、半夏、槐实、瞿麦、冬葵子、王不留行等。

孕妇绝对禁用的药物：巴豆、麝香、斑蝥、水蛭、牤虫、三棱、莪术、大戟等。

四、煎药小常识

要保证用药效果，煎药也必须得法。首先，煎药最好用砂锅、瓦罐：因为砂锅、瓦罐底子厚，传热较慢，受热均匀，且不易同中药里面的成分起化学反应；如无砂锅，也可以用搪瓷锅，但不能用铁锅、铝锅。

煎药用水最好用天然的河水、井水，自来水含有较多的漂白粉，最好能煮开、冷却后再用。用水量以漫过中药 1 寸为宜（约 800 毫升左右）。

煎药前要将中药用冷水浸泡 15 分钟左右，使药物中的有效成分更容易煎出。药有先煎或后下之分：大凡矿物质药物需要先煎 30 分钟以上；后下药物一般是轻扬、芳香、挥发性药物，只需煎煮 10 分钟左右；而一些粉状的（如滑石粉）、带毛的（如枇杷叶）药物则需要单独用干净纱布包扎起来再同其他药物一起煎煮。

煎药所需要的时间，一般解表、发散的感冒药、解暑药和通利大便的泻下药煮开后再用大火（俗称"武火"）煎 10 ～ 20 分钟即可；滋补药和根茎药煮开后改为小火（俗称"文火"）煎煮 1 小时左右，有的名贵中药（如红参、藏红花、冬虫夏草等）需要浓煎 1 ～ 2 小时，或者单独浓煎后直接加进其他药汁中服用。普通药连续煎 2 次，滋补药可连续煎 3 次（第 2、3 次煎煮时间可以略短一些），将分煎的药液混合，再分成 2 ～ 3 份服用（煎煮之后的人参类药物和枸杞子等还可以嚼食）。

五、服药方法和细则

服药方法也很有讲究：解表清热药和解暑降温药宜凉服；治疗风寒感冒和脾胃虚寒的温寒药应该热服；催眠药物睡前服；止呕吐药宜少量多次服；泻下药和杀虫药应饭前空腹服；帮助消化的药以及对胃肠有刺激的药要饭后服；枸杞子、西洋参最好直接嚼食；膏剂、散剂药粉可用温开水或黄酒冲服；阿胶、龟板胶等宜加温融化后倒入其他药液里（或者直接投进刚刚煮开的药液里搅拌，使之融化）。中药煎焦了，其药物有效成分已经被破坏，浓稠、焦糊的药液就不能服用了。

服药期间对某种食物的禁忌，俗称"忌口"。总的来说忌生冷、油腻、腥臭、

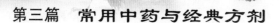

辛辣等不易消化、有特殊刺激性的食物；绿豆有解"药毒"的作用，服药期间尽量不吃或少吃；萝卜能解药、耗气，服补品药物期间也应忌食；茯苓忌醋；黄连、桔梗、乌梅、甘草等中药忌与猪肉同食。

第三节　常用防病治病 68 味中药

一、人参系列

人参，别名"神草""土精""地精""玉金""人衔""棒槌"等，自古以来家喻户晓的补益药物。

[性味] 性平、微温，味甘、微苦，入肺（经）、脾（经）、肾（经）。

[功用] 具有大补元气（尤其是补益肺、脾之气）、健脑益智、生津止渴、回阳固脱、美容养颜、强身健体、益寿延年等作用。《本草纲目》记载：久服人参能"开心益智，令人不忘。"全国高等医药院校教材《中药学》也记载人参"大补元气……安神增智"。

现代药理研究表明：人参含有丰富的维生素和钙、铁、钾及一种稀有的植物营养素——人参皂苷。人参能调节神经功能，加强动物大脑皮质的兴奋过程，激发神经的灵活性，促进思维和记忆，减轻疲劳，提高工作能力和效率，并有强壮体质的作用，使体力和智力都得到增强。它就像一个营养宝库，长久以来，一直被视为强身健体、益寿延年的"神药"，用来增强生命活力。可与当归、熟地黄、远志、茯神、酸枣仁等养血安神之品合用。

目前国内外许多化妆品都加入了人参作配料，以增强美白、润肤功效。

[品种] 参类药物品种较多。①野山参、红参、高丽参为其上品，药性偏温，适宜于阳气偏虚者服用；②生晒参、西洋参药性偏凉，适宜于气阴两虚、津液不足者服用；③党参、参须、太子参药性平和且价格便宜，可作一般清补之用。

[服用方法] 参类药物的服用方法，可以直接嚼食、研成粉末温水冲服、煎汤、炖服（生晒参煨鸡炖鸭）、煮粥、熬膏、泡茶等。对于阳气衰弱、体质虚寒的老人，可经常食用人参粥（粳米或小米 100 克，煮粥至熟，加入人参末、姜汁各 5 克，和匀，空腹食用），能大补元气、益寿延年。

西洋参性凉，微甘、苦，具有补气养阴、清火生津的作用，脾胃虚寒的人不宜过多食用；熬夜后，很多人常会感觉口干目眩、咽痛咳嗽，此时喝1杯西洋参茶，能生津液、润咽喉。

［服用宜忌］人参是补气第一要药，体质不虚者不可随便服用；阳旺和湿热体质以及小儿不宜服用人参；感冒发热、肝火上亢的高血压、饮食停滞的消化不良、脘腹满闷者也不宜服用。

服用人参还要注意季节，一般来说，秋、冬季节天气凉爽、寒冷，进食比较好；夏季天气炎热，不宜食用；服药期间也不宜饮茶和吃萝卜，否则会影响药效的正常发挥。

二、黄　芪

［性味］黄芪，性微温、味甘甜，入肺（经）、脾（经）。

［功用］主要功能是补气升阳、益气养血、固表止汗、生津止渴、利水消肿。在补气药中，能与参类药物媲美的当数黄芪。李时珍在《本草纲目》中说它为"补药之长"，《本草求真》称黄芪为"补气诸药之最"。

中医学认为，上气不足，则脑为之不满，易发头晕、健忘、目眩、耳鸣，以黄芪补之，可收健脑益智之效；若与补益气血、安神增智的人参、当归、龙眼肉等合用，则功效更宏。

现代药理研究也表明：黄芪确有明显的强壮作用，而且还能够降低动脉压，加强心肌收缩力，防治循环衰竭；黄芪还含有微量元素——硒，它能增强体力，提高免疫力，防癌、抗癌。

［服用方法］黄芪入煎剂应以文火久煎；若单味煎服，用量可重，一般可用50～120克。还可以煲鸡汤、骨头汤、煎水取汁煮稀饭。

［服用禁忌］脾胃中气不虚、肝火上亢的高血压患者不宜使用。

三、甘　草

中药甘草，众人皆知。中国有这样一句歇后语："药里的甘草——少不了"，意在说明甘草在中医方药学中的普遍应用和重要地位。故而又有"国老"之称。

［性味］甘草性平、味甘，是中草药里唯一能入十二经的药物。

［功用］生用清热解毒，蜜炙后温中补虚。

1.炙甘草有健运脾胃、补益中气的作用　对于脾胃虚弱、气血两亏的病人尤为适宜。若用生甘草2～3克，开水冲泡代茶饮用1～2周，可用于治疗婴

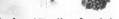

幼儿便秘。

2. 甘草有润肺止咳的功效　在止咳平喘的中药方剂中加上一味甘草，能使咳嗽或喘息趋于和缓。常用的止咳复方甘草片和复方甘草合剂，就是从甘草中提取的有效成分。

3. 生甘草煎汤内服或捣烂外敷，能清热解毒、消肿止痛　用于咽喉肿痛、乳痈初起、疮疡肿毒、前阴生疮等；轻度烫伤、烧伤，也可以用甘草浓煎熬膏涂敷治疗；生甘草梢煎汤内服还能治疗淋病、湿热下注之阴中涩痛。

用大剂量甘草和大剂量绿豆同煎名为"甘草绿豆汤"，是缓解多种食物、药物中毒的著名方剂。

4. 调和诸药，引药归经　甘草药性缓和，入十二经脉，既能调和诸药，减轻其他药物的烈性（如与大黄同用，可使大黄的泻下作用缓和），又能引药归经将其他药物的治疗作用引入相应经络、脏腑，使药力直达病所，提高治疗效果。配芍药治疗腹中挛急而痛，促进胃、十二指肠溃病愈合，也取"甘以缓之"之意。

5. 调治心血管疾病　现代研究发现，甘草对心律失常、心动过缓、低血压等心血管系统病症有肯定的疗效。

［禁忌］高血压、心动过速、肾病水肿、肥胖者应忌用或慎用甘草。

四、灵　芝

"仙草"灵芝，在大量食用滋补药中，可谓是最具神话色彩的。其实，灵芝只不过是菌类药物之一，并不是什么能使人永葆青春、长生不老的仙药。由于它有明显的强身健体、补虚疗疾作用，加之又十分罕见，它的作用才被古人所神化，以致倍受亲睐和崇拜，奉为神灵之物，成为吉祥、长寿的象征。

［性味］灵芝，性微温、味甘微苦，入五脏诸经。

［功用］秦汉时代我国最早的药书的《神农本草经》和明代李时珍的《本草纲目》，对灵芝的药性和医疗作用都有较为详细的记载，认为它有益心气、增智慧、坚筋骨、好颜色、补中气、益肝肾等功效。

现代研究发现，灵芝含有15种氨基酸、4种生物碱、糖类、蛋白质以及钙、锌、镁、钠、铜、锰等10多种无机元素。《中国药用真菌》一书记载：灵芝具有宣肺调气、补中益气、健脑强心、镇静止痛、调节心率、滋养肝肾、强壮筋骨、利尿消肿、消炎抗癌、软化血管、降血脂、降血压、降血糖以及美容润肤、抗老防衰等一系列功用。目前各类灵芝制剂已被国内外医学界认定为扶正固本的滋补强壮剂。

[服用方法]临床上即可单用（灵芝孢子粉冲服，每次 1～2 克，日服 2 次），也可配桂圆、桑椹等组成复方。

[禁忌]极少数人对灵芝过敏，忌服。

五、黄　精

黄精，别名"野生姜""老虎姜"，既可入药，又可蒸食，自古以来为仙家服食佳品（传说常吃本品能轻身，令人腾空而起），故有"土灵芝""仙人余粮"之称。人们也常将黄精蒸熟，随时食用，并作为馈赠亲友之佳品。

[性味]黄精性平、味甘，入肺（经）、脾（经）。

[功用]主要功效为润肺健脾、益气生血、补益肝肾、调养脏腑、健脑益智。历代本草专著均有较多的记述：《本草纲目》说它"补诸虚，填精髓"，《名医别录》记载黄精"补中益气，安五脏，久服轻身延年"，《滇南本草》说它能"补虚添髓"，《神仙本草经》载黄精"宽中益气，使五脏调和，骨髓坚强，气力倍增，多年不老"，《太平圣惠方》更是甚赞其"一年内变老为少，久久成地仙"。

黄精适用于防治肺虚燥咳、脾胃虚弱、饮食缺乏、腹胀腹泻，阴血亏虚导致的白发脱发、头晕目眩、眼花干涩、心烦失眠、以及病后体虚乏力、精神倦怠等。现代临床常以黄精制剂治疗眩晕、耳鸣、失眠、多梦、健忘等神经衰弱症状。

[服用方法]常与党参、黄芪、当归、枸杞子同用，以加强滋补作用。

[禁忌]感冒不宜吃黄精。

六、冬虫夏草

冬虫夏草，经历春夏秋冬，跨越阴阳两界，冬天地下是条虫，夏天地上是株草，一物竟能兼动植，世间万物太奇妙。奇在阴阳悉具，治能阴阳双补。

[性味]冬虫夏草，性平偏温（冬虫性热，夏草性寒）、味甘，归肺（经）、肾（经）。

[功用]冬虫夏草是温和的滋补强壮剂，有"百药之王"的美称，价比黄金还贵，与人参、鹿茸齐名，同为"三大珍贵补品"。

冬虫夏草有滋阴润肺、温补肾阳、强壮补虚的功能作用，主要用于治疗肺阴不足之咳喘、咯血、自汗、盗汗，肾阳不足之腰膝酸软、遗精、阳痿、早泄、性冷淡、性功能低下、久病体虚等。

现代药理研究表明：冬虫夏草含有丰富的蛋白质、脂肪、糖类、维生素 B_{12} 及 15 种微量元素能降血脂、降胆固醇、抗脑血栓形成，防治肝病、心脑血管病、癌症、糖尿病、过敏性疾病，提高免疫、预防和减轻疾病、促进病愈后的康复，养生治未病，调理亚健康。古今中外对冬虫夏草的养生保健价值和治疗疾病的药用价值的认识都是一致的。

[禁忌] 外感表实证不宜服用本品。

七、饴 糖

饴糖是用糯米或粳米磨成粉，煮熟后再加入麦芽，搅拌均匀，微火煎熬而成。香甜可口的高粱饴就是饴糖的一个品种。

[性味] 饴糖味甘、性微温，入肺（经）、脾（经）、胃（经）。

[功用] 饴糖润肺止咳、补脾养胃、缓急止痛的佳品。用于治疗咳嗽、咽喉疼痛，虚寒性脘腹疼痛。

[服用方法] 常与其他补气药如党参、黄芪合用，更增其滋养之效。

另外，服中药过量，出现胸闷烦乱时吃饴糖可解。

[禁忌] 痰湿壅盛而致咳嗽气逆、恶心呕吐、脘腹胀满者不宜服用。

八、蜂 蜜

蜂蜜食用和作为药用，在我国已经有数千年的历史。明代医学家李时珍在《本草纲目》中对蜂蜜的功能作用作了比较全面的诠释：认为蜂蜜入药之功有五：补中、清热、润燥、解毒、止痛。熟则性温，故能补中；生则性凉，故能清热；柔而濡泽，故能润燥；甘而和平，故能解毒；缓可以去急，故能止心腹肌肉创伤之痛；和可以致中，故能调和百药（中药丸剂均用蜂蜜调伴即为例证），而与甘草同功。

[性味] 蜂蜜性平、味甘，入肺（经）、脾（经）、大肠（经）。

[功用] 蜂蜜有大量葡萄糖、果糖、多种消化酶和氨基酸、一定数量的维生素 B_1、维生素 B_2、维生素 B_6 及钙、磷、铁、铜、锰、钾等矿物质，有润肺止咳、养心安神、健脾益胃、润肠通便、抗菌消炎、护肤美容、强身健体、益寿延年等功能作用。其中尤以蜂乳（蜂王浆）的营养价值和防病保健作用最强。婴幼儿常吃蜂乳，可助生长发育、强壮体质；中老年人常吃蜂乳能保肝、保护心血管、

提高免疫力、抗老防衰、益寿延年。

　　临床多用于治疗感冒、咽干咳嗽、声音嘶哑、口腔炎、肺炎、肺结核，胃及十二指肠溃疡、便秘，高血压眩晕、神经衰弱、失眠等病症。同时还能养生治未病，调理亚健康、增强免疫力，补虚抗疲劳，从而促进病愈后的康复。

　　［服用方法］每天早晨空腹吃一勺蜂蜜，能安五脏、益气血，坚持吃防治血管硬化。

　　蜂蜜尽管含有糖分，但只要用量不大，对糖尿病病人也有益无害。

　　蜂蜜最好使用 40℃以下的温开水或凉开水稀释后服用。

　　［禁忌］中医古籍认为：蜂蜜不可与葱、韭菜、苦菜、李子、小米以及腌鱼同食，可供参考。

　　另外，夏季野花盛开，蜜蜂容易采集部分有毒的植物花粉酿蜜，故夏蜜须经过检验后方可食用，且不宜生吃。

九、地　黄

　　［性味］地黄有生地黄、熟地黄两种，生地黄性寒、味微苦，熟地黄性微温、味甘。入心（经）、肝（经）、肾（经）。

　　［功用］地黄补血养心、滋养肝肾。

　　《神农本草经》谓其"益气、轻身、不老、延年"；《名医别录》载"补五脏，通血脉，益气力，利耳目"。《本草纲目》载"填骨髓，利耳目，长智，安魂定魄"。

　　现代研究，地黄内含多种糖类、20 余种氨基酸、维生素及微量元素等。如此丰富的营养物质，对于促进新陈代谢和生命活动、补益气血、养生保健、强身健体、益寿延年等有着不可忽视的作用。

　　［服用方法］地黄一般入汤剂或膏剂。

　　［禁忌］地黄多液滋腻，脾虚湿盛、腹胀便溏者不宜。

十、阿　胶

　　阿胶为脊椎动物驴的皮去毛后熬制而成的胶块。

　　［性味］性平、味甘，入肺（经）、肝（经）、肾（经）。

　　［功用］滋阴养血、润燥止血、镇静宁神用。主治阴虚燥咳、虚烦不眠、虚风抽搐以及虚痨吐血、鼻出血、胃出血、月经量过多、胎动不安、贫血、血小板减少性紫癜等病症。

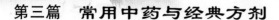

［服用方法］本品入药一般以开水烊化冲服为宜，入汤剂则可用蛤粉炒（润肺止咳）或蒲黄炒（活血止血）。

［禁忌］有外感表证及消化不良者不宜服用。

十一、制 首 乌

制首乌，是由何首乌加黑豆蒸晒成黑色以后的产物，别名"山精""何相公"。

［性味］性平、微温，味甘、微苦，归心（经）、肝（经）、肾（经）。

［功用］李时珍《本草纲目》谓之："养血益肝、固精益肾、健筋骨、乌须发，为滋补良药，功在地黄诸药之上。"

现代研究证明，何首乌内含有糖类、氨基酸和较多的卵磷脂及微量元素，是构成神经组织、尤其是脑髓的主要物质，并能促使血细胞、脑细胞的新生，使大脑得到充养，思维得以敏捷，智能得以提高。

制首乌主要具有滋养肝肾、补血填精、养心安神、健脑益智、美容乌发、抗老防衰、益寿延年的功能作用，如果用以治疗便秘和降血脂、减肥和疮疡痈疖，则要用能清热解毒、滑肠通便的生首乌。

［服用方法］古代主要是单味或复方煎汤服用，或制成蜜丸、酒剂、膏剂。现代为了方便、快捷，人们常常把首乌煮熟晒干直接嚼食，或与大米煮粥；或加入肉菜，做成美味佳肴食用，市场甚至还有首乌粉、首乌茶、首乌胶囊等。

［禁忌］腹泻、大便稀溏者不宜服用生首乌；痰湿壅盛湿痰者慎服；首乌制剂也不宜与胡萝卜或莱菔子同服。

现代药理研究发现：何首乌还含有大黄素、大黄酚等毒性成分，一次性大量服用生首乌会对胃肠产生刺激，出现恶心、呕吐、肠鸣、腹泻、腹痛等，也会损伤肝脏，严重的还可出现阵发性强直性痉挛、抽搐、躁动不安，甚至呼吸麻痹。所以，生何首乌一次的服用量应控制在60克以内。

附：首乌藤（夜交藤）

首乌藤也就是中药何首乌的藤子，是一种一根两藤的植物，白天两藤分开生长，夜晚便交合在一起。相传最早是由一个姓何的农夫无意中发现的，并根据这种昼分夜合的奇特现象，用来治疗失眠症而获良效。

本品性平、味甘，归心（经）、肺（经）、肝（经）、肾（经），有交通心肾、宁心安神、促进睡眠的作用，主治心肾不交、水火不济的失眠、多梦等神经衰弱系列病症。可以用首乌藤煎水取汁冲服首乌粉，收效甚佳。

十二、刺 五 加

[性味] 刺五加性温，味辛、微苦，归心（经）、脾（经）、肾（经）。

[功用]《神农本草经》《名医别录》皆载其"补中益精、强意志、久服轻身、耐老"。其他本草著作还记有"添精补髓""健气力，不忘事""令人耳目聪明"等。

现代药理研究证实：刺五加对神经系统的兴奋与抑制过程有显著的调节作用，减轻大脑及全身的疲劳程度，增强性功能，提高眼睛的视敏度，扩大视野，降低视觉疲劳。同时对听觉器官也有防护作用，因而能大大提高学习和工作效率，具有与人参类似的功用。

苏联还将刺五加制品推荐给宇航员服用，认为它的强壮、益智作用，能使宇航员头脑清晰，思维敏捷，增强人体对外界环境适应能力，以便应付太空中随时可能发生的各种紧急情况。

[服用方法] 根据古代本草方剂文献记载：刺五加最适宜于酿酒或研末浸酒饮。这是因为其有效成分易于溶解于酒精之中、酒剂功效比煎剂功效卓著的缘故。制作方法十分简单，将适量刺五加切成细末，以好酒浸渍密封，10 日后即可服用。

[禁忌] 阴虚火旺者慎服。忌油腻食物。

十三、黑 芝 麻

黑芝麻为胡麻科植物脂麻的黑色种子（白芝麻主要用于榨油，药用则以黑芝麻为佳）。

[性味] 性平、味甘，入肺（经）、脾（经）、肝（经）、肾（经）、大肠（经）。

[功用] 黑芝麻富含蛋白质、糖类、脂肪、维生素 E 以及钙、磷、铁等矿物质，尤其是油脂的含量高达 60％，有润肺止咳、滋养肝肾、补益气血、生发乌须、润肠通便、养生保健、益寿延年等作用。

[禁忌] 由于本品多脂滑利，故脾虚便溏、肾虚滑精、白带过多者均不宜食用；素体有热者不宜吃炒芝麻，以防发生口舌生疮、牙痛、牙龈出血等津伤血热之症。

古文献记载：芝麻不可与鸡肉同食，仅作参考。

十四、茯 苓、茯 神

茯苓、茯神系多孔菌科寄生植物茯苓菌的干燥菌核，寄生于松树根，傍松

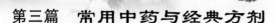

根而生者为茯苓，抱松根而生者为茯神。

[功用]《神农本草经》说它具"安魂养神"之效；《名医别录》《千金方》均谓其："治善忘，开心益智，安魂魄，养精神。"

现代研究，茯苓、茯神中含有蛋白质、卵磷脂、胆碱、氨基酸等营养成分，均是神经组织特别是脑髓不可缺少的成分。

[服用方法]一般情况下，健脾益气多用茯苓，养心安神则多用茯神。既可单用，也可与人参、当归、熟地黄、酸枣仁等健脑益智药合用，以增强效果。

[禁忌]阴虚无湿、虚寒滑精、气虚下陷者慎服。

十五、白　术

白术，又名"山蓟""山姜""山连"等。

[性味]性温，味苦、甘，入脾（经）、胃（经）。

[功用]白术补脾益胃、燥湿和中、理气安胎、利水消肿，主治脾胃虚弱、不思饮食、腹胀泄泻或便秘、黄疸水肿、小便不利、胎气不安等。

《本草纲目》记载：白术可除热、消食，治体虚多汗、风寒湿痹、颈项强直、腰背反张。①表虚自汗可与黄芪、浮小麦等同用；②补脾胃可与党参、甘草等配用；③健脾燥湿止泻可与陈皮、茯苓等同用；④消痞除胀可与枳壳等同用；⑤治水肿常与茯苓皮、大腹皮等同用。

现代药理研究：白术还有美容养颜、降血糖、抗凝血、抗肿瘤等医疗作用。

[服用方法]燥湿利水宜生用，健脾宜炒用，健脾止泻宜炒焦用。煎服，10～15克。

[禁忌]胃胀腹胀、气滞饱闷者忌食。

十六、山　药

山药，又名"山蓣""薯蓣""薯药"，既是佳蔬，又为良药。

[性味]其性平、味甘，入脾（经）、肺（经）、肾（经）。

[功用]李时珍《本草纲目》称其："健脾胃、止泻痢、化痰湿、润皮毛、益肾气"。有健脾养胃、补益气血、润肺生津、理肠止泻、固肾强精、美容养颜、解毒消肿之效。为和缓平稳之补品，具有补而不滞、温而不燥的特点，老少咸宜。

山药本身就是一种高营养、低热量的食品，可以多食而不胖。对于女士们而言，是一种天然的美体食品。它所含的足够纤维素，食后有饱胀感，从而控制进食欲望。

现代研究证实：山药含有糖类、蛋白质、脂肪、淀粉酶、精氨酸、维生素及矿物质、可溶性纤维等，可溶性纤维能推迟胃内食物的排空，控制饭后血糖升高。

[服用方法] 用山药 15 克，黄连 6 克，或山药、天花粉等量，水煎常服，治疗糖尿病脾虚泄泻、小便频数，有良好的效果。

[禁忌] 由于山药为补虚滋腻之品，具有收敛作用，故湿热寒邪、便秘的人等不宜食用；麻疹后、疮疥、眼病患者不宜食。

十七、牛　蒡

[性味] 牛蒡性寒，味辛、苦。

[功用] 在传统中药里，牛蒡仅用其子（牛蒡子、大力子、鼠粘子），疏风利咽、清热解毒，主治风热感冒、咳嗽、咽喉肿痛等。

现代药理研究表明：牛蒡含有牛蒡苷、脂肪油、维生素 A、维生素 B_1 及生物碱、大量纤维素和人体必需的多种氨基酸。牛蒡苷具有清热解毒、利尿消肿、抗菌消炎、降血压、降低血糖和扩张血管的作用，预防中风；纤维素促进大肠蠕动，帮助排便，降低体内胆固醇，减少毒素、废物在体内的积存，可以防治胃癌、肠癌；氨基酸具有健脑益智、抗衰防老、延年益寿作用。

[服用方法] 牛蒡在台湾作为蔬菜食用已经很多年了，台湾的长寿之乡屏东市有牛蒡发祥地之称。现在的日本和韩国，把牛蒡奉为营养和保健价值极佳的高档蔬菜。牛蒡凭借其独特的香气和纯正的口味，风靡日韩，认为牛蒡可与人参媲美，有"东洋参"的美誉。同时还走俏东南亚，并已经引起欧美国家有识之士的关注。

牛蒡作为美食，可炒、拌、蒸、煮、烧、炖、炸，做汤、馅、煮粥……想怎么吃就怎么吃。牛蒡泡茶，色泽金黄、香味宜人、价比黄金，故在台南称"黄金牛蒡茶"。餐饮文化底蕴深厚的中华民族，在短期内已经创出光辉灿烂的牛蒡食文化。

[禁忌] 凡虚寒体质、气血虚弱、泄泻都不宜用牛蒡子。

十八、扁　豆

扁豆又名"藤豆""峨眉豆"，有赤、白两种，红者食用、药用白者为佳（种

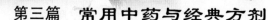

皮及花均可入药，作用类同）。

［性味］白扁豆性平、微温，味甘甜，归脾（经）、胃（经）。

［功效］白扁豆主要含糖、脂肪、蛋白质、淀粉、氨基酸以及钙、磷、铁等矿物质。具有健脾和胃、清热解毒、化湿消暑和醒酒、解毒的作用。主要用于治疗脾虚腹泻、小儿消化不良、中暑发热、吐泻，暑湿痢疾、腹痛，水肿、带下、糖尿病、食物或砒霜中毒、蛇虫咬伤等病症。

［服用方法］食用扁豆应煮至烂熟，否则容易出现头晕、头痛、腹痛、上吐下泻等中毒反应。药用生扁豆时，量也不宜大，因为内含一种毒蛋白凝集素，有的扁豆在荚（外壳种皮）中还含有溶血素，经高热煮透后方能被破坏，这样方可避免中毒的发生。

［禁忌］扁豆食用过多，会刺激甲状腺过多分泌，导致甲状腺肿大。

十九、龙 眼

药名"龙眼（肉）"，百姓食用称"桂圆"

［性味］桂圆性温、味甘，入心（经）、脾（经）。

［功用］龙眼含有葡萄糖、蔗糖、蛋白质及维生素等营养物质。具有补脾养血、宁心安神、健脾和胃、调理肠道等作用。尤以质软、色黄、肉厚、半透明、味道浓甜者为上品。

［服用方法］①本品单用或配合党参、黄芪、当归等药可用于神经衰弱引起的头晕目眩、失眠多梦、健忘、心悸等症，尤其适合于脑力劳动者长期服用。可取本品10枚，酸枣仁10克，芡实15克，炖汤，每晚睡前服。②年老体衰、气血不足以及大病、久病、产后或手术后身体虚弱诸证，常用本品加白糖蒸食或加莲子、糯米煮食；③妇人产后水肿可用本品加生姜、大枣各适量煎服。

［禁忌］本品温热之性，故风热、胃火、痰湿偏盛、孕妇产前不宜食用。

二十、莲 子

［性味］莲子，又名"藕实""莲实""莲米""莲蓬子"等。其性平，味甘、涩，归心（经）、脾（经）、肾（经）。

［功用］莲子含有蛋白质、脂肪、糖类、钙、磷、铁、维生素C以及生物碱等营养物质，尤其是磷和维生素C的含量较高。具有养心安神、健脾涩肠、补肾固精等作用。主要用于治疗心悸、失眠、呕吐、泄泻、遗精、习惯性流产

等病症。

莲子成熟后若未及时采集，长老后落水下沉，坠入污泥之中，日久则颜色变黑，坚硬如石，谓之"石莲子"。其性苦寒，捣碎入药，具有清热利湿、健脾开胃之力。除用于治疗痢疾禁口之外，对于反复发作的肾盂肾炎（淋浊、泌尿道感染）也有一定效用。

[服用方法] 莲子具有很高的食疗、药用价值，早在 2000 多年前的《神农本草经》将其列为上品；明朝李时珍在《本草纲目》一书中盛赞莲子有"交心肾、厚肠胃、固精气、强筋骨、补虚损、利耳目，久服强身健体，延年益寿之功能"。用莲子煮汤、作羹、熬粥、制作成蜜饯和精美糕点，不但是我国民间婚礼上的美好象征和婚宴上不可缺少的吉祥物，而且更是养生保健、补脾益肾的食疗佳品。

[禁忌] 本品甘涩，故脘腹胀满、大便燥结者忌用。

二十一、核 桃

[性味] 核桃，又名"胡桃"，性温、味甘，归肺（经）、肾（经）、大肠（经）。

[功用] 核桃含糖、脂肪、蛋白质、胡萝卜素，维生素 A、B 族维生素、维生素 C、维生素 E 以及钙、磷、铁等矿物质。具有止咳平喘、调理肠道、补益肝肾、健脑益智、固精止遗、防老抗衰等作用。主要用于治疗咳喘、神经衰弱、失眠、便秘、遗尿、小便频数、遗精、阳痿、月经不调、腰痛、脱发、白发、瘰疬、乳疮、疥癣以及中耳炎等病症。

[服用方法] 现代研究：核桃内含的亚油酸属于不饱和脂肪酸，具有降低和排泄胆固醇的作用。一个人每天吃 3 个核桃（约 30 克），可使胆固醇指数下降 5% 左右，心脏病的发生率下降 10%。

[禁忌] 阴虚火旺、痰热实喘、便溏者忌食本品。

二十二、栗 子

栗子又称"板栗""栗果""肾果"，俗称"毛栗子"。

[性味] 栗子性温、味甘，归脾（经）、胃（经）、肾（经）。

[功用] 栗子富含糖类、淀粉、脂肪、蛋白质，B 族维生素、维生素 C、胡萝卜素以及钙、磷、铁等矿物质。具有健脾和胃、补肾壮腰、防衰抗老、益寿延年等功用。主要用于治疗咳喘、呕吐、泄泻、便血、筋骨伤痛等病症。

[服用方法] 栗子生者难以消化，熟者容易气滞，故无论生、热，皆不宜多

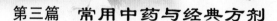

食，最好晒干吃（挂起来风干最好），且须细嚼慢咽。

　　[禁忌]糖尿病患者尽量少吃；吐血、便血者宜生吃栗子；脾胃虚寒、痰湿盛者忌食，否则导致气滞、胸腹胀满、食欲下降；产妇气虚、小儿脾弱（尤其是便秘者）不宜生吃，宜煨食、炒食，也可用同大枣、茯苓、大米煮粥吃，以达到更好的补益效果。

二十三、大　枣

　　"要想身体好，常年吃大枣。"大枣，又称"（大）红枣"。

　　[性味]大枣性温、味甘，归脾（经）、胃（经）。

　　[功用]唐代药王孙思邈在《千金方》中记载："春日宜省酸增甘，以养脾气。"可见，春季最适宜吃大枣。

　　人们爱吃大枣，这不仅仅是因为它又甜又香，营养丰富，而且还是一味补益气血、养心安神的良药。《食物本草经纂》记载：久服本品能"补中益气、轻身延年、坚志强力、除烦闷、润心肺、补五脏、治虚损。"

　　大枣具有健脾益胃、养心安神、补气生血等作用。主要用于治疗贫血、眩晕、失眠、小儿营养不良、脱肛、妇女更年期综合征、各种慢性出血等病症。其医疗功用，与甘草有许多共同之处。

　　现代研究表明：大枣富含糖（100克鲜枣含糖30%左右，干枣更是高达50%～80%，超过制糖原料甘蔗和甜菜）、蛋白质、脂肪、氨基酸、维生素A、B族维生素、维生素C、维生素D、维生素P，尤其是维生素C的含量在水果中名列前茅（100克鲜枣中含500毫克左右，几乎是苹果、桃子的百倍，故有"天然维生素C丸"的美誉）；维生素D的含量也居百果之冠；维生素P的含量是柠檬的十几倍之多；此外还有钙、磷、铁、镁、钾以及胡萝卜素等营养物质。

　　[禁忌]大枣滋腻，易生痰湿，故凡痰湿体质、积滞、痰热咳喘，小儿食积、虫疾，脘腹胀满、龋齿作痛者，均不宜服用，以防助湿生热。但由于大枣是补益气血的佳品，日常生活中盲目吃大枣滋补的现象非常普遍，因此，吃大枣的注意事项和禁忌证就显得格外重要。

　　1.大枣虽然健脾益胃，但多吃反而损脾伤胃。常量每次一般不要超过5个（大的2～3枚，小的6～8枚）；外伤、产后、手术后失血过多，一天可以煮食十几枚大枣。

　　2.枣皮纤维含量很高，不容易消化，吃时一定要充分咀嚼。

3. 大枣含糖量高，吃多了会滋生痰湿，引起胃酸过多、腹胀，导致血糖增高，故胃肠道有宿疾、食积、便秘者不宜食用；也不适合痰湿体质、糖尿病患者食用；患有慢性胃肠疾病者，不宜空腹食用，尤其不宜睡前空腹食用。

4. 风热感冒、发热者，均属于忌服人群。

5. 女性月经期间，如果出现眼肿或足肿的现象，这是湿重的表现，就不适合食用大枣；热性体质者在月经期间吃大枣或喝大枣水，有可能会造成经血过多。

6. 小儿多吃大枣，又不会漱口、刷牙，容易蛀牙。

二十四、百　合

百合，因其色白、且由数十瓣聚集而成，故名，又称"百合蒜""倒垂莲"。字义吉祥，寓意百事合意、百年合和，为江南民间喜庆和夏秋季节养生食品。

[性味] 其性平、微寒，味甘、苦；归心（经）、肺（经）、胃（经）。

[功用] 百合含糖类、脂肪、蛋白质、维生素、胡萝卜素以及钙、磷、铁等营养物质。具有滋阴润燥、润肺止咳、宁心安神、和胃止呕等作用。主要用于治疗支气管炎、肺脓疡、肺结核、咽干喑哑、惊悸、失眠、癔症、呕吐、胃痛等病症。

[禁忌] 因本品性寒，故风寒咳嗽、肺脾虚寒、大便稀溏者忌食本品。

二十五、白　果

[性味] 白果，又名"银杏"，其性平，味甘、涩（内心苦涩、有小毒，不能吃）；归肺（经）、肾（经）。

[功用] 白果含蛋白质、脂肪、糖类、多种氨基酸，维生素、钙、磷、铁等营养物质。具有敛肺定喘、止咳化痰、补肾固精、杀虫止带等作用。主要用于治疗咳嗽、哮喘、遗尿、遗精、蛲虫、赤白带下等病症。

[服用方法] 平时可浸泡在水中，每取十几粒，在微波炉热 1 分钟，当零食吃。

[禁忌] 儿童生食白果仁 5 ～ 10 粒即可中毒，故宜炒熟吃，且不宜多食。万一出现中毒症状，用白果壳煎水或甘草绿豆汤可解。

二十六、芡　实

芡实，为睡莲科一年生水生草本植物芡实的种仁，因其外壳颇似鸡头，故又名"鸡头米"。

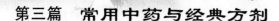

［性味］芡实性平，味甘、涩，归心（经）、脾（经）、肾（经）。

［功用］芡实含大量淀粉及少量蛋白质、B族维生素、胡萝卜素以及磷、钙等矿物质。具有补脾止泻、益肾固精等作用。主要用于治疗脾虚泄泻、久痢、遗尿、滑精、糖尿病及白带等病症。

［服用方法］入汤剂或可煮稀饭。

［禁忌］芡实为滋补敛涩之品，食之易致气滞，故消化不良及二便不利者不宜食用。

二十七、石 菖 蒲

石菖蒲，又名"山菖蒲""菖本""（水）剑草""水蜈蚣"。

［性味］性温，味辛、苦；归心（经）、肝（经）、脾（经）、胃经。

［功用］石菖蒲辛温行散，苦温除湿，既能除痰利心窍，又能化湿调脾胃。具有散风祛湿、理气止痛、芳香化湿、化痰通络、醒神开窍、镇静安神、健脑益智的功效，常用于风寒湿痹、心胸烦闷、脘腹痞满、癔症抑郁、失眠、癫痫神昏、气闭耳鸣耳聋、健忘失聪、跌打损伤之瘀肿疼痛等。

［服用方法］临床治疗风湿痹阻、关节疼痛或跌打损伤，常用鲜石菖蒲、生姜、栀子等捣烂，加适量白酒在锅内炒热后敷于痛处，有较好的消肿止痛作用。

石菖蒲气味芳香，能辟秽化浊、解毒驱邪，我国民间自古就有端午节将鲜石菖蒲和艾叶挂在门窗上预防瘟疫的做法。

本品入煎剂用量5～10克（鲜品加倍），外用适量。

［禁忌］阴虚阳亢、烦躁汗多、咳嗽着慎用。

二十八、远 志

远志，系多年生草本植物，由于茎细呈线形，故又称"细草""小草（根）"。最早记载于《神农本草经》，被视为养命要药。李时珍《本草纲目》记载："此草服之能益智强志，故有'远志'之称。"

［性味］远志性微温，味辛、苦，归心（经）、肺（经）、肾（经）。

［功用］远志交通心肾、养心安神、健脑益智、化痰通络、消肿止痛。多用于心肾不交引起的失眠多梦、心悸健忘、神志恍惚、癫痫惊狂以及疮疡肿毒等。

主治心肾不交之心神不宁、失眠、惊悸等症，常与茯神、龙齿、朱砂等镇静安神药同用；治健忘证，常与人参、茯苓、菖蒲同用（方名："开心散"）；若方中再加茯神，即"不忘散"。

现代药理研究表明：远志还有护肝、抗菌、抗癌、抗氧化、抗衰老作用。

［服用方法］远志养生粥：远志 8 克，炒酸枣仁 5 克，粳米 40 克。三味洗净，放入锅中，加适量清水，用大火烧开转小火煮熟即成。

［禁忌］实火忌用。

二十九、益 智 仁

［性味］益智仁性温、味辛，入心（经）、脾（经）、肾（经）。

［功用］益智仁健脾开胃、温肾止遗、缩泉固精，主治脾胃虚寒之呕吐、泄泻、腹中冷痛、口多唾涎，肾虚遗尿、尿频、遗精、带下等症。

现代研究：益智仁含有 B 族维生素、维生素 C、维生素 E 以及多种氨基酸、脂肪酸和挥发油等。

［服用方法］益智仁可入汤剂、散剂、丸剂，每次用量 6～10 克。

1. 脾虚多涎、口水自溢、质地清稀　益智仁、党参、茯苓、白术各 10 克，陈皮 6 克。水煎服，每日 1 剂。

2. 脾肾虚寒、五更泄　益智仁、补骨脂、肉豆蔻各 10 克，水煎服，每日 1 剂。

3. 益智 1 号　益智仁、石菖蒲、银杏叶各 9 克，川芎、赤芍各 12 克，葛根、何首乌各 20 克。水煎服或加工成丸剂、散剂，能改善学习障碍，促进思维记忆。

［禁忌］本品燥热，能伤阴动火，故湿热多涎、尿频、遗精和阴虚火旺者忌用。

三十、酸 枣 仁

［性味］酸枣仁，别名山枣、枣仁，性平、微温，味酸、甘，入心（经）、脾（经）、肝（经）、胆（经）。

［功用］李时珍《本草纲目》中记载酸枣仁"生用疗胆热好眠，熟用疗胆虚不眠、烦渴虚汗之症，皆足厥阴（肝）、少阳（胆）药也"。可见，酸枣仁具有养血柔肝、宁心安神、补虚除烦、滋阴敛汗的功能作用，主治心肝血虚引起的虚烦、失眠、惊悸、怔忡、烦渴、虚汗（自汗、盗汗）等病症。

［服用方法］神经衰弱、心悸失眠：炒酸枣仁适量，研为细粉，每晚睡前服 10 克；或炒酸枣仁 30 克，首乌藤、合欢皮各 20 克，远志、茯神、柏子仁各 10 克。水煎服，每日 2 次。

本品一般炒用，每次用量 15～30 克。

［禁忌］有实邪郁火者忌用。

三十一、薏 苡 仁

薏苡仁简称"薏仁"，又名"薏米""草珠""六谷子""菩提子"。

［性味］薏苡仁性凉，味甘、淡，入肺（经）、脾（经）、肾（经）。

［功用］薏苡仁含糖类、脂肪、蛋白质、B族维生素和氨基酸等营养物质，能上清肺金之热，中补脾胃之虚，下利肠道之湿。有健脾止泻、利水渗湿、祛痹止痛、清热排脓及防癌抗癌的功效。主治肺脓疡，消化不良、脾湿泄泻、阑尾炎，小便不利、水肿，风湿痹痛，以及胃癌、子宫癌的辅助治疗。

［服用方法］养生保健宜常用薏苡仁加绿豆、赤豆、百合、粳米等煮粥食用。

［禁忌］虚寒体质者不宜长期食用。

三十二、玉 竹

玉竹，一名"葳蕤"。

［性味］玉竹性平、味甘，入肺（经）、胃（经）。

［功用］因玉竹味甘多液、质柔而润，故具滋阴润燥、生津止渴之专长，并兼有补养心肾，抗衰防老的作用，功代参、芪，为补脑精品。《本草拾遗》载其"主聪明，调血气，令人强壮。"

［服用方法］临床可将本品研为粗末，泡茶饮服；也可与人参、黄芪、枸杞子等合用。如高热口渴、咽燥干咳，可用玉竹30克，麦冬15克，水煎服或代茶饮。糖尿病可取玉竹30克，山药、天花粉各15克，知母、石斛各10克，水煎服代茶饮。玉竹茶还能令皮肤润泽、容光焕发，抗衰防老、益寿延年。

［禁忌］因本品系柔润之物，味甘多脂，故脾胃气滞、痰湿偏盛之胃脘饱胀、消化不良、胸中满闷、呕吐痰涎、舌苔厚腻者忌服。

三十三、麦 冬

［性味］麦冬性微寒，味甘、苦，归心（经）、肺（经）、胃经。

［功用］麦冬是传统的养阴生津、清心除烦药物。《名医别录》称其"强阴益精，疗口干燥渴，保神，定肺气，安五脏"。《本草汇言》谓之"清心润肺，补心气不足，惊悸怔忡，健忘恍惚，精神失守"。麦冬对脑力劳动者的头晕、目眩、咽干、口燥、惊悸、怔忡、疲劳、健忘等有较好疗效。

　　[服用方法]临床上冬麦多与人参、地黄、远志、丹参、茯神、玄参、酸枣仁、五味子、柏子仁同用，相辅相成，疗效甚佳。如配用人参、五味子（方名：参麦饮）治疗心阴不足导致的疲劳、心慌、心律失常、阴虚津亏口渴、盗汗，也适合经常熬夜、过度劳累、容易疲倦等亚健康人群。

　　[禁忌]脾胃虚寒、寒湿偏盛、大便稀溏者不宜。

三十四、石　斛

　　石斛，分铁皮石斛和金钗石斛两种，药用以前者为优，称"（铁皮）枫斗"。

　　[性味]石斛性平微寒，味甘、淡，入肺（经）、胃（经）、肾（经）。

　　[功用]现代药理研究：药用石斛富含多种氨基酸及铁、钙、钾、镁、锰、锶、钛、铜等多种矿物质。石斛长于清热生津、滋养胃阴，主治热病伤阴或虚热未尽引起的咽干口燥、胃阴不足之胃脘疼痛、干呕、口干渴、舌光少苔以及病后虚热或阴虚、老年人视物昏花、体虚津液不足等证。

　　[服用方法]石斛可入汤剂、膏剂、丸剂和散剂，常以鲜石斛配鲜生地黄、麦冬、连翘、桑叶、天花粉水煎服或代茶饮。常用量 10 ～ 15 克（鲜品加倍），入汤剂宜久煎。

　　[禁忌]脾胃虚寒、胃酸分泌过少者、热病早期尚未伤阴、湿温早期尚未化燥者忌用。

三十五、葛　根

　　葛根，集生态、绿化、食用、药物等诸多功能于一体，是纯天然植物。1998 年 3 月，被中国卫生部认定为药、食两用植物。我国南方常常用它磨粉食用、茶饮、煲汤，也可制成糖果、药酒。

　　[性味]葛根性平，味甘、辛，入脾（经）、胃（经）。其主要营养成分为糖、植物蛋白、多种维生素和矿物质以及黄酮类物质（葛根素、葛根醇、大豆素、大豆苷、异黄酮苷）等。

　　[功用]葛根轻扬升浮，具有发汗解表、升阳透疹、生津止渴、健脾止泄、降压强心、健脑益智、美体丰乳、清热解暑、祛火败毒和解酒等功效。补身体于无形，润五脏于无声，具有很高的食疗和药用价值，素有"植物黄金"之美誉。

　　[服用方法]生津止渴：葛粉、天花粉各 30 克，开水冲服；或加粳米 60 克，煮粥早晚服食；主治热病口渴或糖尿病之上消症（口渴多饮）。

降压强心：葛根 20 克，菊花 12 克，钩藤 9 克，水煎服，治疗高血压、头痛、烦躁；葛根 20 克，丹参 15 克，茯苓 9 克，甘草 6 克，水煎服。治疗冠心病。

开窍止痛：葛根 15 克，白芷、桔梗各 6 克，桂枝、辛夷各 3 克，水煎服。主治慢性鼻窦炎之鼻塞、前额疼痛。

[禁忌] 无禁忌。

三十六、枸 杞 子

枸杞子又名"红宝""明目子""却老子""不老果""仙人杖"，以宁夏、甘肃、青海等地所产粒大、色红、肉肥、子少者为佳品。盛产枸杞子的宁夏中宁县还称枸杞子为"茨""狗奶子""红耳坠"。枸杞子由我国传入中东和西方国家后，被誉为"催情果""东方神果"。

[性味] 枸杞子，性平、味甘、微苦，入心（经）、脾（经）、肝（经）、肾（经）。

[功用] 枸杞子为滋补肝肾、育阴潜阳、养血生精、聪耳明目、健脑益智、抗衰防老、益寿延年之要药。

我国人民食用枸杞子，至少有二、三千年的历史。《神农本草经》记载："久服坚筋骨，轻身不老"，将其列为健脑益智、益寿延年之上品；《本草纲目》记载"明目、安神、除烦、益智、壮心气。"《本草汇言》对枸杞子补肾益精的功能更是推崇备至："气可充，血可补，阳可生，阴可长，火可降，风湿可去，有十全之妙用。"

现代药理研究：枸杞子富含对大脑十分有益的营养素，包括糖类、脂肪、蛋白质，维生素 A、B 族维生素，胡罗卜素，氨基酸，钙、磷、铁等矿物质。氨基酸检测：它含有人体必需的 8 种氨基酸，其中，可被人体直接吸收的游离氨基酸占 50% 以上，提高对大脑的滋补作用。

[服用方法] 枸杞子的食用方法很多，而且简单易行：晒干后能直接嚼食；也可以同西洋参一起泡茶；还可以同大米煮粥；配伍人参、黄芪、当归、熟地黄、桂圆等煎服、熬膏、泡酒或炖鸡煨汤……

另外，枸杞叶（"枸杞苗""枸杞尖""枸杞头""枸杞菜""甜芽菜""地仙苗""天精草"）、枸杞根（地骨皮）也具同样效用，枸杞叶能清上中焦湿热（鲜枸杞叶可以炒吃），地骨皮清下焦湿热。《宁夏枸杞研究》：宁夏枸杞叶有降血压、降血脂、降血糖、治失眠、润肠通便、增强人体免疫功能、预防脂肪肝的作用。

慢性萎缩性胃炎、夜间口干症：枸杞子适量，洗净、烘干，每天 20 克，早、晚 2 次嚼食。

　　[禁忌] 实热、脾虚湿滞泄泻者忌服。

三十七、五 味 子

　　[性味] 五味子，因其果肉味甘、酸、咸，核仁味辛、咸、微苦，五味俱全，故而得名，有南五味、北五味两个品种。性温，味甘、酸，归心（经）、肺（经）、肾（经）。

　　[功用] 五味子有宁心安神、润肺敛汗、生津止渴、滋肾涩精之功效。主治失眠、健忘、久咳、虚喘、体虚多汗、尿频、遗精、久泄不止等病症。其中北五味子滋养力强，且能兴奋中枢神经，改善呼吸及血液循环，可用于各种虚弱性病症，南五味子作用较逊。

　　对于素体虚弱之体倦汗多、气短心慌以及气虚咳喘者，可用五味子与人参、麦冬配用（即"生麦饮"），效果甚佳。

　　现代药理研究显示：五味子含有较多的维生素 C 和维生素 E，对神经系统各级中枢都有兴奋作用，使大脑皮质的兴奋过程与抑制过程趋于平衡，有较强的调节中枢神经系统、健脑益智、调节血压（尤其是升压）、抗休克、抗心力衰竭、抗呼吸衰竭的作用。对长期用脑、神经衰弱、思维能力下降、记忆力减退的脑力劳动者和慢性迁延性肝炎患者之肝功能（GPT）持续不降者有较好的治疗效果。

　　国内有学者报道：以 5 分钟穿针引线、听发报机的正误率和不同距离赛跑为指标，参赛者中服五味子素的，在注意力集中、精细动作协调、灵活性以及耐力方面，均较不服药者大有改善。

　　[服用方法] 本品即可单用，也可以同生地黄、麦冬、丹参、酸枣仁等配伍煎服、泡茶、熬膏或制成药酒服用。

　　[禁忌] 本品酸涩收敛，凡感冒咳嗽初起、表邪未解、麻疹初发、实热内生者均不宜用。

三十八、松 子

　　[性味] 松子，性温、味甘，归肺（经）、脾（经）、大肠（经）。

　　[功效] 松子含糖类、脂肪油、蛋白质，钙、磷、铁以及挥发油等。具有扶正补虚、止咳通便、抗衰防老、益寿延年等作用。主要用于治疗身体虚弱、头晕眼花、咳嗽、便秘、关节疼痛、小儿咳喘等病症。

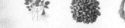

［服用方法］身体虚弱、头晕眼花：松子、黑芝麻、枸杞子、杭菊花各9克，每日1剂，水煎服。

习惯性便秘：常吃松子；或同粳米煮粥；松子、柏子仁、火麻仁各等份，共同研为细末，以蜜为丸如桐子大，每日饭前服6克。

［禁忌］本品滑肠，大便溏薄者不宜食用。

三十九、桑　椹

［性味］桑椹性寒、味甘，入心（经）、肝（经）、肾（经）。

［功效］桑椹主要作用是补益肝肾、滋阴养血、生津止渴、润肠通便。

［服用方法］凡阴虚血少、贫血、眩晕、神经衰弱、失眠、脱发、须发早白者，宜常吃桑椹，或以本品100克煎服；脱发和白发患者，可将本品与黑芝麻合用，能使白发转黑，脱发再生。

糖尿病患者忌吃甜食，但吃桑椹却有治疗作用。

年老体弱、津枯血少引起的慢性便秘或习惯性便秘，可服鲜桑椹汁，每次15毫升，每日2次；或取桑椹15克，开水化服。

桑椹既可生吃，也可入药（煎剂、熬膏或泡酒），还能制成汽水、果酱等。以个大、肉肥、色紫黑者为上品。

［禁忌］因本品性寒滑利，故脾虚便溏和腹泻者不宜食用。

四十、艾　叶

艾，与中国人的生活有着密切的关系，除了利用艾叶烟熏预防瘟疫之外，每逢端午节之际，人们也总是将艾挂在门口或置于家中以芳香化浊、辟秽杀虫。所以在全国各地有着众多的别称，如艾蒿、艾蓬、菱蒿、草蓬、医草、灸草、黄草、灰草、狼尾蒿、野莲头等。

［性味］艾叶性温，味苦、辛，入脾（经）、肝（经）、肾（经）。

［功用］艾叶温通、苦燥、辛散，能温经通络、散寒除湿、益气养血、理气止血、活血化瘀、消肿止痛。适用于治疗关节肌肉风湿、贫血及白细胞减少、寒实或气虚咳喘、脘腹冷痛、大便溏泻、小便清长、阳虚畏寒、肾虚腰痛，男子遗精阳痿，女性寒实或血虚月经不调、痛经、闭经、崩漏带下、宫寒不孕等系列病症。

［服用方法］艾叶止血，炒炭为佳。取艾叶炭、当归各20克，红糖60克，水煎服，对虚寒性月经量过多、崩漏带下疗效显著。

现代医学的药理研究表明：艾叶还是一种广谱抗菌、抗病毒的药物，对病毒和细菌都有抑制和杀伤作用。

艾叶捣烂制成艾绒、艾炷、艾条，点燃施灸是针灸临床常用的治病方法，能温经通络、散寒除湿、活血化瘀、消肿止痛、养生保健、益寿延年。

艾叶浴除湿止痒：取艾叶30～50克（鲜品加倍），在澡盆中用沸水冲泡5～10分钟，取出艾叶加水调至适宜水温，洗脸或沐浴，对雀斑、黄褐斑、毛囊炎、湿疹有一定的疗效。

［禁忌］艾叶对消化道及皮肤有一定刺激性，大量服用可能引起消化系统、神经系统的毒性反应。

四十一、益 母 草

益母草，又名"益母蒿""月母草""坤草""红花艾"等，顾名思义，是对女性的健康有益处的中草药，被人们称作是"为女人而生的经产良药"。

［性味］益母草性微寒凉，味辛、微苦，归心（经）、心包（经）、肝（经）、肾（经）。

［功用］益母草具有温经通络、行气活血、化瘀止痛、调理月经、利尿消肿、清热解毒功效。主治气滞血瘀型的月经不调（推迟、量少）、痛经、经闭、滞产难产，产后恶露不尽、胞衣不下，产后血晕、瘀血腹痛、肾病水肿、小便不利、尿血等。

现代研究表明：益母草嫩茎叶含有糖、蛋白质等营养成分以及增强免疫细胞活力、抗氧化、防衰老、抗疲劳、抑制癌细胞增生的微量元素硒和锰；此外，还有降压、利尿、消除尿蛋白作用。对肾病高血压、肾病综合征、高血压肾病的水肿、蛋白尿等用之最为恰当。

临床及动物实验证明：益母草浸膏及煎剂对子宫有强而持久的兴奋作用，不但能增强其收缩力，同时能提高其紧张度和收缩率。

［服用方法］

1. 在湿气重的梅雨季节　益母草与薏苡仁合用，一个清热化滞，一个健脾利湿，是让人一身轻松的食疗养生佳品。

2. 气滞血瘀型痛经、闭经、月经量少、颜色较深并伴有血块　可在月经来潮前3～5天开始服用含有益母草的中药（益母草30克，延胡索、香附各15克，鸡蛋2枚，加入适量清水同煮，鸡蛋熟后去壳再煮片刻，吃蛋喝汤，经前2～3

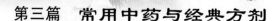

天开始服，连服 5 ～ 7 天）。

3. 流产或产后子宫没有复原　此时服用益母草制剂能够促进子宫收缩，有利于排除瘀血，减少阴道出血量，并缩短出血时间。哺乳期间也不会对婴儿健康有不良影响。

4. 产后腹痛　益母草 50 克，生姜 30 克，大枣 20 克，红糖 15 克，水煎服。

［禁忌］益母草活血化瘀，体质偏寒的女性、孕妇、阴虚血少、月经量过多、虚寒泻利者忌服；益母草还容易损伤脾胃，不宜长期服用，特别是消化不好、经常拉肚子等脾胃虚弱的人不宜服用。

四十二、绿　豆

［性味］绿豆性凉、味甘，入心（经）、肺（经）、胃（经）。

［功用］李时珍在《本草纲目》中记载：绿豆煮食，可清热解暑、止渴利尿、调五脏、安精神、补元气、润皮肤、解一切食物之毒，真济世之良谷也。

现代研究表明：绿豆含有糖、脂肪、蛋白质三大营养素，氨基酸，维生素 A、维生素 B_1、维生素 B_2 以及钾、钠、钙、磷、铁等矿物质。还有抗菌消炎、降血压、降血脂、软化血管、抗肿瘤的作用。

绿豆有很高的营养和药用价值。夏天在高温环境工作的人出汗多，水液损失很大，体内的电解质平衡遭到破坏，用绿豆煮汤来补充是最理想的方法，不仅能补充水分，而且还能及时补充无机盐，对维持水、电解质平衡有着重要意义。

［服用方法］

1. 防暑消暑　绿豆加鲜荷叶、冰糖煮水凉服，不仅可以作为防暑消暑茶，还能有效防治小孩因天热起痱子。

2. 降血压、降血脂　高血压和高脂血症患者常食绿豆，有降血压、降血脂、防止动脉硬化的作用。

3. 治疗乳腺炎、腮腺炎　绿豆 60 克，白菜心 2 个，煮熟后连汤服食，外用绿豆粉与仙人掌捣烂调成糊状外敷，治疗乳腺炎、腮腺炎有显著疗效。

4. 外敷止痒　绿豆粉加海带或海藻水煎或加冰片捣烂调匀外敷，可以止湿疹、皮炎瘙痒。

5. 绿豆不仅解食物之毒，还能解药物、农药中毒　例如铅中毒、酒精中毒、有机磷农药中毒等。绿豆蛋白、鞣质和黄酮类化合物可与有机磷农药、汞、砷、铅化合物结合形成沉淀物，不易被胃肠道吸收，减少或失去毒性。经常接触有毒物质或在有毒环境下工作的人，应经常食用绿豆甘草汤来解毒保健。

　　清热解暑不宜煮得过烂，应保持清澈碧绿，喝汤即可；清热解毒宜煮得烂熟，汤色浑浊，连豆带汤服食。

　　［禁忌］由于绿豆清热解毒，故脾胃虚寒泄泻、肾虚畏寒尿多等虚寒体质的人和服用中药期间不宜服食。

四十三、菊　花

　　菊花，是我国著名的观赏花卉，与春牡丹、夏荷花、冬梅花合称"四季名花"。既是艳花，又是食疗佳品。每年阴历九月初九重阳节，人们在赏菊的时候吃菊花宴，饮菊花酒，吟菊花诗，喝菊花茶，已成为传统的民间习俗。许多地方像江浙苏杭、湖南、江西、两广一带的百姓们则有饮菊花茶、食菊花粥、制菊花糕点的习俗。人们将菊花晒干、磨细作荈（茶），烹调佐餐，酿酒供饮，精制成菊花晶、菊花露、菊花糕，溶食用与保健为一体，为后人留下了宝贵的食疗经验。

　　《神农本草经》将食用菊列为益寿延年、醒脑益智上品，称其"久服利血气、轻身、耐老、延年"。

　　［性味］药用菊花主要有黄菊、白菊、野菊 3 种。性平、微寒，味苦，入肺（经）、肝（经），医疗作用大同小异。

　　［功用］黄菊以杭州为主要产地，又名"杭菊"，偏于疏风清热、清利头目，主治风热感冒、发热、头痛、目赤肿痛；白菊以安徽滁州为主，又名"滁菊"，偏于滋阴潜阳、清肝明目，主治高血压、高血脂、头晕目眩、视物昏花；野菊又名"苦薏"，偏于清热解毒、消肿止痛，主治疮疡痈疖、毒虫蜇伤，被誉为"中医广谱抗菌素"。

　　现代研究表明：菊花含有胆碱、氨基酸、维生素 A、B 族维生素以及微量元素硒、铬、锰等。具有明显的清肝明目、降血压、软化心脑血管、改善供血量作用。

　　［服用方法］干菊花装入枕芯做枕头，能清火明目、降血压、止头痛；菊花茶、菊花酒尤可清醒神志、助脑思维，令人耳聪目明。是一味廉价的益智之品，适宜于长期从事脑力劳动的人食用。

　　菊花入药，既可煎服，也可加茶叶冲泡代茶饮用，故民间有"二朵菊花一撮茶，清心明目寿自加"的谚语。

　　菊花一身都是宝。难怪李时珍在《本草纲目》中对菊花的功用大加美誉："其

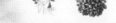

苗可蔬，叶可啜，花可闻，根实可药，囊之可枕，酿之可饮，自本至末，罔不有功。"

[禁忌] 然而，"真菊延年，野菊泄人"也是千年古训。提示野菊花只供入药，不可食用。即或药用，也只能外用，因其对胃肠刺激较大，不宜内服，尤其是年老体弱以及胃肠病患者更应谨慎。

四十四、金　银　花

金银花为忍冬科多年生半常绿缠绕灌木忍冬的花蕾，花初开时为白色，2、3日后变为黄色，故名，又称"二花""双花""鸳鸯花"，因其凌冬不凋，所以还有"忍冬花"之名。

[性味] 金银花性寒、味甘，归心（经）、肺（经）、胃（经）。

[功用] 金银花具有清热解表、解毒散痈、凉血止痛的医疗作用，有"中药第一抗生素"之美誉。主要用以防治风热感冒、暑热烦渴、流行性脑膜炎、乙型脑炎、湿热下痢、腮腺炎、扁桃腺炎、乳腺炎、阑尾炎、胆囊炎、疮疡疖肿、痱子以及食物或农药中毒等病症。

[服用方法] 金银花是中医治疗风热感冒主方"银翘散""银翘解毒丸""银翘解毒片"最主要的药物（称之为"君药"），有散剂、片剂、丸剂、酊剂等多种制剂。也可以用金银花30克，菊花15克，桑叶10克，开水冲泡代茶频饮。

咽喉肿痛、热毒泻痢：金银花适量，水煎代茶，1天内可见效。

夏天宝宝身上出现痱子，可用金银花煎成浓浓的汤汁，用棉球蘸取汁液在局部轻轻地反复擦洗，当天就会有效。

[禁忌] 寒性体质者不宜。

四十五、芦　荟

[性味] 性寒、味苦，入胃（经）、肝（经）、大肠（经）。因味苦如胆汁，胜于黄连，故又名"象胆"。

[功用] 清热解毒、泻火通便，主治肝火上炎导致的血压升高、头晕、头痛、目赤、耳鸣、烦躁易怒、失眠以及胃肠火热之邪引起的大便秘结等。

现代药理研究显示：芦荟除了含有较多的芦荟素、芦荟胶、多糖、维生素、氨基酸、矿物质及微量元素之外，还含有芦荟酊、大黄素、异柠檬酸钙等。芦荟胶能扩张血管，促进血液循环，抗菌、镇痛、消肿、止血、软化皮肤、促进伤口愈合的作用十分显著，非常适合治疗扭挫伤、挤压伤、撕裂伤、刺伤和切割伤，明显缩短伤口愈合时间，且不留瘢痕；尤其对烫伤、烧伤有特效，而且几乎不留瘢痕。

芦荟酊的抗菌消炎作用也很强，能杀灭细菌、真菌、病毒等，对冻伤、痱子、蚊虫叮咬、皮肤炎及口腔炎、牙痛、痔、阴道炎和阴道滴虫病均有较为理想的治疗效果；多糖类可增强人体免疫力和对疾病的抵抗力，保持细胞活力、抗癌（破坏异常细胞的生长）；大黄素泻火通便；异柠檬酸钙等具有强心、促进血液循环、软化硬化动脉、降低胆固醇含量、扩张毛细血管的作用，能减轻心脏负担、清除血液中的毒素。

在美容养颜方面，芦荟素对部分紫外线有吸收作用，能隔绝部分日晒；芦荟胶所含的氨基酸类成分有阻碍黑色素形成的作用，同时对皮肤还有明显的保湿效果，对于干燥（缺水）性瘙痒有很明显的功效；多糖和维生素对皮肤有良好的营养、滋润、增白作用，能保护皮肤黏膜、润泽皮肤、增强皮肤弹性、减轻皱纹、延缓皮肤衰老；防治痤疮、雀斑，预防化脓性皮肤病。

［服用方法］芦荟只入丸剂、散剂，不入煎剂；还可以制作食物，如芦荟奶、芦荟羹、炒芦荟等。

［禁忌］据临床观察，芦荟清火通便容易产生依赖，故不宜久用。

四十六、柴　胡

柴胡，有南柴胡、北柴胡、竹叶柴胡 3 种，前两者用根，后者用全草，医疗作用大致相同。

［性味］柴胡性微寒、味苦，入肝（经）胆（经）心包（经）三焦（经）。

［功用］柴胡作为临床常用中药，具有良好的疏肝理气和胃、调和肝胆、解表清热止痛、升阳举陷、镇静宁神的作用。用于普通感冒或流感发热、寒热往来、头痛目眩、口苦耳聋、肝郁气滞，胸肋胀痛、内热烦躁失眠、多梦，胃下垂、下利脱肛，下焦郁热、月经不调、子宫脱垂、脱肛等。

清热（无论外感热邪或脏腑郁热）常配伍黄芩、栀子、牡丹皮、石膏、葛根等同用（如小柴胡汤）。

柴胡味轻，具升阳之性，常配伍党参、黄芪、升麻等治疗气虚下陷、中气不升、上气不足的胃下垂、久泻脱肛、子宫下垂等症，方如补中益气汤。

柴胡长于疏解肝、胃、胆、三焦之气机，可治疗肝气郁结、肝胆气滞血瘀、胁肋疼痛、月经不调或痛经等，常与当归、白芍、香附、郁金等药同用。代表方如逍遥散、小柴胡汤、柴胡疏肝散等。

现代药理研究证明：柴胡能使白细胞、淋巴细胞的吞噬能力增强，抗菌（对结核杆菌有抑制作用），抗病毒（对流感病毒有强烈的抑制作用），提高免疫功能，保肝、降转氨酶，对肝炎病毒感染也有疗效。柴胡疏肝丸可以明显增加脑部和肝血流量，增强心肌收缩力，增加心脏的搏出量。

[服用方法] 柴胡的一次用量通常为 6～10 克，解热生用量宜大，升阳生用量宜小，疏肝解郁宜醋炒。

[禁忌] 因柴胡有升发之性，有真阴亏损、肝阳上亢、肝风内动、阴虚火旺及气机上逆（如高血压等病患者）忌用或慎用。为减低其升发之性，宜用醋制柴胡。

服药期间，不能同时服用滋补性中成药；忌烟、酒及辛辣、生冷、油腻食物；凡年老体弱、孕妇、哺乳期妇女、儿童高血压、心脏病、肝病、肾病、糖尿病等慢性病严重者应在医师指导下服用；风寒感冒不宜；服药 3 天症状无缓解以及体温超过 38.5℃ 的患者，应去医院就诊。

四十七、板蓝根（大青叶）

板蓝根，多年生草本植物马兰（大青）的根，别名"马兰根""大青根"，叶称"大青叶"。

[性味] 性大寒、味苦，入肺（经）、胃（经）。

[功用] 清热解毒、凉血利咽。主治风热感冒、流行性感冒、发热、咽喉红肿疼痛。

现代药理研究：板蓝根、大青叶有明显清热解毒、抗菌、抗病毒、抗肿瘤作用，提高机体免疫功能。

[服用方法] 临床可用于防治感冒（包括流感）、流行性乙型脑炎（预防：板蓝根 10～15 克，水煎服，每日 1 剂，分 2 次服用，连服 5 天；治疗量 30～50 克）、流行性腮腺炎（板蓝根 60～100 克水煎服，小儿减半，并可将板蓝根配成 30% 溶液涂患处）、传染性肝炎（板蓝根 30～50 克，水煎常服，每日 1 剂）、红眼病（以板蓝根制成 10% 或 5% 眼药水滴眼，每日数次）、单纯性疱疹性口腔炎（板蓝根 30～50 克，水煎服，每日 1 剂）；对于流行性脑脊髓膜炎、非典型性肺炎等也有一定疗效。

[禁忌] 服药期间忌烟、酒、辛辣、鱼腥食物；不宜同时服用滋补性中药；风寒感冒不宜；少年儿童应该避免大剂量、长期服用板蓝根，以免积"药"成疾（小

儿过敏反应、消化系统和造血系统损害），酿成后患。

四十八、山　楂

山楂，又名"红果""赤枣""海红""山红果""山里红"。

[性味] 性温，味甘、酸，归脾（经）、胃（经）、肝（经）。

[功用] 山楂含糖类、B 族维生素、维生素 C，胡萝卜素以及铁、钙等矿物质。具有生津止渴、消食化积、活血化瘀、通调血脉、降脂减肥以及杀虫解毒等多种医疗作用。主要用于治疗食积、消化不良、食欲缺乏、泄痢、高血压、冠心病、高血脂、肥胖症、闭经、产后腹痛等病症。

[服用方法] 入汤剂、泡茶饮，或做成糕点食用。

[禁忌] 山楂含有大量的有机酸、果酸、山楂酸、枸橼酸等，空腹食用，会使胃酸猛增，对胃黏膜造成不良刺激，使胃胀满、嗳气、吐酸水。故胃无积滞、脾胃虚弱以及牙病者不宜食用。

山楂还有破血散瘀的作用，过量食用能刺激子宫收缩，导致流产。故孕妇也要慎用。

四十九、丹　参

[性味] 丹参，性凉、味苦，入心（经）、肝（经）。

[功用] 具有养血行血、活血化瘀、通调血脉、软坚散结、消肿止痛等功能作用。《滇南本草》谓之"补心定志，安神宁心，治健忘、怔忡、惊悸、不寐"。主治贫血、冠心病（心绞痛）、脑血管硬化、脑梗死、脑震荡后遗症等引起的头痛、眩晕、记忆力下降甚或痴呆、跌打损伤、疮疡痈肿、月经不调、痛经、闭经、乳腺炎、腹部肿块（肝大、脾大、子宫肌瘤、卵巢囊肿、宫外孕）等。为心脑血管病、妇产科病症要药，有"一味丹参，功抵四物"之美誉。

现代研究：丹参不仅能调节神经系统的兴奋与抑制过程，还可以稳定血压、降血脂、改善微循环，增加毛细血管张力，降低血管脆性，提高组织从微循环中摄取氧的能力，促进人体对氧的利用和吸收。

[服用方法] 丹参制剂很多，有片剂、丸剂、散剂、膏剂、酒剂、注射液等。平时可取丹参 5～10 克，切片，开水冲泡代茶饮服。

取丹参适量，将其研成粉，于睡前以小杯温酒或淡盐水送服，对各种月经不调有效。

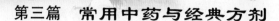

［禁忌］孕妇及月经期女性忌用。

五十、柏子仁

柏子仁，又称"柏实"。

［性味］性平，味辛、甘，入心（经）、肝（经）、肾（经）。

［功用］柏子仁内含较为丰富的脂肪、胡萝卜素和维生素 A、B 族维生素、维生素 C、维生素 D、维生素 E、维生素 K 等。有养心安神、润肠通便作用，为传说中仙家服食之品。《神农本草经》称"久服令人润泽、美色、耳目聪明、不饥不老、轻身（即"减肥健美"）延年"。《本草纲目》说"养心气，润肾燥，安魂定魄，益智宁神。"

柏子仁对用脑过度的头晕头痛、心脾两虚之心慌不安、惊悸失眠等症，效果良好。

［服用方法］一般可单取 10 克左右煎服，或加入复方之中。常与人参、黄芪、当归、地黄、远志、茯神、酸枣仁、五味子等配伍应用。

［禁忌］痰多、大便稀溏者忌用。

五十一、仙　茅

仙茅因其叶似矛，久服轻身（身体轻盈）似仙，故而得名。原本系西域之药草，唐代时传入我国。

［性味］性温、热，味辛，入肾经。

［功用］温肾壮阳、补命门真火，祛寒除湿、祛腰膝冷痛，主要适用于肾阳虚所致的畏寒、腰膝冷痛、精神萎靡、食欲缺乏、心悸、健忘、夜尿多、小便清长、尿失禁、性功能低下、遗精、阳痿、早泄、宫寒不孕等。

《本草正义》说它是"补阳温肾之专药"；《开宝本草》说它能"强记，长精神，明目"。《类证本草》称之"久服通神强记"。《本草纲目》在"通神强记"之外又有"填骨髓"的记录。

［服用方法］单用泡酒或入复方，《生草药性备要》一书还记载：十蒸九晒，以砂糖拌匀、密封数日，每日以茶水送服少许。

［禁忌］本品辛热，阳盛及阴虚火旺者忌服。

五十二、淫 羊 藿

淫羊藿，一名"仙灵脾"。

[性味] 性温，味辛、甘，入肝（经）、肾（经）。

[功用] 补肾壮阳，祛风除湿，为补益肝肾、填精益智良药。《神农本草经》载其"益气力，强志"。《日华诸家本草》称之"补腰膝，强心力，老人昏耄，中年健忘，丈夫绝阳无子，女子绝阴无子"。主要用于肾阳虚引起的精神萎靡、神经衰弱、心悸、失眠、健忘，夜尿多、小便清长、尿失禁、遗精、阳痿、早泄、宫寒不孕以及男女性功能低下等。

《寿世保元》一书记有淫羊藿酒，言"老人昏耄健忘，饮之最良"。先将淫羊藿洗净、切碎、布袋装好扎紧，用上好白酒 2000 毫升浸渍、密封（春夏 5 天，秋冬 10 天），而后随量饮之。可延缓中老年人脑功能衰退，防治老年痴呆。

[服用方法] 入汤剂、散剂或泡药酒。

[禁忌] 阳盛及阴虚火旺者忌服。

五十三、鹿 茸

鹿茸，是脊椎动物雄鹿头上尚未骨化的幼角；成长至绒毛脱落、硬化为骨质者，即为鹿角；以鹿角熬成胶，是为"鹿角胶"；熬胶所剩之残渣（或将鹿角烧成炭）则称"鹿角霜"。

[性味] 鹿茸性温，味甘、咸，入肝（经）、肾（经）。

[功用] 鹿茸为血肉有情之品，血旺气充，壮肾阳而不燥，故具有补肾阳、养精血、填脑髓、益智慧、壮筋骨的良好作用。《本草纲目》载其"生精补髓、养血益阳、强健筋骨，治一切虚损、耳聋、目暗、眩晕"。主治肝肾不足之头晕目眩、耳鸣耳聋、肾虚腰痛、四肢萎软无力、遗尿、遗精、阳痿、妇人虚寒性崩漏带下、小儿生长迟缓、发育不良等病症。

鹿角（胶）之药力虽不及鹿茸，但因其价廉，故常常作为鹿茸之代用品。鹿角霜功同鹿角（胶），唯补力稍逊。

据现代研究：鹿茸含多量胶质、蛋白质，氨基酸达 17 种之多，还有脑磷脂、卵磷脂、神经磷脂以及 28 种以上的微量元素，如铁、锌、锰、铜、硒等，均为合成大脑蛋白和神经胶质细胞的重要原料。所含多种氨基酸对机体有强化作用，能促进食欲，清理代谢废物，改善睡眠，消除疲劳，提高身体素质和学习、工

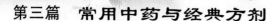

作效率。让中老年人恢复青春活力，使体弱多病者恢复健康。

[服用方法]鹿茸的制剂很多，有鹿茸粉、鹿茸精、鹿茸丸、全鹿丸、参茸精、参茸丸、参茸酒等。若直接用鹿茸煎服，则宜单独使用，不可与其他药物混合煎煮，以免造成浪费；若冲服，应将鹿茸研成细末，每次温酒送服1克，每日3次；若炖服，可将鹿茸切片，取3～5克放入杯中加水适量，蒸2～3小时后，分次服用。

[禁忌]本品温阳大补，故阳盛体质、内热偏盛和阴虚阳亢者忌用；肝病及高血压患者也不宜服用。

五十四、韭　菜

韭菜，又名"起阳草""壮阳草"。

[性味]性温，生者辛辣、熟者甘甜，入肺（经）、胃（经）、肝（经）、肾（经）。

[功用]韭菜除了含有糖类、脂肪、蛋白质三大营养素以外，还有较多的胡萝卜素、维生素C、纤维素以及钙、磷、铁等矿物质。具有宣肺调气、调理肠胃、温阳补肾、固精止带、疏肝理气、调经、活血化瘀降脂、消肿止痛、解毒杀虫等诸多作用。可用于治疗咳喘、肺结核、呃逆、胃痛、腹痛、高血脂、便秘、泄泻、遗尿、遗精、阳痿、带下、痛经、月经不调以及多种出血、跌打损伤等一系列病症等。

[食用方法]眼睛干涩、视物模糊：韭菜250克，在开水锅中焯10秒沥干后撒点盐，放在180℃的微波炉中烤3分钟后吃。

便秘：韭菜内含特别丰富的纤维素，食之能刺激肠道，促进排便。可用韭菜汁1杯，加黄酒和开水冲服，每日2次。

五更泄（凌晨腹泄）：鲜韭菜60克，切碎拌入米粥里，加食盐稍煮片刻，温而食之。

糖尿病下肢肿、脾肾阳虚腿脚肿、尿失禁：常吃韭菜馅包子、饺子或韭菜炒鸡蛋有效，对药物造成的肾损害有一定治疗作用。

妊娠反应：韭菜汁50毫升，加糖适量，调服。

[禁忌]李时珍《本草纲目》中记载："韭菜春食则香，夏食则臭，多食则神昏目暗，酒后尤忌。"韭菜偏热性，多食易上火，凡热盛、阴虚火旺和热性病、胃肠炎、消化不良、眼疾、疮疡肿毒者不宜食用，尤其不能生吃。

春天的韭菜最好且补脾肾力量最佳，夏天韭菜老化，纤维多而粗造，不易被胃肠消化吸收，不宜多食。

五十五、肉 苁 蓉

肉苁蓉，别称"淡大云"，还因加工炮制方法不同另有"咸苁蓉"（用盐炮制、色黑外有白色盐霜而味咸）、"淡苁蓉"（漂去盐质再蒸熟）之名。

[性味]性温，味甘、酸、咸，入肾（经）、大肠（经）。

[功用]补肾壮阳、润肠通便的医疗作用，主要适用于肾阳虚所致的畏寒、腰膝冷痛、筋骨萎软、精神萎靡、体虚多汗、心悸、健忘、夜尿多、小便清长、尿失禁、肠燥便秘、性功能低下、遗精、阳痿、早泄、不育、宫寒不孕等。

[服用方法]一般入丸剂服用。

[禁忌]脾虚便溏、命门火旺、阳强易举者忌用。

五十六、蘑 菇

蘑菇，又名"口蘑""蘑菇蕈"。

[性味]性凉、味甘，归肺经、脾（经）、胃（经）。含糖类、脂肪、蛋白质、多种氨基酸、维生素及矿物质。具有补脾益胃、理气化痰、疏肝利胆、祛风消炎和抗癌的作用。主治咳嗽气喘、肺炎、肺结核、胃肠炎、饮食缺乏、各种肝炎、白细胞减少症、糖尿病、小儿麻疹、肠风下血、痔出血、功能性子宫出血、久病体虚、癌肿（尤其是食管癌）等。

不可误服野生或储存日久腐败变质的蘑菇，以防中毒。

第四节　常用 50 个经典方剂

药物经过系统组合、分清主次地配伍，称为方剂。

一、四君子汤

[药物组成]人参、茯苓、白术、炙甘草。

[功能主治]补中益气、健脾养胃，适用于脾胃虚弱、运化无力之食少、便溏，面色萎黄、少气懒言、肢软倦怠、脉微细无力等。

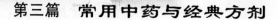

二、异 功 散

［药物组成］四君子汤加陈皮。

［功能主治］健运脾胃，适用于脾胃虚弱、不思饮食、上吐下泻。

三、六君子汤

［药物组成］异功散加半夏。

［功能主治］理脾和胃，适用于脾胃虚弱、不思饮食。

四、四 物 汤

［药物组成］熟地黄、白芍、川芎、当归。

［功能主治］调补气血，为妇产科第一方剂，适宜于各种血虚之证、月经不调、产前产后诸疾。

五、胶艾四物汤

［药物组成］四物汤加阿胶、艾叶、甘草。

［功能主治］养血调经、暖宫、安胎、止血，适用于血虚崩漏（经水色淡）、月经不调、妊娠动胎、下血腹痛、产后出血不止等。

六、艾附暖宫丸

［药物组成］四物汤加黄芪、艾叶、制香附、续断、肉桂、吴茱萸。

［功能主治］温通经脉、暖宫助孕，适用于血脉不调、子宫虚寒冷痛、食欲缺乏、面色萎黄、倦怠乏力、久无身孕。

［注意事项］服药期间忌生气恼怒和生冷饮食。

七、八 珍 汤

［药物组成］四君子汤加四物汤。

［功能主治］气血双补，适宜于失血过多、气血两虚证。

八、十全大补汤

［药物组成］八珍汤加黄芪、肉桂。

［功能主治］气血双补，适宜于失血过多、气血两虚、虚劳咳喘、月经不调、遗精、精少、不孕或不育之证。

九、参苓白术散

［药物组成］人参、茯苓、白术、山药、白扁豆（炒）、莲子、薏苡仁、砂仁、桔梗、甘草。

［功能主治］补脾胃、益肺气，主治脾胃虚弱、食少便溏、气短咳嗽、肢倦乏力。

［注意事项］本方稍偏温燥，阴虚火旺者慎用；高血压及感冒热症者忌用；孕妇忌用。

十、补中益气汤

［药物组成］人参、黄芪、白术、当归、升麻、柴胡、陈皮、炙甘草。

［功能主治］补中益气、升阳固脱，用于气虚发热、怕冷有汗、口渴但喜热饮、久泻久痢、久病体虚、气虚下陷之胃下垂、子宫脱垂、脱肛等内脏下垂。

十一、归　脾　丸

［药物组成］党参、白术（炒）、炙黄芪、炙甘草、茯苓、远志（制）、酸枣仁（炒）、龙眼肉、当归、木香、大枣肉。

［功能主治］补养气血、养心安神，用于思虑过度、心脾两虚、面色萎黄、气短心悸、健忘、失眠或多梦、头晕眩晕、食欲缺乏、肢倦乏力、大便溏泻、脾虚出血、月经不调、月经量多、色淡等症。

十二、当归养血膏

［药物组成］黄芪、当归（5:1）。

［功能主治］益气养血，适宜于一切气虚、血虚之证，妇人月经及产前产后诸疾。

十三、生　脉　饮

［药物组成］人参、麦冬、五味子。

［功能主治］养阴生津、益气止汗，适宜于热邪伤阴、津液亏耗之汗多体倦、

气短、自汗、肺虚久咳、口干舌燥、脉来虚弱之证。

十四、玉屏风散

［药物组成］黄芪、白术、防风、炙甘草。

［功能主治］益气、固表、止汗，用于表虚自汗、免疫力差、抵抗力弱、容易感冒者。

十五、葱 豉 汤

［药物组成］葱白、豆豉。

［功能主治］解表散寒、通阳发汗，适用于风寒感冒初期、畏寒发热、无汗、头痛、鼻塞。

十六、银 翘 散

［药物组成］金银花、连翘、薄荷、牛蒡子、豆豉、甘草、芦根、桔梗、竹叶、荆芥穗。

［功能主治］辛凉透表、清热解毒，适宜于风热感冒或温病初期、发热无汗或微汗不畅、头痛、口渴、热咳咽痛、舌红、苔薄黄。

十七、桑菊感冒片

［药物组成］桑叶、菊花、连翘、桔梗、苦杏仁、薄荷油、芦根、甘草。

［功能主治］疏风清热，宣肺止咳，适宜于风热感冒初起、身热不甚、头痛、咳嗽、口干微渴、咽痛等。

［服用方法］风寒感冒者不宜；服药期间忌烟、酒及辛辣、生冷、油腻食物；忌食用补品。

十八、大柴胡汤

［药物组成］柴胡、大黄、枳实、黄芩、芍药、半夏、生姜、大枣。

［功能主治］外解半表半里之热、内泻脏腑热结，适用于寒热往来、胸胁苦满、抑郁烦闷、脘腹胀痛、恶呕不止、便秘或热泻、舌苔黄。

十九、小柴胡汤

［药物组成］大柴胡汤去大黄、枳实，加人参、甘草。

［功能主治］和解半表半里之热、扶正祛邪，适用于急性热病、发热或寒热往来、胸胁苦满、心烦作呕、口苦咽干、热咳、舌薄白或薄黄。

二十、逍 遥 丸

［药物组成］柴胡、当归、白术、茯苓、白芍、甘草。

［功能主治］疏肝解郁、健脾理气，适用于肝气郁结、两胁疼痛、头晕目眩、口苦咽干、不思饮食、乳房胀痛、月经不调等证。

二十一、六味地黄丸

［药物组成］熟地黄、山药、山茱萸、茯苓、泽泻、牡丹皮。

［功能主治］滋阴补肾，适用于肾阴亏损、头晕耳鸣、失眠、慢性腰腿痛及膝酸软、骨蒸潮热、盗汗遗精、更年期综合征、慢性鼻炎、口疮、牙周炎脓肿等。

二十二、都 气 丸

［药物组成］六味地黄丸加五味子。

［功能主治］补肾纳气、止咳平喘，适用于肾虚咳喘、面赤、呃逆等证。

二十三、杞菊地黄丸

［药物组成］六味地黄丸加枸杞子、菊花。

［功能主治］补益肝肾、滋阴明目，适用于头晕耳鸣、眼花歧视、干涩胀痛。

二十四、八仙长寿丸

［药物组成］六味地黄丸加麦冬、五味子。

［功能主治］补肾纳气、止咳平喘，适用于肾虚咳喘。

二十五、(金匮)肾气丸

［药物组成］六味地黄丸加肉桂、制附子。

［功能主治］温补肾阳、化气行水，用于肾阳不足、畏寒肢冷、肾虚水肿、

腰膝酸软、小便不利等。

[注意事项] 忌房事及冷食物，孕妇不宜。

二十六、济生肾气丸

[药物组成]（金匮）肾气丸加牛膝、车前草（子）。

[功能主治] 温阳化水、利尿消肿，适用于肾虚腰痛、腿脚水肿、小便不利。

二十七、十 补 丸

[药物组成]（金匮）肾气丸加鹿茸、五味子。

[功能主治] 温补肾阳，适用于肾虚体弱、面色黧黑、耳鸣耳聋、腰膝酸软、腿冷脚肿、小便不利等。

二十八、右 归 丸

[药物组成] 由（金匮）肾气丸减去泽泻、茯苓、牡丹皮，加当归、枸杞子、杜仲、鹿角胶、菟丝子。

[功能主治] 温补肾阳、壮命门真火，适用于先天不足、命门火衰、神疲倦怠、畏寒肢冷、大便稀溏、小便淋漓或自遗、男子不育、女子不孕等。

二十九、左 归 丸

[药物组成] 右归丸减去肉桂、附子、当归、杜仲，加牛膝、龟甲胶。

[功能主治] 滋阴补肾、填精益髓，主治真阴不足证。头晕目眩，腰酸腿软，遗精滑泄，自汗盗汗，口燥舌干，舌红少苔，脉细。本方常用于老年性痴呆、更年期综合征、老年骨质疏松症、闭经、月经量少等属于肾阴不足，精髓亏虚者。

三十、固 元 膏

[药物组成] 阿胶、黑桃仁、黑芝麻、冰糖、黄酒。

[功能主治] 补肾养血，适宜于血虚、肾虚之面色萎黄或黧黑、头晕眼花、耳鸣、脱发、白发、腰痛、月经不调等。

三十一、五 汁 饮

[药物组成] 梨子汁、藕汁、荸荠汁、芦根汁、麦冬汁。

[功能主治] 滋阴润燥、生津止渴，用于热病伤阴、口燥烦渴。

三十二、保 和 丸

[药物组成] 山楂、神曲、茯苓、陈皮、半夏、连翘、莱菔子。

[功能主治] 消食化滞、清热利湿，适用于饮食停滞、脘腹满闷、嗳腐吞酸、恶心呕吐或腹泻。

三十三、当归羊肉汤

[药物组成] 当归、人参、黄芪、生姜、羊肉。

[功能主治] 温中散寒、补虚镇痛，适用于虚劳自汗或虚寒腹痛、产后气血不足诸症。

三十四、麻 仁 丸

[药物组成] 麻仁、杏仁、大黄、枳实、厚朴、芍药。

[功能主治] 润肠通便，适用于胃肠燥热、大便秘结、痔等。

三十五、板篮根冲剂

[药物组成] 板蓝根、大青叶。

[功能主治] 清热解毒、凉血消肿，适用于温热病发热、上呼吸道感染、肺炎、扁桃体炎、白喉、流行性腮腺炎、乙型脑炎、病毒性心肌炎、麻疹、水痘、单纯性疱疹性口腔炎等。

[注意事项] 风寒感冒、虚寒证不宜服用；服药期间忌烟、酒及辛辣、生冷、油腻食物；忌服补品。

三十六、藿香正气散

[药物组成] 藿香、紫苏叶、白芷、茯苓、炒白术、陈皮、半夏曲、姜制厚朴、桔梗、大腹皮、炙甘草。

[功能主治] 解表和中、理气化浊，适用于外感风寒、内伤湿滞、胸膈满闷、恶心呕吐、脘腹疼痛、肠鸣泄泻、脉滑苔腻等证。

三十七、酸枣仁汤

［药物组成］酸枣仁、茯苓、川芎、知母、甘草。

［功能主治］养血安神、清热除烦，适用于头晕目眩、咽干口燥、心悸、盗汗、虚劳虚烦不得眠等。

三十八、甘麦大枣汤（脑乐静）

［药物组成］甘草、浮小麦、大枣。

［功能主治］养心安神，适用于心境抑郁、精神恍惚、神情过敏、心神不宁、喜悲无常、不能自主等证。

三十九、补　脑　汤

［药物组成］制黄精、制玉竹、决明子、川芎。

［功能主治］健脑益智，适宜于头晕、目眩、耳鸣、记忆力下降。

四十、健脑冲剂

［药物组成］枸杞子、酸枣仁等。

［功能主治］健脑益智，适宜于头晕、目眩、耳鸣、失眠、记忆力下降。

四十一、强　记　汤

［药物组成］熟地黄、麦冬、远志、生酸枣仁。

［功能主治］滋阴养血、养心安神、健脑益智，适用于阴虚、血虚之头晕、目眩、心烦、失眠、记忆力低下等。

四十二、聪　明　汤

［药物组成］石菖蒲、远志、茯神。

［功能主治］养心安神、健脑益智，适宜于头晕、耳鸣、健忘、失眠等。

四十三、菖蒲益智丸

［药物组成］石菖蒲、远志、茯神、人参、牛膝、桔梗、肉桂、制附子。

［功能主治］养心安神、健脑益智，适宜于头晕、耳鸣、健忘、失眠等。

四十四、益气聪明汤

［药物组成］人参、黄芪、升麻、葛根、白芍、蔓荆子、酒制黄柏、甘草。

［功能主治］补气升阳、健脑益智，适宜于气虚头晕、目眩、记忆力减退。

四十五、补气健脑汤

［药物组成］黄芪、白术、茯神、黄精、莲子、龙眼、核桃仁、炙甘草、人参粉（另包冲服）。

［功能主治］补益气血、健脑益智，适用于气虚、少气懒言、头晕目眩、记忆力下降。

四十六、补血健脑汤

［药物组成］黄芪、当归、远志、茯神、麦冬、龙眼、五味子、黑芝麻、大枣、人参粉（另包冲服）。

［功能主治］同"补气健脑汤"。

四十七、补心健脑汤

［药物组成］远志、茯神、当归、麦冬、五味子、柏子仁、益智、龙眼肉、酸枣仁、炙甘草、人参粉（另包冲服）。

［功能主治］补益心气、养心安神、健脑益智，适用于心气不足、心血不足之头晕目眩、心悸、失眠、健忘等。

四十八、补脾健脑汤

［药物组成］黄芪、白术、山药、远志、莲子、当归、益智、酸枣仁、大枣、木香、人参粉（另包冲服）。

［功能主治］健脾益气、促进思维，适用于脾气虚弱、食欲缺乏、头晕目眩、思维迟钝、记忆力下降。

四十九、补肾健脑汤

［药物组成］鹿角、龟甲、龙骨、石菖蒲、远志、枸杞子、核桃仁、人参粉（另包冲服）。

［功能主治］补肾填精、健脑益智，适用于肾虚头晕、眼花、耳鸣、失眠或多梦、记忆力减退。

五十、健脑益智合剂

［药物组成］熟地黄、远志、丹参、砂仁、枸杞子、益智、石菖蒲、生龙骨、炙龟甲、鹿角粉（另包冲服）。

［功能主治］补肾填精、健脑益智，适用于肾虚头晕、眼花、耳鸣、失眠或多梦、记忆力减退。

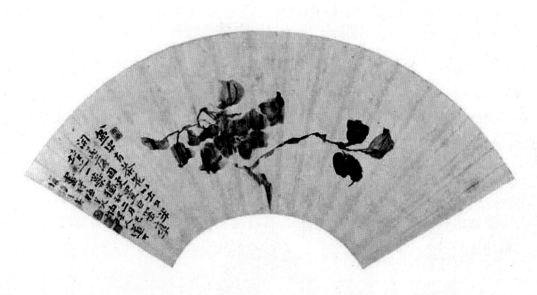

第四篇

针灸经络腧穴

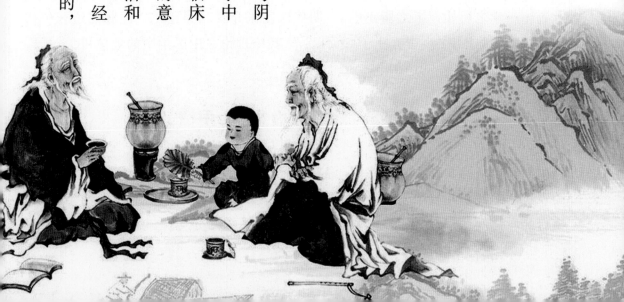

经络学说是中医学理论的重要组成部分，是针灸医学的核心理论，与阴阳、五行、脏腑、气血等学说共同构成中医学的理论体系。它贯穿于中医学的生理、病理、诊断、治疗和预防等各个方面。对于指导中医临床各科，特别是针灸、针麻、推拿、气功的临床实践，具有极其重要的意义。经络还是阐明人体生命活动——包括生理现象、病理变化及诊治和预防疾病（即生老病死全过程）的重要依据。《灵枢·经别篇》载：『经脉者……人之所以生，病之所以成，人之所以治，病之所以起。』一语中的，道出了经络与人生（即生老病死全过程）的密切联系。

第8章 经络学说

经络学说是中医学理论的重要组成部分，是针灸医学的核心理论，与阴阳、五行、脏腑、气血等学说共同构成中医学的理论体系。它贯穿于中医学的生理、病理、诊断、治疗和预防等各个方面。对于指导中医临床各科，特别是针灸、针麻、推拿、气功的临床实践，具有极其重要的意义。经络还是阐明人体生命活动——包括生理现象、病理变化以及诊治和预防疾病（即生老病死全过程）的重要依据。《灵枢·经别篇》载："经脉者……人之所以生，病之所以成，人之所以治，病之所以起。"一语中的，道出了经络与人生（即生老病死全过程）的密切联系。

历代医家对于经络学说重要性的认识颇为深刻，认为经络学说是中医学最基本、最重要的理论。学医必学经络，业医必通经络。《黄帝内经》说："经脉者，所以能决死生，处百病，调虚实，不可不通。"宋代针灸医家窦材在《扁鹊心书》中说："学医不明经络，开口动手便错。盖经络不明，无以识病证之根源，究阴阳之传变……经络为识病之要道。"明代医家马元台在《黄帝内经素问注证发微》中说："经脉……实学者习医之第一要义，不可不究心熟玩也。"初学中医者必须由此入门，造诣很深的医生，也以是否精通经络学说为标准。（《黄帝内经》："经脉者……学之所始，工之所止也。"明代医家张介宾《类经》："经脉之道……初学者必始于此，工之良者亦止于此而已。"）经络理论在中医学中的地位可见一斑。

第一节 经络的概念和特点

经脉、络脉合称为"经络"。经有路径、途径之义，纵行人体上下，沟通脏腑表里，是经络系统的主干（《说文解字》："经，通道"）；络有联络、网络之义，横行经脉之间，交错分布在全身各处，是经络系统的分支（《说文解字》："络，连结"）。

《黄帝内经》："经脉者，内属于腑脏，外络于肢节。"揭示了经络与人体的有机联系。"经脉者，所以行血气而营阴阳，濡筋骨利关节者也。"概括了经络的功能作用。经络是沟通内外、联系上下、运行气血、输布营养、协同完成脏腑功能、维持机体生命活动的通道。对于有机体来说，经络既是躯体各部的联络系统，运行气血的循环系统，主束骨而利关节的运动系统，又是疾病传变的反应系统，抗御外邪的防卫系统，调节阴阳平衡的调整系统。

经脉和络脉合为一体分布于全身。两者之间既有紧密的联系，不可分割；又有明显的区别，各有特点。

一、经深络浅

《黄帝内经》："经脉者，常不可见也，伏行分肉之间，深而不见……诸脉之浮而常见者皆络脉也。"由于经脉在体内深伏难见，络脉在体表浅显易察，在病理状态下，经脉为病一般从体表也是难以察觉的，只能借助于脉诊来了解经脉的虚实情况。而络脉为病则常常可以在体表络脉的分布区见到一些不同的病理变化（实则必见，虚则必下）。

经深络浅只是相对而言，因为经络本身又有深有浅（属阴的经络较深，属阳的经络较浅）。

二、经直络横

经脉是经络系统的主干部分，呈线状纵行人体上下，循行路线较长，能越过大小关节并与相应的脏腑、组织、器官发生规律性联系。络脉是经络系统的分支部分，呈网状横行于经脉之间，循行路线较短，一般不能越过较大的关节，与脏腑、组织、器官的联系也不如经脉那样有规律（脉之直行者为经，支而横者为络）。

三、经粗络细

经脉譬如树干，是经络系统的主干，较为粗大，《黄帝内经》称之为"大经"；络脉譬如树枝，是经络系统的分支，结构细小，《黄帝内经》称之为"小络"。尤其是孙络、浮络更为细小。故《类经》说："络有大小，大者曰'大络'，小者曰'孙络'……络之别者为'孙'，'孙'者言其小也。""经即大地之江河，络犹原野之百川。"这对经脉与络脉的粗细之别做了较为形象的描述。

四、经少络多

经脉包括十二经脉、奇经八脉和十二经别，它们都有固定的数目。经脉的附属结构十二经筋、十二皮部也是以"十二"为数来划分的。络脉则是数以万计、数不胜数的。

总而言之，经脉在人体，内连六脏六腑，呈线状沟通肢体，譬如河流，具有直、大、深、长、少的特点；络脉在人体，外络四肢百骸，呈网状联络周身，譬如溪沟，具有横、小、浅、短、多的特点（表8-1）。

表8-1 经脉与络脉的区别

经　脉	络　脉
深伏难见	浅显易察
线状纵行、路线较长	网状横行、路线较短
粗大（主干）	细小（分支）
数目较少（正经十二、经别十二、奇经八条）	数目很多（大络十六，孙络、浮络数以万计）

第二节　经络系统的组成

经络是一个大的系统，它是由经脉和络脉两大主体结构及六脏六腑、十二经筋、十二皮部三大连属结构共同组成。经脉包括十二经脉、十二经别、奇经八脉，络脉包括十六大络、孙络、浮络（图8-1）。

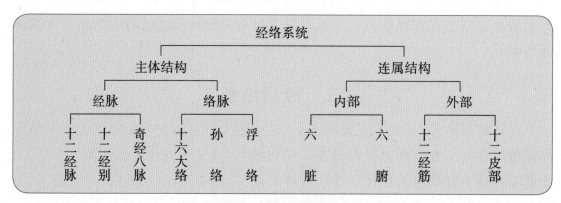

图8-1 经络系统组成

一、十二经脉的命名、特点和作用

（一）命名含义

十二经脉的命名是在"天人相应、人应自然"的观念指导下，结合脏腑、手足、阴阳三方面内容而命名。《黄帝内经》："经脉十二者，外合于十二经水，而内属于五脏六腑，以应十二月。"

1. 脏腑　每一条经脉均分属于一个脏或一个腑，从内向外或由表入里分布于机体，贯穿于周身。属于哪一个脏腑的经脉，便冠以该脏腑的名称。

2. 手足　每一条经脉的循行都要走向肢体，或循行于上肢，或循行于下肢。循行于上肢的称为"手经"，循行于下肢的称为"足经"。从六脏来看，肺、心、心包居于膈上，膈上属阳，上肢也为阳，故属于肺、心、心包的经脉循行于上肢；相对而言，与它们相表里的大肠、小肠、三焦的经脉也循行于上肢。脾、肝、肾三脏位于膈下，膈下属阴，下肢也为阴，故脾、肝、肾所属的经脉循行于下肢；相对而言，与它们相表里的胃、胆、膀胱所属的经脉也循行于下肢。

3. 阴阳　中医学认为，脏属阴、腑为阳；内属阴、外为阳。故属脏并在肢体内侧的经脉为阴经，属于腑并在肢体外侧的经脉即为阳经。

（二）表现特点

1. 有固定的流注次序　中医学认为，人之气血生于脾胃，注于经脉，借肺气的推动输送到全身。十二经脉气血流注即从手太阴肺经开始，按固定的次序一经传一经。具体是：手太阴肺经→手阳明大肠经→足阳明胃经→足太阴脾经→手少阴心经→手太阳小肠经→足太阳膀胱经→足少阴肾经→手厥阴心包经→手少阳三焦经→足少阳胆经→足厥阴肝经→手太阴肺经……如此阴阳相贯，周流不息。

附录：十二经脉流注歌

> 十二经循环，肺大（肠）胃脾传；
>
> 心小（肠）膀胱肾，心包焦胆肝；
>
> 始于云门穴[注]，期门一周完；
>
> 周而又复始，如环而无端。

注：据《针灸甲乙经》所记以及《标幽赋》"太阴为始，至厥阴而方终；穴出云门，抵期门而最后"之说，手太阴肺经起始穴应该是"云门"，而不是"中府"。

十二经脉气血在一昼夜的时间内，如同自然界的潮汐有涨有落的现象一样，也有着盛衰消长的规律变化。古代医家在长期的生产实践和医疗实践中，已经发现和体会到这一点，于是创立了十二经脉气血流注时刻学说，成为"子午流注"的理论基础（表8-2）。

表8-2　十二经脉昼夜运行最盛时刻

时辰	寅	卯	辰	巳	午	未
时间	3－5	5－7	7－9	9－11	11－13	13－15
经脉	手太阴	手阳明	足阳明	足太阴	手少阴	手太阳
时辰	申	酉	戌	亥	子	丑
时间	15－17	17－19	19－21	21－23	23－1	1－3
经脉	足太阳	足少阴	手厥阴	手少阳	足少阳	足厥阴

2. 循行走向有规律　十二经脉有着规律性循行走向，手三阴经和足三阳经离心而走，手三阳经和足三阴经向心而行。即《黄帝内经》："手之三阴从脏走手，手之三阳从手走头，足之三阳从头走足，足之三阴从足走腹（胸）"。此规律提示了十二经脉的起点和终点（图8-2）。

3. 交接传递有规律　十二经脉的交接传递规律有三：①互为表里的阴阳经脉交接于四肢末端，上肢为阴经交阳经，下肢为阳经交阴经。例如手太阴肺经交手阳明大肠经，足阳明胃经交足太阴脾经等。②同名手足阳经交接于头面部，均为手经交足经。例如手阳明大肠经交足阳明胃经等。③异名

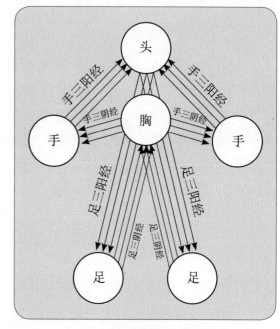

8-2　十二经循行走向规律

手足阴经交接于胸腹部,均为足经交手经。例如足太阴脾经交手少阴心经等(图
8-3,图 8-4)。

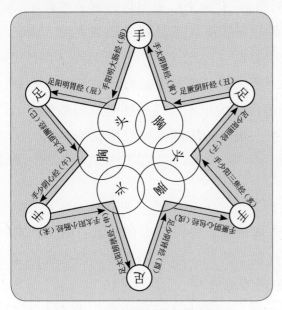

图8-3　十二经脉交接传递规律

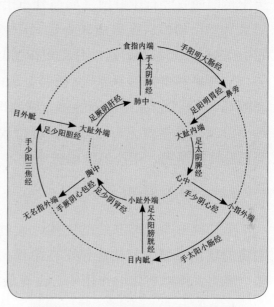

图8-4　十二经脉流注、循行和交接

4.体表分布有规律　手经分布在
上肢,足经分布在下肢;阴经分布于
四肢内侧,阳经分布在四肢外侧;四
肢内侧经脉的排列是太阴在前、厥阴
在中、少阴在后(足三阴经在内踝上 8
寸以下太阴与厥阴易位,即厥阴在前、
太阴在中),根据经脉的阴阳表里对应
关系,外侧经脉的排列是阳明在前、
少阳在中、太阳在后(图 8-5)。

头为诸阳之会。手足六阳经均循
颈项外表而上下头面,阳明经在前额、
面颊;少阳经在侧头部、颊部;手太

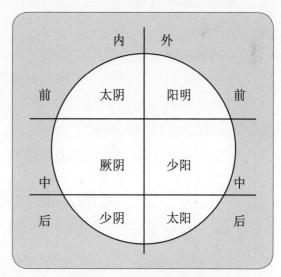

图8-5　十二经脉分布规律

阳经在颊部、颧部;足太阳经在头顶、后枕部。阴经经脉只有手少阴心经和足
厥阴肝经由颈内夹咽喉、食管上行,心经连络目系,肝经注目交巅。

人体躯干部,前为阴,后为阳;腹为阴,背为阳。手足六阴经均分布在胸

腹部,与任脉贯通;手阳明、手少阳行肩上;手太阳行肩胛;足阳明行胸腹;足少阳行胁肋;足太阳行腰背。手足六阳经均交背部的大椎穴,与督脉贯通。至于足阳明胃经行于身前(阳经分布于阴面),看起来似乎难以理解,实际上,如果从躯干的前后纵截面来看足三阳经的分布情况,正是符合阳明在前、少阳在中(侧)、太阳在后这一分布规律的。

5.与脏腑有属络联系 《类经》云:"经脉者,脏腑之枝叶;脏腑者,经络之根本。"十二经脉内属于脏腑,脏腑即是经络的根本,经络则是脏腑的标线。每一条经脉在体内无穴通路的循行过程中,均与相应的脏腑发生属络联系,阴经经脉属脏络腑,阳经经脉属腑络脏。

(三)功能作用

十二经脉是经络系统的主体,通过内属脏腑、外络肢节的途径,成为人体主要的联系系统。其功能作用在生理、病理、诊断、治疗和预防等各方面,在整个经络系统对机体的作用中,占有最主要的地位。

1.生理方面 十二经脉通过属、络、贯、注的方式沟通内外,联系上下;运行气血,营养周身;参与气化,维持生命;抗御外邪,护卫机体;调节平衡,适应自然。

2.病理方面 传导病邪、反映病候的作用。

3.诊断方面 有助于弄清疾病的部位和性质,为治疗提供临床依据。

4.治疗方面 引药归经、传递药性;接受针灸刺激,调节疾病的虚实,恢复脏腑功能,促进阴阳平衡。

5.预防疾病方面 能发挥强身健体、益寿延年的作用。

二、奇经八脉的命名、特点和作用

(一)命名含义

何谓奇经?奇者,异也,异于常者谓之"奇"。奇经是与正经相对而言,奇经八脉是十二经脉以外具有特殊意义的八条经脉。即任脉、督脉、冲脉、带脉、阴维脉、阳维脉、阴跷脉、阳跷脉,这与六脏六腑之外又有奇恒之腑具有同样的意义。其命名方式与十二正经有所不同,十二正经是结合手足、阴阳、脏腑命名的,而奇经八脉则是以各自的循行部位和功能作用命名的。

1.任脉 "任"有统任(统帅、担任)、妊养(妊娠、生养)之义,统任一身之阴，与诸阴脉相连。任脉起于小腹内，行走于身前。手三阴经均起于胸中，从胸走手；足三阴经均从足走腹胸；六阴经均在胸腹部与任脉贯通。故任脉又称为"阴脉之海"。

2. 督脉　"督"原字为"裻"，《说文解字》释为："衣背缝也。"表示此脉循行后背正中。督有总督之义，总督一身之阳，与诸阳脉相连。督脉行走于身后，沿脊柱而上，手足六阳经均通过交大椎而与督脉贯通。故督脉又称为"阳脉之海"。

3. 冲脉　"冲"为"衝"字的简化，乃"重"之假借字。古意指"重身"（古之《黄帝内经》和今之《辞海》均释为怀妊、身孕），言此脉与妇人的生理、病理关系密切。"冲"又有要冲、通道之义，因本经脉在人体的循行分布博大深长，上至头面，下至足踝，与任、督二脉同起一源，浅出于气冲穴；主干在身前夹任脉、足阳明胃经、足少阴肾经直冲而上；分支在身后合于督脉，连系诸阳，又与足太阴脾经、足少阴肾经并而下行，贯串周身，密切联系先天之本和后天之气，成为气血的要冲。正如《类经》所说："冲脉其上自头、下自足、后自背、前自腹、内自溪谷、外自肌肉、阴阳表里无所不涉。"故冲脉又称"血海""太冲脉""经脉之海"，其中，贯穿于脊柱之内的部分则称为"伏冲脉"。

4. 带脉　"带"有束带之义。本脉在人体腰腹环绕一周，束缚诸经，如束带然，故名"带脉"。

5. 阴维脉、阳维脉　"维"有维持、维系之义。阴维脉维系诸阴经，阳维脉维系诸阳经，故名"维脉"。

6. 阴跷脉、阳跷脉　"跷"的本义为足跟，引申为足跟抬起，有举足跨高之义。阴跷脉、阳跷脉均起发于足跟部，令人行动敏捷矫健，故名"跷脉"。

（二）表现特点

1. 别道奇行，不受十二正经循行的约束。

2. 呈向心性循行，无逆顺之分：奇经八脉中除带脉绕腰腹横行、冲脉在下肢的分支以外，其余均自下而上呈向心性循行，没有逆顺之分。

3. 上肢无奇经分布。

4. 任、督之外，别无腧穴，临床主要借助八脉交会穴以及与十二经脉的有关交会穴发挥一定的治疗作用。

（三）功能作用

1. 对十二经脉起着分类、组合作用　任脉统任一身之阴经；督脉总督一身之阳经；冲脉贯穿于周身，为"十二经脉之海"；带脉环行于腰部，对诸经起约束作用；阴维脉与六阴经相联系，维系诸阴，阳维脉与六阳经相联系，维系诸阳，共同维持阴阳经脉之间的平衡；阴跷脉、阳跷脉调节周身阴阳经脉，使肢体运动自如。

2．调节十二经脉气血之盈亏　十二经脉与奇经八脉的关系，犹如江河与湖泊。当十二经脉气血旺盛有余时，则流入奇经蓄积起来，待机体需要时，再由奇经八脉予以供应、渗注。

3．指导妇产医学和老年医学　奇经八脉与中医临床各科（尤其是妇产医学和老年医学）的关系都十分密切。任、督、冲、带四脉主女子经、带、胎、产、乳，任、冲专司女子天癸（内分泌和第二性征）；督脉为肾主骨生髓通脑的桥梁；带脉出属十四椎下，与督脉、足少阴肾经相通。对全身各个系统的生理、病理，尤其是对女子生殖系统、泌尿系统、内分泌系统、神经系统影响极大，在妇产医学中占有重要地位。

跷脉交通阴阳，主持机体的运动功能和睡眠；维脉调节表里，维系机体阴阳经脉的相对平衡；对于运动系统、神经系统和老年人强身健体、延年益寿也有着极其重要的作用，在老年医学中占有重要地位，故为历代医家所注重。奇经八脉病变，具有病证繁多、证情复杂、频发难愈的特点。故清代名医叶天士倡导"久病宜通任督，通摄兼施"。既为认识和研究妇产医学、老年医学的特点提供了思路，又为诊治、探索内科、妇科、老年医学的疑难杂证开辟了新的辨证论治方法。

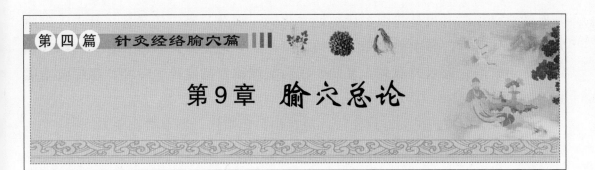

第9章 腧穴总论

腧穴,古称"节""会""气府""骨空""砭灸处",俗称"穴位"。"腧"同"输",有运输、转输之义;"穴"有空隙、孔洞之义。腧穴是脏腑、经络之气输注于体表的一定部位。既是气血运行的转输点,又是机体病变的反应点,也是针灸施术的刺激点。

第一节 腧穴的起源和发展

针刺疗法起源于石器时代,也是外科技术的萌芽阶段。小石片和荆棘是最古老、最原始的针刺工具(远古时代用作治病的石片,称为"砭石")。穴位则是"以痛为腧"——哪里疼痛不适,就把哪里作为刺激的目标。既没有固定的部位,也没有相应的名称。

腧穴的发展,经历了"以痛为腧→定位、定名→系统整理3个阶段。"以痛为腧"是腧穴的初级阶段,随着对这些体表施术部位及其治疗作用的认识,人们开始考虑给腧穴确定固定的部位和命名。定位由面到点,定名由多种到单一。这是腧穴发展的成熟阶段。

随着人们对腧穴主治作用及其与脏腑、经络关系认识的深化,古代医家把腧穴与脏腑、经脉联系起来,于是,腧穴便有了归经,这是腧穴发展的完善阶段。

第二节 腧穴的命名

《千金翼方》指出:"凡诸孔穴,名不徒设,皆有深意。"腧穴的命名不仅有

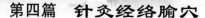
其医学意义，同时也是我国古代灿烂文化的一部分。腧穴的名称，是古人以腧穴所在人体的部位和主治作用为基础，结合医学理论和自然界多种事物综合制定的。了解腧穴命名的意义，有助于我们掌握腧穴的定位、归经、特性及功能主治。

腧穴命名的方法主要有形象法、会意法和比拟法（即取类比象）。

1. 形象法 通过腧穴所在部位的形状，以动物、植物或其他物品形态来命名。

2. 会意法 根据腧穴本身的各种特点命名，这是最基本、最重要的命名依据。其中，主要有以下几种命名形式。

（1）直接以腧穴所在部位的解剖名称命名。

（2）以中医学理论命名。

（3）以腧穴的功能和主治作用命名。

3. 比拟法 比拟法也即取类比象法，主要借助自然界的多种事物，广泛利用天文、气象、地理、地貌、音乐、建筑、都市、街道、杂物等方面的名词来命名。

了解腧穴的命名方法和涵义，对于记忆腧穴、取准穴位、理解脏腑经络气血流注以及腧穴的治疗作用和临床应用，都有极大的帮助。

第三节　腧穴的分类

腧穴分阿是穴、经外奇穴和十四经穴三大类别。

一、阿是穴

所谓"阿是穴"，即原始的"以痛为腧"。其特点是既无定位，又无穴名，更无归经。"阿是"有"正是"之义，首见于《千金要方》："有阿是之法，言人有病痛，即令捏其上，若果当其处，不问孔穴，即得便快或痛，即云'阿是'，灸刺皆验，故曰'阿是'也。"唐·颜师古注《汉书·东方朔传》云："今人痛甚则称'阿'。"因为阿是穴既没有固定的部位，又没有专用的穴名，常常以压痛点作为定穴的标志，故又别称为"奇腧""砭灸处"（《内经》）"不定穴"（《玉龙歌》）"天应穴"（《医学入门》）"压痛点"（现代通俗说法）。

阿是穴在大部分情况下是以压痛点或其他病理反应形式（如敏感、麻木、迟钝、欣快、凹陷、结节、条索状反应物等）出现的，大都出现在病变局部，但也可出现在距病变部位较远的地方，并随着疾病的治愈而消失。如肠痈的压痛点除右下腹外，小腿足三里穴下 2 寸上下处也有明显压痛。肠痈治愈后，压痛点也随之消失。

阿是穴虽然没有固定的部位，但取穴也并非盲目无序、漫无边际的。其定穴依据有三：① "以痛为腧"；② "按之快然"（《素问·举痛论篇》："按之则血气散，故按之痛止"），日本学者玉森贞助认为，阿是穴者视疼痛部位按之觉轻快处而施以针灸；③ 出现往往还会伴有其他的病理反应。

《玉龙歌》云："浑身疼痛疾非常，不定穴中须审详，有筋有骨须浅刺，灼艾临时要度量。"《医学入门》中说："浑身疼痛，但于痛处针，不拘经穴，须避筋骨。穴名'天应'。偏正头痛取阿是穴针之即愈。"说明针取阿是穴仍须避开筋骨、血管、神经及及重要组织脏器。以免出现意外。

阿是穴既有一定的诊断价值，又有较好的治疗效果，往往是发现新穴的先导。日人玉森贞助在临床实践中发现膈俞穴外上方 2～3 分处能缓解急性哮喘发作，命之曰 "喘息穴"；德国外科医生克拉克（Kelake）在医疗实践中发现大部分急性阑尾炎病人在下肢的压痛点不在上巨虚穴，而在足三里下 2 寸左右的点上，被他命名为 "阑尾穴"，后来得到国际公认。

二、经外奇穴

经外奇穴是既有固定部位、又有专用名称、但尚未纳入十四经的部分腧穴。"经外"之义，仅指尚未纳入十四经穴之中，而并非指这些腧穴都位于十四经脉循行线路之外。此类奇穴，具有数目奇（由一个到十多个不等，如印堂、太阳、二白、四缝、八风、十宣、十二井、华佗夹脊等）、位置奇（如内迎香在鼻腔内，金津玉液在舌下）、取法奇（常以目寸、口寸为同身寸，更有 "骑竹马" 等奇特取穴方法）、疗效奇（如太阳穴治头痛，四缝穴治小儿疳疾等）的四奇特点。对于一些位于十四经脉循行线上奇穴，在充分肯定其与某经的定位关系和治疗疾病的效果之后，往往被逐步纳入经穴之中予以 "转正"。

三、十四经穴

十四经穴简称 "经穴"，是一些既有固定部位、又有专用名称、并归属于十四经脉的腧穴。十四经穴共计有 360 个（去掉乳中一穴，因其既无主治病证，又不能施以针灸，仅作为一个体表标志，已经失去了作为腧穴的意义。现今临

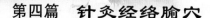

床上，有在乳中施行药物敷贴治病者，不妨将它视为阿是穴），是腧穴的主体部分。每一个经穴都能治疗局部病证和所属经脉的远端病证以及相应脏腑组织器官病症。

腧穴按阿是穴→经外奇穴→十四经穴分类，体现了腧穴的起源和发展过程。

现今的针灸书籍和教材均把腧穴的分类按十四经穴、经外奇穴和阿是穴划分，笔者在这里反其道而行之，自有一番道理。因为将腧穴按阿是穴→经外奇穴→十四经穴分类，能充分体现腧穴的起源和发展过程。不知诸君同道认同与否？

第四节　腧穴的功能作用

腧穴对人体的作用，与脏腑、经络有密切关系，应从生理、病理、诊断和治疗几个方面来认识。即生理上沟通内外、转输气血，病理上反应病证，诊断上辨别疾病，治疗上分别主治局部（包括邻近）、远端以及全身性病证等。

一、沟通内外转输气血

沟通内外，转输气血，是腧穴生理作用的基本点。腧穴是我国古代医家和劳动人民在长期同疾病作斗争的医疗实践中逐步发现的，为人体脏腑、经络之气血输注于体表的部位。人体绝大部分腧穴分布在经脉循行线上，它们与经脉的关系，尤如各种交通干线与沿线大大小小的车站、码头一样。由于经脉"内联脏腑、外络肢节""运行气血、营养周身"，也就决定了腧穴有沟通内外、转输气血的生理功能。腧穴既联系肌表的皮肉筋骨，又沟通体内的脏腑组织，从而才构成了腧穴—经络—脏腑这样一种贯通内外、联系上下的经络系统。腧穴既是脏腑、经络功能活动在体表的反应点，又是体表感受各种刺激的敏感区。这种特殊功能，决定了腧穴能作为针灸治病的施术部位。

二、反映病症，辅助诊断

人体在病理状态下，腧穴具有反映病证的作用。脏腑有病，可以通过经络的联系，在体表出现多种不同形式的病理反应点、反应区。表现在腧穴方面，主要有压痛、敏感、麻木、迟钝、不舒适或皮下组织隆起、结节、松软、凹陷等。《灵枢·百病始生篇》说："察其所痛，以知其应。"《素问·刺腰痛论》所记"在郄中结络如黍米"，就是穴处有结节出现的病理反应。这些病理反应，都可以为脏腑、经络病证的诊断提供依据。

腧穴是脏腑、经络之气血聚汇、转输的部位，特定穴与脏腑、经络的关系更为密切。所以，有关病理反应，在特定穴上体现最为明显。《灵枢·九针十二原篇》说："五脏有疾也，应出十二原。"《灵枢·背俞篇》说："则与得而验之，按其处，应在中而痛懈，乃其俞也。"

①例如手太阴肺经的原穴太渊和背俞穴肺俞出现压痛或其他不良反应，可断定肺脏有疾；②足厥阴肝经的原穴太冲和其背俞穴肝俞出现不适或其他异常变化，即可知病邪在肝；③按压足少阴肾经的原穴太溪和背俞穴肾俞，指下有虚浮空软之感，表明肾经虚弱。

原穴、背俞穴如此，郄穴、募穴、八会穴、下合穴等也是如此。①足阳明胃经郄穴梁丘出现压痛，可见于急性胃痛；②脾经郄穴地机出现敏感，常见于痛经；③气之会穴膻中出现麻木，提示气病；④血之会穴膈俞出现结节，预测血病；⑤中府穴压痛，可诊断肺痨，且左侧压痛病灶在左，右侧压痛病灶在右；⑥巨阙、膻中二穴敏感或迟钝，可确定心（经）或心包（经）的病变；⑦大肠经下合穴上巨虚压痛见于肠痈；⑧胆经下合穴阳陵泉出现结节或隆起，无外乎肝胆系统病变。

由于督脉腧穴、华佗夹脊和足太阳膀胱经腰背部腧穴与脏腑、肢体有着十分特殊的内在联系，在按压诊断内脏和肢体病证方面具有特殊的指导意义，所以，常常成为针灸临床循经按压的首要步骤和重要内容。

三、接受刺激，防治疾病

腧穴不仅是气血转输的部位和病证的反应点，还是针灸防治疾病的刺激点。腧穴防治疾病，就是接受适当的刺激，以通经脉，调气血，使脏腑趋于调和，阴阳归于平衡。《千金翼方》中说："孔穴者，经络所行往来处，行气远入抽病也。"腧穴的防治疾病作用有近治作用、远治作用、全身治疗作用、特殊治疗作用及防病保健作用五个方面。

（一）近治作用

近治作用，也即局部治疗作用，这是所有腧穴都具有的共同治疗作用。也就是说，人体的所有腧穴，均能治疗该穴所在部位及其邻近部位脏腑、组织、

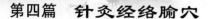

器官的病证。①眼区及其附近的睛明、承泣、四白、太阳等穴均能治疗目疾；②耳区及其周围的耳门、听宫、听会、翳风等穴均能治疗耳病；③腹部的中脘、下脘、梁门、天枢等穴均能治疗胃肠病；④膝部的膝眼、鹤顶、膝阳关、阳陵泉等穴均能治疗膝关节病。这种治疗作用，体现了"腧穴所在，主治所在"的治疗特点。

（二）远治作用

远治作用是十四经穴主治作用的基本规律，尤其是四肢肘、膝关节以下的腧穴更能治疗本经及表里经循行所及远端部位脏腑、组织器官的病证。如《四总穴歌》中"肚腹三里留，腰背委中求，头项寻列缺，面口合谷收"就是这方面的典型用例。这种治疗作用，体现了"经脉所通，主治所及"的治疗特点。

（三）全身治疗作用

有许多病症都表现出全身的症状，而不能用部位来表示。诸如发热、贫血、白细胞减少、失眠、高血压病、低血压以及多种亚健康状态等。而人体有不少腧穴对这些全身性病症有着明显的治疗作用，这就是"全身治疗作用"，也称"整体治疗作用"。①合谷、外关、曲池、大椎清热解表，治疗热病；②气海、血海、脾俞、足三里补益气血，治疗气血不足之证；③安眠、心俞、脾俞、神门、足三里养心安神，治疗失眠；④关元、肾俞、太溪、命门滋养肝肾，治疗肝肾不足之证等。

（四）特殊治疗作用

腧穴的特殊治疗作用，体现在以下三个方面：①部分腧穴的治疗作用有一定的相对特异性，如少泽通利乳汁，四缝治疗疳疾，水沟救治昏厥，至阴纠正胎位等。②部分腧穴对机体的不同状态有良性的双向调节作用，如合谷、复溜既可发汗，又可止汗；中脘、内关既可止呕，又可催吐；天枢、足三里既可止泻，又可通便；神门、心俞既可治疗失眠，又可治疗多寐。③各类特定穴有各种特殊治疗作用。

总之，腧穴治疗作用的基本规律：①所有腧穴都能治疗该穴所在局部及邻近病证；②四肢肘、膝关节以下腧穴绝大部分都能治疗本经及表里经循行远端的病证；③头面、躯干部位的腧穴大多以治疗局部、邻近病证为主；④部分腧穴的治疗作用具有相对特异性、双向性，或有影响全身的作用。

（五）防病保健作用

人体有许多腧穴很早以来就被认为具有防病保健作用，诸如气海、关元、大椎、身柱、命门、足三里、三阴交、太溪、涌泉、风门、肺俞、脾俞、肾俞、膏肓等。据《铜人腧穴针灸图经》所记，东汉时代名医华佗就以足三里穴防治"五劳羸瘦、七伤虚乏"。

腧穴防病保健作用的产生，在施灸的刺激下最为明显。如《千金要方·灸例》中说："凡宦游吴蜀，体上常须三两处灸之，勿令疮暂瘥，则瘴疠温疟毒气不能著人。"宋代医书《医说》中云："若要安，三里常不干"，并以灸足三里预防中风，"患风疾人，宜灸三里者，五脏六腑之沟渠也，常欲宣通，即无风疾。"《针灸资生经》以灸足三里、绝骨穴预防中风："凡人未中风一二月前或三五月前，非时足胫上忽酸、重、顽痹，良久方解，此将中风之候。急灸三里、绝骨四处三壮。"《扁鹊心书》的作者窦材以自己施灸长寿的切身体会告诉人们："人于无病时常灸关元、气海、命门、中脘，虽未得长生，亦可保百余年寿矣。"气海、关元属任脉要穴，又与脾、肝、肾三经交会，为人身元气汇聚之处和元阴、元阳交关之所，灸之补肾培元之力甚强。诚如《针灸资生经》所说："气海者，元气之海也，人以元气为本，元气不伤，虽疾不害，一伤元气，无疾而死矣。宜频灸此穴，以壮元阳。若必待疾作而后灸，恐失之晚矣。"腧穴能防病保健，使机体"正气存内，邪不可干"，显示了腧穴对机体全身阴阳气血的调理作用，也是中医"治未病"学术思想的体现。

对于十四经穴而言，各经腧穴的性能、功能和主治作用又各有异同。概括它们的主治共性，区别它们的主治特性，就能引导我们从繁到简，变难为易，增强理解，加深记忆，全面了解和掌握腧穴的主治作用及临床应用。

现将各经腧穴的主治异同按经列表如下（表 9-1）。

表9-1　十四经腧穴主治异同

	主治经名	本经特点	二经相同	三经相同
（1）手三阴经	手太阴经	肺、咽喉病	心病、血脉病、神志病	胸部病、上肢痿痹
	手厥阴经	心、胃病		
	手少阴经	心病		
	主治经名	本经特点	二经相同	三经相同

（续　表）

（2）手三阳经	手阳明经	前头、鼻、口、齿病	耳病、眼病	热病、咽喉病、上肢痿痹
	手少阳经	侧头、胁肋病		
	手太阳经	后头、肩胛、神志病		
（3）足三阳经	足阳明经	前头、口齿、咽喉、胃肠病	偏正头痛、髀枢病痛	眼病、热病、神志病、下肢痿痹
	足少阳经	侧头、耳病、胁肋病		
	足太阳经	后头、背腰病（背俞还治脏腑病）		
（4）足三阴经	足太阴经	脾胃病	胁肋病、筋骨病	前阴病、妇科病、下肢痿痹
	足厥阴经	肝胆病		
	足少阴经	肾病、肺病、咽喉病		
（5）任督二脉	任脉	回阳、固脱、强壮作用，前阴病	神志病、内脏病、妇科病	
	督脉	中风、昏迷、热病、头面病，后阴病		

十四经腧穴的分部主治也各有特点：①头、面、颈项部的腧穴，除少数能治全身性疾病或四肢疾病外，绝大多数均治局部病证；②胸腹部腧穴，大多可治脏腑的急性病证；③背腰部腧穴，大多可治局部病证、脏腑的慢性疾病，少数能治下肢病；④少腹部腧穴，除能主治脏腑疾病外，还能治全身性疾病；⑤四肢部肘膝以上的腧穴，以治局部病证为主；⑥肘膝以下至腕、踝部的腧穴，除能治局部病证外，还能治脏腑疾病；⑦腕、踝以下的腧穴，除能治局部病证外，还能治头面、五官病证及发热、神志病等全身性疾病。

现将各部腧穴的主治范围归纳列表如下（表9-2）。

表9-2 十四经腧穴分部主治

分 部		主 治
头面、 颈项部	前头	前额痛，眼、鼻病
	侧头	偏头部、耳病
	后头	头项痛、神志病
	颈部	颈部、舌、咽喉、气管、食管病
	项部	头项、咽喉、眼病，神志病
	眼部	眼病
	鼻部	鼻病
	耳部	耳病
胸膺、 胁腹部	胸膺部	胸、心、肺病
	腹部	局部病，肝胆、脾胃、肠病
	少腹部	局部病，前阴、肾、膀胱、肠病，经带病
肩背、 腰尻部	肩胛部	局部病，头项病
	背部	局部病，心、肺病
	背腰部	局部病，肝胆、脾胃病，下肢萎痹
	腰尻部	局部病，肾、膀胱、肠、后阴病，经带病，下肢病
腋、胁、 侧腹部	胸胁部	局部病，肝胆病
	侧腹部	局部病，脾胃病、经带病
上肢内 侧	上臂内侧部	局部病
	前臂内侧部	局部病，胸、心、肺、咽喉、胃病，神志病
	掌指内侧部	局部病，神志病，热病
	上臂外侧部	局部病
上肢外 侧	前臂外侧部	局部病，头面五官、胁肋、肩胛病，神志病，热病
	掌指外侧部	局部病，咽喉病，热病
下肢后 面部	大腿后面	腰尻、臀、股关节病
	小腿后面	局部病，腰背、后阴病
	足跟部	局部病，头项、腰背、眼病，神志病，热病
下肢前 面	大腿前面	股、膝关节病
	小腿前面	局部病，胃肠病
	足跗前面	局部病，前头、口腔、胃肠病，神志病，热病
下肢内 侧	大腿内侧	局部病，前阴病，经带、小溲病
	小腿内侧	局部病，脾胃、前阴病，经带、小溲病
	足内侧	局部病，脾胃、肝、肾、前阴病、经带病
下肢外 侧	大腿外侧	腰尻、股、膝关节病
	小腿外侧	局部病，胸胁、颈项、侧头、眼病
	足外侧	局部病，侧头、眼、耳、胁肋病，热病

第五节 腧穴的定位和取法

腧穴的定位和取法是否准确，直接关系到治疗效果。分体表标志（固定、活动）、简易取穴、手指测量和骨度分寸等方法。

1. **体表标志法** 根据人体表面的一些自然标志来取穴，有固定标志和活动标志两种。

（1）固定标志法：固定标志有五官、眉毛、发际、乳头、肚脐、指（趾）甲等。如鼻旁5分取迎香；两眉头中点取印堂；两乳头中点取膻中；脐旁2寸取天枢等。

（2）活动标志法：需要采取某种动作、姿势才会出现的活动标志如皮肤的皱折、肌肉的隆起或凹陷、肌腱的显露以及某些关节凹陷等。咬牙时下颌角咬肌隆起出取颊车；尽量屈曲肘关节肘横纹头取曲池穴；上臂平举抬肩肩峰前下凹陷中定肩髃；握拳第5指掌关节后方纹头取后溪等。

2. **简便取穴法** 利用简单易行的方法取穴。如两虎口自然平行交叉，食指尖所抵达处取列缺；拇指向食指并拢，虎口处肌肉隆起最高点取合谷等。

3. **手指测量法** 以手指的长短、宽窄为依据定穴，因此法只限于自身使用，故又称"手指同身寸法"。其中，从古到今传统的以中指弯曲后中节形成的梯形腰部横线为1寸的同身寸法因临证无法运用，应予以淘汰。而代之以大拇指指节的宽度为1寸（《千金方》中还定中指顶节为1寸）；食中二指并拢后第2指节的宽度为1.5寸；拇指长度或食指上两节的长度为2寸；食指、中指、无名指、小指并拢后第2指节的宽度为3寸，简称"一夫法"，为晋代医家葛洪所创（图9-1）。

这样一来，我们取穴的标准1寸、1.5寸、2寸、3寸都有了。如果哪个穴位是2.5寸，就1.5寸再加1寸，如果是4寸，我们就来个"一夫法"加1寸；如果是5寸，

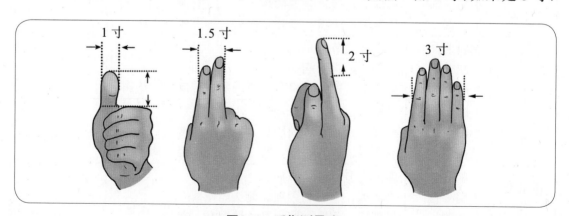

图9-1 手指测量法

我们就来个"一夫法"加 2 寸;要是 6 寸呢? 我们来 2 个"一夫法"不就可以了吗?

很多医生习惯将食指、中指、无名指并拢的宽度视为 2 寸来定穴,这是一个显而易见的错误! 很明显,因为四指并拢(一夫法)是 3 寸,如果食指、中指、无名指这三根比较粗的指头并拢才 2 寸的话,那么,细细的一根小指头的宽度怎么可能有 1 寸呢? 如果认定小指头的宽度就是 1 寸,那么,每个人自己都可以比划一下,食指、中指、无名指并拢的宽度相当于 4 个小指的宽度,那食指、中指、无名指并拢的宽度岂不又是 4 寸、四指的宽度又成为 5 寸了吗?

4.骨度分寸法 将正常成年人身体各部位按一定的尺寸折量,规定为一定的尺寸。如头部前后发际之间为 12 寸,肚脐正中至胸剑结合部为 8 寸,小腿外膝眼至外踝尖高点为 16 寸。不论男女老幼、高矮胖瘦一律如此(图 9-2)。

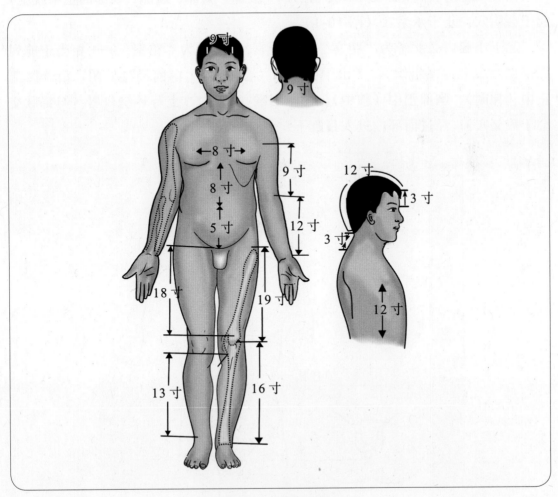

图9-2 骨度分寸法

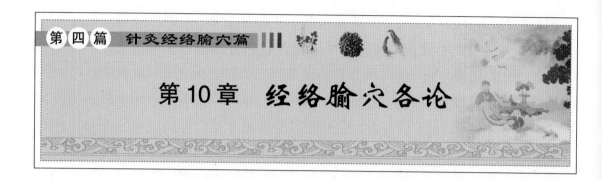

第10章 经络腧穴各论

第一节 任 脉

任脉中行走腹胸；腧穴分布在会阴部、腹部、胸部、颈部、颏部的正中线上，起于会阴穴，止于承浆穴（图10-1）。

起于小腹内（女子为"胞宫"即"子宫"，男子为"精室"——相当于前列腺部位及睾丸连系组织），下出于会阴部（会阴穴）；向前经过外阴，沿着腹部正中（神阙）、胸部正中（膻中），上至咽喉（天突），上行环绕口唇（与督脉交会于龈交穴），经过面部，进入目眶下。

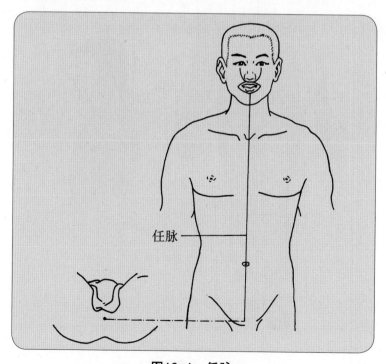

任脉

图10-1 任脉

常用穴位：关元、中极、气海、神阙、中脘、膻中、天突、承浆。

第二节　督　脉

督脉中行走脊梁；腧穴分布在尾骶、腰背、头项、面部的正中线上，起于长强，止于龈交（图 10-2）。

起于小腹内（同任脉）（图 10-2），下出于会阴部（与任脉交会于会阴穴）；向后经过肛门（长强），贯通脊柱并沿脊柱上行，经过腰部正中（腰阳关、命门）、背部正中（至阳、身柱），与足太阳经交会，上达头项（风府），入脑，还出上巅（百会），沿前额正中（印堂）下行鼻柱（素髎），过人中沟（水沟），终于上唇系带（龈交穴），与任脉交会。

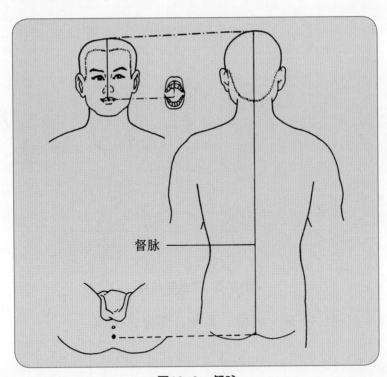

督脉

图10-2　督脉

常用穴位：腰阳关、命门、脊中、筋缩、至阳、身柱、大椎、百会、印堂、素髎、水沟。

第三节　手太阴肺经

　　从胸走手；行于上肢内侧前缘；在食指末端交手阳明大肠经；属肺络大肠；起于云门，止于少商（图10-3）。

　　起于中焦，下络大肠，环循胃口，贯膈属肺。从肺系横出肩前腋上（云门、中府），沿上肢内侧前缘下行，过肘（尺泽）、达腕（太渊），经鱼际（鱼际），终于拇指内侧端（少商）。支脉从腕上（列缺）分出，至食指内侧端，交手阳明大肠经。

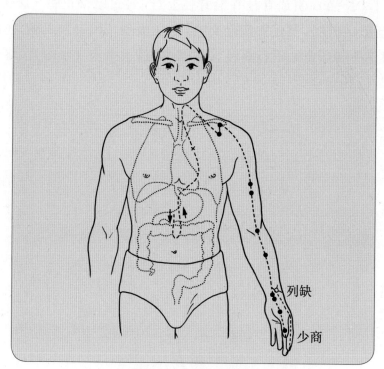

图10-3　手太阴肺经

　　常用穴位：尺泽、孔最、列缺、太渊、鱼际、少商。

第四节　手阳明大肠经

　　从手走头；行于上肢外侧前缘；在食指末端受手太阴肺经之交，于鼻旁交足阳明胃经；属大肠络肺；起于商阳，止于迎香（图10-4）。

起于食指内侧端（商阳），经第 1、2 掌骨之间（合谷），达腕（阳溪），沿上肢外侧前缘，过肘（曲池），抵肩（肩髃），会于大椎，转入缺盆：一支入胸中，络肺、贯膈、属大肠；一支沿颈侧（距任脉 3 寸）上行，贯面颊，入下牙龈，回绕口唇，交水沟，左至右，右至左，终于对侧鼻孔旁（迎香），交足阳明胃经，经气散于面部。

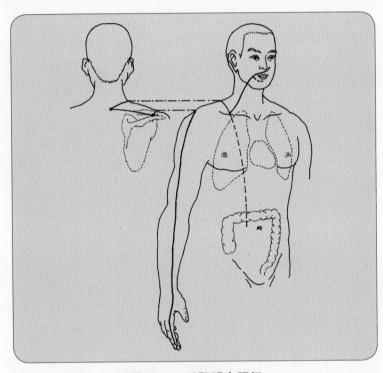

图10-4　手阳明大肠经

常用穴位：合谷、阳溪、偏历、手三里、曲池、肩髃、迎香。

第五节　足阳明胃经

从头走足；行于面部、胸部、腹部、下肢外侧前缘；在鼻旁受手阳明经之交，于足大趾端交足太阴脾经；属胃络脾；起于承泣，止于厉兑（图 10-5）。

起于鼻旁，上至鼻根，斜行目下（承泣），沿鼻侧下行，入上牙龈，回绕口唇，交颏唇沟（任脉承浆穴），回经下颌角（颊车）、耳前（下关）至头角（头维），经气系于额中。主干经颏唇沟左至右、右至左，从下颌角前（大迎）分出，经颈侧（距任脉 1.5 寸）下行，向后交大椎，转入缺盆（缺盆穴）：一支入胸中，贯膈、属胃、络脾，至腹股部（气冲）；一支经胸部（距任脉 4 寸）、腹部（距任脉 2 寸）下行至腹股沟部与前支汇合。总循下肢外侧前缘，过膝（犊鼻），至踝（解溪），经足背终于次趾外侧端（厉兑）。支脉从足背（冲阳）分出，至大趾内侧端交足太阴脾经。

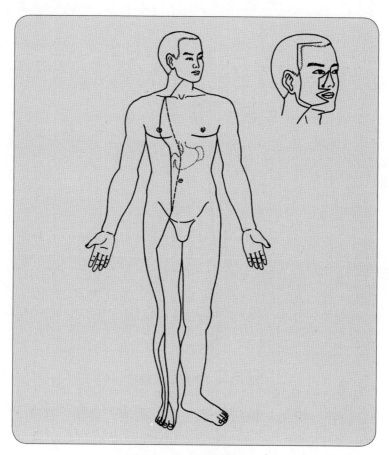

图10-5　足阳明胃经

　　常用穴位：四白、地仓、颊车、下关、头维、梁门、天枢、伏兔、梁丘、足三里、上巨虚、下巨虚、丰隆、解溪、内庭。

第六节　足太阴脾经

　　从足走腹、胸；分布在下肢内侧前缘（内踝上 8 寸以下行于正中，在踝上

8 寸交足厥阴之前）、腹部、胸部；在足大趾端受足阳明胃经之交，于胸中交手少阴心经；属脾络胃；起于隐白，止于大包（图 10-6）。

　　起于大趾内侧端（隐白），经趾跖赤白肉际，至内踝前（商丘），沿小腿内侧正中上行，在踝上 8 寸交足厥阴之前，过膝（阴陵泉），循大腿内侧前缘上行，入腹，贯通任脉，属脾、络胃、贯膈，经咽喉，系于舌本。体表主干经腹部（距任脉 4 寸）、胸部（距任脉 6 寸），散于胁下（大包）。支脉从胃分出，贯膈，注心中，交手少阴心经。

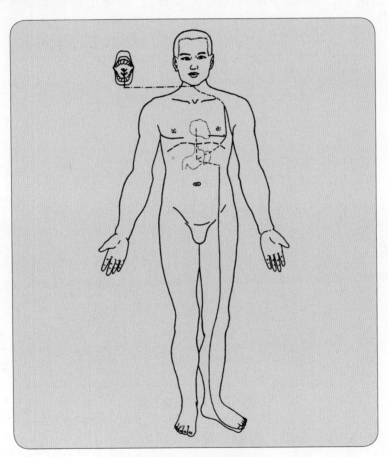

图10-6　足太阴脾经

　　常用穴位：隐白、太白、公孙、三阴交、地机、阴陵泉、血海、大横、大包。

第七节　手少阴心经

从胸走手；行于上肢内侧后缘；在胸部受足太阴脾经之交，于小指端交手太阳小肠经；属心络小肠；起于极泉，止于少冲（10-7）。

起于心中，属于心系，分3支而行：一支下行，贯膈，络小肠；一支沿食管上行，贯面颊，联络目系；一支上肺，横出腋窝（极泉），沿上肢内侧后缘下行，过肘（少海），达腕（神门），经4、5掌骨之间（少府），终于小指内侧端（少冲），交手太阳小肠经。

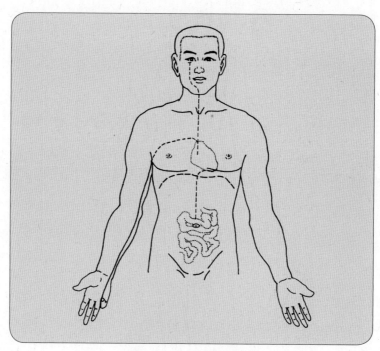

图10-7　手少阴心经

常用穴位：少海、通里、阴郄、神门、少府。

第八节　手太阳小肠经

从手走头；行于上肢外侧后缘及肩胛区；在小指端受手少阴心经之交，于目内眦交足太阳膀胱经；起于少泽，终于听宫（10-8）。

起于小指外侧端（少泽），经指掌赤白肉际，达腕（腕骨），沿上肢外侧后缘，过肘（小海），绕肩胛（天宗），会于大椎，转入缺盆：一支入胸中，络心、贯膈、属小肠；一支经颈侧（距任脉 3.5 寸）上行，贯面颊（颧髎）转入耳前（听宫）。支脉从颧髎分出，经鼻旁至目内眦交足太阳膀胱经。

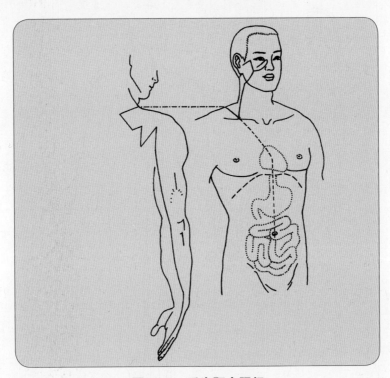

图10-8　手太阳小肠经

常用穴位：少泽、后溪、腕骨、阳谷、小海、肩贞、天宗、颧髎、听宫。

第九节　足太阳膀胱经

从头走足；行于头项、背部、腰部和下肢后面正中；在面部受手太阳小肠经之交，于足小趾交足少阴肾经；属膀胱，络肾；起于睛明，止于至阴（图10-9）。

起于目内眦（睛明），沿前额上行（距督脉 1.5 寸），交巅，从百会入脑，还出项后（天柱），交大椎，挟脊 1.5 寸下行，经背部、腰部，从肾俞入腰中，属肾络膀胱。体表主干经臀部、大腿后面正中，至腘窝（委中）。另一支从项后天柱分出，挟脊 3 寸下行，经背部、腰部、臀部，至腘窝，与前支汇合。总循小腿后面正中（承山），经外踝后（昆仑），沿跖趾赤白肉际终于小趾外侧端（至阴），交足少阴肾经。

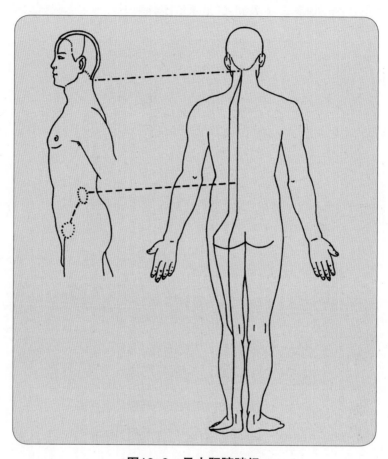

图10-9　足太阳膀胱经

　　常用穴位：睛明、攒竹、天柱、风门、肺俞、厥阴俞、心俞、膈俞、肝俞、胆俞、脾俞、胃俞、三焦俞、肾俞、大肠俞、小肠俞、膀胱俞、秩边、承扶、殷门、委中、承山、飞扬、昆仑、至阴。

第十节　足少阴肾经

　　从足走腹、胸；行于下肢内侧后缘及腹部、胸部；在足小趾末端受足太阳经之交，于胸中交手厥阴心包经；起于涌泉，终于俞府（图 10-10）。

起于足小趾之下，斜走足心（涌泉），绕内踝后（太溪），别入跟中，沿下肢内侧后缘上行，过膝（阴谷），入腹，贯通任、督二脉，属肾、络膀胱。体表主干经腹部（距任脉旁开 0.5 寸）、胸部（距任脉旁开 2 寸），至锁骨下缘（俞府）。支脉由肾分出，经肝、贯膈，入肺，沿咽喉，系于舌本；又从肺分出一支流注胸中，交手厥阴心包经。

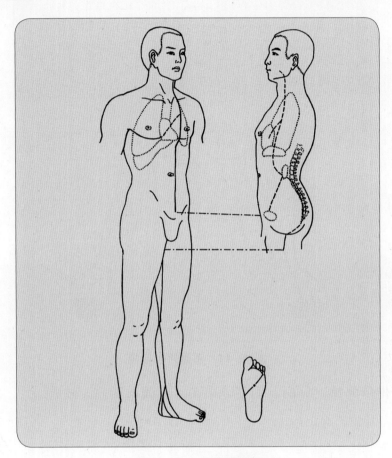

图10-10　足少阴肾经

常用穴位：涌泉、照海、太溪、复溜、阴谷。

第十一节　手厥阴心包经

从胸走手；行于上肢内侧正中；在胸中受足少阴肾经之交，于上肢末端交手少阳三焦经；起于天池，止于中冲（图 10-11）。

起于胸中，属于心包，从胸至腹依次联络上、中、下三焦。主干从心包横出乳旁（天池），至肩前腋上，沿上肢内侧正中下行，过肘（曲泽），达腕（大陵），入掌中（劳宫），终于中指端（中冲）。支脉从掌心劳宫分出，至环指外侧端交手少阳三焦经。

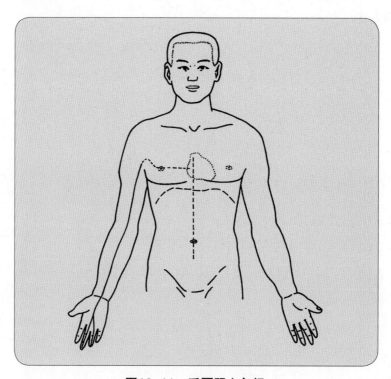

图10-11　手厥阴心包经

常用穴位：曲泽、郄门、间使、内关、大陵、劳宫、中冲。

第十二节　手少阳三焦经

从手走头；行于上肢外侧正中、侧头部；在环指受手厥阴心包经之交，于侧头部交足少阳胆经；起于关冲，终于丝竹空（图 10-12）。

起于环指外侧端（关冲），经手背第四、五掌骨之间（中渚），达腕（阳池），沿上肢外侧正中，过肘（天井），抵肩（肩髎），会于大椎，转入缺盆：一支入胸中，络心包，从胸至腹属于三焦；一支经颈侧上行，绕耳后（翳风），下耳前（耳门），至眉梢（丝竹空），交足少阳胆经。

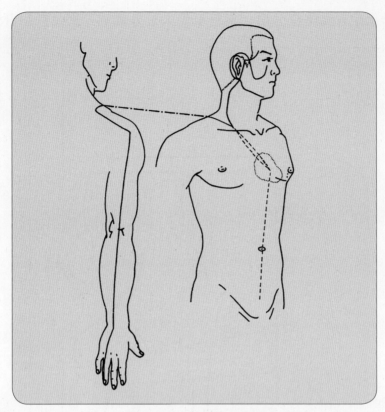

图10-12　手少阳三焦经

常用穴位：阳池、外关、支沟、肩髎、翳风、耳门、丝竹空。

第十三节　足少阳胆经

从头走足；行于侧头、胸胁、下肢外侧正中；在侧头受手少阳三焦经之交，于足蹬趾外端交足厥阴肝经；起于瞳子髎，终于足窍阴（图10-13）。

起于目外眦（瞳子髎），斜行耳前（听会），上至头角，下行绕耳后，至乳突（完骨），复折向上至眉上方（阳白），转折向后（距督脉2.25寸），落项（风池），会于大椎，转入缺盆。从项后风池分出一支，入耳中，出耳前，至目外眦，下走大迎，上折至目下，下经颊车，沿颈侧下行，至缺盆与前支汇合：一支经胁肋，过髂嵴，绕骶骨，至髀枢（环跳）；一支入胸中，贯膈、络肝、属胆，至腹股沟部，经外阴，横出髀枢，与前支汇合。总循下肢外侧正中（风市），过膝（阳陵泉），至外踝前（丘墟），经第四、五跖骨之间（足临泣），终于第四趾外侧端（足窍阴）。支脉从足背足临泣分出，斜行至足大趾外侧端，交足厥阴肝经。

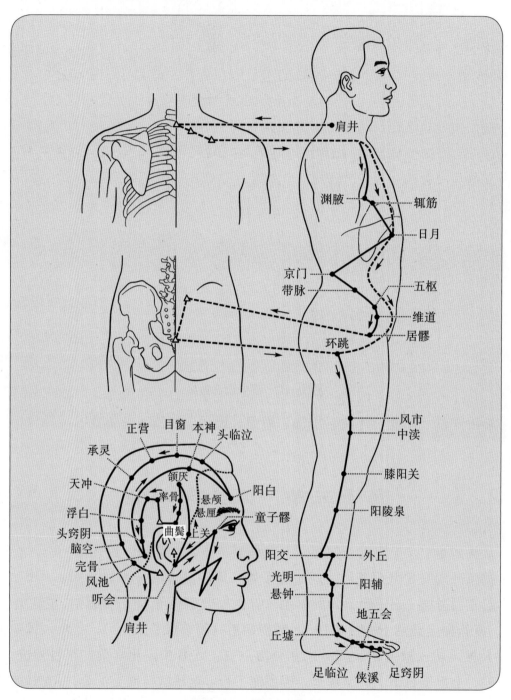

图10-13　足少阳胆经

常用穴位：瞳子髎、听会、阳白、风池、环跳、风市、阳陵泉、光明、悬钟、丘墟、足临泣。

第十四节 足厥阴肝经

从足走腹胸；分布在下肢内侧正中、侧腹、胸胁部；在足蹈趾外侧端受足少阳胆经之交，于胸中交手太阴肺经；起于大敦，止于期门（图 10-14）。

起于足蹈趾外侧端（大敦），经第一、二跖骨之间（太冲）至内踝前（中封），沿小腿内侧前缘上行，在踝上 8 寸交足太阴之后，过膝（曲泉），沿大腿内侧正中上行，至腹股沟，绕阴器，循腹侧，经第 11 肋端（章门），终于乳下 2 肋（期门）。体内支脉从腹股沟入腹，贯通任脉，挟胃，属肝、络胆、贯膈注肺，经咽喉上行，贯面颊，绕口唇，注目交巅。支脉从肝分出，在中焦胃脘部交手太阴肺经。

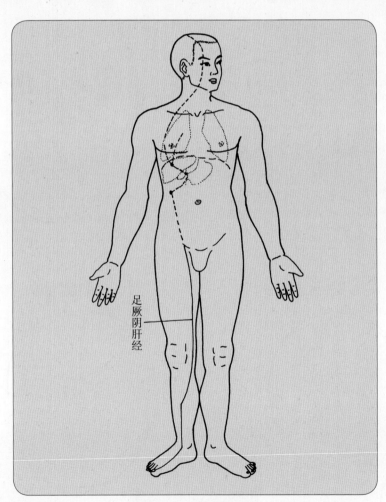

图10-14 足厥阴肝经

常用穴位：大敦、行间、太冲、曲泉、章门、期门。

第十五节 人体各部常用穴位

一、头部常用穴的定位、主治及操作

头部常用穴有百会、四神聪、上星、头维、角孙、率谷、翳风、翳明、风池、安眠、健脑、供血等（图 10-15，表 10-1）。

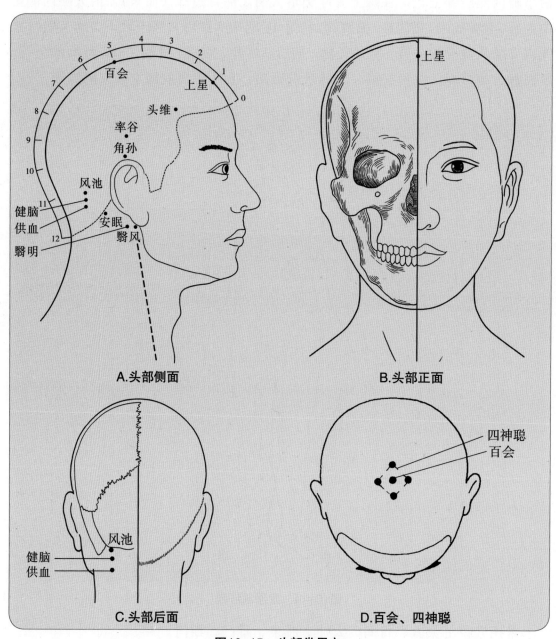

图10-15 头部常用穴

表10-1 头部常用穴的定位、主治及操作

穴位	经络	定位	主治病症	操作方法
百会	督脉穴	头顶正中线上，两耳尖直上与督脉连线的交点（距前发际5寸，后发际7寸	主治头晕、头痛、失眠、健忘、痴呆、抑郁症、精神病、高血压病、低血压、休克、昏迷、小儿脑瘫、胃下垂、脱肛、子宫脱垂等	可用指压、按摩、艾灸、针刺、皮肤针叩刺、采血针点刺出血；小儿囟门未合者禁用
四神聪	奇穴	百会穴上下左右各1寸	主治头晕、头痛、失眠、健忘、痴呆、抑郁症、精神病、高血压病、低血压、休克、昏迷、小儿脑瘫、胃下垂、脱肛、子宫脱垂等	可用指压、按摩、艾灸、针刺、皮肤针叩刺、采血针点刺出血；小儿囟门未合者禁用
上星	督脉穴	前发际正中上1寸	主治头痛、鼻病、抑郁症、精神病等	用指压、按摩、刮痧、针刺、皮肤针叩刺、采血针点刺出血
头维	胃经穴	额角直上发际内5分	主治头晕眼花、偏正头痛、目赤肿痛等	用指压、按摩、针刺、皮肤针叩刺、采血针点刺出血
角孙	三焦经穴	侧头部位，正对耳尖处	主治偏头痛、目赤肿痛	用指压、按摩、针刺、皮肤针叩刺、采血针点刺出血，还可用灯草或火柴灸治疗腮腺炎
率谷	胆经穴	侧头部，耳尖（角孙穴）直上入发际1.5寸，耳尖与顶骨结节连线之中点	主治偏头痛、眩晕、腮腺炎、目赤肿痛、耳鸣耳聋、小儿惊风等	用指压、按摩、针刺、皮肤针叩刺、采血针点刺出血，还可用灯草或火柴灸治疗腮腺炎
翳风	三焦经穴	耳垂后凹陷中	主治中耳炎、耳鸣耳聋、面瘫、面神经痉挛、呃逆、咽喉疼痛等	用指压、艾灸、磁疗、皮肤针叩刺，初学者勿用针刺法，针刺宜浅，以免伤及面神经
翳明	奇穴	在项部，翳风穴后1寸	主治近视、远视、夜盲、青光眼、白内障、视神经萎缩、头痛、眩晕、耳鸣、失眠、精神病等	用指压、艾灸、磁疗、皮肤针叩刺，针刺不宜深

（续　表）

穴位	经络	定位	主治病症	操作方法
风池	胆经穴	后项部，枕骨下方两侧凹陷中（俗称"颈后窝"），发际内1寸	主治感冒、头痛、落枕、近视、鼻病、耳鸣、耳聋、口腔咽喉病等	宜用指压、按摩、皮肤针叩刺，初学者勿用针刺法
安眠	奇穴	翳风与风池连线中点	主治失眠、精神病	用指压、按摩、艾灸、磁疗、皮肤针叩刺，最好在睡觉前1小时左右进行
健脑	奇穴	风池穴下5分	主治头晕、头痛、健忘、痴呆、脑萎缩等	用指压、按摩、艾灸、磁疗、皮肤针叩刺等
供血	奇穴	风池穴下1寸	主治头晕、头痛、健忘、痴呆、脑萎缩等	用指压、按摩、艾灸、磁疗、皮肤针叩刺等

二、面部常用穴的定位、主治及操作

面部常用穴有印堂、素髎、水沟、承浆、迎香、四白、地仓、颊车、下关、阳白、太阳、攒竹、丝竹空、牵正（图10-16，表10-2）。

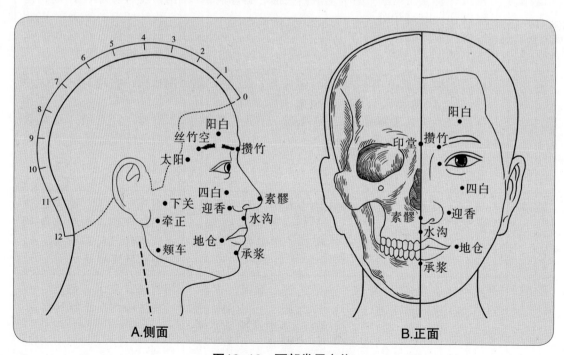

图10-16　面部常用穴位

表10-2　面部常用穴的定位、主治及操作

穴位	经络	定位	主治病症	操作方法
印堂	督脉穴	两眉头连线中点	主治头晕、头痛、近视、红眼病、鼻窦炎、高血压病、失眠、小儿惊风、夜啼不安，并有美容作用	用指压、按摩、刮痧、磁疗、针刺、皮肤针、灯火灸、采血针点刺出血
素髎	督脉穴	鼻尖正中	主治鼻病、哮喘、低血压、休克	用指掐、针刺、皮肤针叩刺
水沟	督脉穴	人中沟正中点，俗称"人中"	主治昏迷、癫狂、抽搐、面瘫、小儿多动症、急性腰扭伤	用指掐、针刺、皮肤针叩刺
承浆	任脉穴	下巴颏唇沟正中凹陷处	主治下牙痛、面瘫、口角流涎、小儿惊风、夜啼不安	用指压、针刺、皮肤针、灯草灸
迎香	大肠经穴	鼻翼处缘中点旁开 5 分，鼻唇沟中	主治各种鼻病、面瘫、面肿、面痒，并有美容作用	用指压、按摩、皮肤针叩刺
四白	胃经穴	瞳孔直下 1 寸	主治近视、眼皮跳动、面瘫或面痉挛，并有美容作用	用指压、按摩、刮痧、磁疗、皮肤针叩刺
地仓	胃经穴	口角旁开 4～5 分	主治口角流涎、面瘫、牙痛，并有美容作用	用指压、按摩、艾灸、针刺、皮肤针叩刺
颊车	胃经穴	下颌角前上方 1 寸，咬牙时咬肌隆起最高点	主治面瘫、牙痛、牙关紧闭、下颌关节炎，用灯火灸治疗腮腺炎，并有美容作用	用指压、按摩、艾灸、针刺、皮肤针叩刺
下关	胃经穴	面部颧骨弓（颧骨至耳前呈拱形的横骨）下凹陷中	主治面瘫、牙痛、牙关紧闭、下颌关节炎、中耳炎、耳鸣耳聋等	用指压、按摩、艾灸、针刺、皮肤针叩刺
阳白	胆经穴	眉毛的正中点直上 1 寸。	主治偏正头痛、面瘫、眼病，并有美容作用	用指压、按摩、艾灸、磁疗、针刺、皮肤针叩刺、采血针点刺出血
太阳	奇穴	眉梢与外眼角连线中点后 1 寸左右的凹陷中	主治头晕、偏头痛、眼病、面瘫等	用指压、按摩、艾灸、拔罐、刮痧、皮肤针叩刺、采血针刺血等

（续 表）

穴位	经络	定位	主治病症	操作方法
攒竹	膀胱经穴	眉头处	主治眉棱骨疼痛、近视、红眼病、面瘫、呃逆、腰痛等	用指压、按摩、艾灸、磁疗、针刺、皮肤针叩刺、采血针点刺出血
丝竹空	三焦经穴	眉尾处	治疗眉棱骨疼痛、近视、红眼病、面瘫等	用指压、按摩、艾灸、磁疗、针刺、皮肤针叩刺、采血针点刺出血
牵正	奇穴	耳垂与面颊交界线前方 0.5～1 寸	主治面瘫，并有美容作用	用指压、按摩、艾灸、针刺、皮肤针叩刺

三、胸腹部常用穴的定位、主治及操作

常用穴有天突、膻中、中脘、神阙、期门、天枢、大横、中极、关元、气海（图 10-17，表 10-3）。

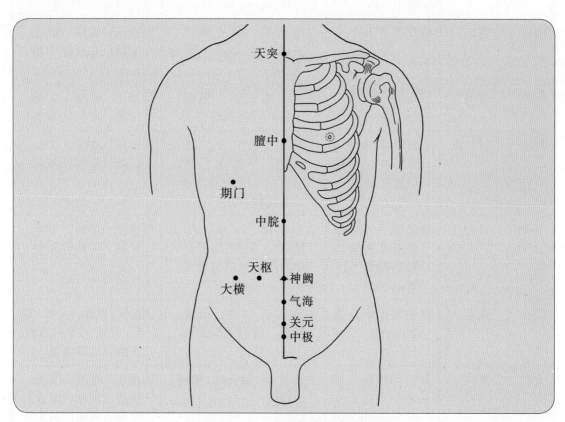

图10-17 胸腹部常用穴位

表10-3　胸腹部常用穴定位、主治及操作

穴位	经络	定位	主治病症	操作方法
天突	任脉穴	颈下正中、胸骨柄上窝中	主治咳嗽、气喘、恶心、呕吐、呃逆、咽喉疼痛、吞咽不利等	用指压、刮痧、磁疗、皮肤针叩刺
膻中	任脉穴	两乳头连线中点（女子平第4肋间隙）	主治胸闷、胸痛、咳嗽、哮喘、呃逆、产后乳少、乳腺炎，并有丰乳作用	用指压、按摩、叩击、磁疗、刮痧、艾灸、拔罐、针刺、皮肤针叩刺，手法和针刺方向一般向下，治疗乳房病症朝向乳房基底部
中脘	任脉穴	脐中直上4寸	主治胃痛、呕吐、呃逆、腹痛、腹泻、痢疾、便秘，并有减肥作用	用指压、按摩、艾灸、拔罐、刮痧、皮肤针叩刺
神阙	任脉穴	肚脐正中，又称"脐中"	主治寒性呕吐、胃痛、腹痛、腹泻、痢疾、休克、皮肤瘙痒等	用指压、按摩、艾灸、拔罐或敷药
关元	任脉穴	脐中直下3寸	主治泌尿、生殖系统病变如泌尿系感染、尿频、尿急、遗尿、尿失禁、尿潴留、遗精、阳痿、早泄、月经不调、痛经、闭经、带下、阴痒、子宫脱垂等，另外还用于腹痛、腹泻、肾虚咳喘、休克和强身保健、益寿延年，并有减肥作用	用指压、按摩、热敷、艾灸、拔罐、刮痧、磁疗、皮肤针叩刺
气海	任脉穴	脐下1.5寸，即肚脐与关元连线中点	主治泌尿、生殖系统病变如泌尿系感染、尿频、尿急、遗尿、尿失禁、尿潴留、遗精、阳痿、早泄、月经不调、痛经、闭经、带下、阴痒、子宫脱垂等，另外还用于腹痛、腹泻、肾虚咳喘、休克和强身保健、益寿延年，并有减肥作用	用指压、按摩、热敷、艾灸、拔罐、刮痧、磁疗、皮肤针叩刺

（续　表）

穴位	经络	定位	主治病症	操作方法
中极	任脉穴	脐中直下4寸	主治泌尿、生殖系统疾病	用指压、按摩、热敷、艾灸、拔罐、刮痧、磁疗、皮肤针叩刺
天枢	胃经穴	脐旁2寸	主治腹痛、腹泻、痢疾、便秘、月经不调、痛经、闭经、子宫肌瘤等，并有减肥作用	用指压、按摩、艾灸、拔罐、刮痧、磁疗、皮肤针叩刺
大横	脾经穴	脐旁4寸	主治腹痛、腹泻、痢疾、便秘、月经不调、痛经、闭经、子宫肌瘤等，并有减肥作用	用指压、按摩、艾灸、拔罐、刮痧、磁疗、皮肤针叩刺
期门	肝经穴	乳头直下2个肋间隙（即第6肋间）	主治肝胆病、胁痛，肝气郁结、肝气犯胃引起的胸闷、胃痛、反酸、恶心、呕吐、呃逆、月经不调、痛经等	用指压、按摩、艾灸、拔罐、刮痧、磁疗、皮肤针叩刺等

四、背腰部常用穴的定位、主治及操作

背腰部常用穴有大椎、定喘、肩井、身柱、至阳、天宗、风门、肺俞、厥阴俞、膏肓、心俞、膈俞、肝俞、胆俞、脾俞、胃俞、三焦俞、痞根、命门、肾俞、志室、腰阳关、腰眼、夹脊穴（图10-18，表10-4）。

表10-4　背腰部常用穴的定位、主治及操作

穴位	经络	定位	主治病症	操作方法
大椎	督脉穴	肩背正中最高骨头（第7颈椎）下方凹陷中	主治落枕、颈椎病、肩背疼痛、伤风感冒、发热、疟疾、咳喘、高血压病、癫狂、抽搐等	用指压、按摩、捶打、艾灸、拔罐、刮痧、磁疗、皮肤针叩刺、采血针点刺出血；初学者慎用针刺，成年人针刺深度不可超过1.5寸，防止刺中脊髓，导致意外
定喘	奇穴	大椎穴旁开0.5～1寸（图10-19）	主治感冒、咳嗽、哮喘、肩背疼痛等	用指压、按摩、捶打、艾灸、拔罐、刮痧、磁疗、皮肤针叩刺、采血针点刺出血

（续　表）

穴位	经络	定位	主治病症	操作方法
肩井	胆经穴	大椎穴与肩峰连线中点（图10-19）	主治落枕、肩背疼痛、目赤肿痛、高血压病、乳腺炎等	用指压、按摩、捶打、艾灸、拔罐、刮痧、磁疗、皮肤针叩刺、采血针点刺出血；穴下为肺尖，初学者切勿针刺；成年人针刺深度不可超过1寸，防止刺中肺尖，导致气胸；本穴较为敏感，各种刺激也不宜过重
风门	膀胱经穴	第2胸椎下旁开1.5寸（后正中线与肩胛骨内缘垂直线的中点）	主治肩背疼痛、伤风感冒、咳嗽、哮喘、皮肤瘙痒等	用指压、按摩、艾灸、拔罐、刮痧、磁疗、皮肤针叩刺；针刺宜向下或者朝脊椎方向斜刺；切忌直刺、深刺，以免伤及内脏
身柱	督脉穴	第3胸椎下凹陷中，平肩胛冈脊柱端	主治伤风感冒、咳嗽、哮喘、胸背疼痛、脊柱强痛等，并有促进小儿发育、强身健体的功能	用指压、按摩、捶打、艾灸、拔罐、刮痧、磁疗、皮肤针叩刺
肺俞	膀胱经穴	第3胸椎下旁开1.5寸	治疗背痛、感冒、咳嗽、肺结核、咯血、盗汗、鼻病、皮肤病、肩背疼痛	用指压、按摩、艾灸、拔罐、刮痧、磁疗、皮肤针叩刺；针刺宜向下或者朝脊椎方向斜刺；切忌直刺、深刺，以免伤及内脏
厥阴俞	膀胱经穴	第4胸椎下旁开1.5寸	主治背痛、胸痛、胸闷、冠心病、心绞痛、心律失常、心动过速、心烦、心悸、失眠、多梦、嗜睡、健忘、癫狂等	用指压、按摩、艾灸、拔罐、刮痧、磁疗、皮肤针叩刺；针刺宜向下或者朝脊椎方向斜刺；切忌直刺、深刺，以免伤及内脏
膏肓	膀胱经穴	第4胸椎下旁开3寸（心俞穴外开1.5寸，紧靠肩胛骨内缘）	主治背痛、伤风感冒、咳嗽、哮喘、肺结核、咯血、盗汗、贫血、白细胞减少、病后体弱等	用指压、按摩、艾灸、拔罐、刮痧、磁疗、皮肤针叩刺；针刺宜向下或者朝脊椎方向斜刺；切忌直刺、深刺，以免伤及内脏

（续　表）

穴位	经络	定位	主治病症	操作方法
心俞	膀胱经穴	第5胸椎下旁开1.5寸	主治背痛、胸痛、胸闷、冠心病、心绞痛、心律失常、心动过速、心烦、心悸、失眠、多梦、嗜睡、健忘、癫狂等	用指压、按摩、艾灸、拔罐、刮痧、磁疗、皮肤针叩刺；针刺宜向下或者朝脊椎方向斜刺；切忌直刺、深刺，以免伤及内脏
至阳	督脉穴	第7胸椎下凹陷中，平肩胛下角	主治肝胆病、胃痛、咳喘、胸背疼痛等	用指压、按摩、捶打、艾灸、拔罐、刮痧、磁疗、皮肤针叩刺
膈俞	膀胱经穴	第7胸椎下旁开1.5寸	主治胸背痛、胸闷、咳嗽、气喘、呃逆、皮肤瘙痒、诸血症（如各种慢性出血、贫血、白细胞减少、瘀血、月经病等）	用指压、按摩、艾灸、拔罐、刮痧、磁疗、皮肤针叩刺；针刺宜向下或者朝脊椎方向斜刺；切忌直刺、深刺，以免伤及内脏
肝俞	膀胱经穴	第9胸椎下旁开1.5寸	主治背痛、肝胆病、眼病、贫血、白细胞减少等	用指压、按摩、艾灸、拔罐、刮痧、磁疗、皮肤针叩刺；针刺宜向下或者朝脊椎方向斜刺；切忌直刺、深刺，以免伤及内脏
胆俞	膀胱经穴	第10胸椎下旁开1.5寸	主治背痛、肝胆病	用指压、按摩、艾灸、拔罐、刮痧、磁疗、皮肤针叩刺；针刺宜向下或者朝脊椎方向斜刺；切忌直刺、深刺，以免伤及内脏
脾俞	膀胱经穴	第11胸椎下旁开1.5寸	主治背痛、慢性胃痛、胃下垂、消化不良、腹胀、腹泻、水肿、月经过多或功能性子宫出血、贫血、白细胞减少、脱肛、子宫脱垂等	用指压、按摩、艾灸、拔罐、刮痧、磁疗、皮肤针叩刺；针刺宜向下或者朝脊椎方向斜刺；切忌直刺、深刺，以免伤及内脏
胃俞	膀胱经穴	第12胸椎下旁开1.5寸	主治范围同"脾俞"穴	用指压、按摩、艾灸、拔罐、刮痧、磁疗、皮肤针叩刺；针刺宜向下或者朝脊椎方向斜刺；切忌直刺、深刺，以免伤及内脏

穴位	经络	定位	主治病症	操作方法
三焦俞	膀胱经穴	第 1 腰椎下旁开 1.5 寸	主治范围同"脾俞"穴	用指压、按摩、艾灸、拔罐、刮痧、磁疗、针刺、皮肤针叩刺
痞根	奇穴	第 1 腰椎下旁开 3.5 寸，即三焦俞旁开 2 寸	主治身体内外各种痞块（疙瘩、囊肿、肿块、肿瘤等）	用指压、按摩、艾灸、拔罐、刮痧、磁疗、针刺、皮肤针叩刺，不宜针刺，以防伤及肾
命门	督脉穴	第 2 腰椎下凹陷中（约平肋弓下缘）	主治肾虚腰痛、耳鸣、耳聋、遗尿、尿闭、遗精、阳痿、月经不调、白带、五更腹泻、畏寒、下肢瘫痪，并有强壮保健、益寿延年作用	用指压、按摩、捶打、艾灸、拔罐、刮痧、磁疗、皮肤针叩刺
肾俞	膀胱经穴	命门穴旁开 1.5 寸	主治肾虚腰痛、耳鸣、耳聋、遗尿、尿闭、遗精、阳痿、月经不调、白带、五更腹泻、畏寒、下肢瘫痪，并有强壮保健、益寿延年作用	用指压、按摩、捶打、艾灸、拔罐、刮痧、磁疗、皮肤针叩刺，针刺宜向内侧倾斜，防止刺伤肾
志室	膀胱经穴	命门穴旁开 3 寸	主治肾虚腰痛、耳鸣、耳聋、遗尿、尿闭、遗精、阳痿、月经不调、白带、五更腹泻、畏寒、下肢瘫痪，并有强壮保健、益寿延年作用	用指压、按摩、捶打、艾灸、拔罐、刮痧、磁疗、皮肤针叩刺，但不宜针刺，容易伤及肾
腰阳关	督脉穴	第 4 腰椎下凹陷中（平髂嵴）	主治各种腰痛、坐骨神经痛、下肢瘫痪	用指压、按摩、捶打、艾灸、拔罐、刮痧、磁疗、针刺、皮肤针叩刺
腰眼	奇穴	腰阳关旁开 3～4 寸的凹陷中	主治各种腰痛	用指压、按摩、捶打、艾灸、拔罐、刮痧、磁疗、针刺、皮肤针叩刺
天宗	小肠经穴	肩胛骨正中央	主治肩背疼痛、目赤肿痛、乳腺炎等	用指压、按摩、艾灸、拔罐、刮痧、磁疗、针刺、皮肤针叩刺、采血针点刺出血；穴下是骨板，针刺安全

（续　表）

穴位	经络	定位	主治病症	操作方法
夹脊穴	奇穴	颈部第3颈椎至第5腰椎旁开5分处	主治颈椎、胸椎、腰椎相应椎体病变	用指压、按摩、捶打、艾灸、拔罐、刮痧、磁疗、针刺、皮肤针叩刺、采血针点刺出血，小儿尤其适宜捏脊法

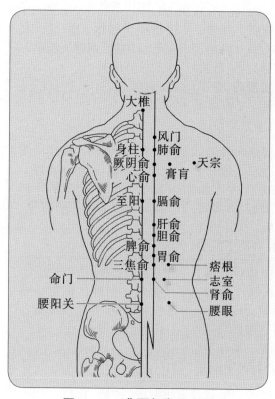

图10-18　背腰部常用穴位

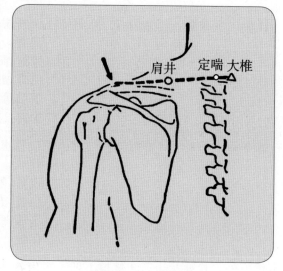

图10-19　肩井穴

五、上肢常用穴的定位、主治及操作

上肢常用穴位有肩髃、肩髎、肩前（肩内陵）、肩贞、治瘫穴、尺泽、曲泽、曲池、手三里、少海、小海、孔最、太渊、大陵、神门、通里、阴郄、列缺、阳溪、甜美、阳池、郄门、内关、间使、外关、支沟、合谷、后溪、少商、中冲、四缝、八邪、落枕（外劳宫）、腰痛点（精灵、威灵）（图10-20，表10-5）。

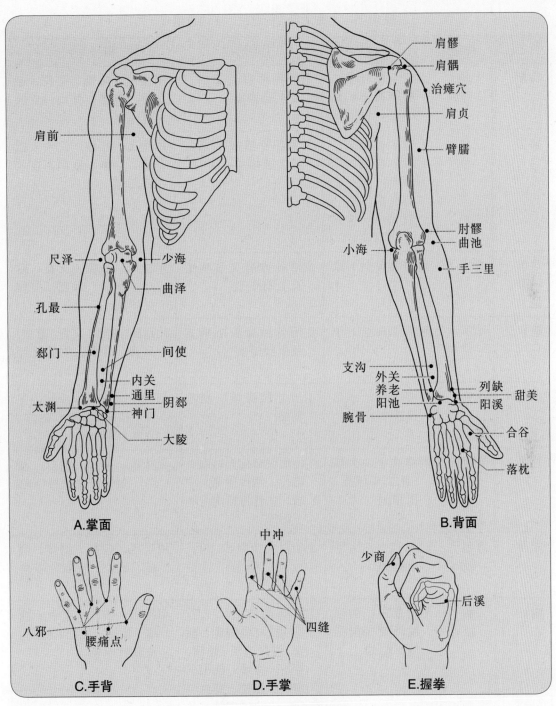

肩髎
肩髃
治瘫穴
肩贞
臂臑

肘髎
曲池
手三里

小海

支沟
外关
养老
阳池
腕骨

列缺
甜美
阳溪
合谷
落枕

肩前

尺泽
少海
曲泽
孔最
郄门
间使
内关
通里
阴郄
太渊
神门
大陵

A.掌面

B.背面

中冲

少商

四缝

后溪

八邪
腰痛点

C.手背

D.手掌

E.握拳

图10-20　上肢常用穴位

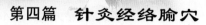

表10-5　上肢常用穴的定位、主治及操作

穴位	经络	定位	主治病症	操作方法
肩髃	大肠经穴	上臂平举抬肩，肩峰前下凹陷中	主治各种肩关节病症及上肢瘫痪	用指压、按摩、艾灸、磁疗、刮痧、针刺、皮肤针叩刺
肩髎	三焦经穴	上臂平举抬肩，肩上出现两个凹陷，前一个是肩髃，后一个即是本穴（肩髃后约1寸）	主治各种肩关节病症及上肢瘫痪	用指压、按摩、艾灸、磁疗、刮痧、针刺、皮肤针叩刺
肩前（肩内陵）	奇穴	腋前纹头上1寸	主治各种肩关节病症及上肢瘫痪	用指压、按摩、艾灸、磁疗、刮痧、针刺、皮肤针叩刺
肩贞	小肠经穴	腋后纹头上1寸	主治各种肩关节病症及上肢瘫痪	用指压、按摩、艾灸、磁疗、刮痧、针刺、皮肤针叩刺
治瘫穴	奇穴	上臂外侧，三角肌正中点	主治上肢瘫痪、肌肉萎缩	用指压、按摩、捶打、艾灸、拔罐、刮痧、磁疗、皮肤针叩刺
尺泽	肺经穴	肘横纹上，大筋（肱二头肌腱）拇指侧	主治肘关节病、咳喘、咯血、咽喉疼痛、中暑、急性胃肠炎上吐下泻等	用指压、按摩、拍打、刮痧、磁疗、皮肤针叩刺
曲泽	心包经穴	肘横纹上，大筋小指侧	主治肘关节病、心烦、心慌、中暑、急性胃肠炎	用指压、按摩、拍打、刮痧、磁疗、皮肤针叩刺
曲池	大肠经穴	尽量屈肘，肘横纹外端（拇指侧）尽处	主治肘关节病、上肢疼痛或麻痹瘫痪、面瘫、迎风流泪、热病、呃逆、腹痛、腹泻、痢疾、便秘、高血压病、皮肤瘙痒等，并有减肥、美容作用	用指压、按摩、艾灸、拔罐、刮痧、磁疗、针刺、皮肤针叩刺
手三里	大肠经穴	曲池穴下2寸	主治肘臂疼痛、上肢萎软无力、瘫痪失用、面瘫、急性腰扭伤	用指压、按摩、艾灸、拔罐、刮痧、磁疗、针刺、皮肤针叩刺

（续　表）

穴位	经络	定位	主治病症	操作方法
少海	心经穴	尽量屈肘，肘横纹内端（小指侧）尽处	主治肘关节病变、心烦、心痛	用指压、按摩、艾灸、拔罐、刮痧、磁疗、针刺、皮肤针叩刺
小海	小肠经穴	肘关节小指侧，肱骨内侧髁与尺骨鹰嘴之间的凹陷中	主治肘关节病变、尺神经麻痹	用指压、按摩、艾灸、刮痧、磁疗、针刺、皮肤针叩刺
孔最	肺经穴	肘横纹大筋外尺泽穴直下 5 寸	主治前臂疼痛、急性咳嗽、哮喘、咯血、咽喉疼痛、痔疮下血	用指压、按摩、艾灸、拔罐、刮痧、磁疗、针刺、皮肤针叩刺
太渊	肺经穴	掌面腕横纹拇指侧凹陷中	主治咳嗽、哮喘、咯血、老年性慢性支气管炎、肺气肿、心律失常、心动过速、心动过缓、无脉症、脉管炎等	用指压、按摩、磁疗、皮肤针叩刺，因位于桡动脉搏动处，故不宜灸和刺血
阳池	三焦经穴	腕背横纹（手背与下臂交界处）中点	主治腕关节病、偏头痛、耳鸣、水肿、腹泻或便秘等	用指压、按摩、艾灸、刮痧、磁疗、针刺、皮肤针叩刺
大陵	心包经穴	掌面腕横纹中点	主治腕关节病、心痛、胃痛、口臭、癫狂	用指压、按摩、磁疗、皮肤针叩刺，因位于桡动脉搏动处，故不宜灸和刺血
神门	心经穴	掌面腕横纹小指侧凹陷中	主治心脏病、心烦、失眠、多梦、神志病	用指压、按摩、磁疗、皮肤针叩刺，因位于桡动脉搏动处，故不宜灸和刺血
通里	心经穴	神门穴上 1 寸	主治心脏病、口舌生疮、咽喉疼痛、失音或失语	用指压、按摩、磁疗、皮肤针叩刺，因位于桡动脉搏动处，故不宜灸和刺血
阴郄	心经穴	神门穴上 5 分	主治前臂疼痛、胸痛、胸闷、冠心病、心绞痛、心烦、心悸、癫狂	用指压、按摩、磁疗、皮肤针叩刺，因位于桡动脉搏动处，故不宜灸和刺血
列缺	肺经穴	腕背横纹拇指侧上 1.5 寸，两虎口自然平直交叉，食指尖所抵达处	主治腕关节痛、咳嗽、哮喘、感冒头痛、咽喉病、落枕、遗尿或尿闭	用指掐、艾灸、针刺、皮肤针叩刺

（续　表）

穴位	经络	定位	主治病症	操作方法
阳溪	大肠经穴	腕背横纹拇指侧凹陷中	主治腕关节病、上肢外侧前缘疼麻、阳明头痛、目赤肿痛、面瘫、上牙疼痛等	用指压、按摩、艾灸、刮痧、磁疗、针刺、皮肤针叩刺
甜美	奇穴	列缺与阳溪连线中点	主要用于戒烟	可用指掐、按摩、刮痧、艾灸、针刺、皮肤针叩刺以及穴点滴风油精，敷人丹或清凉油
郄门	心包经穴	掌面腕横纹中点（大陵穴）直上5寸，两筋（掌长肌腱、桡侧屈腕肌腱）之间	主治前臂疼痛、胸痛、胸闷、冠心病、心绞痛、心烦、心悸、癫狂	用指压、按摩、艾灸、拔罐、刮痧、磁疗、针刺、皮肤针叩刺
内关	心包经穴	掌面腕横纹中点（大陵穴）直上2寸，两筋（掌长肌腱、桡侧屈腕肌腱）之间	主治各种心脏病、胸痛、胸闷、冠心病、心绞痛、心律失常、心动过速或心动过缓、心烦、心慌、失眠、高血压病、低血压病、恶心、呕吐、呃逆、胃痛、腹痛、腹泻、咽喉疼痛、神志疾病等	用指压、按摩、刮痧、磁疗、穴位敷贴、皮肤针叩刺
间使	心包经穴	内关穴上1寸，两筋之间	主治胸痛、胸闷、心痛、心烦、心悸、癫狂、胃痛、疟疾、咽喉疼痛等	用指压、按摩、刮痧、磁疗、穴位敷贴、皮肤针叩刺
外关	三焦经穴	腕背横纹中点（阳池）直上2寸	主治腕关节病、上肢酸软无力或瘫痪、感冒发热、偏头痛、耳鸣耳聋、胸胁痛等	用指压、按摩、艾灸、拔罐、刮痧、磁疗、针刺、皮肤针叩刺
支沟	三焦经穴	外关穴上1寸	主治上肢酸软无力或瘫痪、偏头痛、耳鸣耳聋、便秘、胸胁疼痛	用指压、按摩、艾灸、拔罐、刮痧、磁疗、针刺、皮肤针叩刺

（续　表）

穴位	经络	定位	主治病症	操作方法
合谷	大肠经穴	手背1、2掌骨之间（虎口）略靠第2掌骨中点。简易取穴法：①当拇指与食指并拢时，肌肉隆起最高点；②拇指横纹压在对侧拇、食二指间的指蹼上，拇指往下按，指尖所达处	主治手背红肿、上肢痛麻或瘫痪、感冒发热、头痛、一切头面五官疾病、下牙痛、咽喉疼痛、失音、癫狂、癔症、昏迷、抽搐、小儿惊风、胃痛、腹痛、腹泻或便秘、闭经、痛经、滞产、难产、小便不通等，并有减肥及美容作用	用指压、按摩、磁疗、刮痧、艾灸、针刺、皮肤针叩刺；治疗面部病症应左右交叉取穴；本穴比较敏感，针刺能引起子宫的强力收缩，孕妇慎用，尤其是有习惯性流产史的孕妇禁用，以免动胎流产
后溪	小肠经穴	握拳，第5指掌关节后纹头端	主治手指疼痛麻木、中风瘫痪、面瘫或痉挛、落枕、颈椎病、疟疾、癫狂、急性腰扭伤	用指压、按摩、磁疗、刮痧、艾灸、针刺、皮肤针叩刺，还可以随时随地经常摩擦
少商	肺经穴	拇指内侧（掌心向后位）指甲角旁开1分	主治高热、中暑、昏迷、癫狂、咽喉疼痛、失音	用指掐、针刺、采血针点刺出血等法
中冲	心包经穴	中指顶端	主治高热、中暑、昏迷、癫狂、咽喉疼痛、失音	用指掐、针刺、采血针点刺出血等法
落枕	奇穴	握拳，第2、3指掌关节结合部后1寸	主治落枕、急性腰扭伤	用指掐、刮痧、艾灸、针刺、皮肤针叩刺；治疗过程中施术者一边刺激患者同时配合活动颈部或腰部
四缝	奇穴	食指、中指、无名指、小指掌面近心端指节横纹中点，每只手4穴	主治小儿疳疾（消化不良）、虫症、百日咳、哮喘等	在严格消毒的情况下，用粗毫针、采血针、三棱针或缝衣针快速点刺，挤出黄色黏液（如果刺出的是血就不必再用了）
八邪	奇穴	手背五指指缝纹头端，每只手4穴	主治指关节红肿疼痛、麻木	治疗过程中施术者一边刺激患者同时配合活动颈部或腰部

（续　表）

穴位	经络	定位	主治病症	操作方法
腰痛点	奇穴	手背正中央水平线的第2、3掌骨之间和第4、5掌骨之间二处	主治进行腰扭伤、落枕	用拇指和中指（或食指）同时重力掐按，治疗过程中施术者一边刺激，患者同时配合活动腰部或颈部

六、下肢常用穴的定位、主治及操作

下肢常用的穴位有：环跳、风市、伏兔、殷门、委中、膝眼、血海、梁丘、足三里、中平、阑尾穴、上巨虚、下巨虚、丰隆、阳陵泉、胆囊穴、阴陵泉、地机、承山、光明、悬钟、三阴交、昆仑、申脉、丘墟、太溪、复溜、照海、解溪、胫上（脑清）、太冲、行间、公孙、隐白、大敦、内庭、足临泣、至阴、涌泉、八风（图10-21，表10-6）。

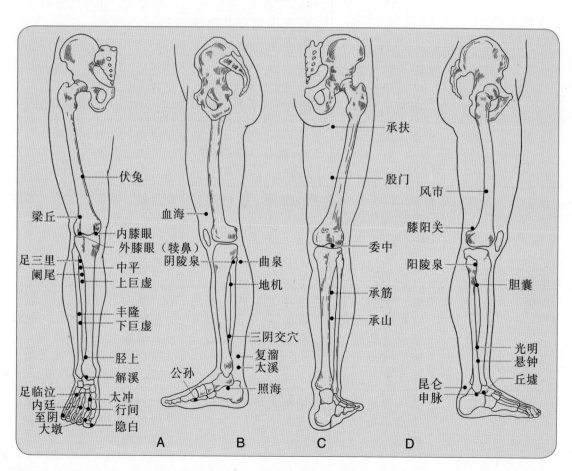

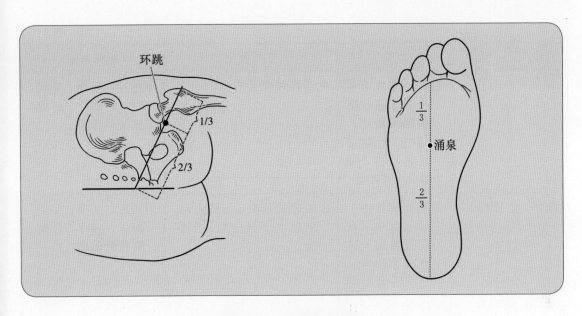

图10-21　下肢常用穴位

表10-6　下肢常用穴的定位、主治及操作

穴位	经络	定位	主治病症	操作方法
环跳	胆经穴	臀部股骨大转子高点与臀沟骶管裂孔连线的外 1/3 与 2/3 交点	主治坐骨神经痛、下肢瘫痪和肌肉萎缩	用指压、按摩、艾灸、拔罐、刮痧、磁疗、针刺、皮肤针叩刺
风市	胆经穴	大腿外侧正中线上膝上 7 寸	主治大腿外侧疼痛、麻木，坐骨神经痛、下肢瘫痪	用指压、按摩、艾灸、拔罐、刮痧、磁疗、针刺、皮肤针叩刺
伏兔	胃经穴	大腿前面，膝关节髌骨外上缘上 6 寸	主治疗大腿疼痛、麻木，下肢瘫痪、肌肉萎缩	用指压、按摩、艾灸、拔罐、刮痧、磁疗、针刺、皮肤针叩刺
殷门	膀胱经穴	大腿后面正中线上，腘窝（膝弯）上 8 寸	主治大腿后面疼痛、麻木，坐骨神经痛、下肢瘫痪，腰背疼痛	用指压、按摩、艾灸、拔罐、刮痧、磁疗、针刺、皮肤针叩刺
委中	膀胱经穴	膝弯正中	主治膝关节病、下肢疼痛、坐骨神经痛、腰背疼痛、中暑、急性胃肠炎	用指压、按摩、刮痧、磁疗、针刺、皮肤针叩刺、采血针或三棱针点刺出血

（续　表）

穴位	经络	定位	主治病症	操作方法
膝眼	奇穴	屈膝，膝关节髌骨下方髌韧带两侧凹陷中，其中，外膝眼穴名又称"犊鼻"，属胃经	主治各种膝关节病	用指压、按摩、艾灸、刮痧、磁疗、针刺、皮肤针叩刺
血海	脾经穴	膝关节髌骨内上缘上2寸，在医者与病人体型对等的情况下，医者面对病人，将左(右)手掌心正对病人的右（左）髌骨上（虎口向上），拇指端抵达之处	主治膝关节病、皮肤瘙痒、虫症、多种血症、妇科病	用指压、按摩、艾灸、刮痧、磁疗、针刺、皮肤针叩刺
梁丘	胃经穴	膝关节髌骨外上缘上2寸，可反用如同血海穴的简易取穴方法，即医者的左手比量病人的左膝关节，右手比量病人的右膝关节	主治膝关节病、急性胃痛、急性乳腺炎	用指压、按摩、艾灸、刮痧、磁疗、针刺、皮肤针叩刺
足三里		外膝眼直下3寸（一夫），胫骨前嵴外开1中指宽	主治膝关节病、下肢痛麻、萎软无力、瘫痪失用、各种消化系统疾病、黄疸、贫血、白细胞减少、低血压病、高血压病、糖尿病、遗尿等并有强身健体、延年益寿作用	用指压、按摩、艾灸、拔罐、刮痧、磁疗、针刺、皮肤针叩刺
中平	奇穴（应为胃经穴）	外膝眼直下4寸左右压痛点	主治肩关节病、肩周炎	用指压、按摩、艾灸、拔罐、刮痧、磁疗、针刺、皮肤针叩刺

（续　表）

穴位	经络	定位	主治病症	操作方法
阑尾	穴奇穴（应为胃经穴）	足三里穴直下 2 寸左右的压痛点	主治急性单纯性阑尾炎、腹痛、腹泻、痢疾、便秘、下肢萎软瘫痪	用指压、按摩、艾灸、拔罐、刮痧、磁疗、针刺、皮肤针叩刺
上巨虚	胃经穴	足三里穴直下 3 寸	主治下肢疼痛、麻木、萎软无力、瘫痪失用，多种消化系统疾病（尤其是大肠病变）	用指压、按摩、艾灸、拔罐、刮痧、磁疗、针刺、皮肤针叩刺
下巨虚	胃经穴	足三里穴直下 6 寸	主治下肢疼痛、麻木、萎软无力、瘫痪失用，多种消化系统疾病（尤其是小肠病变）	用指压、按摩、艾灸、拔罐、刮痧、磁疗、针刺、皮肤针叩刺
丰隆	胃经穴	外膝眼与外踝连线之中点	主治下肢疼痛、麻木、瘫痪，头重眩晕、咳喘痰多、高血压病、高脂血症、便秘、癫狂、癔症等，全身减肥要穴	用指压、按摩、艾灸、拔罐、刮痧、磁疗、针刺、皮肤针叩刺、采血针点刺出血
阳陵泉	胆经穴	膝关节外下方、腓骨小头前下方凹陷中	主治膝关节病、下肢疼痛、麻木、抽筋、瘫痪，肝胆病、肋间神经痛、心绞痛、胃肠痉挛疼痛、泌尿系统痛、各种扭伤	用指压、按摩、艾灸、拔罐、刮痧、磁疗、针刺、皮肤针叩刺、采血针点刺出血
胆囊穴	奇穴（应为胆经穴）	腓骨小头前下方（阳陵泉穴）下 2～3 寸压痛点处	主治胆囊炎及其他肝胆疾病、下肢外侧痛麻	用指压、按摩、艾灸、拔罐、刮痧、磁疗、针刺、皮肤针叩刺、采血针点刺出血
光明	胆经穴	外踝高点直上 5 寸	主治小腿疼痛、麻木，近视、夜盲、白内障、视神经萎缩等多种眼病，乳胀（回乳）	用指压、按摩、艾灸、拔罐、刮痧、磁疗、针刺、皮肤针叩刺、采血针点刺出血
悬钟	胆经穴又称"绝骨"	外踝高点直上 3 寸，腓骨前缘	主治踝关节病、下肢萎软瘫痪、偏头痛、耳鸣、落枕、贫血、健忘、痴呆、大脑发育不全等	用指压、按摩、艾灸、拔罐、刮痧、磁疗、针刺、皮肤针叩刺、采血针点刺出血

（续 表）

穴位	经络	定位	主治病症	操作方法
承山	膀胱经穴	小腿肚腓肠肌人字纹下方	主治小腿抽筋疼痛、痔、脱肛、便秘、坐骨神经痛	用指压、按摩、艾灸、拔罐、刮痧、磁疗、针刺、皮肤针叩刺、采血针点刺出血
阴陵泉	脾经穴	膝关节内下方高骨下凹陷中	主治膝关节病、腹胀、痢疾、黄疸、泌尿系感染、膀胱炎、尿闭、水肿、白带等	用指压、按摩、艾灸、刮痧、磁疗、针刺、皮肤针叩刺
地机	脾经穴	阴陵泉下3寸	主治小腿内侧疼痛、麻木、下肢萎软瘫痪，痛经、月经不调、功能性子宫出血	用指压、按摩、艾灸、刮痧、磁疗、针刺、皮肤针叩刺
三阴交	脾经穴	内踝高点直上3寸	主治踝关节病、下肢冷痛、麻木、萎软瘫痪，腹胀、肠鸣、腹泻、遗尿、尿闭、水肿、遗精、阳痿、疝气、月经不调、痛经、闭经、白带、男子不育、女子不孕、失眠、贫血、高血压病、低血压病、糖尿病、低血糖病、皮肤瘙痒，并有强身健体、延年益寿作用	用指压、按摩、艾灸、刮痧、磁疗、针刺、皮肤针叩刺
昆仑	膀胱经穴	外踝高点与跟腱连线中点	主治踝关节病、下肢疼痛、麻木、瘫痪，头项强痛、落枕、腰背疼痛、难产、胞衣不下等	用指压、捏法、艾灸、刮痧、磁疗、针刺、皮肤针叩刺
申脉	膀胱经穴	外踝下方凹陷中	主治踝关节病、下肢挛急疼痛、坐骨神经痛、头项腰背疼痛、失眠、面瘫或痉挛、癫痫白天发作	用指压、按摩、艾灸、刮痧、磁疗、针刺、皮肤针叩刺
丘墟	胆经穴	外踝前下方凹陷中	主治踝关节病、偏头痛、耳鸣耳聋、肝胆病、胸胁疼痛	用指压、按摩、艾灸、刮痧、磁疗、针刺、皮肤针叩刺

（续　表）

穴位	经络	定位	主治病症	操作方法
太溪	肾经穴	内踝高点与跟腱连线中点	主治踝关节病、足跟痛、下肢寒凉、肾虚腰痛、耳鸣耳聋、虚火牙痛、咽干口燥、失眠、遗尿、遗精、阳痿、月经不调等	用指压、按摩、艾灸、刮痧、磁疗、针刺、皮肤针叩刺
复溜	肾经穴	太溪穴直上 2 寸	主治踝关节病、足跟痛、下肢寒凉、肾虚腰痛、耳鸣耳聋、虚火牙痛、咽干口燥、失眠、遗尿、遗精、阳痿、月经不调等	用指压、按摩、艾灸、刮痧、磁疗、针刺、皮肤针叩刺
照海	肾经穴	内踝下方凹陷中	主治踝关节病、月经不调、子宫脱垂、咽干喉燥而痛、便秘、癫痫夜晚发作	用指压、按摩、艾灸、刮痧、磁疗、针刺、皮肤针叩刺
解溪	胃经穴	足背与小腿交接处，踝关节正中点	主治足背和踝关节肿痛、足下垂、前额疼痛、上牙痛	用指压、按摩、艾灸、刮痧、磁疗、针刺、皮肤针叩刺
胫上（脑清）	奇穴	解溪穴上 3 寸	主治小腿疼痛、麻木、足下垂、头晕痛、记忆力下降	用指压、按摩、艾灸、刮痧、磁疗、针刺、皮肤针叩刺
太冲	肝经穴	足背 1、2 趾跖关节结合部前方凹陷中，趾缝后约 2 寸	主治足背红肿疼痛、下肢瘫痪、行步难移、肝胆病、胁痛、疝气、月经不调、功能性子宫出血、阴痒、头顶痛、眩晕、高血压病、面瘫或痉挛、红眼病、全身风湿疼痛、抽风、昏迷、癫狂	用指压、刮痧、磁疗、针刺、皮肤针叩刺、采血针或三棱针点刺出血
行间	肝经穴	足背 1、2 趾缝纹头端	主治足背红肿疼痛、肝胆病、胁痛、疝气、月经不调、功能性子宫出血、阴痒、头顶痛、眩晕、高血压病、红眼病、胁痛、抽风	用指压、刮痧、磁疗、针刺、皮肤针叩刺、采血针或三棱针点刺出血

（续　表）

穴位	经络	定位	主治病症	操作方法
内庭	胃经穴	足背第2、3趾缝纹头端	主治足背肿痛、胃痛、便秘、糖尿病、前额疼痛、面瘫、上牙疼痛、咽喉疼痛、全身发热，也是减肥要穴	用指压、刮痧、磁疗、针刺、皮肤针叩刺、采血针或三棱针点刺出血
足临泣	胆经穴	足背第4、5趾跖关节结合部前方凹陷中，趾缝后约2寸	主治足背肿痛、坐骨神经痛、偏头痛、耳鸣耳聋、胸胁疼痛、乳房胀痛（回乳）	用指压、刮痧、磁疗、针刺、皮肤针叩刺、采血针点刺出血
至阴	膀胱经穴	足小趾外侧趾甲角旁开1分	以艾灸为主治疗胎位不正、难产、胞衣不下	或用针刺治疗后头痛、高热、癫狂、昏迷
公孙	脾经穴	第1趾跖关节后陷中向后约1～1.5寸	主治足趾内侧痛、胃痛、呕吐、肠鸣、腹泻、腹痛、腹胀、月经不调、痛经、白带	用指压、艾灸、刮痧、磁疗、针刺、皮肤针叩刺、采血针点刺出血
隐白	脾经穴	大趾内侧趾甲角旁开1分	主治高热、抽风、昏迷、癫狂、腹胀、月经过多、功能性子宫出血	用指掐、艾灸、刮痧、磁疗、针刺、皮肤针叩刺、采血针点刺出血
大敦	肝经穴	足踇趾外侧趾甲旁开1分	主治高热、抽风、昏迷、癫狂、疝气、阳强、阴痒、月经不调、功能性子宫出血	用指掐、艾灸、刮痧、磁疗、针刺、皮肤针叩刺、采血针点刺出血
涌泉	肾经穴	足底（不包括足趾）前1/3与后2/3交点	主治足底疼痛、足心发热、高血压病、头顶痛、咽干喉燥而痛、虚火牙痛、盗汗、失眠、虚喘、昏迷、癫狂、癔症等	用指压、搓法、艾灸、磁疗、穴位敷贴、皮肤针叩刺
八风	奇穴	足背5个足趾之间的4个趾缝纹头端（包括内庭、行间穴）	主治足背红肿疼痛、麻木、脚气病	用指压、刮痧、磁疗、针刺、皮肤针叩刺、采血针或三棱针点刺出血

附 1：十六总穴歌

肚腹三里留，腰背委中求；
头项寻后溪[注]，面口合谷收；
心胸内关谋，胁肋取支沟；
中脘通腑气，膻中气病休；
百会能健脑，五官风池救；
大椎清高热，神昏掐水沟；
上肢曲池好，下肢阳陵优；
前阴三阴交，强壮关元灸。

注：古有"四总穴歌"，歌中云："头项寻列缺"。但从针灸临床应用以及疗效看，头项之病用与督脉相通的后溪穴者更多，且疗效更好。故改为"头项寻后溪"。鉴于的"四总穴歌"的片面性，并不能笼括人体全身各部位病症的治疗，笔者结合自己的临床心得体会，对传统的"四总穴歌"进行了改编和充实，编此"十六总穴歌"，网络全身各部病症的治疗以及防病保健和急救。

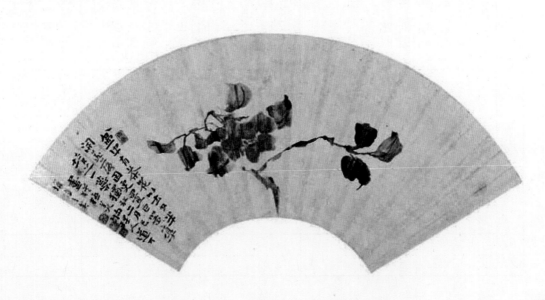

附2：穴位的功能（穴性）分类及应用

穴位功能（穴性）分类及应用

序号	按功能分类	穴位名	首选穴位	操作方法
1	强壮穴	关元、气海、百会、膻中、中极、大椎、神阙、身柱、命门、风门、肺俞、心俞、膈俞、肝俞、神门、脾俞、胃俞、肾俞、膏肓、三阴交、内关、血海、足三里、太溪、复溜、涌泉等	关元、气海、肾俞、足三里、三阴交、涌泉穴	指压、按摩、艾灸、拔罐、皮肤针叩刺。指压、按摩每日可随时进行，每次每穴3～5分钟，使局部有酸胀感；艾灸、拔罐和皮肤针叩刺可每日或隔2日1次，每次每穴5～10分钟，以局部皮肤发红为度；涌泉穴最好采用搓法，可每日早、晚搓足心200下左右，使足底发热为度
2	补气穴	气海、关元、中脘、膻中、肺俞、心俞、脾俞、胃俞、命门、足三里等	气海、膻中	指压、按摩、艾灸、拔罐和皮肤针施灸、强身每日或隔日1次，治病每日1～2次
3	补血穴	气海、膻中、心俞、足三里、肝俞、肺俞、膏肓、脾俞、血海、三阴交等	膈俞、肝俞、脾俞和足三里、血海	
4	安神穴	百会、大椎、合谷、心俞、神门、内关、安眠、三阴交、太溪、丰隆、申脉、涌泉穴等	百会和神门	指压、按摩、艾灸或以皮肤针轻叩刺。用于安眠，最好在夜晚临睡前进行，涌泉穴最好用搓法
5	急救穴	人中、素髎、百会、关元、脐中、大椎、气海、关元、中冲、少商、内关、合谷、太冲、隐白、大敦、足三里等	人中、中冲、素髎	指压重掐、针刺点刺出血、艾灸

（续　表）

序号	按功能分类	穴位名	首选穴位	操作方法
6	退热穴	大椎、曲池、合谷、外关、尺泽、曲泽、鱼际、劳宫、少府、中冲、少商、内庭、委中、大敦、行间、涌泉、耳尖等	大椎、曲池、合谷、外关为四大退热主穴。大椎、曲池可清 39℃以上的高热；合谷、外关能清 38℃左右的发热	退热只宜指掐、刺血、皮肤针重叩出血；不宜艾灸和拔罐
7	除寒穴	大椎、膝阳关、三阴交、腋中、关元、气海、中脘、百会、命门、肺俞、脾俞、胃俞、肾俞、足三里、太溪等穴	大椎、膝阳关、三阴交	指压、皮肤针、艾灸、拔罐。特别是艾灸、拔罐疗法效果最理想
8	发汗、止汗穴	大椎、肺俞、心俞、合谷、阴郄、后溪、复溜、足三里等穴		大椎、肺俞、心俞三穴以灸法为主，合谷针刺或艾针灸并用
9	止咳平喘穴	治疗咳嗽有天突、膻中、大椎、风门、身柱、肺俞、膏肓、列缺、尺泽、太渊、丰隆、足三里等穴　治疗哮喘有天突穴、膻中、关元、气海、大椎、定喘、肺俞、脾俞、肾俞、孔最、内关、丰隆等穴	治疗咳嗽首选膻中、身柱和肺俞最为常用　治疗哮喘孔最、膻中、定喘最为重要	风热咳嗽（咳痰色黄、浓稠）宜指压、按摩、皮肤针叩刺，不灸；风寒咳嗽（咳痰色白、清稀），则上述穴位指压、针灸、拔罐均可，特别是膻中、大椎、身柱、肺俞、膏肓尤其适宜拔罐治疗哮喘针灸疗效最佳

（续 表）

序号	按功能分类	穴位名	首选穴位	操作方法
10	化痰穴	中脘（腹部正中线脐上4寸）、肺俞（背部第3胸椎下旁开1.5寸）、脾俞（背部第11胸椎下旁开1.5寸）、胃俞（背部第12胸椎下旁开1.5寸）、内关（掌面腕横纹中点上2寸，两筋之间）、丰隆（外膝眼与足外踝连线中点）、足三里、三阴交、阴陵泉（膝关节下方高骨下凹陷中）等穴	丰隆被誉为针灸化痰第一要穴	热痰（咳痰色黄、浓稠）和神志病，可用指压、按摩、皮肤针叩刺，不灸 寒痰（咳痰清稀、色白）和痰湿阻滞经络所致的肢体疼痛，指压、针灸、拔罐并用
11	升压穴	素髎、人中、百会、会阴、内关、太渊、足三里、三阴交等穴	素髎的升压作用最为显著	指掐、皮肤针叩刺或艾灸
12	降压穴	百会、人迎（颈部喉结旁动脉搏动处）、大椎、曲池（屈肘，肘关节桡侧指纹头端）、内关、合谷、足三里、三阴交、太冲（足背第1、2跖骨结合部前方凹陷中）、涌泉（足底前1/3与后2/3的交点）、太溪（足内踝高点与跟腱连线中点）等	人迎、大椎、太冲、涌泉	多用指压、按摩或皮肤针叩刺，也可选用艾灸疗法

（续　表）

序号	按功能分类	穴位名	首选穴位	操作方法
13	降脂穴	神阙（脐中）、关元、气海、背部的膈俞（第7胸椎下旁开1.5寸）、脾俞（第11胸椎下旁开1.5寸）、胃俞（第12胸椎下旁开1.5寸）、肾俞（腰部第2腰椎下旁开1.5寸）、下肢的丰隆、足三里、三阴交等穴	膈俞、丰隆	指压、按摩、皮肤针叩刺、艾灸均可。
14	降糖穴	肺俞、胰俞、脾俞、胃俞、肾俞、三阴交、太溪、然谷等穴 以及足三里、	肺俞、胰俞、脾俞、胃俞、肾俞	指压、按摩可每天实施；皮肤针宜轻、中度叩刺；多食、多饮、多尿可灸，一般不宜施灸，多尿可灸；背部穴位可加拔罐
15	止呕、催吐穴	中脘、内关、天突、建里、膈俞、脾俞、胃俞、足三里、公孙等穴	中脘、内关	指压、按摩和皮肤针叩刺时手法轻重不同。一般而言，用于止呕，手法要轻；用于催吐，手法要重
16	消食穴	中脘、建里（中脘穴下1寸）、梁门（中脘穴旁开2寸）、天枢（脐旁开2寸）、脾俞、胃俞、内关、足三里、公孙（足背内侧第1趾跖关节后后约1.5寸赤白肉际）等穴	脾俞、足三里、公孙	指压、按摩和皮肤针叩刺均可。如果引起消化不良的原因与受凉有关，可加用艾灸和拔罐疗法
17	止泻、通便穴	中脘、天枢、大横、足三里、支沟、丰隆、照海、内庭、关元、三阴交、阴陵泉、太白、脾俞、公孙穴	中脘、天枢、大横、足三里	通便可指压、按摩、皮肤针叩刺；止泻指压、拔罐并用，针灸、拔罐并用，脐中还可用敷药疗法

（续　表）

序号	按功能分类	穴位名	首选穴位	操作方法
18	利尿、消肿穴	水分、水道、三阴交、阴陵泉、脐中、中极、关元、气海、肺俞、脾俞、肾俞、列缺等穴	水分、水道、三阴交、阴陵泉	如属实证（尿道灼热、刺痛，或见血尿），多用指压、按摩，皮肤针叩刺；如属虚证（无力排尿、面色苍白、少气懒言、形寒肢冷）则针灸并用，中极、脐中穴还可药物敷贴，如用麝香少许加田螺捣烂外敷或四季葱加食盐、白酒捣烂外敷，均有良效
19	调经穴	关元、三阴交、气海、天枢、膈俞、肝俞、脾俞、肾俞、合谷、太冲、血海、隐白、大敦	关元和三阴交	如属实证（经色深红夹有血块、心烦、口渴、胸胁乳房胀痛），宜用指压、按摩，皮肤针叩刺，不灸；如属虚证（经色淡红、质地清稀、面色苍白、腰膝酸软），则宜指压、针灸并用
20	祛风穴	风门、风池、风府、翳风、风市、合谷、太冲	风池和风门	伤风感冒用指压、按摩、艾灸加拔罐（风寒）或皮肤针叩刺（风热），可获良效
21	止痒穴	肺俞、膈俞、曲池、合谷、血海、风市、足三里、三阴交、太冲等穴	肺俞和曲池	一般多用皮肤针叩刺或指压按摩，较少用艾灸疗法。瘙痒较轻者轻叩刺，瘙痒较重者应加重叩刺激并叩刺出血。如果加用皮肤针叩刺瘙痒的局部（阿是穴）叩刺，则疗效更好。

（续　表）

序号	按功能分类	穴位名	首选穴位	操作方法
22	止血穴 鼻出血	迎香、印堂、素髎、上星、大椎、风池、合谷、膈俞、风府、合谷、少商	迎香、印堂	指压掐按、采血针或皮肤针叩刺出血，也可行鼻腔局部冷敷法
	牙龈出血	颊车、合谷、内庭、膈俞、梁丘、大陵；颊车、膈俞、合谷、太溪、照海、涌泉	颊车、合谷、内庭	实证（出血颜色深红、牙龈红肿溃烂、口臭、口干渴喜冷饮、舌红苔黄燥、小便黄、大便干）指压、按摩、皮肤针叩刺，不灸；虚证（出血颜色淡红、牙根松动、耳鸣、腰膝酸软、小便清长）针灸并用
	咳血	孔最、肺俞、膈俞、膏肓、尺泽、太渊、鱼际、太溪、足三里等穴	孔最	可针可灸
	吐血	中脘、膈俞、胃俞、内关、郄门、足三里	中脘、膈俞、胃俞	指压、按摩、皮肤针轻刺激，也可加灸
	尿血	中极、三阴交、关元、膈俞、肾俞、膀胱俞、足三里、阴陵泉等穴	中极、三阴交	以指压、按摩、皮肤针叩刺为主
	便血	孔最、承山、三阴交、足三里、膈俞、命门、腰阳关	孔最、承山	针刺和皮肤针叩刺为主
23	解痉穴 高热抽搐	人中、大椎、合谷、曲池、大冲	人中、大椎	指压重掐、皮肤针叩刺、三棱针刺血
	小儿惊风	人中、印堂、承浆、大椎、肝俞、合谷、太冲、	人中、印堂、承浆	指压重掐、皮肤针重叩、三棱针刺血，或施行灯火灸（以灯心草蘸麻油点燃后快速点灸印堂穴）

203

（续 表）

序号	按功能分类		穴位名	首选穴位	操作方法
23	解痉穴	面神经经挛（包括眼皮跳动）	四白、颧髎、后溪、阳白、太阳、风池、合谷、太冲、大椎	四白、颧髎、合谷、后溪	以针刺、皮肤针叩刺为主
		癫痫、癔症发作	人中、百会、大椎、合谷、后溪、大冲	人中、百会、大椎	指压重掐、针刺、皮肤针重叩、三棱针刺血
		脑膜炎或破伤风引起的角弓反张	人中、百会、后溪、大冲、阳陵泉、大椎、筋缩、合谷	人中、百会、后溪、大冲、阳陵泉	指压重掐、针刺、皮肤针重叩
		小腿抽筋	承山、阳陵泉、合谷、后溪、昆仑、申脉、太冲	承山、阳陵泉	指压重掐、按摩、皮肤针重叩
24	镇痛穴	头痛 前额痛	印堂、阳白、攒竹、合谷、内庭	印堂、阳白	各部头痛均可用指压、按摩、皮肤针叩刺出血
		偏头痛	太阳、头维、率谷、外关	太阳	
		后枕痛	天柱、风池、后溪、昆仑	天柱、风池	
		头顶痛	百会、四神聪、上星、大冲、涌泉	百会、四神聪	
		偏正头痛	头维、阳白、印堂、大阳、外关、合谷	头维、阳白	
		全头痛	百会、印堂、大阳、风池、合谷、压痛点	百会	
		眼痛	大阳、大冲、攒竹、丝竹空、合谷、光明、内庭	大阳、大冲	指压重按、皮肤针重叩刺出血，忌用灸法

（续 表）

序号	按功能分类		穴位名	首选穴位	操作方法
24	镇痛穴	牙痛 上牙痛	颊车、合谷、内庭、下关、太阳	颊车、合谷、内庭	指压重按、皮肤针重叩出血
		下牙痛	颊车、合谷、内庭、承浆		指压重按、皮肤针重叩出血
		虚火牙痛（牙齿隐隐作痛、牙龈无红肿、牙根有松动感）	颊车、合谷、内庭、太溪、涌泉		以针刺、皮肤针叩刺为主，一般不灸
		咽喉疼痛 急性实痛（咽喉红肿疼痛较甚、口干渴、舌红苔黄、小便黄）	天突、合谷、列缺、照海配少商	天突、合谷、列缺、照海	指压、指按、针刺、皮肤针重叩，少商可行三棱针（或粗缝衣针）点刺出血，忌灸
		慢性虚痛（咽喉红肿疼痛不明显、但咽喉有缺少津液、干燥、吞咽不适之感）	天突、合谷、列缺、鱼际、太溪、照海配内关、照海配太溪		

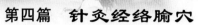

（续　表）

序号	按功能分类		穴位名	首选穴位	操作方法
24	镇痛穴	胸痛（包括冠心病、心绞痛）	膻中、内关、身柱、肺俞、心俞、膈俞、大陵、足三里、阳陵泉	膻中、内关	指压重按、针刺、皮肤针重叩
		乳痛	膻中、乳根、梁丘、肩井、合谷、内关、太冲、足三里	膻中、乳根、梁丘	指压重按、针刺、皮肤针重叩，不灸
		胁痛（包括肋间神经痛、肝胆病、胆结石、胆道蛔虫病）	期门、支沟、阳陵泉、日月、阿是穴、外关、太冲、丘墟、绝骨	期门、支沟、阳陵泉	指压重按、针刺、皮肤针重叩，胁部疼点可加拔火罐
		胃痛 实痛（胃脘部压痛拒按、口渴、小便黄、大便干）	中脘、梁丘、足三里加梁门、至阳、筋缩、内关、内庭、公孙	中脘、梁丘、足三里	指压重按、针刺、刮痧、皮肤针重叩
		虚痛（胃脘部隐痛且喜暖喜按）	中脘、梁丘、足三里加用梁门、脾俞、胃俞		指压轻按、皮肤针轻叩，并加灸和拔罐

（续　表）

序号	按功能分类			穴位名	首选穴位	操作方法
24	镇痛穴	腹痛	实痛	中脘、天枢、足三里加关元、上巨虚、下巨虚	中脘、天枢、足三里	指压重按、针刺、刮痧、皮肤针重叩
			虚痛	中脘、天枢、足三里加脐中、关元、气海、三阴交		指压、按摩、皮肤针叩刺、艾灸、拔罐并用；脐中还可用生姜、葱白、炒盐外敷法
		痛经		关元、地机、三阴交配气海、中极、天枢、脾俞、肾俞。	关元、地机、三阴交	实证（经前或经期腹痛，色紫暗有血块、经后痛减）宜指压重按、针刺、皮肤针重叩、冷痛加灸；虚证（经期或经后色淡红，经质稀、腹痛、喜暖喜按，色淡红），宜针灸并用
		腰痛（包括肾结石绞痛）	实痛	肾俞、腰阳关、腰阳关和委中配腰眼、殷门、人中、后溪、昆仑	肾俞、腰阳关和委中	指压重按、刮痧、皮肤针重叩、风湿可加灸、拔罐
			虚痛	肾俞、腰阳关和委中配命门、关元、气海、太溪		指压轻按、皮肤针轻叩、加灸并拔罐
		风湿、扭伤痛		合谷、太冲配阿是穴（压痛点）	合谷、太冲	风湿痛宜指压、按摩、针刺、皮肤针叩刺或艾灸、拔罐、刮痧；扭伤者穴位治疗与风湿痛基本相同，但若皮下有青紫肿胀、瘀血时，宜用三棱针（或粗缝衣针）点刺出血或皮肤针重叩出血后加拔火罐

（续　表）

序号	按功能分类		穴位名	首选穴位	操作方法
24	镇痛穴	坐骨神经痛	足太阳经型疼痛在下肢后面或腰者从腰部沿下肢后缘放射到脚趾	环跳、阳陵泉加承扶、委中、殷门、承山、申脉、昆仑）等穴	环跳、阳陵泉	循经指压、按摩、艾灸、拔罐、皮肤针叩刺均可
			足少阳经型疼痛在下肢外侧面或腰者从腰部沿下肢外侧放射到脚趾	环跳、阳陵泉加风市、中渎、丘墟、足临泣		
		足跟痛	太溪、昆仑、大陵加大椎、复溜、照海、涌泉	太溪、昆仑、大陵	指压、按摩、艾灸、皮肤针叩刺为宜，涌泉穴可以用搓法。每次治疗30分钟，每日1~2次

第11章 经穴防病治病操作技法

零起点学习经穴操作要从实用性、安全性出发，主要是学会和掌握指压、按摩、艾灸、拔罐、刮痧、磁疗、皮肤针叩刺、点刺出血等简易疗法的操作技能。

第一节 零起点学会指压、按摩操作技法

指压、按摩疗法又称"点穴疗法"，是以手指在病变部位或穴位上点压、按揉，用以治疗疾病和强身保健的方法。从家庭实用性出发，本书只介绍一些简单易行而且使用安全、不会造成人为损伤的常用按摩手法。

一、摆动类手法

摆动类手法即用手指、掌或腕关节作连续协调摆动的一类手法。包括一指禅推法、滚法和揉法等。

（一）一指禅推法

通过拇指持续不断地作用于病变部位或穴位上，称为"一指禅"推法（图11-1）。

【操作方法】

施术者以拇指指端或指腹着力于受术者体表一定部位或穴位上，拇指伸直，其余四指自然弯曲，前臂作主动运动，带动腕关节进行有节律地摆

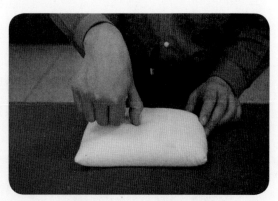

图11-1 "一指禅"推法

动；同时第一指间关节做屈伸活动，使所产生的功力通过指端或指腹轻重交替，持续不断地作用于治疗部位或穴位上；手法频率每分钟150～200次。

【适用部位】

"一指禅"推法以指端操作，接触面较小，刺激相对较强，适用于全身各部经络穴位；而以指端偏峰推法，轻快柔和，多用于颜面部；以指腹操作刺激相对较平和，多用于躯干及四肢部的经络穴位。

（二）㨰法

㨰法是由前臂的旋转运动和腕关节的屈伸运动复合而成，以第5指掌关节背侧突起部吸定治疗部位，用前臂的主动运动带动腕关节的屈伸旋转活动，持续不断地作用于治疗部位的手法（图11-2）。

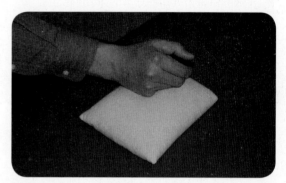

图11-2　㨰法

【操作方法】

前臂的旋转运动是以手背的小指侧为轴来完成的，即以第5指掌关节背侧突起部附着于治疗部位，手指放松、微曲，手背绷紧，前臂主动做旋转运动，使手背偏小指侧部在治疗部位上进行连续不断地滚动；屈伸腕关节是以第2至第4掌指关节背侧为轴，带动腕关节做较大幅度的屈伸活动；手法频率每分钟120～160次。

【适用部位】

本法由于腕关节屈伸幅度较大，所以，接触面和刺激面均较大，刺激力度也较强，多用于项、背、腰、臀及四肢部。

（三）揉法

以手指或手掌为吸定点，带动治疗部位做轻柔缓和的环旋转动，称为"揉法"，是按摩常用手法之一。其中指揉法又分为拇指或中指揉法和食、中、无名指、小指四指揉法；掌揉法又分为掌跟揉法和大鱼际揉法。

【操作方法】

1. 指揉法　用拇指或中指指腹或食、中、无名指、小指四指指腹吸定在某一穴位或部位上，腕关节保持一定的紧张度，带动皮下组织做轻柔的小幅度环旋转动；手法频率每分钟约 120 ～ 160 次（图 11-3）。

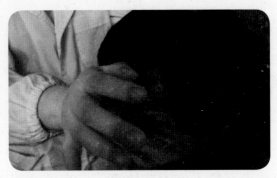

图11-3 揉法

2. 掌揉法　掌根揉法以掌根部紧贴治疗部位，腕关节放松，以前臂的主动运动带动腕关节，同时掌根部带动治疗部位进行环旋转动；大鱼际揉法以大鱼际部贴治疗部位，腕关节放松，以前臂的主动运动带动腕关节，同时大鱼际部带动治疗部位进行环旋转动；手法频率每分钟 120 ～ 160 次（图 11-3）。

【适用部位】

指揉法接触面小，力量轻柔，适用于头面部穴位；掌跟揉法面积较大，力量沉稳适中，多用于背、腰、臀、躯干部；大鱼际揉法适用于面部、颈项部、腹部及四肢部。

二、摩擦类手法

摩擦类手法即用手指或手掌部贴实体表，做直线或环旋移动的一类手法。包括摩法、擦法、推法、搓法、抹法等。

（一）摩法

摩法即用手指或手掌在体表做环形移动的手法。

【操作方法】

1. 指摩法　手指自然伸直并拢，腕关节略屈并保持一定的紧张度，食、中、无名、小指四指指面紧贴治疗部位，以肘关节为支点，前臂做主动运动，通过腕、掌使指腹在治疗部位做环旋运动，频率每分钟 10 ～ 15 次。

2. 掌摩法　手掌自然伸直，腕关节略背伸并放松，将手掌吸定在治疗部位，以肘关节为支点，前臂做主动运动，通过腕部使掌心在治疗部位做环旋运动，频率在每分钟约 1 次左右。

【适用部位】

摩法刺激轻柔和缓，适用全身各部，尤其以胸腹、胁肋等部位最为常用，如摩腹等。

（二）擦法

用手掌掌跟、大小鱼际附着于一定部位，进行快速的直线往返运动，使之摩擦生热的按摩手法（图11-4）。

【操作方法】

1. 掌擦法　将手掌的掌面贴附于施术部位，腕关节伸直，以肩关节为支点，上臂主动运动，通过肘关节、前臂和腕关节使掌面做前后方向的连续移动，以温热或透热为度；操作频率每分钟100～120次。

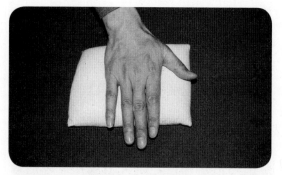

图11-4　掌摩法

2. 大小鱼际擦法　手掌伸直，腕关节平伸，将大鱼际或小鱼际贴附于治疗部位。以肩关节为支点，通过肘、腕，使大小鱼际进行均匀的前后往返

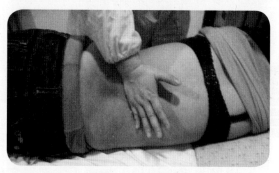

图11-5　擦法

移动，以温热或透热为度；操作频率每分钟100～120次（图11-5）。

【适用部位】

掌擦法擦动的范围大，多用于胸胁及腹部，如胸部擦膻中、背腰部擦脊椎两侧；大鱼际擦法在胸腹、腰背、四肢均可应用；小鱼际擦法多用于肩背腰臀及下肢部。

（三）推法

即以手指、手掌等部位贴实于施术部位上，做单方向直线移动的方法，又名"平推法"。分别有"指推法"（"拇指推法"和"四指推法"）"掌推法""拳推法"等。

【操作方法】

1. 拇指推法　以拇指指端贴实于治疗部位或穴位上，其余四指置于对侧或相应的位置以固定助力，腕关节略屈并偏向尺侧。拇指及腕臂部主动施力，向拇指端的前方直推或向侧面横推（图11-6，图11-7）。

2. 四指推法　以食指、中指、无名指、小指四指指腹相对着力于一定的部位或穴位上，四指协同做往返方向的直线推动。操作时要求四指指腹始终附着

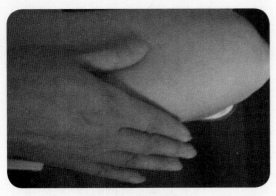

图11-6　拇指直推法

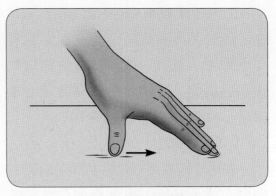

图11-7　拇指横推法

于肌肤，用力均匀柔和，刚柔相济。

3.掌推法　以掌跟部贴实施术部位，腕关节背伸，肘关节伸直。以肩关节为支点，上臂部主动施力，通过前臂、腕关节，使掌跟部向前做单向直线均匀缓慢推进。

4.拳推法　自然握拳，掌心朝下，利用拇指以外的四指前二节背侧和大小鱼际接触皮肤，向前做推擦手法（图11-8）。

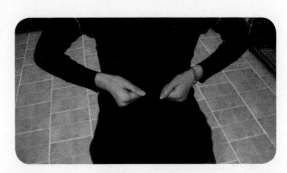

图11-8　拳推法

【适用部位】

拇指推法接触面小，推动距离短，施力柔中含刚，易于查找和治疗小的病灶，故常用于面部、项部、手部和足部；四指推法接触面积可大可小，刺激量可强可弱，常用于颈项、腰背及四肢；掌、拳推法接触面大，推动距离长，力量柔和而沉实，多用于背腰、胸腹部及四肢肌肉丰厚处。

（四）搓法

用手掌对着某一部位或穴位来回搓揉，或者双手掌夹住肢体的一定部位，相对用力做快速搓揉的手法。

【操作方法】

1.单手搓法　用一只手的手掌对着某一部位或穴位来回搓揉，如搓脚心（图11-9）。

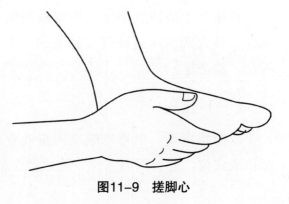

图11-9　搓脚心

213

2. **双手掌搓法** 双手掌夹住施术部位，以肘关节和肩关节为支点，前臂与上臂主动施力，做相反方向的较快速往返搓动，并同时由肢体的近心端向远心端往返移动（图 11-10）。

【适用部位】

多用于四肢部，如搓上臂与前臂、搓脚心涌泉穴等，通常作为按摩的结束手法使用。

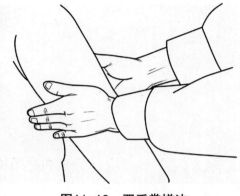

图11-10 双手掌搓法

（五）抹法

即用单手或双手拇指指腹罗纹面紧贴皮肤，做上下或左右直线或弧形曲线往返移动的按摩手法。

【操作方法】

将单手或双手拇指指腹罗纹面置于受术者一定部位，其余手指置于相应的位置以固定助力。以腕关节为支点，拇指的掌指关节主动运动，拇指指腹罗纹面在施术部位做上下左右直线或弧形曲线往返的移动（图 11-11）。

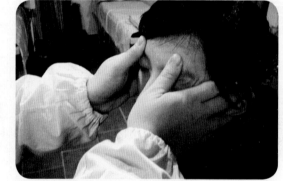

图11-11 抹法

【适用部位】

抹法活动范围小，多用于头面、颈项部，如面部指抹除皱等。

三、挤压类手法

挤压类手法即以手指、手掌或肢体其他部位按压或对称性挤压体表一定的部位，使之产生压迫或挤压感觉的一类手法。包括点压、按法、掐法、拿法、捏法、捻法等。

（一）点压

以拇指指端、中指指端或拇指或食指、中指指间关节突起对准体表的一定部位或穴位，适当用力点压，使之产生酸、麻、胀等感觉。

【操作方法】

1．拇指点压　拇指伸直，手握空拳（或其余四指张开），以拇指端着力，按压体表一定部位或穴位。点压的时间及用力轻重，视患者的体质状况和病情而定（图 11-12）。

2．中指点压　中指伸直，其余四指半握拳或张开，以中指端着力，按压体表一定部位或穴位。点压的时间及用力轻重，视患者的体质状况和病情而定（图 11-12）。

3．指关节点压　弯曲拇指或食指、中指，以任意一个指间关节背侧突起部位按压体表一定部位或穴位（图 11-12）。

点压法常与按法、揉法、击法等结合，组成点按、点揉、点击等复合手法应用。

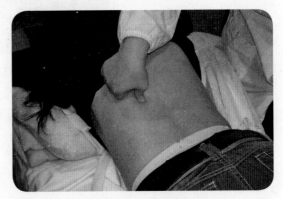

图11-12　指点压法

【适用部位】

点压法作用面积小，刺激较强，常用于穴位及肌肉较薄的骨缝处。

（二）按法

以手指、手掌或肘部着力于一定的部位，逐渐用力，按而留之的手法，称为"按法"。分指按法、掌按法和肘按法三种。

【操作方法】

1．指按法　可用拇指或中指指腹罗纹面对准体表一定部位或穴位，由轻而重，适当用力持续按压（同时还可以配合有节律地揉动），使之产生酸、麻、胀等感觉。按揉的时间及用力轻重，视患者的体质状况和病情而定，一般每处少则 2～3 分钟，多则 5～6 分钟（图 11-13）。

2．掌按法　手指伸直，以手掌为着力部，用单掌、双掌或双掌重叠按压（图 11-13）。

3．肘按法　肘关节屈曲，以肘尖突起部位着力于体表一定部位或穴位，垂直持续按压（图 11-13）。

按法在临床上常与揉法结合应用，组成"按揉"复合手法应用。

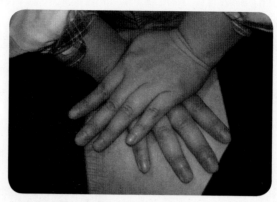

图11-13 按法

【适用部位】

指按法施术面积小，适用于全身各部经络穴位；掌按法适用于面积大而又较为平坦的部位，如腰背和腹部；肘按法刺激力最强，适用于腰骶及下肢后侧。

（三）掐法

即用拇指指甲用力掐按穴位的方法，多与按法结合使用，组成掐按的复合手法。

【操作方法】

术者一只手固定相应部位，用另一只手的拇指指甲对准穴位用力掐按、挤压，也可以一边掐，一边按揉，使之产生胀、疼痛等较重的感觉。掐压的时间及用力轻重，视患者的体质状况和病情而定。

【适用部位】

主要用于掐人中、鼻尖，掐耳穴和四肢末端。

（四）拿法

即用拇指与其他四指指面对称用力，相对挤压一定的部位或穴位，提起拿捏的方法（图11-14）。

【操作方法】

以单手或双手的拇指与其他手指相配合，相对挤压治疗部位的肌肤或肢体，进行轻重交替、连续不断且有节律性的拿捏提揉。使之产生酸、麻、

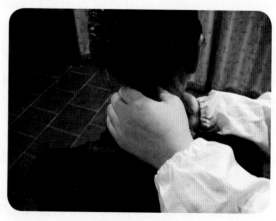

图11-14 拿法

胀等感觉，拿捏的时间及用力轻重，视患者的体质状况和病情而定。

本法多与捏法、揉法结合使用，组成拿捏、拿揉的复合手法。

【适用部位】

本法刺激量较强，临床常作为治疗的重点手法。常用于颈项风池穴、肩部肩井穴和四肢等部位。

（五）捏法

即用拇指与其余四指对称性用力、相对挤压一定部位的按摩手法。分二指捏法、三指捏和五指捏三种。

【操作方法】

1．二指捏法　分对捏穴位法和捏脊法二种。

（1）捏穴位法：拇指与中指、食指、无名指分别置于肢体相互对应的穴位上（例如内关与外关、太溪与昆仑等），同时用力按压、对捏，使穴位处出现酸、麻、胀、痛感。

（2）捏脊法：捏脊有二指捏法、三指捏法和五指捏法等多种捏法。

①二指捏法：患者俯卧，裸露其腰背部，术者用双手拇指、食指（拇指伸直、食指弯曲紧贴拇指）沿患者背部脊柱从尾骶骨两侧开始由下而上直线向上提捏夹脊穴（先把皮肉拉起来，然后松开，如此一捏一放地向上移动），每次在经过相应病变脏腑的背俞穴时，就停留片刻，并将穴位处的皮肉向上提 3～5 次，起到重点刺激的作用，一直捏到第 7 颈椎下大椎穴两侧为止，反复操作 3～5 遍（图 11-15）。

②三指捏脊法：患者俯卧，裸露其腰背部，术者将双手拇指与食指、中指呈撮捏状，沿患者背部脊柱从尾骶骨两侧开始由下而上直线向上提捏夹脊，每次在经过相应病变脏腑的背俞穴时，都要停留片刻，并将穴位向上提 3～5 次，起到重点刺激的作用，一直捏到第 7 颈椎下大椎穴两侧为止，反复操作 3～5 遍（图 11-15）。

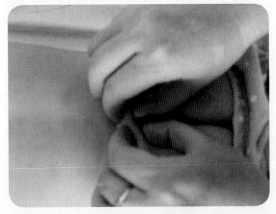

图 11-15　捏法

③五指捏法：用拇指与其余四指相对用力挤压治疗部位，如捏四肢、捏腓

肠肌等（图 11-15）。

捏法常与拿法同时使用，组成拿捏的复合手法。但捏法不同于拿法，捏法以单纯以对掌挤压为主，拿法则是提起揉捏治疗部位。

【适用部位】

本法是较为柔和的一种手法，主要用于颈、肩、腰背夹脊、四肢部。诸如捏脊、捏四肢、对捏内关与外关等。

（六）捻法

即用拇、食指罗纹面对称用力，相对挤压治疗部位，状如捻线样快速捻搓的手法。

【操作方法】

以拇指指腹的罗纹面和食指的桡侧（拇指侧）面相对挤压治疗部位，相对用力来回地捻动，边捻转边向远端移动，上下往返。

【适用部位】

捻法轻柔和缓，操作灵活，多用于指、趾部小关节及浅表肌肤。

四、叩击类手法

叩击类手法即用手掌、手指、拳背或借助桑枝棒击打体表的一类手法，包括拍法、弹法、击打、捶打法等。

（一）拍法

用虚掌拍打受术者体表的方法，称为"拍法"。

【操作方法】

五指并拢且微屈，用虚掌拍打体表。既可单手操作，也可双手操作。

【适用部位】

本法用于背部、腰骶部、四肢。本法施术时受术者有较强的振击感。

（二）弹法

即用手指指端弹击病变部位或穴位的方法（图 11-16）。

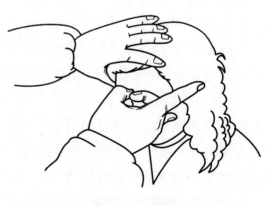

图11-16　弹法

【操作方法】

手指微曲，将拇指指腹紧压住中指指甲盖上（形同"莲花指状"），然后用力将中指弹出，连续弹击治疗部位，每分钟弹击 120～160 次。

【适用部位】

多用于头部。

（三）击打法

即用手指、指掌关节、掌根、小鱼际、握拳或手持桑枝棒击打体表的方法。

【操作方法】

1. 手指叩击法　用指尖对准施术部位或穴位快速点击的方法，分单指叩击法和多指叩击法二种。单指叩击法是将一手中指自然弯曲，用指端对准穴位上快速点击；多指叩击法是将一只手或双手五指自然弯曲成爪状，以指尖着力，有弹性、有节律地击打病变部位或穴位。一般用于叩击头部（如叩击百会及四神聪），每穴每次叩击 100～200 次为宜（图 11-17A，图 11-17B）。

2. 掌根捶击法　手指微屈，腕略背伸，以掌跟着力，有弹性、有节律地击打体表的一定部位（11-17C）。

3. 指掌关节捶打法　握拳，以第 5 指掌关节或者手背整个指掌关节捶打病痛部位或穴位（图 11-17D）。

4. 小鱼际击法　握拳或者五指自然伸直，拇指向上，以小指侧指掌关节以及小鱼际着力，双手有弹性、有节律地击打体表（犹如剁菜状）；也可以两手交叉相合，用小鱼际同时击打施治部位（图 11-17E，图 11-17F）。

5. 握拳捶打法　手握空拳，以拳面或拳背有弹性地击打病变部位（图 11-17G，图 11-17H）。

6. 桑枝棒击法　手握特制的桑枝拍打棒（用无数层软布包裹笔直且修理光滑的桑树枝，外用胶布缠紧），有弹性、有节律地击打腰背部或下肢的后侧。

无论上述哪一种击法，施术部位都会有振动、舒适感。

【适用部位】

手指叩击法主要用于头面部（两手指尖击法，一般同时叩击头顶及两侧、后枕部）；掌跟击法主要用于腰骶部、下肢；指掌关节捶打法适合于下肢部；小鱼际击法主要用于颈肩部、四肢部；握拳捶打法用于背部、腰骶、下肢；桑枝棒击法用于腰背部及下肢的后侧。

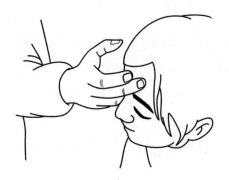

A　单指叩击法

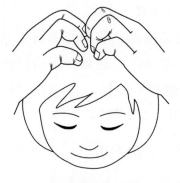

B　多指叩击法

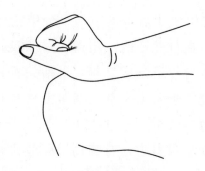

C　掌根捶击法

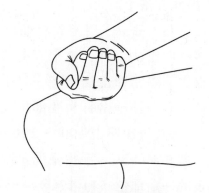

D　指掌关节捶打法

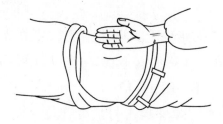

E　单手小鱼际叩打法

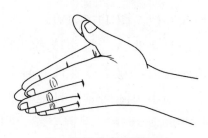

D　双手小鱼际叩打法

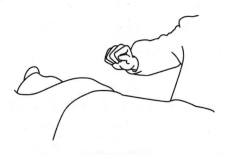

F　拳面捶打法

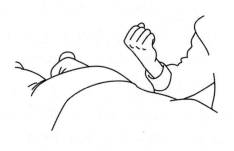

G　拳背捶打法

图11-17　击打法

五、振动类手法

振动类手法即通过一定的手法，使接受部位产生振动的手法。包括振法、抖法等。

（一）振法

能使治疗部位局部产生振动的按摩手法，称为"振法"。分为指振法和掌振法 2 种。

【操作方法】

1. 指振法　以食、中二指指端置于体表的穴位上，稍用力使穴位局部产生酸胀得气感后，同时腕关节挺紧，以前臂的静力性收缩，带动手指在治疗部位做连续、快速的上下颤动（图 11-18A）。

2. 掌振法　将手掌平覆于治疗部位，以上臂及前臂的静力性收缩，使手掌在治疗部位做连续、快速的上下颤动，频率要快，每分钟施振 500 ～ 700 次，接受治疗的部位有明显的振动感（图 11-18B）。

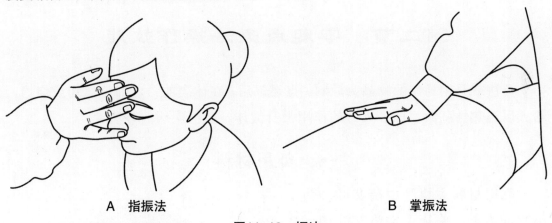

A　指振法　　　　　　　　　　　B　掌振法

图11-18　振法

【适用部位】

振法主要用于胸腹部和腰部穴位，指振法还可用于头顶。

（二）抖法

是一种在四肢末端施术，使肢体近端产生抖动的方法。临床以上肢抖法最为常用。

【操作方法】

患者取坐位（年老体弱的患者可取仰卧位），施术者站在病人患侧，双手握

221

住患者的手指，使其肩关节外展，在牵引的情况下，做均匀的、小幅度、快速的、连续的上下抖动，使抖动上传至肩关节。在抖动过程中，可以瞬间加大抖动幅度 3 ～ 5 次，但只加大抖动的幅度，不加大牵引力（图 11-19）。

【适用部位】

适用于肩部及上肢，施术于肢体远端，效应产生于肢体近端。

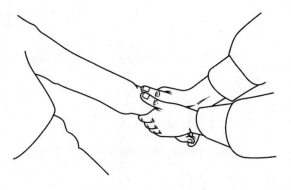

图11-19 上肢抖法

六、指压、按摩注意事项

指压、按摩对急性传染病患者无效；皮肤有溃疡、疖肿、血小板减少性紫癜以及肿瘤的局部禁用。

第二节 零起点灸法操作技能

灸法就是用易燃的物品为原料，点燃以后，在体表的一定部位熏烤或烧灼，给人以温热性刺激，即借火力的作用强身健体、防治疾病的方法。

一、灸用材料

灸用材料主要是中药艾叶。为了治疗的方便，临床上常将艾叶加工成柔软的艾绒，方法是：将艾叶晒干或烘干，经过捣臼，除去枝梗和杂质，再晒，再捣，再筛，如此反复多次即成（图 11-20）。

《孟子·离娄》中有："七年之病，求三年之艾"的说法。李时珍在《本草纲目》中也说："凡用艾叶，须用陈久者。"可见，灸用艾叶，一般以陈久、干燥者为好。

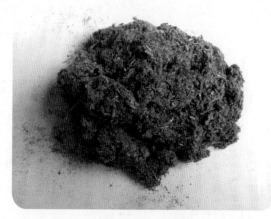

图11-20 艾绒

在艾绒制好后，须储存一定的时间后再使用。存储期间，应定期将艾绒置于日光下曝晒，以保持干燥，并能防止虫蛀及霉烂变质。使用时，可酌情在艾绒中加入少量芳香辛温类药末，以增强热力深透和疏经通络作用，提高治疗效果。

为了使用上的方便，临床又常常将艾绒制成艾条或艾炷。艾条是用艾绒（可加拌药末）做成的圆柱形艾卷（图11-21）；艾炷是用拇、食、中三指将艾绒撮捏成圆锥形小体，要求撮捏紧实，容易燃烧，火力均匀，耐燃而不易散落。

艾炷大小须因人（年龄大小、体质强弱）、因病（病性、轻重）、因施灸部位的不同而异：小者如米粒或麦粒（谓之"麦粒灸"），中等如黄豆或梧桐子，大者如蚕豆或枣核（图11-22），绝不是1根艾条1/4或1/5长度。

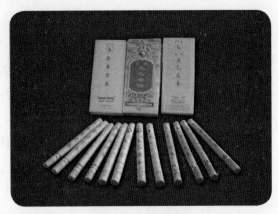

图11-21 艾条

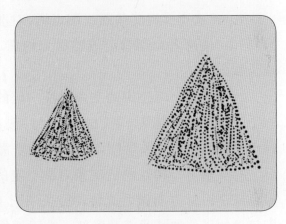

图11-22 艾炷

当然，在没有艾制品的情况下，也可以用棉花、火柴、线香、香烟等易燃烧物取而代之。

二、灸法的作用及适应证

《医学入门》中说：凡病"药之不及，针之不到，必须灸之"。由于艾叶气味芳香，制成艾绒后，易燃而不起火焰，热力温和，透达力强，加上其他药物的作用，具有温通经络、祛湿除寒、行气活血、消肿散结、化瘀止痛、回阳救逆及防病保健作用。对于阳气不足的阴寒之证，慢性虚弱性病症以及风寒湿邪引起的病症如伤风感冒、寒性咳喘、肌肉关节风湿、肢体冷麻疼痛、疝气以及气血虚弱引起的眩晕、贫血、乳少、闭经、小儿消化不良；脾胃虚寒、中气下陷、肾阳不足引起的胃痛、腹痛、久泄、久痢、遗尿、功能性子宫出血、脱肛、子宫脱垂、内脏下垂、遗精、阳痿、早泄、性功能低下及寒厥脱证等都有较好的治疗效果。体质虚弱、抗病力差和长期患慢性病的人，经常施灸关元、气海、大椎、足三里、绝骨、三阴交、膏肓等穴能够增强体质，提高抗病能力；老年人常灸上述穴位，还可以有效地预防高血压病和中风的发生。

三、艾灸的操作方法

艾灸法常分为艾条灸、艾炷灸、艾熏灸、温针灸和温灸器灸五种。

（一）艾条灸

艾条灸分固定灸、雀啄灸、回旋灸3种。

1. 固定灸　将艾条的一端点燃，对准施灸部位（距1～2厘米）进行熏烤（图11-23），使患者局部有温热感而无灼痛。一般每处施灸3～5分钟，至皮肤发红为度。

2. 雀啄灸　将点燃的艾条对准一定的部位（距离不固定），像小鸟啄食一样，一上一下地移动施灸（图11-24）。一般灸5分钟左右，也至皮肤发红为止。这种灸法可以持续较长时间无痛，适用于需要长时间施灸的重病、久病。

3. 旋转灸　将点燃的艾条对准一定的部位（约距0.5寸左右），不停地按顺时针或逆时针方向做回旋转动施灸（图11-25）。一般5分钟左右，适合病变范围较大的部位如腰背部、臀部、大腿部位的风湿疼痛和肌肤麻木等。

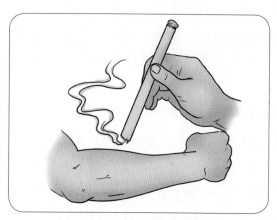

图11-23　固定灸

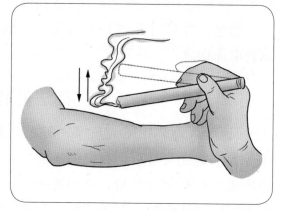

图11-24　雀啄灸

对于儿童和晕厥、局部知觉减退的患者，家属可将食、中指置于施灸部位两侧，这样可以通过施术者的手指对热的感觉来测知患者局部受热程度，以便随时调节距离，掌握施灸时间，防止施灸过度引起局部烫伤。

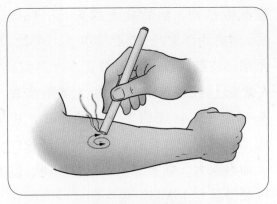

图11-25 旋转灸

（二）艾炷灸

艾炷是将艾炷的尖端点燃，放在体表的一定部位或穴位上施灸。艾炷的单位称"壮"，即以青壮年人为标准，制定的对某病、某穴的艾灸数量，燃烧1个艾炷，即为"1壮"。灸量的多少应因人、因病、因施灸部位不同而异，一般可灸3～5壮。

艾炷灸分直接灸和间接灸两种。

1.直接灸 将艾炷直接放在选定施灸部位的皮肤上点燃施灸，当燃剩1/3左右，病人开始感到热烫时，即用镊子将剩余艾绒压灭或去掉，另换艾炷再灸。灸量的多少因人、因病、因施灸部位不同而异。一般可灸3～5壮，至局部皮肤红晕、充血为度。因其灸后不化脓，也不留瘢痕，称之为"无瘢痕灸"，易于为病人所接受。

直接灸还有一种做法，那就是让艾炷一直燃完之后换炷再灸2～3壮。这种人为的、有意识的造成施灸局部组织烧伤的灸法力量较强，作用持久，可以治疗一些顽固性病症，为古人所常用。因灸后会起水疱、化脓（称为"灸疮"），最后还会留下瘢痕，故不大为现代人所接受。万一必须用，事先也一定要征得本人的同意，并认真处理处理水疱（小水疱不必处理，任其自然吸收；大水疱用消毒针具或牙签刺破排水，外加干净纱布或创口贴同衣服隔离），保护灸疮（每日用淡盐水清洗疮口，直至结痂）。

2.间接灸 又称"间隔灸"或"隔物灸"。艾炷不直接放在皮肤上，而是在艾炷与皮肤之间用其他物品隔开施灸。其名称由间隔物的不同而异，如以生姜片间隔者称"隔姜灸"，以食盐间隔者称"隔盐灸"等。家庭保健多用"隔姜灸"。

（1）隔葱灸：取葱白适量，捣烂如泥，敷于病变部位或神阙穴，上置艾炷施灸。一般可灸5～7壮，感到局部温热舒适，不觉灼痛为度。

（2）隔姜灸：隔姜灸就是把一块生姜切成约2、3分厚薄的圆形小块，用针或牙签刺穿无数小孔，置于穴上；再将艾绒捏成花生米大小的圆锥体，置于生姜片上点燃施灸（图11-26）。当患者感觉灼痛时，可用镊子将姜片夹起，离开

225

皮肤数秒钟，然后放下续灸。一炷燃尽，则换炷再灸，一般连续灸 5～7 壮，至局部皮肤潮红、湿润为止。

（3）隔蒜灸：将大蒜（以紫皮独头蒜为好）切成约 2 分厚的薄片，中间用针刺穿无数小孔，置于施术部位，上面再放大艾炷灸之。每灸 4～5 壮后，可更换蒜片 1 次。如病变部位较大时，可将大蒜捣成烂泥，平铺在皮肤上，上置艾炷灸之，至病人口鼻出现大蒜气味为止。由于大蒜液对皮肤的刺激较强，灸后容易起疱，小者可听其自

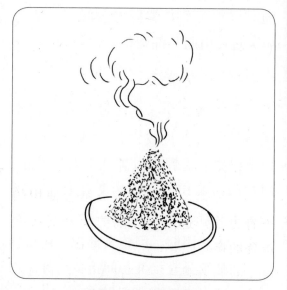

图11-26　隔姜灸

然，不必处理；大者用消毒毫针或注射针头刺破放液，外涂紫药水，外加纱布敷贴。

（4）隔盐灸：此法只适于在脐部施灸。将细净食盐填充于脐部（为加强透热作用，也可先将食盐炒至温热），上面再加放一块薄姜片和大艾炷连续施灸。加放姜片的目的是隔开食盐和艾炷的火源，以免食盐遇火起爆，导致烫伤；同时还能加强疗效（图 11-27）。

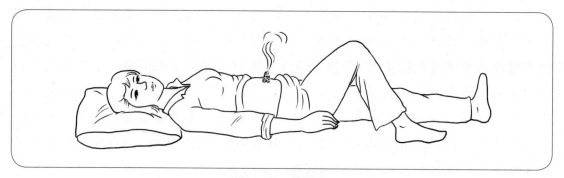

图11-27　隔盐灸

（5）隔附子灸：将附子（以熟附子为好）切成约 2 分厚的薄片，或以附子末加黄酒做成硬币大小的药饼，中间用针刺穿无数小孔，置于施术部位，上面再放艾炷灸之。如药饼变干，应换湿饼再灸，至皮肤红润为止。

（三）艾熏灸

将适量艾叶（或艾绒）放入容器内煎煮，然后盛于盆中，趁热用蒸气熏灸病痛患部；也可以将艾绒放入器皿中点燃，以艾烟熏灸（图 11-28）。

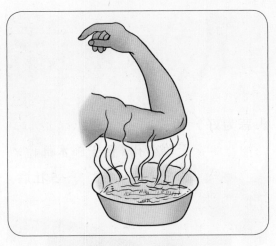

图11-28　艾熏灸

（四）温针灸

温针灸是针刺与艾灸结合使用的一种方法，适用于既需要留针又必须施灸的疾病。操作方法是：针刺得气后，将毫针留在适当的深度，将艾绒捏在针柄上点燃，直到艾绒燃完为止。因此种方法艾绒不易捏紧，燃烧的艾绒容易脱落，出现意外，现在多在针柄上穿置一段长 1～2 厘米的艾条施灸，使热力通过针身传入体内，达到治疗目的（图 11-29）。操作时要有人看护，可在施灸前先在皮肤上放置一块硬纸片，防止艾火落下烫伤皮肤或衣物。

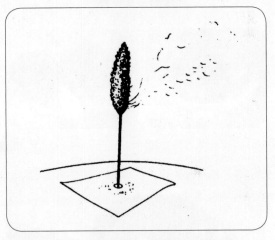

图11-29　温针灸

（五）温灸器灸

随着针灸科学技术的不断发展，近代还研制出了各种各样的温灸器（图 11-30）。有简易的木质灸筒、灸盒，有塑料加金属制作的圆筒或圆盒状灸具，有完全是金属制作而成的滚动式灸器，还有融艾灸和按摩于一体的艾灸按摩棒。

温灸器里面均有钢丝网将艾火与木板或塑料隔开，钢丝网上放置艾条或艾绒点燃施灸。金属制作的圆筒或圆盒状灸具，接触皮肤的一面用金属制成，上面密布筛状孔眼，可将放入灸器内的艾绒点燃，置于施灸的部位固定或来回熨烫；滚筒式温灸器，是在金属外筒内套金属小筒，小筒周身有无数筛状小孔，施灸时将艾绒放入小筒内，点燃后盖上圆筒盖，即可滚动式施灸；融艾灸和按摩于一体的艾灸按摩棒，在施灸的过程中，可以同时实施按摩手法。

温灸器施灸有热力集中、灵活调温、减少烟尘、节省艾条或艾绒、操作简

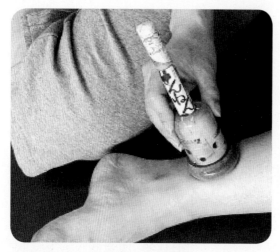

A.简易艾灸器

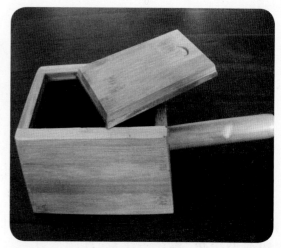

B.木制艾灸盒

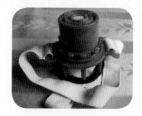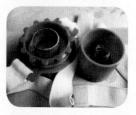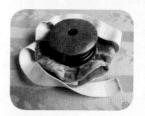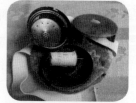

C.温灸器

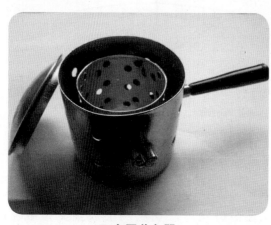

D.金属艾灸器

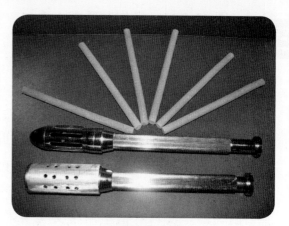

E.按摩艾灸棒

图11-30　艾灸器

便安全、省力省时等六大优点，是理想的施灸方法，值得大力推广。

1. 由于艾条是置于狭小的温灸器内燃烧的，故热力十分集中。

2. 灵活调节热度的高低，温度高了就把通风口减小一点（或把旋钮往上旋），温度低了，再把通风口打开一些（或把旋钮往下旋）——灵活随意。

3. 一般施灸，会有艾烟产生，因而引起病人或房内其他人呛咳、流泪反应；

温灸器灸则有过滤、吸收艾烟的性能，施灸时烟尘很小，无烟尘污染，净化环境。

4.艾绒不是暴露在空气中充分燃烧的，其燃烧速度也很缓慢，同样长度的艾段，在空气中只能燃烧几分钟，在温灸器中却能燃烧 1 小时之久，所以还非常节省艾条。

5.许多温灸器在使用的过程中可用松紧带固定温灸器施灸（放在衣服里面也无妨），以代替手工操作，施灸过程中病人可照样办公、做事，到处走动，甚至上街购物也无丝毫影响，省事、省力、省时间。

6.灸疗器施灸，均有金属网罩隔绝艾火，不会引起烧伤、烫伤。

重庆市有一家专门从事"雷火灸"的保健馆，主理专家赵时碧女士经过多年的不断研究，反复实践，在艾灸器的改革方面屡有创新，除了多孔灸盒以外，还研制出单圈点灸器，双孔、三孔、四孔、五孔（梅花型）等手持灸疗器，立式灸疗器，网罩式眼部灸疗器，鼻灸疗器、耳灸疗器……要有尽有，丰富多彩。为灸疗器具的开拓和发展，做出了巨大贡献。

四、施灸的次序

一般施灸次序应是先灸上部、腰背部，后灸下部、胸腹部；先灸头身，后灸四肢。如此从阳引阴，可防止气血因灸火引导上行而致面热眩昏、目赤、咽干口燥等不良反应，而无亢盛之弊。

五、灸疗注意事项

1．艾条灸法属于温热刺激，用于治疗寒性病症是恰到好处的，而对于热性病症如高热、口渴、尿黄、大便干结、中暑、神昏、抽搐等就不适用，以免加重病情。

2．重要组织器官如颜面五官、心脏部位、表浅的大血管及重要筋腱处不宜施灸，以免造成损伤。

3．孕妇的腹部、腰骶部不宜施灸，以免盆腔高度充血，引起流产或早产。

4．婴儿皮肉较嫩，一般不宜施灸；幼儿囟门未闭合时，头顶部也不宜施灸，以免灼伤大脑。

5．如果艾条灸时间过长，施灸局部就会出现水疱。小水疱可不作处理，让其自然吸收（注意勿将水疱擦破），较大水疱可用消毒针头（75% 乙醇擦或放火上烧一会）刺破，放出水液，再涂上紫药水，以干净纱布包扎。

6．施灸中应注意安全，防止艾火烧伤皮肉或烧坏衣物。

六、非艾灸法

非艾灸法就是不以艾叶为原材料而用其他易燃物品为材料的施灸方法，如棉花灸、火柴灸、香烟灸、线香灸、灯火灸、发疱灸等等。棉花灸、火柴灸、香烟灸、线香灸除了选用材料与艾灸法不同之外，其操作方法完全相同，这里就不重复说明了。只详细介绍一下灯火灸和发疱灸法。

（一）灯火灸

灯火灸又称"灯草灸""油捻灸""爆灯火""十三元霄火"，灸用材料是"纸捻"或中药"灯心草"，是民间沿用已久的简便灸法。具体方法是：取 3～5 寸长的纸捻或灯心草 1 根，用麻油或其他植物油浸渍 1～1.5 寸，点燃后（吹熄）快速点灼施灸部位的皮肤（图 11-31），听到"叭"的响声，即快速移开。如无响声出现，可重复 1 次。

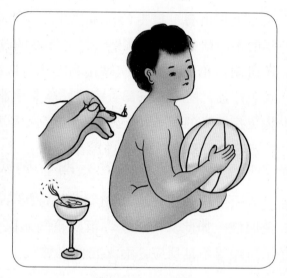

图11-31　灯火灸

（二）发疱灸

发疱灸又称为"天灸""自灸""穴位敷贴"，是将某些对皮肤具有刺激性的药物涂敷在患处或穴位上，使局部充血、潮红或起水疱，刺激经络、穴位，发挥治疗作用的方法（11-32）。

所用药物大多是单味中草药，也可以用复方。常用的有葱白、生姜、大蒜、辣椒、胡椒、毛茛、斑蝥、白芥子、天南星、小茴香、五倍子、蓖麻仁、吴茱萸、墨旱莲、威灵仙等。常用穴位有脐中、大椎、肺俞、内关、外关、足心涌泉等，其中尤以敷足心、脐中的方法最为多见。鲜品直接捣烂如泥，干品则研为细末，以醋、蜂蜜或生

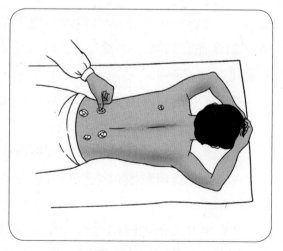

图11-32　发疱灸

姜汁等调成糊状，贴敷于患部或穴位上，外以油纸或纱布复盖，并用胶布固定。

如以白芥子、天南星敷足心治咳喘；水调五倍子敷足心治盗汗；醋调吴萸敷足心治虚火牙痛、失眠；蓖麻仁捣烂敷足心治疗面神经麻痹；鲜毛茛捣烂敷外关治疗黄疸，敷内关治疟疾；大蒜、胡椒、白芥子、天南星等敷贴大椎、肺俞治疗哮喘、肺结核；威灵仙叶捣烂敷疼点治疗风湿性关节炎；葱白加炒盐敷脐治尿闭；胡椒粉敷脐治腹泻等。

每次敷灸时间的长短，应因药、因人而异，这与刺激性药物对皮肤的刺激性和患者皮肤对药物的敏感程度有关。总体来说，应该以患者局部皮肤产生轻度灼痛、而后起水疱为宜，参考时间少则 3 ～ 5 小时，多则 5 ～ 8 小时（适合普通成年人），至皮肤潮红以至起疱为度。1 岁以下婴幼儿贴 30 分钟左右，1 岁以上儿童贴 1 ～ 2 小时。有些患者由于皮薄肤嫩、过于敏感、耐受性差，不到时间就起水疱、刺痛难忍，贴敷时间应适当缩减；若敷贴局部皮肤瘙痒、灼痛难忍，应及时撤除胶布及药物纱布，提前取下。如果有些皮肤粗糙、对药物不敏感的人，局部皮肤反应迟钝，时间到了还感觉不大，也可以适当延长敷贴时间至 12 小时甚至更长的时间。总之，必须区别对待，灵活掌握。

针灸临床观察发现：先把姜汁加热约 50℃，然后伴药粉，再加少许冰片（按与药物 0.1∶3 的比例）和适量凡士林，而后敷贴，可以防止发生过敏反应以及提高疗效。

天灸产生的水疱不必刺破，待其自然吸收。万一不小心擦破，应涂上消炎药水，外加创口贴覆盖，防止感染。

穴位药物敷贴如果在三伏天实施，则称之为"伏灸"，主要用于防治伤风、感冒、寒性咳喘等。

附：敷脐疗法

每个人的腹部都有一个肚脐，将各种不同的药物研细后填入脐窝，或将药粉加适量的水（醋、姜汁、蜂蜜也可）调和后制成饼状，盖在肚脐上，这种防治疾病的方法叫作"敷脐疗法"，简称"脐疗"。

脐疗在我国有着悠久的历史，因为其简便有效，故而流传至今。中医学认为：肚脐是人的生命之根蒂，一个人在成形之初，是以胎儿的形式寄生在母体，就是靠脐带与母体相连，吸取营养，才得以生长、发育、不断长大。肚脐也是一个穴位（穴名"神阙"），属于身前任脉，又与督脉、冲脉相贯通。这样，任脉也就直接或间接与全身经脉发生十分密切的联系。如果把药物敷于肚脐中，其药力会随经脉气血的流动而布于全身。有实验证明，将大黄粉用水调敷肚脐，不久口中即有苦味出现。现代解剖学证实，肚脐为腹壁最后闭合处，其表皮角质层最薄，有丰富的毛细血管，通透性能好，能很好地吸收药物中的有效成分，从而发挥治疗作用。

由于脐疗操作简便、容易掌握、经济实用、适应证广、安全无不良反应，不但能治疗内、外、妇、儿、五官各科疾病，也有养生保健作用，深受中老年朋友的欢迎。因为毫无痛感，对于妇女、儿童尤为适宜。

这里，摘录部分容易实施的脐疗方法，供读者临证选用。

1. 拔罐法　直接在肚脐部位拔罐10分钟左右。适用于治疗寒性胃痛、腹痛、呕吐、泄泻、皮肤瘙痒。

2. 伤湿止痛膏贴脐法　取4cm×4cm伤湿止痛膏一块，贴于脐上，有祛风除湿、活血止痛之功。可用于治疗寒湿腹痛、腹泻等。

3. 风油精涂脐法　将风油精数滴滴于脐中，外贴伤湿止痛膏。治疗寒性腹痛，效果快捷显著。

4. 十滴水滴脐法　十滴水数滴滴于脐中，外贴伤湿止痛膏。有解暑辟秽、止吐止泻之功，用于治疗暑热腹痛、呕吐、泄泻。

5. 盐熨法　将食盐炒热后撒满脐部，上置热水袋热敷。有温中散寒、止吐止泻、回阳固脱作用。主治寒性腹痛、呕吐、泄泻、大出血或产后休克等。

6. 隔姜灸法　把生姜切成2～3分的薄片，用针穿刺无数小孔，盖在肚脐上，将艾绒放在姜片上，点燃施灸。有温中散寒、止呕止泻作用，主治寒性腹痛、呕吐、泄泻。

7. 隔葱灸　葱白30克捣烂，敷于脐部，上置艾绒，点燃施灸。有温通经络、散寒止痛作用，可治风寒感冒、寒性腹痛、泄泻、小便不通。

8. 隔蒜灸　将蒜头（紫皮独头蒜最佳）切成2～3分厚的薄片，用针刺无数小孔，盖脐上，再将艾绒放蒜片上点燃，待口中出现蒜味即止。用以治疗小儿脐风、疮疡痈疖、无名肿毒等。

9. 蒜泥敷脐法　大蒜瓣3～5个，捣烂成糊状，敷于脐部2小时左右，外用纱布、胶布固定。可止痢疾腹痛。

10. 田螺敷脐法　大田螺1个，捣烂后敷脐，外加纱布、胶布固定。有清热利尿作用，主治小便不通、湿热痢疾等。

11．风寒感冒　症见头痛、怕冷、发热、咳嗽白痰、打喷嚏、流清涕、口不干渴、小便不黄者，取葱白 50 克，胡椒 1 克，共捣烂敷脐，外用纱布固定；再用热水袋在纱布上热敷。每日 1 次。

12．自汗、盗汗　白天爱出汗称"自汗"，夜晚睡觉中出汗称为"盗汗"。用中药五倍子粉或首乌粉 0.5 ～ 1 克，加水调成糊状，敷于脐部。每日 1 次。

13．寒性腹痛（喜暖、喜按者）　胡椒粉 0.5 ～ 1 克，用水调成糊状，腹部疼痛时敷之。

14．小儿腹泻　丁香粉、肉桂粉各 0.2 ～ 0.5 克，混合后加温水调成糊状敷脐。成人腹泻者药量加倍。

第三节　零起点拔罐法操作技能

拔罐疗法俗称"拔火罐"，是以各种罐状器材为工具，利用燃烧或其他途径排除罐内空气，造成负压，使罐吸附于皮肉上，产生温热或吸力刺激并造成局部组织郁血以治疗疾病的一种方法。

一、拔罐的作用和适应证

拔罐也是利用火的作用治疗疾病的，对人体也有一种温热刺激，凡是艾灸疗法的适应证，拔罐疗法均可应用。

拔罐有温经通络、祛湿除寒、行气活血、消肿止痛的作用。主要用于肢体、关节的风湿痹证如颈、肩、背、腰、腿疼痛；神经系统疾病如面瘫、中风后遗症；呼吸道疾病如伤风感冒、咳嗽、哮喘；消化道疾病如胃痛、腹痛、呕吐、泄泻等。

另外，肌肤麻木不仁、急性软组织损伤（包括扭伤有瘀血者）、毒虫咬伤、疮疡初起以及部分皮肤病如顽癣、神经性皮炎、皮肤瘙痒等，也可以在病变部位刺血的基础上加拔火罐，吸拔出更多的瘀血、污血，改善局部组织的血液循环和新陈代谢过程，促使病愈。

二、拔罐治病机制

拔火罐为什么能治病呢？首先，拔火罐是利用火的作用治疗疾病的，对人体是一种温热刺激，能发挥温通经络的作用。

因为火罐的吸拔力量引起了局部组织高度充血，这时毛细血管呈扩张状态，病变部位血脉通畅，血流也加快了，尤其是部分小血管因吸拔力量引起破裂，积聚于患部的风寒湿邪以及瘀血得以宣散。这些变化，就是拔罐疗法疏通经络、调和气血、祛风除湿、消肿止痛作用的具体体现。

由于部分小血管因吸拔力量引起破裂，血液在组织之间被溶解、吸收，这本身对机体也属一种良性刺激。新陈代谢趋于旺盛，组织营养得到一定程度的改善，反射性增强了白细胞对病源体的吞噬作用，提高和增强了机体对疾病的免疫防卫能力和抗病能力。

三、罐具的种类

罐具的种类很多，传统的有竹罐、陶罐、玻璃罐（图 11-33）；现代的有改良火罐、气罐、易罐、扶阳罐。

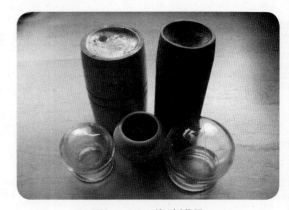

图11-33 传统罐具

1. 竹罐　用直径 3～5 厘米的竹子，制成 8～10 厘米长的腰鼓形圆筒，一端留节作底，另一端打磨光滑作为罐口。其优点是经济易制，比较轻巧；缺点是容易破裂漏气，影响吸拔力。

2. 陶罐　由陶土烧制而成，形如木钵，罐口平滑。其优点是吸附力强；缺点是容易摔破损坏。

3. 玻璃罐　用玻璃加工而成的，形如球状，罐口平滑。其优点是透明，可以看到拔罐部位充血、瘀血程度，便于掌握情况；缺点也是容易破损。

上述 3 种罐具，医药公司均有销售，家庭自我保健可以结合具体情况适当购置大、中、小 3 种不同型号的罐备用。一时购买不到的情况下，也可以用完好无损的广口玻璃瓶、茶杯或罐头瓶取而代之。

四、拔罐的操作方法

适合于家庭保健的拔罐方法主要有火罐法、气罐法、易罐法、扶阳罐法。在拔罐前应先准备好各种罐具、酒精、棉球、火柴、小纸片等。有时为了增强火罐的吸附力和保护皮肤，可事先在拔罐部位或罐口涂抹少许油膏。

（一）火罐法

拔火罐的方法有闪火法、贴棉法、投火法、滴酒法和架火法数种。

1．**闪火法**　用镊子挟住 95% 的酒精棉球，点燃后在罐内快速闪一下即迅速退出，将罐具叩罩在选定部位（图 11-34）。此法安全，不受体位限制，一个棉球可以拔多个火罐，临床应用最广。

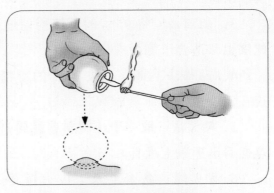

图11-34　闪火拔罐法

拔罐后，留置不动者称为"坐罐"；如果使用闪火法刚刚吸拔住就又取下，再拔上再取下……如此反复数次乃至几十次，则称为"闪罐法"。

如果病痛的范围比较大（如腰背、大腿），而家里又只有 1 个罐具，则可以采用"推罐"或"走罐"法。方法是：先在选定部位和火罐口涂一层润滑剂（如凡士林或各种按摩油膏等），将罐拔住，然后手握住罐体，用力向上下或左右方向慢慢推动，至皮肤充血为止（图 11-35）。

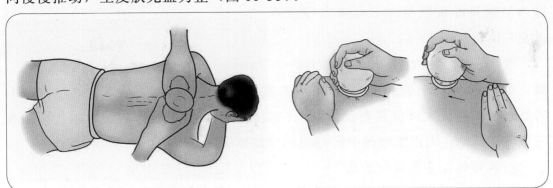

图11-35　推罐法

2．**投火法**　将 95% 的酒精棉球或小纸片点燃后投入罐内，迅速拔在穴位上。万一家里没有酒精和棉球，也可以因陋就简，将擦燃的火柴杆或点燃的小纸片投入罐内，迅速将火罐吸拔在选定部位（图 11-36）。此法只适合于侧面横拔，燃烧物不致于落在

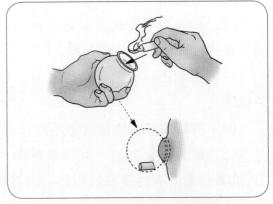

图11-36　投火拔罐法（侧拔式）

皮肤上。

3．滴酒法　将95%的酒精均匀地滴在罐内壁上，点燃后迅速拔在穴位上。此法也只适合于侧面横拔。

4．贴棉法　将一小块95%的酒精棉球撕开紧贴在罐内壁上，点燃后迅速拔在穴位上。

5．架火法　取一个小塑料盖翻转过来，内装95%的酒精棉球放在选穴部位，点燃后迅速罩上罐具。

6．拔火罐的基本要求　拔火罐要求火力强、动作快、部位准、吸附稳。罐具吸拔在皮肤上之后，留罐时间一般在10分钟左右（痛症可适当延长），待局部皮肤充血或出现紫红色时即可取罐。

7．取罐　取罐时一手扶住罐身，一手手指按压罐口皮肤，使空气进入罐内，罐具即可脱落，不可强力硬拉或左右旋转（图11-37）。

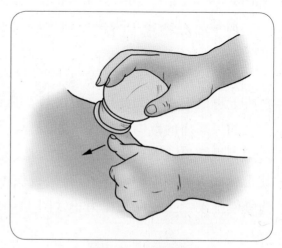

图11-37　取罐法

取罐后局部发红或出现紫红色，属正常现象。如局部出现水疱，系火力烫伤所致，小水疱可任其自然吸收，不必处理；水疱较大或皮肤有破损时，应刺破水疱，放出液体，然后用创可贴或纱布敷盖，防止因衣服摩擦引起疼痛或导致感染。

8．拔罐的注意事项和禁忌

（1）要根据不同部位，选择口径大小相宜的罐具。

（2）病人要有正确而舒适的体位，罐具拔上之后，病人就不能乱动了，以免导致拔罐部位的疼痛或掉罐。

（3）注意选择肌肉丰满、富有弹性、没有毛发、没有骨骼凸凹的部位，以防掉罐。

（4）酒精棉球的酒精含量不宜过多，防止燃烧时滴下烫伤皮肤或烧坏衣物。

（5）罐具拔上之后，应注意观察：如果拔罐部位发紧、发热，这是正常现象；倘若过紧并有疼痛或烧灼感，应将罐具取下，检查是否有烫伤或起疱现象，然后重新再拔。

（6）神昏、抽风者不宜拔罐；常有自发性出血或损伤后出血不止的患者不宜拔罐；浅表血管所在部位以及皮肤有过敏、溃疡、水肿时不宜拔罐；心前区不宜拔罐；孕妇的腹部、腰骶部不宜拔罐，以免发生意外。

（7）取罐切忌左右旋转或强力硬拉，以免损伤皮肤。

（8）取罐后，如果局部有水疱，系火力烫伤所致。小水疱可不必处理，任其自然吸收；水疱较大或皮肤有破损时，应刺破水疱，放出液体，然后涂上紫药水或烫伤油膏，并以纱布覆盖，防止感染。

（二）水罐法（水煮罐、水竹罐）

将完好无损（没有缺口、没有裂纹）的竹罐放在水里煮沸，然后用镊子将罐颠倒挟出，快速用几层毛巾紧扣罐口，再趁热叩在选定的部位或穴位上，即能吸住。对感受风寒湿邪导致的各种体表和内脏疼痛有较好的治疗效果。

（三）药罐法

药罐法是一种罐药结合的治病方法，即水罐法在水中加入配制的药物煮沸拔罐法。药物依不同病情配制（多为祛风除湿、舒经通络、行气活血、消肿止痛之类的药物），放在布袋内，扎紧袋口，置于清水中煮至适当的浓度，再把竹罐投入药水内煮沸 10～15 分钟即可使用。

（四）气罐法

气罐法的罐具一般由有机玻璃制成，配一把抽气枪。此法的优点是不用火，清洁卫生更安全，对于热性病症又需要拔罐者尤为适宜。不足之处是缺乏火罐的温热刺激作用，对于寒性病症达不到火罐的治疗作用（图 11-38）。

使用的时候，把气罐顶端的小塞子提起来，气罐罩在病变部位或穴位上，将打气枪插在气罐顶端，连续不

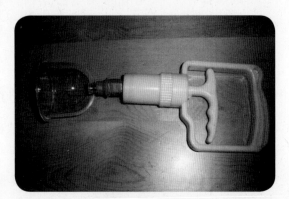

图11-38　气罐

断地抽气，这时患者会感觉到罐具吸拔得越来越紧。当吸力适中的时候就停止抽气，留罐 10～15 分钟。取罐时只需将气罐顶端的小塞子再提起来就可以了。

我们在家庭里也可以自制小气罐，方法是将带有橡皮塞的废弃青霉素瓶的

瓶底切去，再打磨光滑。使用时，将药瓶扣在选定部位，再用注射器刺穿橡皮塞，抽去瓶内空气，即能吸住（图11-39）。此法的优点是可用于部位较小、皮肉浅薄处，不足之处是缺乏火罐的温热刺激作用。

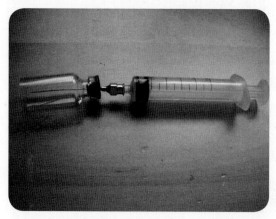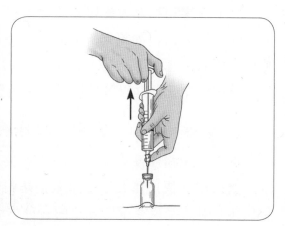

图11-39　自制小气罐

第四节　零起点学刮痧

如今重视健康养生的人越来越多，其中不少人还迷上了中医外治法刮痧。刮痧的好处颇多，除了能治一些小伤小病外，还具有健康养生的功效，而且操作起来简单易行，因此深受养生爱好者的喜爱。

刮痧是用一些光滑的硬质器具在体表进行连续刮拭，使皮下显现出一道道痧痕，用以治疗疾病的方法。是我国最古老的民间传统疗法之一，其源流可以追溯到旧石器时代。

一、刮痧疗法的特点

刮痧疗法就其渊源和理论、实践基础而言，既与针灸疗法和推拿疗法有异曲同工之妙，也有其自身的特点。

1．简便易行　"刮板不离手，健康跟着走"。刮痧疗法从使用工具到操作方法都比较简单，取穴（刮痧部位）也比针灸疗法和推拿疗法简便得多，而且不受时间、环境和条件的限制，随时随地可以实施。临床实践中，只要略加讲解和指导，一看就懂，一学就会，入门十分容易。

2．适应证广　刮痧疗法最早仅用于治疗中暑（即"痧证"），随着科学的发展以及对刮痧疗法的不断开发和研究，刮痧疗法的适应证也不断扩大。既能治疗急性病，又能治疗慢性病。病种涉及内、儿、妇、外、骨伤、皮肤、五官各科。除治疗常见病、多发病外，也可治疗一些疑难病症。

3．疗效快捷　刮痧疗法对许多病症有着较好的疗效，常常可 1 次或 2～3 次而愈。对一些久治不愈的病症，有时会收到意想不到的效果。若能结合中医脏腑、经络理论指导治疗则疗效更佳。

4．经济价廉　刮痧可以说是一种不花钱或少花钱就能治好病的方法，可以大大减轻经济负担，在缺医少药的地区尤为适用。

5．安全可靠　由于刮痧疗法治在体表，故不会有伤及内脏之虑。在家庭自疗或互疗，可以放心大胆实施。绝对安全可靠，无任何毒副作用产生。

由于刮痧疗法具有上述简、便、廉、广、验、安全等优点，又不受时间、地点的限制，适用于在广大城乡家庭及缺医少药的边远地区普及推广。

二、刮痧疗法的原理及功能作用

刮痧疗法的原理与针灸疗法和推拿疗法相同，也是建立在经络学说的基础之上。其功能作用主要体现在以下几个方面。

1．疏通经络　中医学认为："不通则痛"，肌肉的紧张和抽搐与疼痛存在着互为因果的关系。刮痧疗法能使局部皮肤充血，血液循环加快，局部组织温度升高，使紧张或痉挛的肌肉得以松弛舒展，从而缓解疼痛。这是经络疏通的结果，即"通则不痛"。而疼痛病灶消除了，局部的肌肉挛急紧张状态也就平息消除了。

2．活血化瘀　刮痧可调节肌肉的收缩和舒张，使组织间的压力得到调整，以促进刮拭部位组织周围的血液循环，增加组织血流量，从而起到"活血化瘀""祛瘀生新"（所谓"旧的不去，新的不来"）的作用。

3．调和气血　人体气血瘀滞或经络空虚时，刮痧刺激可畅达气血，引导营卫之气运行输布，促使血液和淋巴液的循环加强，气血调和，改善机体营养状态，促进新陈代谢。

4．平衡阴阳　刮痧对内脏功能有明显的调整阴阳平衡的作用，如肠蠕动亢进者，在腹部和背部等处刮痧，可使亢进的肠蠕动受到抑制而恢复正常。反之，肠蠕动减弱者，刮痧又可使肠蠕动加强。这说明刮痧可以调整和改善脏腑功能，使脏腑阴阳得以平衡。

5．刮痧疗法的适应证　刮痧疗法集防治疾病、康复保健于一体，刮后会感到全身轻松、舒畅。对高热、中暑、头痛、肢体疼痛、肢体麻木、关节炎、颈椎病、腰椎间盘突出、腰肌劳损、坐骨神经痛、恶心呕吐、胃肠痉挛、多种皮肤病、下肢静脉曲张等有明显疗效；对心绞痛、高血压病、哮喘也有较好效果。同时，还可用于防病保健、美容、减肥等。对于妇女腹部、腰部和臀部的妊娠纹，坚持刮2～3个月，也能消除。

　　病有轻重，症有虚实。在上述适应证中，有的可单独使用刮痧疗法；有的可以刮痧为主，配合其他疗法；有的则仅起辅助作用。千万不可视刮痧为万能之法。在刮痧无效时，应及时调整治疗方案，或改用其他疗法，以免贻误病情。

三、刮痧用具和介质

　　刮痧用具可以就地取材，采用各种边缘厚实、光滑且无破损的硬质器具，例如硬币、大钮扣、小贝壳、瓷汤勺、瓷酒杯、梳子背部以及用牛角、玉石、硬木或竹片制成的刮板，甚至棉花线、麻线、丝瓜络、头发团等，均可用来作为刮具。相对而言，金属易损伤皮肤，陶瓷容易破碎，玉石价格昂贵，塑料制品可能会对皮肤产生不良刺激，较少采用。牛角为天然材料，对皮肤无毒性刺激，最为上乘（图11-40）。

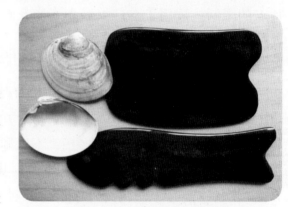

图11-40　各式各样的刮痧板

　　为了增加润滑感，减少刮痧时的阻力，防止皮肤刮伤，常用冷开水（发热病人用温开水）、各种植物油、面霜、凡士林作刮痧用介质。根据病情，也可选用一些中草药制成的刮痧油，以增强治疗效果。

四、刮痧的操作程序和方法

　　1．术前准备　刮痧前应对刮具进行认真地检查，查看其边缘是否光滑，是否有裂口，是否清洁。刮具应事先用肥皂水或消毒液（1%新洁尔灭溶液）清洗干净，然后用毛巾擦干。也可用高压、煮沸或酒精浸泡消毒。原则上每个人用自己的刮具，以避免交叉感染。刮痧局部皮肤也应清洗消毒，先用热毛巾擦洗干净，再进行常规消毒。

　　2．选择体位　刮痧一般采用以下几种体位。

（1）普通坐位和俯伏坐位：适用于头面、颈项、肩背、上肢、下肢等部位。

（2）仰靠坐位：适用于前颈部、胸腹部、上肢、下肢等。

（3）仰卧位：适用于头面、颈部、胸腹部、上肢、下肢等。

（4）俯卧位：适用于头项部、腰背部、下肢后面等。

（5）站立位：适合于在刮痧的同时需要配合作肢体活动的病变，如急性腰扭伤、慢性腰肌劳损等。

3．选择部位　根据治疗方案，确定刮痧部位，选定穴位。因刮痧涉及面积较宽，所以，取穴没有针灸疗法那么严格。但也不能偏差太大。①颈项部刮正中凹陷处及两侧；②腰背部刮脊柱及其两侧，上中背还可沿肋间隙向外斜刮（如果病人太瘦，脊椎骨突起，则只刮两侧）；③胸部由胸骨向外在第2～4肋骨刮（乳房不刮）；④四肢主要刮肘弯、膝弯和关节（图11-41）。

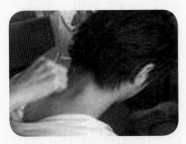
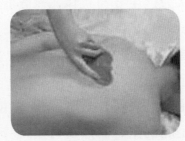
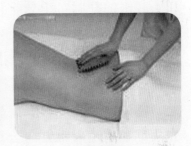

A.刮后项部　　　　　　　　B.刮背部　　　　　　　　C.刮腰部

图11-41　刮痧部位

（1）刮头部：以头顶的百会穴为中心，用刮痧梳向四周呈放射状刮拭，至头皮有热感。如果有疼痛点，可在此点上反复刮拭5～10次。头部是全身阳经汇聚的地方，清晨起床后，用刮痧梳刮拭头部，能提神醒脑、振奋阳气，使人神清气爽。

（2）刮眼周：相信大家都做过眼保健操，对眼周的几个穴位也非常熟悉。而以刮痧代替手指的按揉，能对穴位形成更有效的刺激。先用刮痧梳点按睛明穴，然后以睛明穴为起点，外眼角为终点，分别从上眼眶和下眼眶两个方向刮拭。能改善眼睛周围的经络气血运行，缓解视疲劳、干涩，起到明目的作用。

（3）刮颈部：颈肩不适是伏案工作者的"职业病"，刮痧可以活血舒筋，改善局部气血淤滞的状态。颈部主要选择三条路线，即后发际中点向大椎穴，以及后发际两个外角上缘分别向左右肩部方向刮拭。另外，感冒时刮拭这个部位还具有祛风解肌的效果。

（4）刮胸骨：很多人在心情不好或劳累后，会有胸闷气短的感觉，可用刮

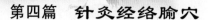

痧板的单角自上而下缓慢刮拭下半段胸骨。这个位置上有"气会"膻中穴，刺激这个部位有宽胸理气的作用。此外，爱打嗝的人也可以经常刮拭这个部位。

（5）刮胁肋：焦虑、抑郁、烦躁，长期的精神压力会导致整个身体功能的紊乱。中医学认为：正常的情志活动依赖于气机的调畅，而肝能疏通气机、调节情志。由于人体两侧的胁肋主要有肝经分布，刮拭这个区域即能疏肝解郁。其中，重点是乳头直线和第 6 肋间交点的期门穴。刮拭时，动作要慢，寻找并刮拭疼痛或结节的部位。

（6）刮腹部：长期便秘不但会影响消化吸收功能，还会使机体吸收毒素，可用刮痧板在腹部按顺时针方向刮拭，有良好的通调腑气、清泻大便的作用。需要注意的是，如有内脏下垂，应由下向上刮拭。

（7）刮手脚：许多人尤其是女性朋友们经常会出现冬季手脚冰冷、总是暖和不起来的症状，中医学认为这主要与机体阳气不足或气血运行不畅、阳气不能通达到四肢手脚有关。可以先用刮痧板刮拭手掌，待手掌发热后，再用刮痧板上的凹槽从手指根部到指尖刮拭手指的四面，每个方向刮 5～10 次；刮完手再刮脚。能疏经活络、通行气血。

（8）刮足底：失眠症患者可以在晚上临睡前先用热水泡足，再刮拭足底。先从足掌到足后跟方向全足底刮拭，刮热后再用刮痧板单角刮拭脚心中央的涌泉穴。有助于缓解大脑皮质的兴奋状态，促进睡眠。

4．涂抹介质　在选好的部位上，涂抹润滑油或中草药制剂等介质。

5．刮痧的顺序　体表病宜先刮颈项部，再刮患病部位。一般顺序是：头项部→脊柱及其两侧→胸部→腹部→四肢和关节。内脏病应先刮夹脊和腰背部足太阳经背腧穴，然后再刮相关经脉及患病部位。刮完一处（约 3～5 分钟，30～50 下），再刮另一处，不可盲目无序的东刮一下、西刮一下。

6．刮拭方向　刮痧必须从上而下，由内向外，从左到右顺着一个方向刮拭，不可来回刮动。头部、肩胛区、腰背部和腹部均从上到下直刮，或由内向外横刮（腹部还可以按顺时针方向围绕肚脐弧形刮拭）；面部、胸胁部由内向外斜刮；四肢部由上而下直刮（唯下肢水肿和静脉曲张者，以轻手法从下往上刮）。

7．实际操作

（1）基本要求：一般用右手掌握刮具，刮具的边缘与皮肤的角度以 45°左右，灵活利用腕臂之力，有节奏地（不可时快时慢）、力量均匀地（由轻到重，不可时轻时重）进行刮拭。刮拭面应尽量拉长。肌肉丰满处用刮痧板的横面刮；

肌肉浅薄、凹凸较多处（如头面、关节等）可用刮痧板的棱角刮。边刮边蘸沾介质（头额部和保健刮不用介质），直至皮下出现轻微紫红色痧痕或紫黑色痧点、斑块为止。但初次刮痧者，不可一味强求刮出痧痕。

（2）保健刮和刮额头、小儿可用柔软之物（如棉花团、丝瓜络）轻刮，也可施行间接刮法：在要刮的部位隔着衣服或放一块按摩巾，然后再用刮具在布上以每秒钟 2 次的速度，朝一个方向快速刮拭。每处可刮 30 下左右，掀开布查看一下，皮肤微微出现痧痕即可（不出现痧痕也可），换一处再刮。腹部柔软处还可用手指沾食盐擦之。

（3）对病情重、病灶深、但体质强壮者和神经兴奋所出现的症状、疼痛、痉挛以及炎症初起者，用重刮手法刺激（泻法）；反之，对病情轻、病灶浅、体质较差者以及少年儿童、年老体弱和久病之人，要用轻刮或保健刮法（补法）。一般病症用平补平泻刮法。补刮宜每个部位 5～10 分钟；泻刮宜每个部位 3～5 分钟；保健刮则无严格的时间限制，以自我感觉满意、轻松、舒适为原则。

（4）皮肤病患者皮损处干燥、无炎症、渗液、溃烂者（如神经性皮炎、白癜风、牛皮癣等病症），可直接在皮损处刮拭；皮肤及皮下无痛性的良性结节部位也可直接刮拭。如皮损处有化脓性炎症、渗液溃烂的，以及急性炎症红、肿、热、痛者（如湿疹、疱疹、疔、疖、痈、疮等病症），不可在皮损处或炎症局部直接刮拭，可在皮损处周围刮拭。

（5）糖尿病患者皮肤抵抗力减低，血管脆性增加，不宜用泻刮法；下肢静脉曲张局部及下肢水肿者，宜用补刮法或平刮法，从肢体末端向近心端刮拭，以促进血液循环。

（6）刮治结束后，用干净毛巾或卫生纸将水渍（或刮痧油渍）擦干，也可略加按摩，饮少量温开水、淡盐水、姜糖水，即会感到异常舒适和轻松。休息 15～20 分钟后即可离去。

（7）两次刮痧之间的时间间隔，若在同一个部位连续刮痧，则应以皮肤上的痧痕完全消失、局部皮肤无痛感时为止（一般为 3～6 天）。如果刮拭不同部位则不受限制。连刮 5～8 次为 1 个疗程。如果连刮 2 个疗程仍旧无效者，应做进一步检查。必要时修订治疗方案，或改用其他疗法。.

五、不同痧象的意义

刮痧后皮肤表面会出现或红或紫或黑的斑块、条痕现象，称之为"痧痕"。

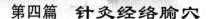

这是一种正常的反应，数天后即可自行消失。出痧后 1 ～ 2 天，被刮处的皮肤会有轻度疼痛、发痒、蚁行感，或感到体表冒冷气或热气，皮肤表面出现风疹样变化，也均是正常现象。无须做东任何处理。

痧色鲜红，不容易刮出，呈点状，多为表证，提示病程短，病情轻，预后好，不必多刮；痧色暗红，斑块呈片状，多为里证，病程长，病情重，预后差，应该重刮。随着刮痧的治疗，痧象颜色由暗变红，由斑块变成散点，表示病情的逐渐好转。

六、刮痧的注意事项

1．刮痧前，病人应先休息 5 ～ 10 分钟，使情绪放松，消除紧张和疲劳。不可在病人疲劳、紧张的状态下刮拭。

2．刮痧用具和刮痧部位应严格消毒，施术者的双手也要保持清洁、干净。刮具每用一次之后，要经过消毒之后方可再用，切不可带菌操作（自用保健和间接刮治者例外），防止交叉感染。

3．刮痧时，应让病人体位自然、舒适，又要有利于操作。刮痧过程中可适当变换体位，以避免疲劳。

4．刮痧时应注意保持室内空气流通和恒温，室温较低时应尽量减少暴露部位，冬天应避风寒，刮的时间可长一些；夏天刮的时间应短一些，且不能直接在吹电扇的环境下刮痧。因为刮痧时皮肤汗孔开泄，如遇外风，可通过开泄的毛孔直接入里，不但影响刮痧疗效，还会因感受风邪而引发新的疾病。

5．颈部、腋下、腹股沟等处有浅表淋巴结，刮治时手法要轻柔、松散，切不可强力猛刮。

6．刮痧中，如果小腿出现筋膜挛急疼痛时，除加刮双膝弯之外，还可以用药棉沾高粱酒或度数较高的米酒，擦疼痛部位。或用温热水泡一下脚，可减轻病人疼痛。

7．刮痧结束后，病人应休息片刻，饮少许温开水、姜糖水或淡盐水，且 1 小时之内不得洗冷水澡。因为刮痧使汗孔开泄，邪气外排，要消耗部分体内的津液。刮痧后饮热水一杯，不但可以补充消耗的部分，还能促进新陈代谢，加速代谢产物的排出。当天最好不要做重体力劳动，禁食生冷、酸辣和由腻食品。

8．上一次刮痧部位的痧痕尚未完全消退之前，不宜在原处再次刮拭，两次之间一般应间隔 3 ～ 6 天，以皮肤痧痕完全消退为度。

9．明确刮痧的禁忌

（1）年老体弱、久病体虚者，慎用刮痧之法；过饥、过饱、过度疲劳、过于紧张及醉酒之人，忌用刮痧之法。

（2）五官、前后二阴、乳房、肚脐以及孕妇的腹部、腰骶部，囟门未闭合的小儿头顶部，忌用刮痧之法。

（3）小便不通患者的小腹部不可重力刮痧，以轻力按揉为佳。

（4）传染性皮肤病、疮疡痈疖、外伤骨折处、未愈合的伤口、溃疡、瘢痕以及不明原因的皮肤肿块等，均不宜直接在病灶部位刮拭。

（5）有出血倾向的疾病如血小板减少、白血病、血友病、再生障碍性贫血等，忌用刮痧疗法。万一使用，也只能用轻手法刮拭，且不要求出痧。

（6）有皮肤过敏史的病人，忌用能引起过敏的刮具。

（7）危重病症如急性传染病、心肺肝肾功能衰竭、肝硬化腹水、全身重度水肿、恶性肿瘤中晚期、破伤风、狂犬病、精神病及其发作期，均忌用刮痧疗法。

七、异常情况的处理和预防

1．在刮痧过程中，如果不慎刮伤皮肤，应停止刮治，及时消毒，予以包扎，防止感染。

2．在刮痧过程中，如果病人出现心慌、头晕、眼花、恶心欲呕、面色苍白、出冷汗、四肢发凉、甚至神昏仆倒等现象，称之为"晕刮"。遇到这种情况，应立即停止操作，迅速让病人平卧，取头低足高位，给饮少许温糖开水，一般就会很快好转。若不能好转者，可用刮痧板刮其人中、百会、内关、涌泉、足三里急救。人中用棱角轻刮，其他穴重刮。

晕刮异常情况重在预防。在刮痧过程中，手法要柔和、适中，切忌过猛、过重，以免给病人增加不必要的痛苦。对于初次接受刮痧治疗、精神紧张、身体虚弱者，在治疗前应向他们做好解释工作，消除对刮痧的顾虑。对过饥、过饱、过度疲劳、过于紧张及醉酒之人，不急于用刮痧之法。在为年老体弱、少年儿童和怕痛紧张的病人刮痧时，手法要轻，并经常询问他们的感觉，随时观察病人的面部表情和全身情况。以便及时发现和处理意外情况，防患于未然。

第五节　零起点学会皮肤针疗法

皮肤针疗法又称"皮刺疗法"，因只叩打皮肤，不刺入皮肉而得名，是一种多针浅刺的治疗方法。

一、皮肤针针具

皮肤针是在一个如同小莲蓬的物体上分散装嵌数支小针，有单头和双头之分（图11-42A）。

皮肤针以小针的多少而冠以不同的名称：装5枚小针的称为"梅花针"，装7枚小针的称为"七星针"，装18枚小针的称为"十八罗汉针"，将数支小针不分散而集束安装在一起的又称为"丛针"。现在比较通用的皮肤针是双头的，一头是散在的梅花针或七星针，另一头则为丛针（图11-42B）。

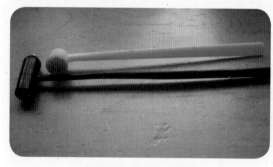
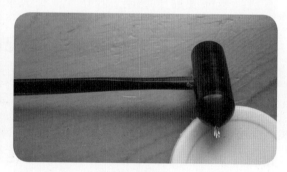

A.单头、双头皮肤针　　　　　　　　　　B.丛针

图11-42　皮肤针针具

皮肤针的针柄有两种类型，一种是硬质的胶木或金属棒，一种是软质塑料或牛角制品。

梅花针和七星针普通医药商店均有销售，十八罗汉针和丛针就需要专门定制了。家庭自制简易丛针，可以取用一只木质筷子，用烧红的铁锥子在一头钻出一个直径为3～5毫米的小洞，在小洞内放置5～7枚缝衣针，将针尖对齐，塞紧后用丝线从两边绕"8"字形将针缠紧即可。

由于皮肤针在叩刺时针具与体表接触面大，针尖仅仅触及皮肤，刺激表浅，疼痛轻微，尤其适用于妇女、儿童及年老体弱者，故又有"妇女针""小儿针"之称。

二、皮肤针的作用和适应证

皮肤针叩刺可以疏通体表经络之气，从而起到沟通和调节体表皮部和脏腑组织的作用。对于一般针灸适应的病症均可使用，尤其对于头痛、眩晕、神经衰弱、失眠、高血压病、低血压、近视、颈肩腰背痛、四肢关节痛、胸胁疼痛、哮喘、胃痛、胃肠炎、痛经、闭经、及部分皮肤病（如丹毒、顽癣）、皮肤瘙痒、脱发、斑秃、肌肤麻木等更为适宜（表11-1）。是一种安全有效、很适合家庭保健的针具。

例如对失眠患者，每晚临睡前轻轻叩打神门、百会等穴，一般会很快进入睡眠；中小学生假性近视，家长可经常以皮肤针叩刺其太阳、四白、风池等穴，视力可有一定提高；肢体局部或大片麻木不仁如用皮肤针重叩出血，麻木感即可以逐渐消失。

表11-1　皮肤针疗法的适用病症

常见病症	叩刺部位	刺激强度
头痛、偏头痛	头项部（百会穴）、侧头部、有关循行经脉	弱、中
失眠、多梦	头项部（百会穴）、夹脊、神门、内关、太溪、三阴交	弱、中
面瘫	患侧颜面部、耳后（翳风穴）、上肢大肠经（合谷穴）、太冲	中
目疾	眼周、风池、光明、太冲	弱
鼻疾	鼻周、风池、印堂、头顶（通天）、肺俞、合谷穴	弱
眩晕	头项部、印堂、太阳穴、夹脊穴、丰隆、太冲穴	中
胃痛、呕吐	上腹部（中脘）、脾俞、胃俞、下肢胃经	中
呃逆	耳后（翳风）、天突、膻中、中脘、下肢胃经	中
腹痛	腹部（天枢）、脾俞、胃俞、大肠俞、小肠俞、足三里	中
阳痿、遗精、遗尿	下腹部（关元穴）、腰骶部（肾俞）、三阴交	中
痛经	下腹部（关元穴）、腰骶部（肾俞）、三阴交	中
肩周炎	肩部，先叩刺再加灸或拔火罐，并配合肩部活动	中、强
痿证、痹证	局部取穴、有关经脉，先叩刺再加灸或拔火罐，并配合肩部活动	中、强
急性腰扭伤	脊柱两侧、阿是穴、委中（均可针后加罐并配合腰部活动）	强
肌肤麻木	局部叩刺出血加灸或拔罐	中、强
牛皮癣	局部叩刺加灸	中、强
斑秃	局部叩刺出血、肺俞、肝俞、脾俞、肾俞	中
儿童发育迟缓	百会、四神聪、头项背腰部夹脊穴、背俞、足三里	弱、中

三、皮肤针叩刺部位的选择

1．常规部位　腰背部脊柱两侧的夹脊穴（图 11-43）和旁开 1.5 寸的膀胱经是皮肤针疗法的常规刺激部位。大多数病症（尤其是内脏病和肢体病）应首先叩刺常规部位。而后再叩刺病变部位以及与病症密切相关的经脉和穴位叩刺，如胃痛叩刺胃脘部，哮喘叩刺前臂内侧面拇指侧肺经循行部位等。

2．循经叩刺　在经络辨证的基础上，选择与病症密切相关的经脉叩刺。如哮喘叩刺手太阴肺经等。

3．病变局部

4．病变部位腧穴或在辨证基础上选穴

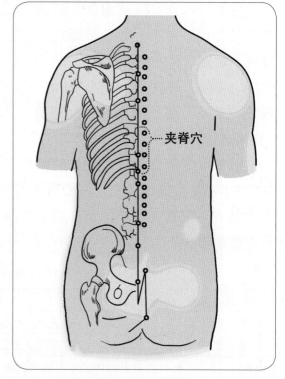

夹脊穴

图11-43　夹脊穴

四、皮肤针叩刺操作方法

1．持针法　皮肤针持针法是根据针柄的类型而定的，针柄如果是硬质胶木的，一般是右手持针，以大拇指、中指、无名指、小指握住针柄，而食指则伸直压在针柄上；如果针柄是软质塑料或牛角制品，则直接用大拇指和食指捏住针柄即可（图 11-44）。

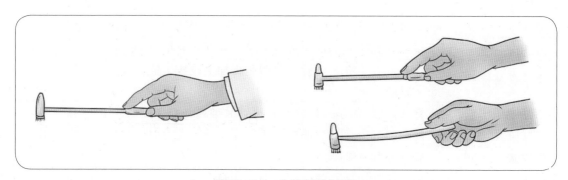

图11-44　皮肤针持针法

2.叩刺方法　皮肤针叩刺时针具与施术部位需要消毒，拇指、食指、中指握住针柄，针头对准施术部位，利用手腕的上下活动以及针的弹力垂直叩刺，使针尖接触皮肤后立即弹起。如此反复进行。勿时轻时重、时快时慢，以减少痛感。

3.叩刺部位和程序　皮肤针叩刺法一般先纵行叩刺腰背部夹脊穴（脊柱旁开 0.5 寸）以及脊柱旁开 1.5 寸的垂直线（谓之"常规部位"），然后再在不同病症部位选取相应叩刺部位或穴位叩刺。从上到下，由内向外。局部宜做环形叩刺，穴位则是在一个点上重复叩刺。

4.叩刺强度和疗程　可视病人的体质、病情及施术部位而定。凡年老体弱、妇女、儿童、慢性虚弱性疾病及头面部应慢打轻刺，使局部皮肤略有潮红或轻度充血为度。反之，对于身强力壮者、新病、急性实证及腰背、四肢部肌肉丰实之处快打重刺，使局部皮肤重度充血或有轻度出血。

对于风湿疼痛、跌打损伤、皮肤病以及毒虫咬伤、刺伤等，有时还可以在叩刺血的基础上拔罐，借助罐具的吸力加强出血效果。

每日或隔日 1 次，一般慢性病 10 ～ 15 次为 1 个疗程，间隔期为 1 ～ 2 周。

5.皮肤针叩刺注意事项

（1）针具应经常检查，针不能太尖，要求平齐无钩，以免造成施术部位的皮肤受损。

（2）针具与施术部位要严格消毒；重叩出血后，应以消毒棉球清洁局部，防止感染。

（3）叩刺时，针面要与皮肤保持垂直，用力要求均匀（垂直叩打力要匀），勿时轻时重、时快时慢，也不能像敲扬琴那样"拖"刺，以免产生痛感。

（4）每次治疗完毕，应将皮肤针冲洗、擦试干净，然后浸泡在 75% 的乙醇溶液内消毒，以便下次再用。

（5）患有出血性疾病（如血友病、再生障碍性贫血、血小板减少性紫癜等）以及局部皮肤有溃疡或损伤如瘢痕、冻伤、烧烫伤者，不宜使用本法。

第六节　零起点学会刺血疗法

刺血疗法是运用采血针或三棱针在病人身上点刺出血治疗疾病的疗法。

一、针　具

采血针是医院化验室用于一次性采血的微型针具；三棱针是一种针尖锋利且有棱有角的针具，古称"锋针"（图11-45）。医院可用手术尖头刀代替，家庭中也可以用大号缝衣针作代用品，有时也可以用皮肤针重力叩刺出血。

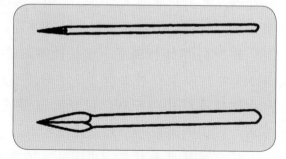

图11-45　三棱针、采血针

二、刺血疗法的作用和适应证

刺血疗法具有宣通血脉、泄热开窍、活血化瘀、消肿止痛等功用，对急症、热症、实症、痛症具有较好的疗效。主要用于治疗高热、中暑、神昏、扭伤、顽固性肢体麻木或疼痛、多种皮肤病和毒虫咬伤等。例如高热点刺大椎、曲池、中冲、耳垂或耳尖；中暑点刺人中、大椎、曲泽、委中；神昏点刺人中、中冲或十宣（十指尖端）；头痛、高血压病、目赤肿痛点刺百会、印堂、太阳、太冲；哮喘、急性喉炎、呼吸困难点刺鼻尖素髎穴出血；猝发心脏病急刺中冲（或者10手指端、10脚趾端）出血；癫痫发作急刺人中、后溪穴出血；中风（栓塞性、缺血性最佳）速刺破百会、两侧耳垂最下端出血3～5滴；急性腰扭伤点刺人中或龈交、后溪、腰阳关、委中穴；手足红肿疼痛点刺合谷、太冲、八邪或八风；关节疼痛、扭伤、皮肤病、毒虫咬伤等就在局部选穴或直接在青紫肿胀处点刺出血。

三、刺血的操作方法

1.施术部位和施术者的手指先行常规消毒，持针之手（称之为"刺手"）拇、食两指捏住针柄，中指抵住针尖部，露出针尖2～3分，以控制针刺的深浅度（图11-46）。

2.进针时以另一手（称之为"押手"）紧捏或绷紧针刺部位的皮肤，配合操作。常用针刺方法有以下几种，

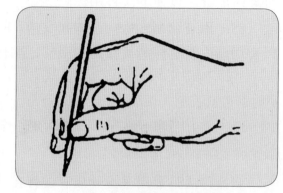

图11-46　刺手持针姿势

可按疾病的需要选用。

（1）点刺法：先在预定针刺部位上下用力推按，使血液向针刺部位聚集。消毒后将针快速刺入 2 ～ 3 分，立即出针，并轻轻挤压针孔周围，使出血数滴或数十滴，最后用消毒干棉球按压针孔止血（图 11-47）。

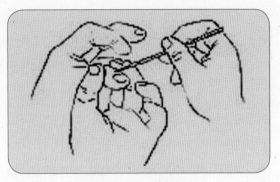

图11-47　点刺法

（2）散刺法：在病变局部或周围进行多处点刺，因刺后出血点多，形如豹纹，又称"豹纹刺"（图 11-48）。根据病变部位的大小不同，少则刺 3 ～ 5 下，多则刺十几下甚至几十下，以促使较多的瘀血得以排出。此法较点刺法针刺点多，面积大，多用于皮肤病和软组织损伤疾病，如顽癣、丹毒、疖肿初起（未化脓）、急性关节扭伤或毒虫咬伤后局部血肿等的治疗。

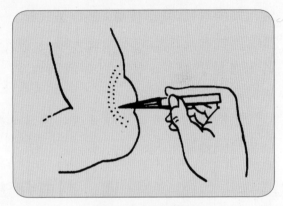

图11-48　散刺法

（3）划刺法：施术部位先用碘酒棉球消毒，再以酒精棉球脱碘，然后用三棱针或手术尖头刀划开皮肤及浅表血络，使之放出较多量的血（一般可达 3 ～ 5 毫升），最后以消毒纱布敷盖创口。

（4）挑刺法：挑刺部位用碘酒和酒精消毒后，"押手"按压施术部位两侧，使皮肤固定，"刺手"持三棱针或大号缝衣针，将表皮纵行挑破 3 ～ 5 毫米，然后再深入皮下，将白色纤维组织挑断（可不出血或略有出血），最后再以碘酒消毒，敷以消毒纱布。

（5）刺络法：在施术部位寻找充盈、暴露的静脉血管（可在局部反复拍打、或在其上方用橡皮带绑扎），碘酒和酒精先后消毒，用三棱针将血管刺破，使暗紫色的血液缓缓流出，待血流开始变红时即可止血（图 11-49）。

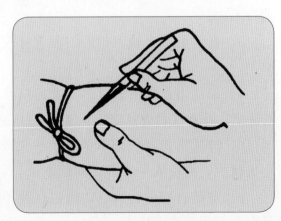

图11-49　刺络法

刺血疗法的操作要领是轻、浅、快。刺血疗法刚开始出的血一般都是深红、暗红甚至于是紫黑色，这时可任其慢慢出血；当看到血液开始改变颜色，变为红色时，就可以取罐止血了，最后用干棉球或者酒精棉球擦净血迹。

有时为了加强以上各种刺血方法的出血量，还可以在点刺出血的基础上拔罐（即刺血拔罐），通过负压作用，使之排出更多的瘀毒之血，这是刺血与拔罐结合的一种方法。当开始有血液出来的时候，立即拔罐（最好是气罐，带有寒性病症性质的才加拔火罐），使其出血量更加多一些，以加强刺血疗法的效果（图11-50）。

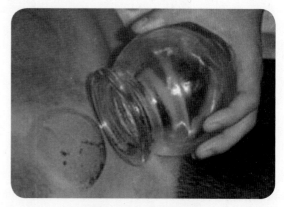

图11-50　刺血拔罐

急性病症可1日治疗2次，慢性病症可隔日或数日1次，出血量大的如刺络法只能每周1次。

四、刺血疗法的注意事项

由于刺血疗法对人体刺激较强，针后留下针孔稍大，故操作中应严格遵守以下注意事项。

1．病人应有一个舒适的体位，避免因体位不适在针刺中出现晕针。

2．针具和针刺部位应注意严格消毒，防止感染。针具应事先在75%乙醇溶液中浸泡30分种或在火上烧一下，待冷却后使用。针刺部位可先用2%碘酒消毒，再用75%乙醇溶液棉球脱碘之后再行针刺，针刺结束血止之后再按上法消毒1次。

3．在内脏和有较大神经、血管部位切忌深刺，以免刺伤内脏、动脉和神经组织。

4．每次出血量不宜过多，普通病症以数滴为宜，扭伤和毒虫咬伤出现瘀血肿胀者，可通过刺血拔罐出血10～20毫升，顽固性病症的出血量可适当增加。

5．体质虚弱、气血不足者、孕妇及产后哺乳期、有自发性出血倾向（如血小板减少、血友病）患者，禁用本法。

6．皮肤有感染、溃疡、瘢痕以及不明原因的肿块处，不可直接点刺局部，只宜在其周围选穴施术。

第五篇

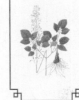

足疗

足部按摩是中医学重要的组成部分，距今二千多年前，秦汉时期的中医经典医著《黄帝内经》中就详细介绍了全身经络和腧穴。通过对足部穴位的按摩，相应内脏紊乱可以得到纠正，使人体恢复健康，亦可减少疾病发生而起到保健延年的作用。

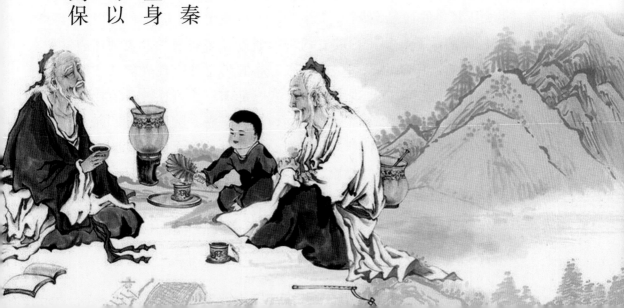

第12章 足部反射区按摩健康法概论

第一节 足部反射区按摩健康法发展概况

一、什么是足部反射区按摩健康法

足部反射区按摩健康法（足疗）是运用物理方法（包括用手和砭石按摩锥、砭石刮痧板、牛角刮痧板和木制按摩棒等）刺激足部反射区的一种简便易行、安全有效的非药物自然疗法。

二、足部按摩起源、发展和现状

足部按摩是中医学重要的组成部分，距今二干多年前，秦汉时期的中医经典医著《黄帝内经》中就详细介绍了全身经络和腧穴，其中有许多是足部的穴位，如足阳明胃经的厉兑、内庭、陷谷、冲阳、解溪等，足少阳胆经的足窍阴、侠溪、地五会、足临泣、丘墟等，足太阳膀胱经的至阴、足通谷、束骨、京骨、昆仑等，足太阴脾经的隐白、大都、太白、公孙、商丘等，足厥阴肝经的大敦、行间、太冲、中封等，足少阴肾经的涌泉、然谷、太溪等。不仅如此，古人还详细介绍了经络、穴位与五脏六腑的关系，指出内腑有病可以通过经络将病气反应到体表穴位，反之，体表穴位的反应如出现酸、麻、胀、痛的感觉和出现局部结节等改变即可说明相应或相关脏腑功能出现紊乱或病变。足部穴位可反映或治疗全身多种疾病，如施术陷谷穴可以治疗面目浮肿、肠鸣、腹痛、胸膜炎等。施术于昆仑穴可以治疗头项疼痛、过期不产、眩晕等。通过对足部穴位的按摩，相应内脏紊乱可以得到纠正，使人体恢复健康，亦可减少疾病发生而起到保健延年的作用。

因为文化或历史等诸多原因，足部按摩一直未像针灸、中药等疗法一样登上大雅之堂，而更多地在民间流传。但在医书或其他书中仍有文字记载：如《圣济总录·神仙导引》中有"以手板脚梢，闭气取太冲之气"的记载。宋代著名文学家苏东坡先生对养生颇有研究与心得，其中对坚持摩擦足底涌泉穴于身体的益处就大加赞赏，称"其效不甚觉，但积累至百余日，功用不可量……若信而行之，必有大益"。说明中国人很早就对足部按摩有益于健康有很深的了解。

足疗在唐代即传入日本、朝鲜。元朝以后传入欧洲。

本世纪初，美国医生威廉·菲兹杰拉德（willian Fitzgerald）以现代医学方法研究整理足部反射疗法的成果，于 1917 年发表了《区域疗法》（*Zone Therapy*）一书。20 世纪 80 年代在中国台湾传教的瑞士神父吴若石先生因"足部按摩术"治好了他多年的风湿性关节炎，他在《若石健康法——足部反射区保健按摩实用手册》一书序中说"八年前，源自中国古代的'足部按摩术'治好了困扰我多年的风湿性关节炎，于是我发愿要将中国的这项遗产归还给每一个中国人，并致力于推广此疗法"。

1982 年吴若石在中国台湾成立了"国际若石健康法研究会"。1985 年英国现代医学协会将足部推拿法定为现代医学"足部反射区疗法"。1989 年在美国加州召开了足反射疗法会议。1990 年在日本东京举行了若石健康法学术研讨会世界大会，使足部健康反射疗法在国际上崭露头角。20 世纪 90 年代初国内足部按摩健康法亦得到了重视，各种学术团体的成立及足疗按摩院等兴起，这种不用吃药、不打针的非药物保健法正受到各阶层人士的喜爱。

目前，国内外足疗存在形式有两种：一是保健，以按摩院、足疗院、浴池为主。二是理疗，以刮痧站、保健院、理疗科为主。足疗目前在国内已作为一种劳动技能而被国家劳动和社会保障部承认并可颁发相应的证书。

目前国内足疗学术方面主要有三种：一是以足部反射区及若石健康法为主，手法有若石按摩手法和传统中医按摩手法。二是以足部穴位为主，以足部针刺手法为主。三是足部反射区与经络穴位结合，手法亦可为上两种手法结合。

第二节　足部反射区按摩健康法基本原理

一、血液循环原理

人体心脏的搏动带动周身的血液循环，伴随着您每一次心搏，血液将维持生命的氧气、营养物质等输送给身体的各个细胞。同时又把各组织细胞中经代谢产生的废物和二氧化碳，通过静脉回流到心脏，然后通过肺循环将体内有毒的二氧化碳呼出体外，通过体循环将血液中多余的水分和有害物质，经肝、肾等器官代谢或排出体外。体内任何器官的血流量不足，均可造成严重的组织损伤甚至危及生命。由此可见，促进血液循环对机体的健康有多重要。

人是直立行走的动物，足在人体各部位中距心脏最远，由于地球引力的原因，人很容易出现下肢足部末梢循环障碍，而导致静脉回流不畅，机体新陈代谢废物如钙盐、微晶体等易在足部积存。进行足部按摩可促进足部的血液循环，加速体内代谢废物排出；血液循环的改善亦使血液中的氧气和营养物质能更快速、更有效地输送到全身各器官组织细胞，促进机体功能正常发挥。

二、反射原理

神经系统是机体内起主导作用的调节机构。人体对内外环境变化和各种刺激，主要是通过神经系统调节体内各器官功能活动协调和统一的，从而适应环境变化，维持动态平衡。

中枢神经系统和周围神经系统都由神经组织构成。神经组织又由神经细胞和神经胶质细胞组成。神经细胞通称神经元，是一种高度分化的特殊类型细胞，具有感应刺激和传导兴奋的功能。

神经组织在体内分布广泛，遍布人体各个部位或器官，在控制和调节机体活动方面起着极其重要的作用，神经组织重要而复杂的生理功能都是通过反射活动来完成，反射是对外界刺激的一种反应。

神经元通过反射活动，既优化各器官间的联系，又协调各器官的活动，从而保证了机体内部的统一。机体生活在变化多端的外界环境中，通过神经系统的调节，使体内各器官的功能活动更好地适应外界环境的不断变化。

当人体某组织器官出现异常现象的时候，在足部所相对应的反射区内就会出现不同程度的变化，如气泡、沙粒状、颗粒状、条索状、小结节等。刺激按摩这些反射区时就非常明显地有压痛感，这种痛感沿传入神经向中枢神经进行传导，经中枢神经协调，发出新的神经冲动并沿传出神经传导到体内组织器官，引起一系列的神经体液调节，激发人体的潜能，调节机体的免疫力和康复功能，调节体内某种失衡状态；同时也可以阻断原有病理信息的反射。如果患者大脑皮质内已形成一个病理兴奋灶，由足部反射区传来的触压和痛觉冲动会形成另一个兴奋灶，随着按摩时间的延长，这个兴奋灶在叠加定律作用下会逐渐加强，并超过病理兴奋灶，使之受到压抑乃至完全消失。所以定期足部按摩会出现神奇疗效是完全合乎情理的。

三、经络原理

经络具有联系脏腑和肢体的作用。由于十二经脉及其分支纵横交错、入里出表、通上达下联系了脏腑器官，奇经八脉沟通于十二经之间，经筋皮部连结了肢体筋肉皮肤，从而使人体的各脏腑组织有机地联系起来。

当代科学已经证明人体经络是存在的，它的结构是经络线，其角质层较薄，所以阻抗低；经络循行线非常敏感，周围有非常丰富的神经末梢和神经束；经络循行线上有丰富的毛细血管而且特别密集，代谢血流旺盛，所以是高红外线辐射；经络周围的肥大细胞呈索链状密集排列，所以是高冷光的；经络全程是一条非常细的结缔组织束状态的"通道"，此通道具有高振动音的特性。

在人体十二经脉中有六条经脉即足三阴经 (足太阴脾经、足厥阴肝经、足少阴肾经)、足三阳经 (足阳明胃经、足少阳胆经、足太阳膀胱经) 到达足部，在足部数十个穴位的功效大多与足反射区的位置相一致。中医认为五脏六腑的病变可通过经络将病气反映到人体体表穴位或足部反射区上，通过足部按摩可以疏通经气，消除病灶，恢复和调节人体脏腑经络气血功能，使异常或失调的脏腑功能得以重新修复和调整，使疾病得以纠正和康复。

我们的双足上有很多穴位，当我们按摩足部反射区时，就会刺激这些穴位，它同血液循环和反射原理一样，沿经络循行线进行传导，从而起到疏通经络的作用，中医学认为"通则不痛，不通则痛"就是这个道理。所以按摩足部反射区可以起到疏通经络的作用。

四、生物全息论原理

全息论是近代发展起来的科学。全息论学说实际上讲的是整体与局部的关系。我们把一棵完整植物的枝条剪下来，插进土壤里，它会生长出一棵与原来植物完全相同的一个新个体。动物的生长也同样，他们生长发育的后代也都像他们的"父母"。自然界的各种化学元素在人体内也都成比例地存在，从不同角度考察生物全息性都离不开自然界，自然界是生物全息学说的物质基础。

人作为一个整体，人体每一个有独立功能的器官都含有人的整体信息和图像，人体有独立功能的器官很多，为什么对足部这个部位这样重视？这里讲的足部反射区按摩并不排除对其他局部的按摩，但是足部按摩比其他的部位按摩优越性都大，这就是全息理论的优越性：如全息摄影一样，当我们把一张完整的全息底片投射出去后，显示出来的是一个完整的整体图像；当我们将这张底片成比例地剪成二十分之一或更小的时候，从中取出底片的，一个小碎片再投射出去，它所反映出来的图像仍然是一个完整的图像；前整体与后整体之间比较起来，图像就有变化了，完整的底片所显示出的整体图像非常清晰，而另一个完整的图像却非常模糊；这是因为完整的底片面积大，所包含的整体信息量就多，因此非常清晰；不完整的底片面积小，所包含的整体信息量就少，所以图像就模糊。人体足部比其他器管官如手、耳、鼻、唇等面积都大，所包含的人体的全部信息量最多，同时足部肌肉相对较厚，毛细血管密集，神经末梢丰富，结构复杂，远离心脏，是血液循环最弱的部位，因此对足部的按摩优越于其他器官，这是一种最佳的选择。

包含人体全部信息的每一个有独立功能的局部器官，我们叫它"全息胚"，在足部全息胚中有人体的整体信息，这些信息区我们称为反射区，这些反射区具有与人体器官相对应的特点，当人体某器官发生生物理变化时，足部反射区会首先做出反映，提示我们做好预防与治病的准备。

综上所述，当我们对足部反射区进行刺激按摩时，上述保健原理是同时发挥作用，而不是各自独立地发挥其效能，所以足部反射区按摩就会显示出非常惊人的保健作用。

第三节　足部反射区按摩健康法的注意事项

1．饭前30分钟内至饭后1小时不要按摩。

2．进行足部反射区按摩后，要饮一杯白开水。小儿、心脏病患者、水肿病人、糖尿病病人饮水量可适当减少。

3．女性怀孕及月经期间，未经专业训练并取得按摩师资格者不可进行按摩。

4．每次按摩时间以30～45分钟为宜，时间不宜过长。严重的心脏病、糖尿病、肾病患者每次按摩时间短一些，力度轻一些，双足按摩时间不可超过10分钟。先按摩基本反射区，如肾上腺、肾、输尿管、膀胱，再按摩直接反射区。

如糖尿病患者先按摩肾、输尿管、膀胱反射区，然后按摩胰腺、内侧坐骨神经反射区。身体恢复后再逐步加力或延长时间。

5．患严重的癫痫、心脏病、高血压病、肝功能严重障碍病人，须与医师配合服药治疗。

6．大出血的病人切记不要做足部按摩。扭伤的局部部位、足部有新鲜出血或未愈合伤口、足部骨折处不要按摩。

7．刺激反射区可能产生下列短暂的反应，但仍可继续按摩，不要放弃。

（1）脚踝肿胀，尤其有淋巴循环阻塞现象的人更为明显。

（2）曲张的静脉肿胀更明显，这是血液循环好转的现象，不要紧张，但应观察其发展情况。

（3）当体内潜伏着炎症时，按摩后会有低热现象，请不必紧张。

（4）反射区会更痛或器官失调现象更严重。

（5）按摩几天后排尿颜色加重，气味很浓。

8．要树立信心、耐心、恒心。

第四节　足部反射区按摩操作步骤

一、术前准备

在操作前，施术者应用香皂清洁并用医用酒精消毒双手，自查双手指甲是否过长，如果过长需要进行修理，以避免指甲过长，使受术者足部皮肤受损。禁用化学品（如塑料制品）按摩皮肤，以免化学刺激造成继发病症。

二、选择体位

受术者的体位是否适当，直接关系到足部反射区按摩的保健治疗效果，选择体位的原则是便于施术者和受术者自感舒适且能保持该体位相对持久。常用体位有以下两种（图 12-1）。

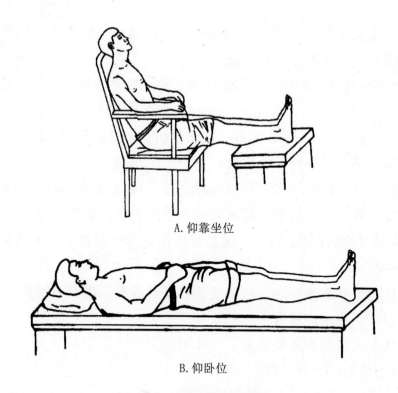

A.仰靠坐位

B.仰卧位

图12-1　足部反射区按摩体位
A.仰靠坐位；B.仰卧位

三、施　术

用刮痧乳或油做施术介质。

1.暴露皮肤　一般情况下须将受术者足部袜子脱去，小腿部裤子向上卷起，以暴露受术部位。进行自我保健治疗时，可不必暴露皮肤。

2.清洁表面　清洁受术者足部皮肤，修剪受术者的趾甲，以避免交叉感染或受伤。

3.温暖足部　可采用温热中药或温热水泡足的方法进行足部温暖，一般可浸泡15分钟左右，促进足部血液循环、经络畅通，再施术效果更佳。

4.足疗力度　在足部反射区进行按摩时其力度适当与否直接关系到疗效。力度太小则不能达到有效刺激量而达不到保健和治疗效果。如果力度太大，则受术者难以接受而且有使足部肌肉组织受伤的可能，况且力度太大亦使受术者对足疗产生畏惧心理，不利于受术者坚持按摩。如何掌握适当的力度，关键是要找准敏感点或得气点，即使受术者感到局部有酸、麻、胀、痛的感觉，而这种感觉一定是在受术者能接受的范围内，这种感觉（敏感点或得气点）是因人而异的，不可机械沿用一种力度。保健按摩原则上每个反射区从按摩有痛感时开始算起，计 3～5 下（次）。

5. 操作顺序　若采取全足按摩保健，一般先从左足开始，左足完毕后再换右足，按足底→足内侧→足外侧→足背的顺序进行。一般先按左足心脏反射区，手法由轻渐重，如用轻手法受术者已感到剧痛而不能忍受，提示其心脏可能有严重问题，可停止手法以免出现问题。如按心脏反射区无明显疼痛或轻微疼痛或虽疼痛但在可忍耐的范围内，提示心脏无问题或无大碍，则可以接下来按肾上腺→肾→输尿管→膀胱四个反射区，再按其他反射区。经常进行足部按摩者可直接从肾上腺开始。

6. 相互交流　施术者对受术者足部反射区进行按摩时，应不断与受述者保持交流，不断询问受术者的感觉，对极少数对疼痛极为敏感或有恐惧心理的受术者，应进行解释开导，若按摩足部反射区受术者感觉疼痛，应区分是何种疼痛，是"得气"之疼痛还是按摩手法力度太大引起的疼痛。若是前者应向受术者解释，这是经络气血不通、脏腑功能紊乱而出现的一种反应，通过按摩足部相应反射区可以疏通经络气血、调节脏腑功能，所谓"通则不痛"，让受术者稍加忍耐，经络气血疏通，脏腑功能协调疼痛便可自然减轻或消失。若是后者，则需及时调整手法轻重，使受术者既要有得气的感觉，又要能忍耐为度。

7. 术后处理　足部反射区按摩后让受术者饮一杯 (300～500 毫升) 温开水或温矿泉水为宜。休息 10～20 分钟后即可离开。

第13章　足部反射区的准确定位及手法应用

第一节　足部反射区分布规律和定位特性

　　足部反射区按摩是以循环原理、反射原理、经络学说、全息论的理论为基础的。这一节我们主要向大家介绍反射区的分布规律和准确定位。

　　根据生物全息论的指导，人体的双足也是人整体的一个缩影 (即全息胚)。为什么要选择足部按摩？这是因为足部这个全息胚发育程度较高，最接近整体；其次足部又是末端的全息胚，它的神经丰富，感觉敏锐，信息传导路密集。再有足部的体积和面积比手、耳、鼻的体积相对都大，而且是结构较复杂、肌肉也较厚的全息胚，便于按摩。所以按摩足部反射区是最优化的选择。人体的五脏六腑在足部反射区的分布上有一定的规律，如图 13-1 足趾为人体的头部反射区，足掌前部为人体的胸部反射区，足心为人体的腹部反射区，足跟为人体的骨盆腔反射区。

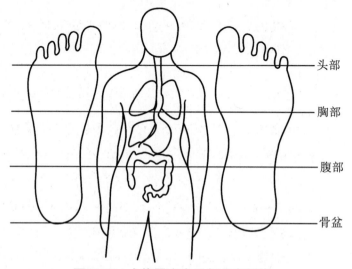

头部

胸部

腹部

骨盆

图13-1　人体器官在足部分布规律

一、分布规律

对足部反射区的理解要有一个立体的观点。这样才能对它的分布规律有深刻理解和认识，如图13-2，两足并在一起的部位称"足内侧"，是人体脊椎的反射区；两足外侧称"足外侧"，是人体肩、肘、膝的反射区。

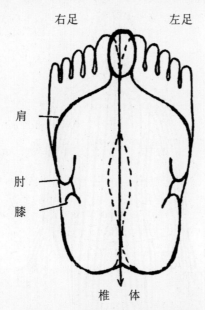

图13-2　足内外侧对应人体器官

双足着地的部分称为"足底"，是人体的背面；双足的背部（双足足面）称为"足背"，是人体的前面，如图 13-3 所示。

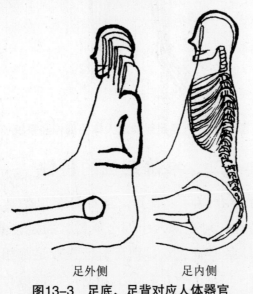

图13-3　足底、足背对应人体器官

神经系统在颈项以上（即延脑以上）的分布呈交叉状态。双足足趾部分是人体头部的反射区，所以按摩时应注意，如左眼、左耳、左侧鼻部、左侧三叉神经等部位不舒服时，应对右足上相对应的反射区进行刺激按摩，才能收到明显的效果，反之一样。如图13-4所示。

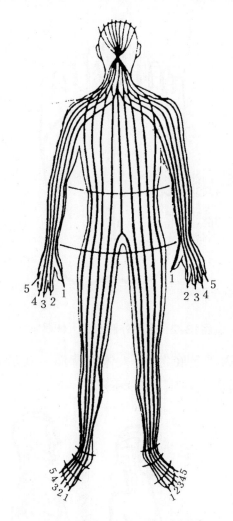

图13-4　双足足趾对应人体头部神经系统

二、准确定位的特性

从反射区分布规律中我们可以看到，这种分布规律是有特性可寻的，只要了解了反射区的分布特性，对足部六十四个反射区的定位就较容易掌握了。

1. **对称性**　凡人体某器官成双，则反射区在双足都相对应地存在，如肾、输尿管、肺、眼、耳等，左足上有，右足上相对应的区域也有。如图13-5所示。

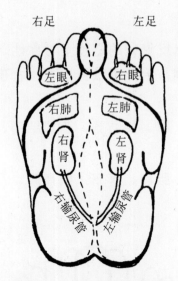

图13-5　足部反射区对称性

2．整体性　人体的两只足并在一起才构成一个完整的全息胚，人体除有双器官外，还有单个器官，所以在足部反射区的定位上要从整体来考虑。人体的单个器官如果靠近人体左侧，它的反射区就在左足上，如心、脾、降结肠、乙状结肠等；而靠近人体的右侧的单个器官，它的反射区就在右足上，如肝、胆、盲肠、回盲瓣等。如图 13-6 所示。

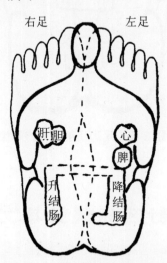

图13-6　足部反射区的整体性

3．特殊性　人体的某些单个器官不靠左侧。也不靠右侧，如鼻、气管、喉头、胃、胰、十二指肠、膀胱等。这些单个器官都在靠近人体椎体中间部位，这些特殊位置的器官，在反射区的定位上呈"特殊性。"如图 13-7 所示。分布在足底靠近内侧部位。

　　从分布规律中可以看出反射区的定位呈对称性、整体性和特殊性，这三大特性是我们准确定位的原则。由此可以看出左、右足反射区不同的部位有如下特点。

　　1. **左脚**　有人体心脏、脾、降结肠、乙状结肠、直肠的反射区（不同于右足的部分）。

　　2. **右脚**　有人体肝脏、胆囊、盲肠、回盲瓣、升结肠的反射区（不同于左足的部分）。

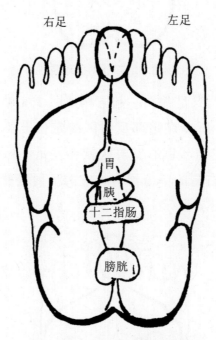

图13-7　足部反射区的特殊性

第二节　足部反射区保健按摩力度的选择和要求

　　人体的双足受年龄、性别、身体状况、工作条件和工种等的影响，表现出不同程度的软硬、薄厚。如何根据不同的足部状况去施力按摩？足部反射区按摩刺激的力度的标准是以"有痛"为益。这种痛感根据施力大小来确定，所以在施力时既要使人们产生痛感，又不能施力过大使人不能忍受，这样才能达到保健效果。

施术力度分两部分介绍：一部分是保健力度，如下所述；另一部分是诊断力度（将在第 14 章第三节介绍）。

一、保健力度的选择

1. 如何达到"有痛"标准：见表 13-1。

表13-1　保健力度的"有痛"标准

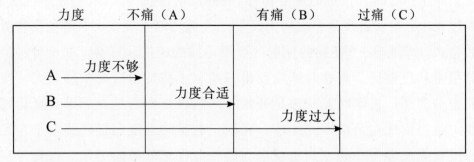

力度	不痛（A）	有痛（B）	过痛（C）

在一般情况下，我们采用"有痛"的力度进行保健按摩是合适的。

2. 在足部反射区中有敏感反射区和非敏感反射区，选择力度时应对不同的反射区施以不同的力度，请参考表 13-2。

表13-2　足部反射区敏感区分类表

区域＼敏感区	敏感区	非敏感区	一般敏感区
足部反射区	眼、鼻	肾上腺	其他反射区
	三叉神经	肺、支气管	
	心脏	斜方肌	
	前列腺（子宫）	直肠	
	睾丸（卵巢）	盲肠	
	腰椎	解溪	
	多神经系统方面	多肌肉系统方面	

从上表中可以看出，力度的选择和反射区的敏感度有关。从保健力度标准表（见表 13-1）中可以看出：有痛（有痛 B 的力度）适合于一般敏感反射区；不痛（"不痛 A"的力度）适合于敏感反射区；过痛（"过痛 C"的力度）适合于非敏感反射区。因此我们在选择保健力度时应遵循以上这些原则。

二、施力的要求

1. 有力　只有用力才会有痛感，这种有痛的力是一种"渗透的力"而不是生硬的力和表皮刺激的力。

2. 均匀　反射区的大小、长短各不同，所以在按摩过程中，特别是遇到输尿管、甲状腺、坐骨神经等反射区时，力度运用一致才能有均匀感，效果才会更好。

3. 柔和　由于足部反射区的立体性，有些反射区肌肉多，有些反射区骨骼多，在按摩过程中，特别是在骨骼较多的反射区上施力时更要柔和，避免伤害骨骼。

4. 持久（节奏感）　不同的反射区要用不同的速度和节奏，如坐骨神经、输尿管等呈带状反射区，按摩时速度要慢一些；小肠反射区面积较宽大，按摩时要有一定节奏感。按摩时要从左足开始，然后再按摩右足。如果力度运用没有持久性，就会出现左足按摩完发热、轻松，右足的温度和轻松感差于左足，这样的保健效果就会慢一些；如果双足均轻松，保健效果会更好。这是考察每个施术者按摩持久性的标准。当然，初学者还有一个锻炼的过程。

第三节　足部反射区按摩手法和应用

一、基本手法

1. 单示指扣拳法　以示指第1、2指间关节弯曲扣紧；其余四指握拳、以中指及拇指为基，垫于食指1指间关节（图13-8）。

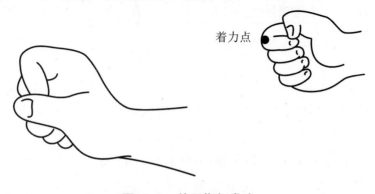

着力点

图13-8　单示指扣拳法

［着力点］示指第1指间关节。

［施力处］手肘、手腕、拳头。

［适用反射区］脑、额窦、眼、耳、斜方肌、肺、胃、十二指肠、胰腺、肝脏、胆囊、肾上腺、肾脏、输尿管、腹腔神经丛、大肠、心脏、脾脏、性腺。

2.拇指推掌法　拇指与四指分开约60°（视反射区而定）（图13-9）。

［着力点］拇指指腹处。

［施力处］手腕、手掌。

［适用反射区］横膈膜、肩胛骨、内外侧肋骨。

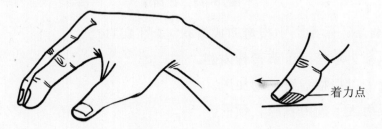

着力点

图13-9　拇指推掌法

3.扣指法　拇指与四指分开成圆弧状，四指为固定点（图13-10）。

［着力点］拇指指尖。

［施力处］拇指短展肌、手掌。

［适用反射区］小脑、三叉神经、鼻、颈项、扁桃腺、上颌、下颌。

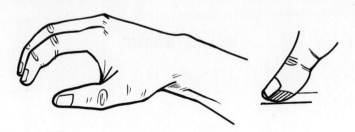

图13-10　扣指法

4.捏指法　拇指伸直与四指分开固定（图13-11）。

［着力点］拇指指腹。

［施力处］拇指短展肌、手掌。

［适用反射区］股关节、髋关节、解溪。

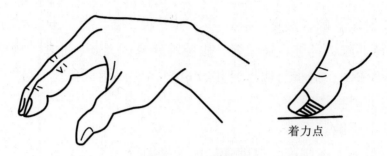

图13-11 捏指法

5. 双指钳法　示指、中指弯曲成钳状。（图 13-12）

［着力点］为示指第 1 节指骨内侧。

［施力处］以拇指指腹辅助加压。

［适用反射区］副甲状腺、颈椎。

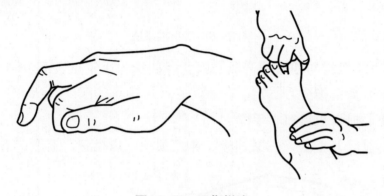

图13-12 双指钳法

6. 握足扣指法　示指第 1、2 节弯曲，四指握拳如手法单示指扣拳，另一手拇指伸入示指中（图 13-13）。

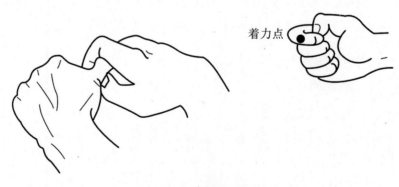

图13-13 握足扣指法

［着力点］为示指第 2 节指关节。

［施力处］为握拳之手腕，另一手拇指辅助，四指为握足之固定点。

［适用反射区］肾上腺、肾脏。

7.单示指钩拳法　示指、拇指张开，其余三指成拳状（图13-14）。

［着力点］为示指内侧指锋，拇指固定。

［施力处］其余三指作辅助。

［适用反射区］甲状腺、内耳迷路、胸部淋巴腺、喉头（气管）内尾骨、外尾骨。

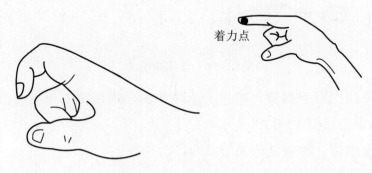

着力点

图13-14　单食指钩拳法

8.拇示指扣拳法　双手拇、示指张开，示指第1、2节弯曲，另三指握拳（图13-15）。

［着力点］示指第1指间关节处。

［施力处］手腕，拇指固定为辅助点。

［适用反射区］上身淋巴腺、下身淋巴腺。

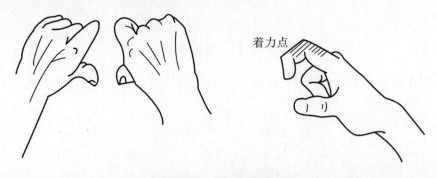

着力点

图13-15　拇示指和拳法

9.双掌握推法　以主手（施力手）四指与拇指张开，拇指之指腹为着力点，四指扣紧，辅助之手紧握脚掌，主手顺施力方向上推（图13-16）。

［着力点］拇指之指腹。

［施力处］手腕、手掌。

[适用反射区] 卵巢（睾丸）、下腹部、子宫（前列腺）、尿道、直肠、内外侧坐骨神经。

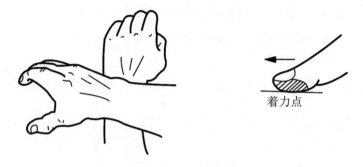

图13-16 双掌握推法

10. 双指拳法 以手握拳，中指、示指弯曲，均以第1指关节凸出，拇指与其余二指握拳固定（图 13-17）。

[着力点] 中指、示指之凸关节。

[施力处] 手腕。

[适用反射区] 小肠、横结肠、降结肠、直肠。

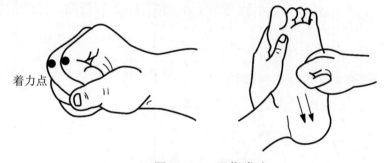

图13-17 双指拳法

11. 双拇指扣拳法 双手张开成掌，拇指与四指分开，两拇指相互重叠（图 13-18）。

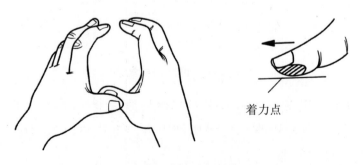

图13-18 双拇指扣拳法

[着力点]拇指重叠处之指腹，并以四指紧扣脚掌压推。

[施力处]手腕及其中一拇指覆于其上处。

[适用反射区]肩、肘、子宫、前列腺。

12.推掌加压法　以单手拇指与四指分开，另一只手平掌加压在拇指上（图13-19）。

[着力点]拇指指腹、四指为支点。

[施力处]另一手掌施加压力以辅助拇指指力之不足。

[适用反射区]胸椎、腰椎、骶骨、尾骨、内外侧坐骨神经。

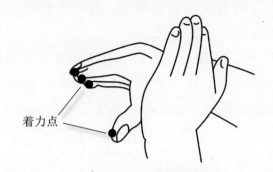

着力点

图13-19　推掌加压法

实际上这十二种手法归纳起来可分为两大类：

（1）指关节按摩法（指关节点按、指关节压刮、指关节揉法）：主要适用于足底、足外侧。

（2）拇指按摩法（拇指点按、拇指压推、拇指揉法）：主要适用于足内侧、足背。

二、放松手法

1.搓法　施术者以双手掌面相对对称地夹住受术者之足两侧，两手相对用力，并做方向相反的来回快速摩擦揉动，同时上下往返移动，称为搓法（图13-20）。

[操作要领]双手用力一定要协调，使搓动保持平衡。操作时手掌夹的力不宜过大，搓动应尽量快速，移动则要缓慢。

[功效适用]主要适用于足部放松，促进足部气血畅通。

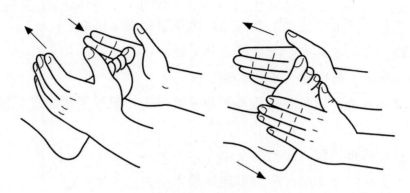

图13-20　搓法

2. 摇法　施术者一手托住受术者足跟部，另一手握住受术者的足趾部，做前后左右环旋活动，称为摇法（图 13-21）。

［操作要领］在操作中，不能让受术者自己主动摇关节和使之僵硬，而是应尽量放松。操作者动作要缓和，用力要很平稳，摇动的方向和范围要在受术者能够耐受和正常合理范围内进行，幅度由小渐大，然后再由大至小。

［功效适用］主要适用于足部踝关节活动与放松。

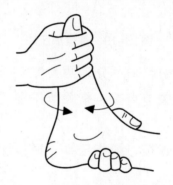

图13-21　摇法

3. 屈法　施术者一手托住受术者脚跟部，另一手握住受术者的足趾部，做缓和轻慢或快速重力地屈曲、折曲运动，谓之屈法。屈法常与拔伸法配合使用。本法具有灵活关节、松弛粘连、缓解痉挛的作用（图 13-22）。

［操作要领］操作中让受术者尽量放松，屈曲运动范围一定要在受术者能够耐受和正常合理范围内进行。

［功效适用］此手法为足部放松手法，有放松关节、促进局部血液畅通，解除局部关节粘连之功效。

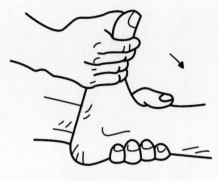

图13-22 屈法

4.拔伸法

施术者一般是固定受术者足部关节一端，牵拉足部另一端达到使关节间隙加大的目的，称为拔伸法。常用手法如下。

（1）踝关节拔伸法：手法一，操作者一手托起受术者足跟部，另一手握住足趾部位，双手合力向外牵拉（远离受术者方向）。手法二，操作者一手按住受术者小腿部，另一手握住足趾向下压（以受术者能够耐受和正常合理范围内为度）（图 13-23）。

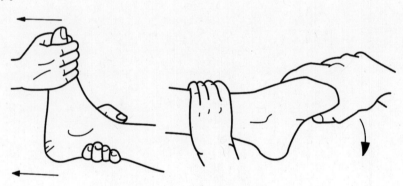

图13-23 踝关节拔伸法

（2）足趾拔伸法：施术者用一手固定受术者足踝部，一手用拇指指腹和示指的指腹或示指外侧缘相对捏住受术者足趾指甲部同时向外（远离受术者方向）做拉伸、牵引动作（图 13-24）。

［操作要领］拔伸时用力应由轻逐渐加重，达到最大值时应保持 10 ～ 30 秒，力量大小以受术者能耐受为度，不能用暴力。

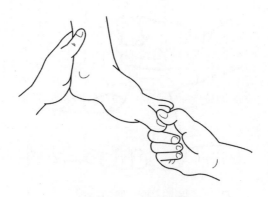

图13-24 足趾拨伸法

〔功效适用〕本手法可使粘连的关节与关节周围的组织松解开，使关节腔的润滑液回流加强，同时使关节周围的血液流通加强。

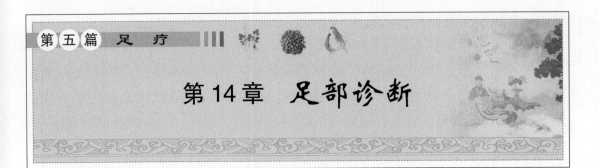

第14章　足部诊断

足部的诊断分无痛和有痛诊断两种。

人体的各个脏器在足部都有反射区。如果身体的某个脏器出现了问题，在足部的反射区就会有反应，由于足离心脏最远，血液回流最难，再加上地心的吸引力，使血液回流的速度更会减慢。许多杂质沉积在病变的反射区，就会形成结节、硬粒、老茧等各种外在的表现，这可以给人们带来警示的信号，使疾病得到早诊断、早治疗，从而防患于未然。

第一节　无痛诊断

用中医学中的望、闻、问、切的方法来作足部反射区的无痛诊断，首先观察足部颜色、干湿度、骨骼变化，肌肉的软硬程度及足部皮肤的状况等，然后触摸诊断。触诊非常重要，人体各组织器官有异常变化时，足部会出现小砂粒、气泡、颗粒状、条锁状、各种老茧、凸起或凹陷等，以此作为诊断的基础，再结合前面学过的足部反射区的功能及中西医的知识，无痛诊断的结果就容易出来了。

比如：当人们看到一双干燥、足底还有脱皮现象的足，首先用中西医知识分析，足底脱皮，肺主皮毛，其与呼吸系统是否有关系；肺与大肠相表里，肠胃是否有问题，是否新陈代谢下降毒素排泄障碍；足脱皮，或因真菌感染；配合反射区触摸，如大肠反射区内有颗粒或其他变化，推断肺会出现相应的变化。胸椎反射区有气泡粒，就可以推断呼吸道的问题。就可以询问："您的呼吸系统是否不太好，或者您吸烟吗？大肠功能是否差一些？"可能患者会说："经常咳嗽、吸烟、大便不成形。"那么诊断就得到验证，患者也必须注重调理。举这个

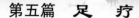

例子，旨在给大家提供一个诊断的思路，希望有所帮助。

学习无痛诊断要不断学习，反复验证，久而久之就会运用自如。无痛诊断是一种经验诊断方法，平时的经验积累很重要，可以多观察患者的双足，增加诊断的准确性。一般情况下，如足湿度大、气味大，表示肾功能有问题；腰痛无力，也是肾的问题，相应的足部反射区可有硬茧、结节。反射区的症状越明显，对应身体器官的诊断越准确。无痛诊断对被诊断的人群更易接受，无痛不痛苦，也更需要医者加强自身的专业学习及经验积累。

第二节　有痛诊断

刺激足部反射区时，患者产生疼痛反射，提示患者身体的相应脏器可能会出现病理变化，这就是有痛诊断。

有痛、无痛诊断如果结合起来运用，诊断的效果更明显。

有痛诊断最大的难度是按摩的力度，如果用力太大，按到哪痛到哪，全部都痛，是不是说这些反射区的相应器官都有问题呢？或者按摩力度太小，按哪儿都不痛，是不是说明相应器官都没有问题呢？当然不是。

有痛诊断的第一步先检查心脏的反射区。

先查心脏，可以确保安全，对有心脏病的人尤为重要，可以从心脏反射区来确认按摩力度，过重的手法对心脏有损伤，心脏病很重的人应用轻、补的手法，以调节心脏的功能。检查心脏用补的手法，用拇指指腹轻轻推，从心脏反射区下方慢慢往上推，经过心脏反射区，力度轻重适度，使患者感觉舒服自然。

手法分三个度：轻、中、重。

轻度手法，轻轻一按就感觉痛，患者可能有心脏疾病，应提示患者到医院做进一步检查，以便更好地治疗。

中度手法介于轻与重之间，用示指弯曲的第 2 关节轻轻往上推，产生轻度痛的多半提示脏器有些问题，中度痛提示脏器有问题但可能不严重，重度痛提示脏器多半没有大问题。

重度（泻法）手法，在心脏反射区慢慢由轻到重的按压。轻度痛可能是小问题，中度痛可能是功能问题，重度痛可能是小的功能问题，如果重按也不痛，就没有问题了。

　　有痛诊断是在掌握了保健力度后，尝试和运用力度刺激按摩足部反射区，对人体内部脏器是否存在异常现象进行诊断。对不同的人，要用不同的力度，在足部反射区肾上腺、肾、输尿管及神经丛处找出一个平均的力度。

　　按压肾上腺等反射区，不是一按就有痛点的，要按反射区三次左右才会有反应。

　　保健的手法力度与有痛的诊断手法力度不一样，保健的手法要在每一个反射区都稍有痛感才有保健功效。诊断的手法力度只在有"问题"的脏器反射区才会感觉痛，而无问题的脏器反射区感觉不痛，取其手法力度的平均值，作为有痛诊断的一个平均力度，是比较可行的。

　　反射区分敏感区和非敏感反射区。对敏感反射区的力度可适度减小，对非敏感反射区的力度可适度加大。敏感反射区有眼睛、三叉神经、小脑、心脏、前列腺、卵巢等，非敏感反射区有肺、肾上腺、支气管、斜方肌、性腺等。

　　如果力度很小而反射区感觉很痛，说明相应的身体脏器有问题。往往5% ～ 10% 的"毛病"会感到痛，如果在 70% 以上的痛，就叫病。50% ～ 60% 的会有一些不舒服，而 30% 以下的可能身体没有什么感觉。感冒会出现反射区的疼痛；身体的疲劳，也会出现反射区的压痛，即亚健康的状态。如果是反射区按压不痛，也不代表自身状况正常，可以加大一点力度，再按一按，看看有没有痛处，要不断比较、印证，诊断才会比较接近正确。诊断的过程中要用心，有痛诊断的要点就是按压的力度，要有扎实的基础知识功底、认真用心的态度和积少成多的经验积累，反复实践。

　　在问诊的过程中，不要用肯定的语气确定疾病，但可以说明症状，以求印证。比如在足部反射区的诊断中，心脏反射区很痛，到底是心绞痛还是心律不齐？或者心肌梗死呢？在有痛无痛诊断都很难定论时，人们可以按照特定的手法按摩缓解症状、提高功能，使身体的健康状况得到改善。所以在足部诊断中要切记不要简单地下结论。

　　有许多人因精神高度紧张、压力大、心情压抑等情况，加大了足部反射区按摩诊断的难度，此时应当进行一些心理疏导，增加放松神经的活动。在按摩过程中要观察患者表情，观察患者动作变化，有的人即使感觉痛也会不露声色；有的则会咬牙咧嘴；有的人足部反射区已有颗粒、老茧或气泡，但身体相对应的脏器却没有任何表现。这些情况是经常有的，足部反射区可以提前预知身体的状况，可提醒做保健的人注意身体，及时调治。有的人脚底的皮很厚，反应

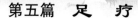

不很敏感，影响诊断和按摩，用盐水泡脚，每次 10 ～ 15 分钟，每天多泡几次，能恢复敏感，经常吃安眠药或其他止痛片的人也可以用盐水泡脚，增加反射区的敏感性。痛感中酸痛多为神经方面的因素，麻痛多为血液循环方面的因素，胀痛多为有炎症状况，刺痛则与骨骼有关。

诊断中有相关诊断法，有些症状不是由一种原因造成的。比如支气管、心脏、肺、肾、肾上腺反射区都有痛感，按摩后有好转者，则属于哮喘、气管炎（原因很多的）。膝、胆、肾上腺反射区都有痛感者，属风湿性关节痛、受伤或着凉引起的。额窦、胃、脾、大肠、小肠，反射区有痛感者提示神经衰弱、极度疲劳、免疫下降；加胸部淋巴反射区推拿，如有痛感就可能出现大的疾病；再加上下身淋巴反射区推拿如有痛感可能是肿瘤。诊断时要一步一步地增加推拿范围，细致、用心地反复观察，才能做出正确的判断。当然，足部诊断不是一朝一夕能掌握的，要多学习、多实践、多总结经验，才能事半功倍，得心应手。

第三节　足部反射区按摩配区

在足部反射区位置、手法、力度掌握之后，把每一个反射区都按摩到，需要 35 ～ 45 分钟。如果不能有针对性地侧重于有问题的反射区，很难提高按摩效果。针对有问题身体状况调治按摩，要有侧重、有重点地按摩，配区选区就显得尤为重要。

如前列腺增生，必须是按摩肾全区（肾上腺、输尿管、膀胱、尿道）。反射区重点为前列腺、肾、膀胱、下身淋巴、性腺、腹股沟。力度比保健要重一些，时间每一区要 5 分钟，可以增加效果。

高血压：按摩肾全区（肾上腺、肾、输尿管、膀胱、尿道）。重点为肾、心、甲状腺、内耳迷路、血压点，每区 5 分钟。

针对身体情况对重要反射区可增加按摩时间、力度，以达到疗效更明显。

足部反射区疗法的作用很大：可通经活络，调和气血，调整脏腑器官的功能，可缓解脏腑的衰老，使紊乱、失衡的脏腑功能恢复正常，有效调节内分泌、免疫功能，提高身体防病能力，消除紧张，放松身心。

第15章　足部按摩保健与治疗

运用足疗进行保健与治疗时，以砭石刮痧板、砭石锥、木质按摩棒为按摩工具，与刮痧疗法相结合效果更佳。

一、急性上呼吸道感染

[概述] 急性上呼吸道感染是由病毒或细菌引起的鼻、鼻咽和咽喉部急性炎症的总称。临床以鼻塞、喷嚏、咳嗽、头痛、全身不适为特点。本病传染性强，以冬春季节为多。

[配区] 肺及支气管、鼻、头部（大脑）、额窦、甲状旁腺、肾、肾上腺、扁桃体、上身淋巴结、喉与气管、胸部淋巴（图 15-1）。

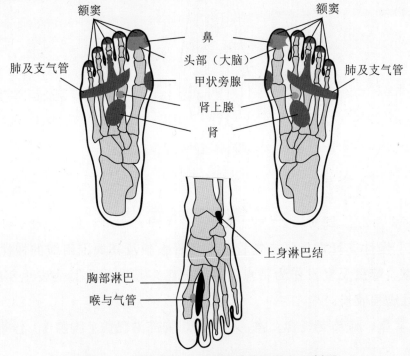

图15-1　调治急性上呼吸道感染的足部反射区

281

二、肺气肿

　　[概述] 肺气肿是指支气管远端部分，包括呼吸细支气管、肺泡管、肺泡囊和肺泡的持久性扩大，并伴有肺泡壁的破坏。患者常有反复咳嗽、咯痰或喘息的病史。

　　[配区] 肾、输尿管、膀胱、肺及支气管、心、肾上腺、甲状腺、甲状旁腺、消化系统（包括胃、十二指肠、大肠、小肠等）、上身淋巴、喉与气管、胸部淋巴（图 15-2）。

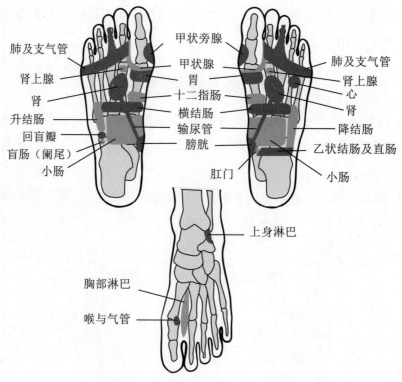

图15-2　调治肺气肿的足部反射区

三、慢性支气管炎

　　[概述] 慢性支气管炎是指气管、支气管黏膜及其周围组织的慢性炎症。临床上以咳嗽、咳痰反复发作为特点。寒冷地区多见此病，其病发生年龄多在40岁以上，且病程较长。

　　[配区] 鼻、肺及支气管、脾、扁桃体、胸部淋巴腺（胸腺）、上身淋巴（图15-3）。

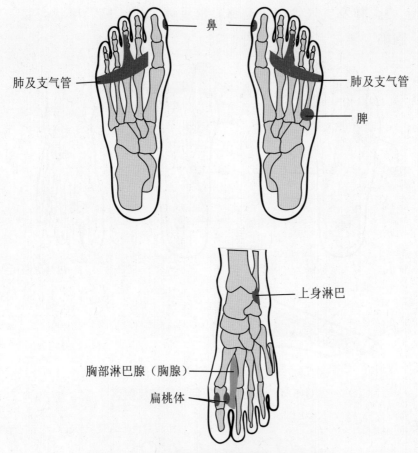

图15-3　调治慢性支气管炎的足部反射区

四、高血压病

[概述] 高血压病又称原发性高血压。是以动脉血压升高，尤其是舒张压持续升高为特点的全身性慢性血管疾病。伴有全身症状如头痛、头晕、头涨、耳鸣、眼花、失眠、心悸等。

[配区] 肾、输尿管、膀胱、头部 (大脑)、眼、心、肝、胆囊、脑垂体、甲状腺、肾上腺、生殖腺、颈椎、胸椎、腰椎、骶骨、血压点、内耳迷路（图 15-4）。

五、冠心病

[概述] 冠心病冠状动脉粥样硬化性心脏病的简称，系由冠状动脉发生粥样硬化而使管腔狭窄或阻塞，导致心肌缺血缺氧而引起的心脏病。临床主要表现为胸闷、心悸、心前区压痛、心烦易怒、头晕耳鸣等。

［配区］心、肺及支气管、肾上腺、脑垂体、胃、胰、甲状旁腺、腹腔神经丛、颈椎、胸椎、腰椎、骶骨。（图 15-5）

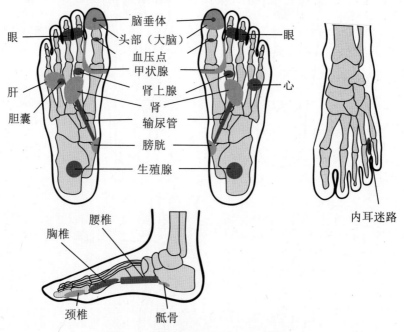

图15-4 调治高血压病的足部反射区

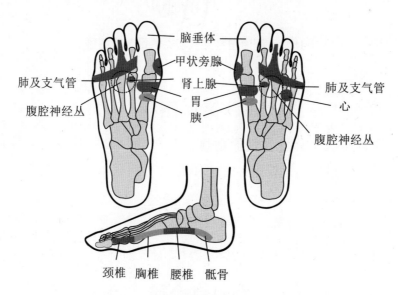

图15-5 调治冠心病的足部反射区

六、低血压

[概述] 低血压是指按照常规测量血压的方法，肱动脉血压低于 12/8kpa，65 岁以上的人低于 13.33/8kpa 者谓之低血压。可分为原发性低血压、体质性低血压、症状性低血压。原发性低血压可无任何自觉症状，只是在体检中发现部分人有头晕、眼花、健忘，乏力或胸闷，甚至晕厥等。体位性低血压及症状性低血压除有头晕、头痛、乏力、健忘、晕厥等低血压、脑缺血症状外，并有引起低血压原发病的各种症状、体征。

[配区] 肾、输尿管、膀胱、头部（大脑）、心、肺及支气管、甲状腺、肾上腺、胃、脑垂体、颈椎、胸椎、腰椎、骶骨、内耳迷路（图 15-6）。

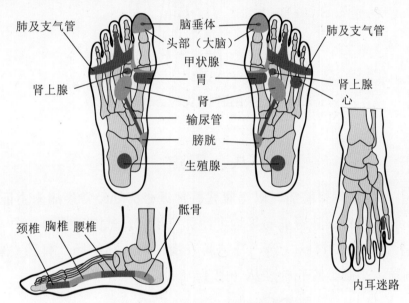

图15-6　调治低血压的足部反射区

七、慢性胃炎

[概述] 慢性胃炎为胃黏膜非特异性慢性炎症，临床表现多无特异性症状，一般有阵发性或持续性上腹部不适、胀痛或烧灼感，及持久的轻度恶心、食欲缺乏、口苦、进食易饱、呕吐等症状。常反复发作，以 20—40 岁的男性多见。但萎缩性胃炎则以 40 岁以上为多见。本病为临床常见病、多发病之一。

[配区] 肾、输尿管、膀胱、胃、十二指肠、头部（大脑）、肝、胆囊、甲状旁腺、上身淋巴、下身淋巴（图 15-7）。

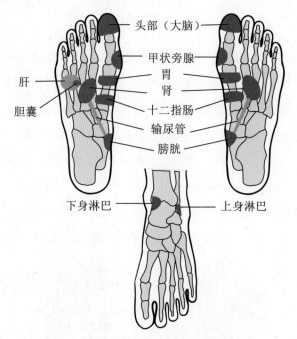

图15-7　调治慢性胃炎的足部反射区

八、胃痛

[概述] 胃痛又称胃脘痛，以上腹胃脘部近心窝处经常疼痛为主证的疾病。病邪犯胃、肝气犯胃、脾胃虚弱等均可使气机不利，气滞而作痛。

[配区] 胃、十二指肠、胰、升结肠、横结肠、降结肠、盲肠（阑尾）、乙状结肠及直肠、小肠、腹腔神经丛（图 15-8）。

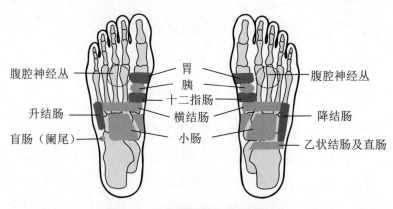

图15-8　调治胃痛的足部反射区

九、胃十二指肠溃疡

［概述］胃十二指肠溃疡病统称为消化性溃疡。临床以慢性反复发作性上腹部疼痛为特点。胃溃疡多在饭后痛，而十二指肠溃疡则多在空腹时痛，腹痛性质多为隐痛、烧灼样痛、钝痛、饥饿痛或剧痛。同时还可伴有嗳气、反酸、流涎、恶心、呕吐等症。本病可发生于任何年龄，但以青壮年为多，且男性多于女性，二者之比为 3：1。

［配区］胃、十二指肠、肝、胆囊、腹腔神经丛、甲状旁腺、上身淋巴、下身淋巴（图 15-9）。

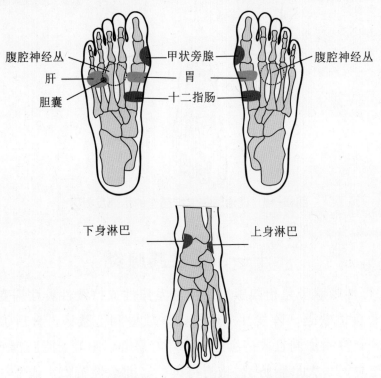

图15-9　调治胃、十二指肠溃疡的足部反射区

十、溃疡性结肠炎

本病又称慢性非特异性溃疡性结肠炎，是以结肠黏膜广泛溃疡为特征的结肠炎症。本病起病可急可缓，症状轻重不一。主要症状为腹泻（每日数次到十数次，可为稀水便、黏液血便、脓血便或血便）、腹痛（多为隐痛或下腹绞痛，有时里急后重），可伴见食欲缺乏、上腹饱胀、恶心呕吐及消瘦贫血、失水、急

性期发热等全身症状。该病可发生于任何年龄，但以青壮年为多。

［配区］胃、十二指肠、胰、小肠、升结肠、横结肠、降结肠、乙状结肠及直肠、肛门、回盲瓣、盲肠（阑尾）、腹腔神经丛、上下身淋巴（图15-10）。

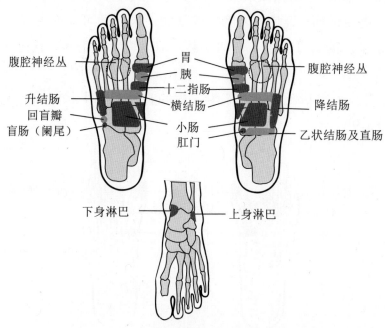

图15-10 调治溃疡性结肠炎的足部反射区

十一、慢性胰腺炎

［概述］慢性胰腺炎是指胰腺组织反复发作性或持续性炎性病变。早期仅见上腹部不适、食欲缺乏、阵发性上腹部痛，放射到上腰区，食后加重，身体坐位前屈时减轻。疼痛加剧且成持续性，常伴有恶心、呕吐、脂肪泻（大便量多、色灰黄、有奇臭、含大量脂肪），或有持续性、间歇性黄疸，或发热、或呕血，久病以后可有消瘦、衰弱及营养不良。本病男性发病多于女性。

［配区］肾、输尿管、膀胱、胰、胃、十二指肠、盲肠（阑尾）、腹腔神经丛、下身淋巴、上身淋巴（图15-11）。

十二、便秘

［概述］便秘又称为"大便难""脾约"，是指大便坚硬，或排便间隔时间延长，可有便意而排便时艰涩难下而言。主要由于大肠传导功能失常，粪便在肠道停留过久，水分被吸收，从而粪便过于干燥，坚硬所致。或因体虚推动无力，

大便虽不干燥但排出不畅。

　　[配区] 甲状旁腺、胰、胃、十二指肠、升结肠、横结肠、降结肠、小肠、肛门、乙状结肠及直肠、直肠肛门括约肌（图 15-12）。

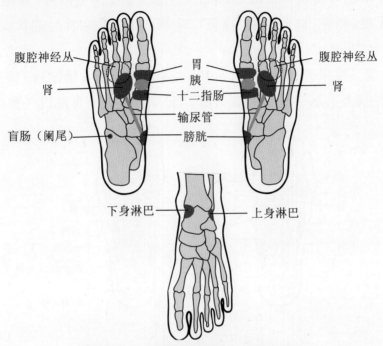

图15-11　调治慢性胰腺炎的足部反射区

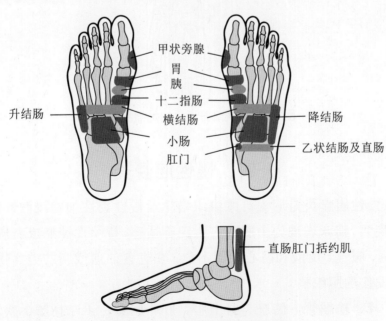

图15-12　调治便秘的足部反射区

十三、肝硬化

［概述］肝硬化是一种以肝损害为主要表现的慢性、全身性疾病。肝硬化起病慢病程长，早期可出现食欲缺乏、恶心、上腹胀满，体重减轻、疲倦乏力、腹痛、皮肤黏膜、牙龈、鼻腔、口腔出血、瘀斑。晚期可见腹胀和神经症状如兴奋、木呆、嗜睡、躁狂等。

［配区］肾、输尿管、膀胱、胃、十二指肠、升结肠、横结肠、降结肠、小肠、肛门、乙状结肠及直肠、肝、胆囊、胰、下身淋巴、上身淋巴（图 15-13）。

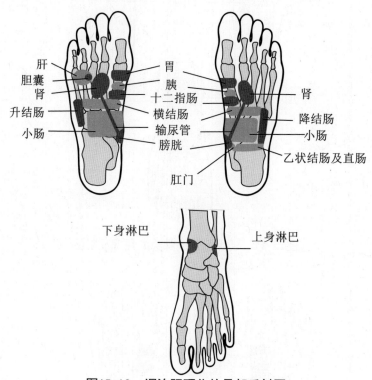

图15-13　调治肝硬化的足部反射区

十四、慢性胆囊炎

［概述］慢性胆囊炎是胆囊纤维组织增生及慢性炎性细胞浸润性疾病。是最常见的胆囊疾病。临床表现为上腹或右上腹不适感，持续性钝痛或右肩胛区疼痛、腹胀、胃灼热、嗳气、反酸和恶心顽固不愈，在进食油煎或脂肪类食物后可加剧，也可有餐后发作的胆绞痛。

［配区］肾、输尿管、膀胱、肾上腺、肝、胆囊、十二指肠、胰、腹腔神经丛、上身淋巴、下身淋巴（图 15-14）。

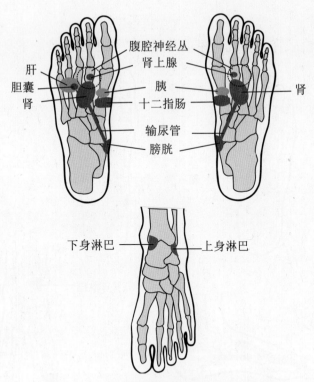

图15-14　调治慢性胆囊炎的足部反射区

十五、慢性肾小球肾炎

[概述] 慢性肾小球肾炎简称慢性肾炎。是由多种病因引起的原发于肾小球的慢性炎症性疾病。临床上以尿异常改变 (蛋白尿、血尿及管型尿)、水肿、高血压及肾功能损害等为其特征。病程迁延，晚期可出现肾衰竭。本病可发生在不同年龄，尤以青壮年为多，男性发病率较女性为高。

[配区] 肾、输尿管、膀胱、脑垂体、尿道及阴道、腰椎、骶骨、下身淋巴 (图 15-15)。

十六、泌尿系统结石

[概述] 泌尿系统结石亦称尿石病，是肾结石、输尿管结石、膀胱结石和尿道结石的总称。其病变为结石形成后在泌尿系造成局部创伤、梗阻或并发感染。肾结石主要表现为血尿、腰部钝痛或胀痛。肾盂结石主要表现为肾绞痛并向背、上腹部和输尿管区放射。输尿管结石主要表现为疼痛与肾结石相同并伴尿急、尿频、尿痛和排尿困难。膀胱结石主要表现为排尿疼痛。尿道结石主要表现为

291

排尿痛和排尿困难。

〔配区〕肾、输尿管、膀胱、尿道及阴道、腰椎、骶骨、下身淋巴（图15-16）。

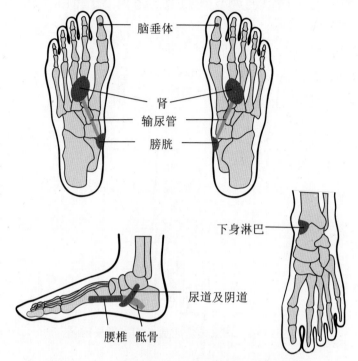

脑垂体

肾

输尿管

膀胱

下身淋巴

尿道及阴道

腰椎　骶骨

图15-15　调治慢性肾小球肾炎的足部反射区

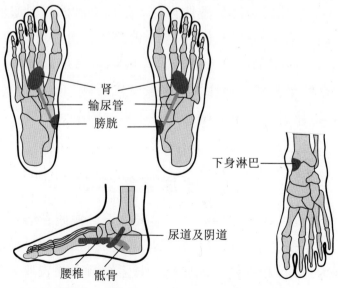

肾

输尿管

膀胱

下身淋巴

尿道及阴道

腰椎　骶骨

图15-16　调治泌尿系统结石的足部反射区

十七、尿潴溜

[概述] 尿潴溜是指尿液溜滞膀胱，不能随意排出的疾病。是泌尿系统常见的疾病。患者自觉尿意感强烈，但不得排出，或仅能排出极少量尿液而不能完全排空，下腹部胀满疼痛，兼见精神紧张、烦躁不安等症。

[配区] 肾、输尿管、膀胱、腹腔神经丛、脾、尿道及阴道、下身淋巴（图15-17）。

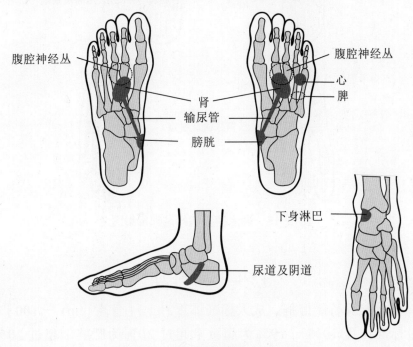

图15-17　调治尿潴溜的足部反射区

十八、糖尿病

[概述] 糖尿病是一种由遗传基因决定的全身慢性代谢性疾病。由于体内胰岛素的相对或绝对不足而引起糖、脂肪和蛋白质代谢的紊乱。其主要特点是高血糖及糖尿。临床表现早期无症状，发展到症状期临床上可出现多尿、多饮、多食、疲乏、消瘦等症候群，严重时发生酮症酸中毒。常见的并发症及伴随症有急性感染、肺结核、动脉粥样硬化、肾和视网膜等微血管病变等。各种年龄均可患病。

[配区] 坐骨神经（糖尿病反射点）、胰、肾、输尿管、膀胱、肝、胃、升结肠、横结肠、降结肠、乙状结肠及直肠、小肠、脑垂体、肾上腺、甲状旁腺、上身淋巴、下身淋巴（图 15-18）。

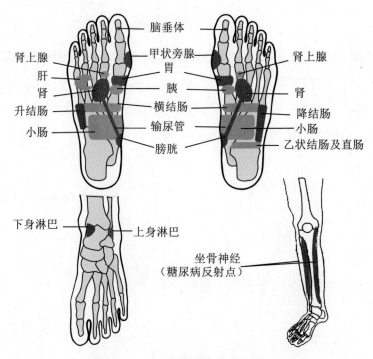

图15-18 调治糖尿病的足部反射区

十九、肥胖症

[概述]肥胖症又称肥胖病。成人标准体重(kg)=[身高(cm)－100]×0.9。实测体重超过标准体重10%～19%为超重；超过20%为肥胖；超过20%～30%为轻度肥胖，超过30%～50%为中度肥胖，超过50%者为重度肥胖。临床症见有易疲乏、无力、气短、嗜睡。易发生心脏扩大、心力衰竭。或出现食欲亢进，容易饥饿，或闭经、阳痿、不育等性功能异常。易腰酸背痛、关节痛、怕热等。

[配区]肾、输尿管、膀胱、脾、脑垂体、肾上腺、甲状腺、甲状旁腺、胃、小肠、升结肠、横结肠、降结肠、乙状结肠及直肠（图 15-19）。

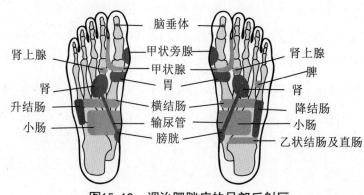

图15-19 调治肥胖症的足部反射区

二十、脑血管意外后遗症

[概述] 脑血管意外又称急性脑血管疾病。是指脑局部血液循环发生障碍，导致以不同程度的意识障碍及神经系统局部受损为特征的一组疾病。如脑出血、蛛网膜下腔出血、脑血栓、脑栓塞等。本病以一侧上下肢瘫痪无力、口眼㖞斜、舌强语謇为主证。兼见口角流涎、吞咽困难等表现。本病多发生在中年以上，尤其多见于高血压和动脉硬化患者。

[配区] 头部 (大脑)、脑垂体、小脑及脑干、腹腔神经丛、肾、输尿管、膀胱、肾上腺、甲状旁腺、心、肺及支气管、胃、颈椎、胸椎、腰椎、骶骨、内髋关节、肩 (关节)、肘关节、外髋关节、上颌、下颌、上身淋巴、下身淋巴、内耳迷路（图 15-20）。

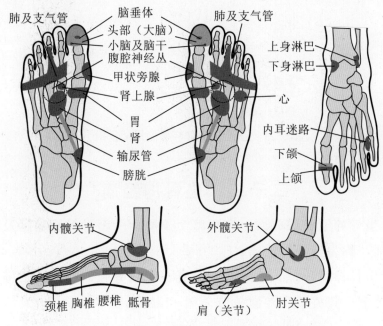

图15-20　调治脑血管意外后遗症的足部反射区

二十一、三叉神经痛

[概述] 三叉神经痛是一种病因尚不明了的神经系统常见疾病。大多数为单侧性，少数为双侧性。症状特点是三叉神经分布区出现撕裂样、通电样、刀割样、针刺样犹如拔牙样疼痛，疼痛发生急骤、剧烈、有无痛间歇、间歇期长短不定、短者仅数秒、数分钟或数小时乃至数日，长者可达数年，突然发作，突然停止。每次发作十几秒至 1～2 分钟，常见于咀嚼运动、刷牙、洗脸、谈话、有时简

单的张嘴等可诱发。

[配区] 肾、输尿管、膀胱、三叉神经、甲状旁腺、颈椎、胸椎、腰椎、骶骨、上颌、下颌（图 15-21）。

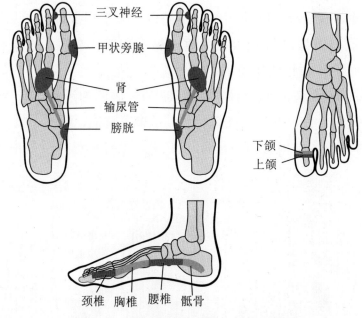

图15-21 调治三叉神经痛的足部反射区

二十二、坐骨神经痛

[概述] 坐骨神经经臀部而分布于整个下肢。沿坐骨神经通路及其分布区域的疼痛综合征，称为坐骨神经痛。

[配区] 坐骨神经、肾、输尿管、膀胱、甲状旁腺、胸椎、腰椎、骶骨、内尾骨、内髋关节、膝关节、外髋关节（图 15-22）。

二十三、头痛

[概述] 凡整个头部疼痛以及头的前、后、偏侧部疼痛，总称头痛。头痛是临床上常见的自觉症状。可单独出现亦可见于多种急、慢性疾病。头痛的发病与外感风、寒、湿，内伤肝、脾、肾三脏有关。

[配区] 头部 (大脑)、脑垂体、三叉神经、额窦、眼、鼻、耳、甲状腺、颈项、肝、肾、颈椎（图 15-23）。

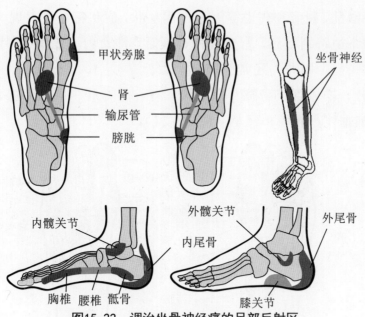

图15-22 调治坐骨神经痛的足部反射区

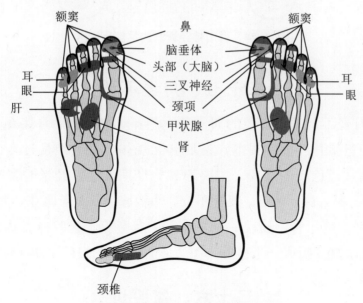

图15-23 调治头痛的足部反射区

二十四、神经衰弱

［概述］神经衰弱是临床上常见的一种神经官能症。系指精神活动长期持续的过度紧张，使脑的兴奋和抑制功能失调，以精神活动易兴奋和脑力与体力易疲劳为特征，伴有多种躯体主诉，大致包括过度敏感、容易疲劳、睡眠障碍、

自主神经功能紊乱、疑病和焦虑等五个方面症状，症状特点常表现为失眠、多梦，对躯体细微的不适特别敏感，常感到精神疲乏，注意力不能集中，记忆力减退，用脑稍久即觉头痛、眼花，还常感肢体无力。

[配区]肾、输尿管、膀胱、肾上腺、胃、心、肝、甲状旁腺、甲状腺、头部（大脑）、脑垂体、腹腔神经丛（图 15-24）。

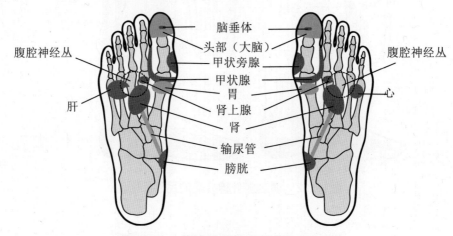

脑垂体
头部（大脑）
甲状旁腺
甲状腺
胃
肾上腺
肾
输尿管
膀胱
腹腔神经丛
肝
腹腔神经丛
心

图15-24　调治神经衰弱的足部反射区

二十五、月经不调

[概述]月经不调是指月经的期、量、色、质的异常，并伴有其他症状者，称月经不调。包括月经周期提前、退后和无规律，月经经量过多、过少，月经淋漓不净以及月经色质的改变。主要表现为经期不定，经量时多时少，经水淋漓不净，心烦易怒，食欲缺乏，夜寐不安，小腹胀满，头晕眼花，大便时秘时溏。

[配区]肾、输尿管、膀胱、脑垂体、甲状旁腺、腹腔神经丛、肾上腺、前列腺或子宫、尿道及阴道、生殖腺、睾丸或卵巢、下腹部（图 15-25）。

二十六、盆腔炎

[概述]盆腔炎是指内生殖器官的炎症（包括子宫、输卵管及卵巢炎）、盆腔结缔组织炎及盆腔腹膜炎。临床主要表现为高热、恶寒、头痛、下腹疼痛、阴道分泌物增多、脓样、有臭味，月经失调，尿频或排尿困难，腰腹部坠胀、便秘、恶心、呕吐等症。

[配区]肾、输尿管、膀胱、脑垂体、脾、甲状旁腺、腹腔神经丛、生殖腺、内髋关节、前列腺或子宫、尿道及阴道、外髋关节、睾丸或卵巢、腹股沟、下

身淋巴、上身淋巴（图 15-26）。

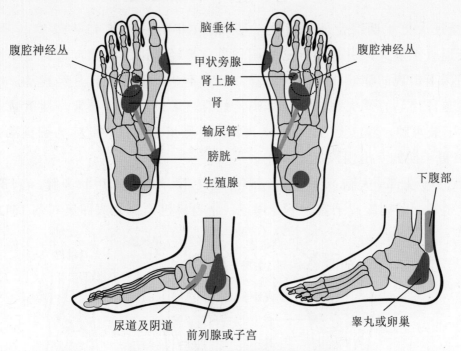

图15-25 调治月经不调的足部反射区

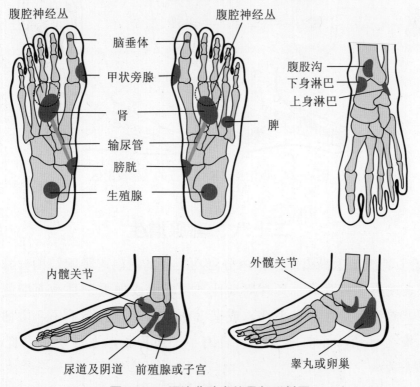

图15-26 调治盆腔炎的足部反射区

二十七、更年期综合征

[概述]更年期综合征是指更年期妇女（年龄一般在45—52岁），因卵巢功能衰退直至消失，引起内分泌失调和自主神经紊乱的症状，称为更年期综合征。临床上出现的症候往往因人而异，轻重不一，但多伴有月经紊乱，烦躁易怒，烘热汗出，心悸失眠，头晕耳鸣，健忘，多疑，感觉异常，性欲减退，或面目、下肢水肿，倦怠无力，纳呆，便溏，甚则情志失常。此症为妇科常见病，约85%更年期妇女出现该症。

[配区]头部（大脑）、脑垂体、颈项、肾上腺、甲状腺、甲状旁腺、心、肝、肾、胃、生殖腺、前列腺或子宫、下身淋巴、上身淋巴、睾丸或卵巢（图15-27）。

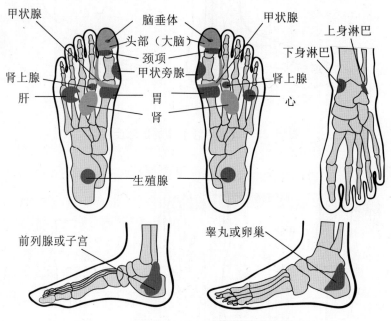

图15-27　调治更年期综合征的足部反射区

二十八、乳腺增生

[概述]乳腺增生是由于人体内分泌功能紊乱而引起乳腺结构异常的一种疾病。临床表现为乳房胀痛，具有周期性，常发生或加重于月经前期或月经期。乳房肿胀，常为多发性，扁平性，或呈串珠状结节，大小不一，质韧不硬，周界不清，推之可动，经前增大，经后缩小，病程长，发展缓慢，此病多发于20—40岁妇女。

[配区]脑垂体、肾上腺、甲状旁腺、生殖腺、前列腺或子宫、睾丸或卵巢、

胸 (乳房)、胸部淋巴腺 (胸腺)、上身淋巴 （图 15-28）。

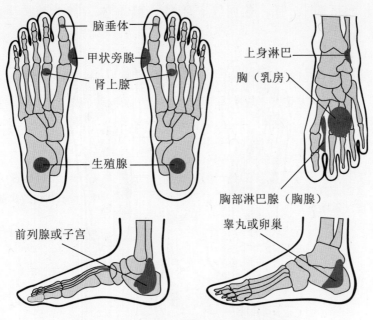

图15-28　调治乳腺增生的足部反射区

二十九、痤疮

[概述]痤疮是一种毛囊与皮脂腺的慢性炎症性皮肤病。因为其初起损害多有粉刺，所以本病又称为粉刺。本病为常见病多发病，总发病率占人口的20％～24％，尤其好发于青春期男女，有30％～50％的青年都患有不同程度的痤疮，一般男性的比例略高于女性，病程长久，发病缓慢，30岁以后病情逐渐减轻或自愈。痤疮以面、上胸、背部等处的粉刺、丘疹、脓疱等皮损为主要症状。

[配区]肺及支气管、大肠［升结肠、横结肠、降结肠、乙状结肠及直肠、盲肠（阑尾）回盲瓣］、肾、输尿管、膀胱、脑垂体、肾上腺、生殖腺、睾丸或卵巢（图 15-29）。

三十、脂溢性脱发

[概述]脂溢性脱发是一种以毛发稀疏脱落，常伴皮脂溢出为特征的皮肤病，故名。由于本病多见于男性，始发于青春期之后，本病一般进展缓慢，初起前额及两侧稀疏脱发，逐渐对称向头顶部延伸，形成前额扩大乃致于前顶脱光，毛发纤细稀少。亦有自脑门或后头顶部同时出现脱发，发际线后移，前额相对变高。或头顶脱发连接成片，仅余两鬓、枕部，形类环状。

[配区] 肺及支气管、大肠［升结肠、横结肠、降结肠、乙状结肠及直肠、盲肠（阑尾）回盲瓣］、肾、输尿管、膀胱、脑垂体、肾上腺、生殖腺、睾丸或卵巢（图15-30）。

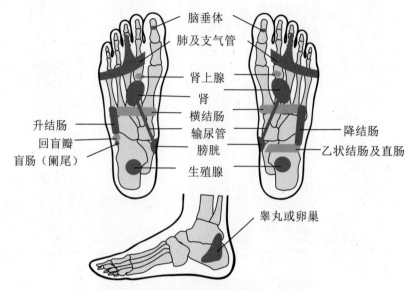

图15-29　调治痤疮的足部反射区

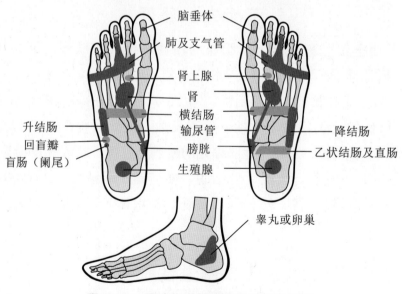

图15-30　调治脂溢性脱发的足部反射区

三十一、肩周炎

[概述] 肩周炎又称漏肩风，五十肩，冻结肩。临床主要表现为：①疼痛，早期呈阵发性疼痛，常因天气变化及劳累而诱发，以后逐渐发展到持续性疼痛，

昼轻夜重，不能向患侧侧卧。②功能活动受限，肩关节各向的主动和被动活动均受限。特别是当肩关节外展时，出现典型的"扛肩"现象。梳头、穿衣服等动作均难以完成。严重时屈肘时手不能摸肩。日久可以发生肌肉萎缩，出现肩峰突起，上臂上举不便，后伸不利等症状。本病的好发年龄在 50 岁左右，女性发病率略高于男性，多见于体力劳动者。

[配区] 斜方肌、肾上腺、颈椎、胸椎、肩（关节）、肘关节、肩胛骨、肋骨、上身淋巴（图 15-31）。

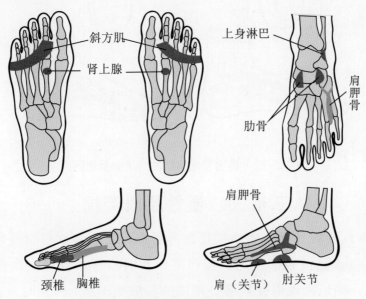

图15-31　调治肩周炎脱发的足部反射区

三十二、颈椎病

[概述] 颈椎病又称颈椎综合征。是常见病，多发病。本病是由于颈椎增生刺激或压迫颈神经根、颈部脊髓、椎动脉或交感神经而引起的综合症候群。患者早期常感到颈部难受、僵硬、酸胀、疼痛，有时伴有头痛、头晕、肩背酸痛。以后出现头部不能向某个方向转动，当颈部后仰时可有窜电样的感觉放射至手臂上，手指麻木，视物模糊等症状。重者可致肢体酸软无力，甚至大小便失禁、瘫痪。

[配区] 头部 (大脑)、颈项、小脑及脑干、斜方肌、颈椎、胸椎、肩（关节）、肩胛骨（图 15-32）。

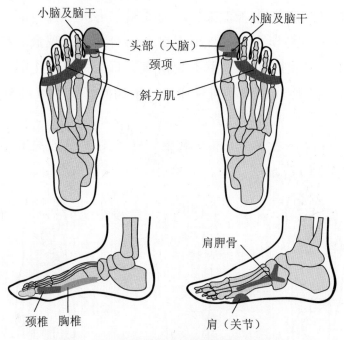

图15-32 调治颈椎病脱发的足部反射区

三十三、慢性腰肌劳损

[概述] 慢性腰肌劳损主要是指腰骶部肌肉、筋膜等软组织慢性损伤。常因劳动中姿势不良或急性腰部软组织损伤后未及时治疗或反复多次损伤，或由先天性畸形所致。临床表现以腰骶部一侧或两侧酸痛不适，时轻时重，缠绵不愈，劳损部位可有较广泛的压痛，压痛一般不甚明显。酸痛在劳累后加剧，休息后减轻，并与气候变化有关。在急性发作时，各种症状均显著加重，并可有肌痉挛，腰脊柱侧弯，下肢牵制作痛等症状出现。

[配区] 肾、输尿管、膀胱、胃、十二指肠、肝、胆囊、颈椎、胸椎、腰椎、骶骨、内尾骨、外尾骨、坐骨神经（图15-33）。

三十四、腰椎间盘突出症

[概述] 腰椎间盘突出症又名"腰椎间盘纤维环破裂症"。本症易发于20—40岁，临床上以腰椎$_{4-5}$和腰$_5$—骶$_1$之间的椎间盘最易发生病变。临床表现为腰部疼痛，严重者可影响翻身和坐立。一般休息后症状减轻，咳嗽、喷嚏或大便时用力，均可使疼痛加剧。下肢放射痛，凡腰$_{4-5}$或腰$_5$—骶$_1$椎间盘突出者，一侧下肢坐骨神经区域放射痛。腰部活动障碍，以后伸障碍为明显。脊柱侧弯、侧凸

的方向表明突出的位置和神经根的关系。有麻木感、患肢温度下降等。

[配区]肾、输尿管、膀胱、胃、十二指肠、肝、胆囊、胸椎、腰椎、骶骨、内尾骨、外尾骨、坐骨神经（图 15-34）。

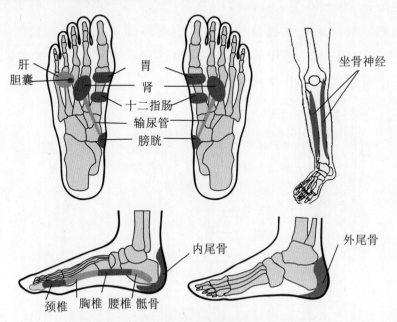

图15-33　调治慢性腰肌劳损的足部反射区

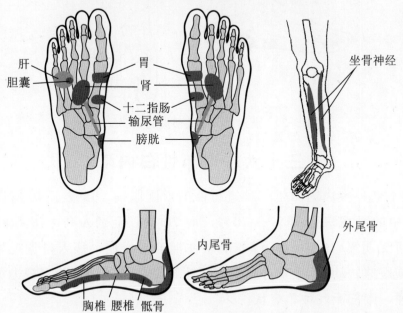

图15-34　调治腰椎间盘突出症的足部反射区

三十五、类风湿关节炎

[概述]类风湿关节炎是一种常见的伴有全身症状的慢性关节疾病。80%患者的发病年龄在20—45岁，以青壮年为多，女性多于男性。以各关节肿大显著、周围皮肤温热、潮红、自动或被动运动都引起疼痛为主要临床表现。

[配区]肾上腺、肾、输尿管、膀胱、甲状旁腺、膝关节、肘关节、肩（关节）、上身淋巴、下身淋巴、坐骨神经（图15-35）。

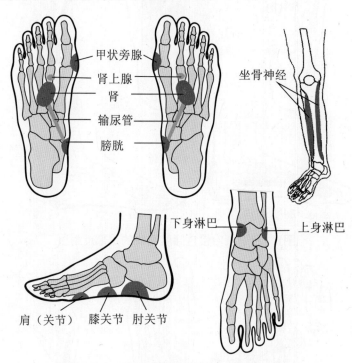

图15-30 调治类风湿关节炎的足部反射区

三十六、老年性白内障

[概述]老年性白内障是一种进行性的双眼眼病。多见于40岁以后，50—70岁老人中的发病率是60%～70%，而70岁以上老人则可达到80%以上。初起患者可无明显自觉症状，随着晶状体混浊的发展，病人自觉视物模糊，眼前有黑影随眼球转动，当眼球静止后黑影也即刻停止不动。随后视力缓慢下降，晶状体混浊，眼部无红肿等症状。

[配区]眼、肝、胃、肾、输尿管、膀胱、脑垂体、头部（大脑）、生殖腺、睾丸或卵巢（图15-36）。

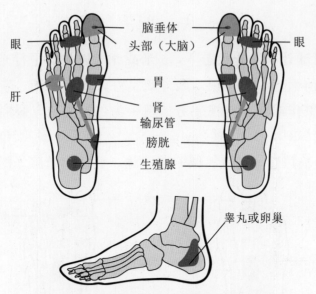

图15-36　调治老年性白内障的足部反射区

三十七、青光眼

[概述] 青光眼发病多隐匿，常为双眼发病，病程进展缓慢，由于发病症状不典型，常被忽视，失明的危险性较大。大多数病人早期无自觉症状，有些病例在眼压高时出现视物模糊，轻微头痛、眼胀、眼眶发酸、视力疲劳，直到晚期，双眼视野缩小，成为"管视"，行走出现不便现象。

[配区] 肾、输尿管、膀胱、生殖腺、眼、脑垂体、肝（图 15-37）。

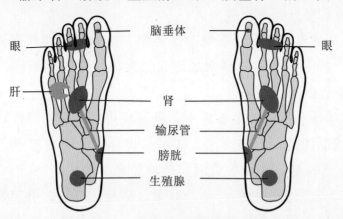

图15-37　调治青光眼的足部反射区

三十八、近　视

[概述] 当眼球处于静止状态下，5 米或 5 米以外的平行光线进入眼内，聚焦成像于视网膜前面者称为近视。眼外观良好，看近清晰，看远模糊，喜眯眼视物，喜近距离工作或常伴有视疲劳如视一为二，头痛，眼痛珠胀，恶心，甚至发生外斜视。

[配区] 肾、输尿管、膀胱、眼、脑垂体、肝、生殖腺（图 15-38）。

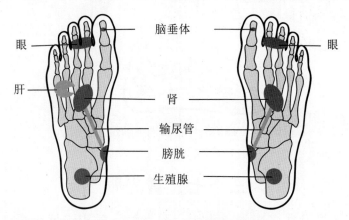

图15-38　调治近视的足部反射区

三十九、慢性鼻炎

[概述] 慢性鼻炎是一种常见的鼻腔黏膜及黏膜下层的慢性炎症。通常包括慢性单纯性鼻炎和慢性肥厚性鼻炎。

1. 慢性单纯性鼻炎的临床表现　①鼻塞，多为间歇性和交替性，活动时鼻塞减轻，夜间、静坐或寒冷时鼻塞加重。②多涕，常为黏液性，较黏稠，脓性分泌物多于感染后出现。

2. 慢性肥厚性鼻炎的临床表现　①鼻塞较重，多呈持续性。②鼻涕通常不多，呈黏液性或黏脓性，不易擤出。③可出现耳鸣、听力减退。④易产生慢性咽喉炎或咳嗽。⑤头痛、头晕、失眠、精神萎靡等症状。

[配区] 肾、输尿管、膀胱、鼻、额窦、肺及支气管、甲状旁腺、上颌、下颌、扁桃体、喉与气管、胸部淋巴腺 (胸腺)、上身淋巴（图 15-39）。

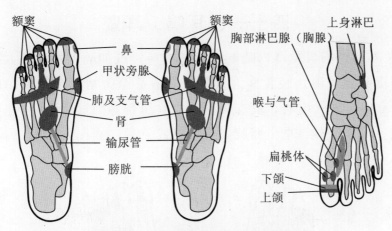

图15-39　调治慢性鼻炎的足部反射区

四十、慢性咽炎

[概述] 慢性咽炎为咽部黏膜、黏膜下及淋巴组织的弥漫性炎症，常为上呼吸道炎症的一部分。咽部可有各种不适感觉，如灼热、干燥、微痛、发痒、异物感、痰黏感，习惯以咳嗽清除分泌物，常在晨起用力清除分泌物时，有作呕不适感，通过咳嗽，清除出稠厚的分泌物后症状缓解。上述症状因人而异，轻重不一，一般全身症状多不明显。本病为常见病，多发于成年人：在城镇居民中，其发病率占喉科疾病的 10%～ 20%。

[配区] 鼻、喉与气管、扁桃体、上身淋巴、上颌、下颌（图 15-40）。

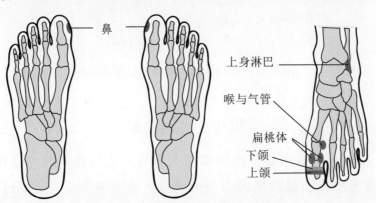

图15-40　调治慢性咽炎的足部反射区

四十一、耳鸣、耳聋

[概述] 耳鸣是指自觉耳内鸣响，如闻蝉声，或如潮水声，或大或小。耳聋是指不同程度听觉减退，轻者称为重听，重者甚至听觉完全消失而成全聋。主要由于肾精亏虚、脾气虚弱、情志失调、饮食所伤等因素所致。

[配区] 耳、肾、输尿管、膀胱、前列腺或子宫、尿道及阴道、内耳迷路（图15-41）。

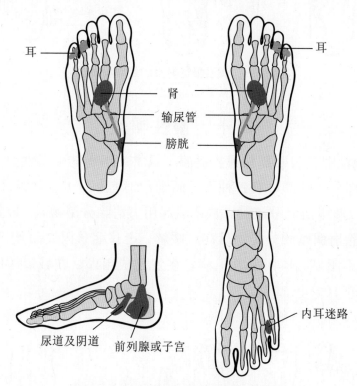

耳　　肾　　输尿管　　膀胱　　内耳迷路　　尿道及阴道　　前列腺或子宫

图15-41　调治耳鸣、耳聋的足部反射区

四十二、眩晕

[概述] 目视发黑或眼花、视物模糊为目眩，头如旋转即感觉自身或外界景物旋转，站立不稳为头晕，两者常同时并见，故称眩晕。轻者闭目即止，重者如乘车船，不能站立。或伴有恶心、呕吐、汗出，甚至昏倒等症状。眩晕的发生，与脑的关系最为密切，或因各种致病因素侵犯于脑而引起，或因人体气血、精髓空虚，不能濡养于脑而致。

[配区] 头部(大脑)、脑垂体、肝、胆囊、肾、膀胱、胃、颈椎、颈项（图15-42）。

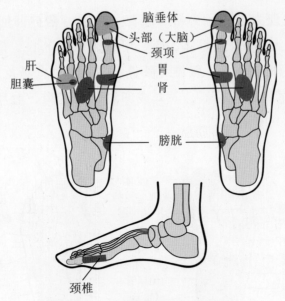

图15-42　调治眩晕的足部反射区

四十三、失　　眠

[概述] 失眠是指经常不能获得正常睡眠而言。即一般所谓"失眠"。轻者入寐困难或睡中易醒，时寐时醒，重者整夜不能入寐。形成不寐的原因很多，思虑劳倦、内伤心脾、心肾不交、阴虚火旺、肝阳扰动、胃中不和等因素均可影响心神而导致不寐。

[配区] 额窦、头部 (大脑)、脑垂体、甲状腺、甲状旁腺、腹腔神经丛、肝、心、脾、肾、输尿管、膀胱、胃、胰、十二指肠、盲肠 (阑尾)、回盲瓣、升结肠、降结肠、乙状结肠及直肠、小肠、肛门、失眠点、生殖腺、睾丸或卵巢（图 15-43）。

四十四、慢性前列腺炎

[概述] 慢性前列腺炎是男性常见疾病，其常见症状如下。

1．排尿症状　尿频、轻度尿急、排尿时尿道痛或尿道烧灼感，并可放射到阴茎头部。

2．清晨尿道口有黏液、会阴部和肛门部不适、重坠和饱胀感，下蹲或大便时为甚。

3．疼痛是慢性前列腺炎主要症状表现之一。①局部疼痛常在会阴部、后尿道、肛门部有钝痛或坠胀。②反射痛常在膈以下、膝以上较多，以下腰痛为多见。

4．性功能障碍可见性欲减退或消失、射精痛、血精、阳痿、遗精、早泄及不育。

311

5．精神症状表现为乏力、头晕、眼花、失眠、精神抑郁。

〔配区〕头部（大脑）、脑垂体、眼、甲状腺、肾上腺、肾、输尿管、膀胱、失眠点、生殖腺、颈椎、胸椎、腰椎、骶骨、内尾骨、直肠及肛门、尿道及阴道、前列腺或子宫、外尾骨、下腹部、睾丸或卵巢、腹股沟、上身淋巴、下身淋巴、胸部淋巴腺（胸腺）（图15-44）。

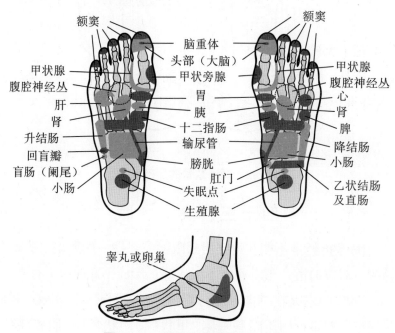

图15-43 调治失眠的足部反射区

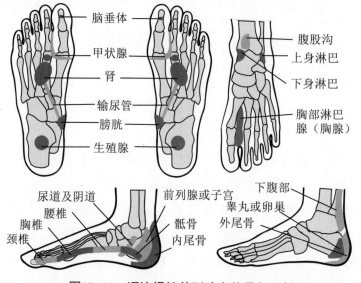

图15-44 调治慢性前列腺炎的足部反射区

四十五、子宫肌瘤

[概述] 子宫肌瘤全称为子宫平滑肌瘤，是女性生殖器官中最常见的良性肿瘤。子宫肌瘤的临床表现常随肌瘤生长的部位、大小、生长速度、有无继发性及合并症等各异。临床常见子宫出血、腹部包块、邻近器官的压迫症状，白带增多，不孕，贫血和心脏功能障碍等。子宫肌瘤的诱因，可能与过多雌激素刺激有关。

[配区] 头部（大脑）、小脑及脑干、甲状旁腺、肾上腺、肾、输尿管、膀胱、生殖腺、腰椎、骶骨、尿道及阴道、前列腺或子宫、下腹部、睾丸或卵巢、腹股沟、上身淋巴、下身淋巴、胸部淋巴腺（胸腺）（图 15-45）。

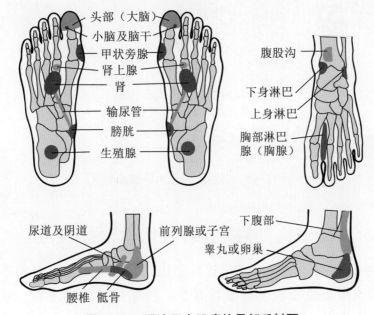

图15-45　调治子宫肌瘤的足部反射区

四十六、乳腺癌

[概述] 乳腺癌是女性常见恶性肿瘤之一。多发生在 40—60 岁、绝经期前后的妇女。其发病与女性激素紊乱有关。以月经过早来潮、绝经期过晚、婚后未育、哺乳少者发病率高。早期为无痛的、单发的小肿块，质硬，表面不甚平滑，与周围组织分界不清，在乳房内不易被推动，多由病人在无意中发觉。随着癌肿增大，局部皮肤往往显示凹陷，乳头抬高或回缩内陷。晚期癌肿固定，乳房不能推动，皮肤发生水肿，呈"橘皮样"，以后皮肤破溃形成溃疡，有恶臭，易出血。

[配区] 头部（大脑）、脑垂体、小脑及脑干、三叉神经、肺及支气管、肝、

胆囊、脾、甲状腺、甲状旁腺、肾上腺、肾、输尿管、膀胱、胃、胰、十二指肠、盲肠（阑尾）、回盲瓣、升结肠、横结肠、降结肠、乙状结肠及直肠、颈椎、胸椎、腰椎、骶骨、尿道及阴道、前列腺或子宫、睾丸或卵巢、下腹部、生殖腺、上身淋巴、下身淋巴、胸（乳房）、胸部淋巴腺（胸腺）、腹股沟（图15-46）。

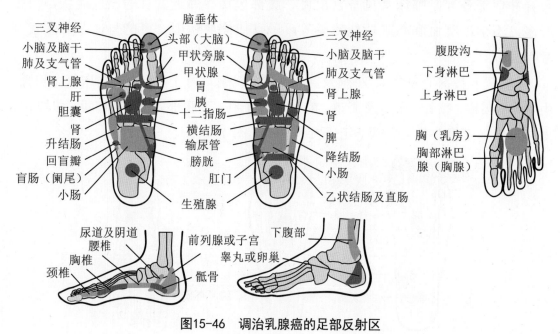

图15-46　调治乳腺癌的足部反射区

四十七、肿瘤放射与化学治疗反应

[概述]肿瘤病人接受放疗或化疗后会出现一些局部或全身的不良反应。常见的有骨髓抑制而致血小板和血细胞减少；消化道反应如恶心、呕吐、厌食、腹泻等；泌尿系统反应如尿频、尿急、尿痛、血尿等；皮肤反应如脱毛、皮炎、溃疡、斑疹、脱屑等；黏膜出现瘀血、水肿、溃疡、出血等；全身症状如乏力、头晕、失眠、脱发等，这些不良反应称为放疗或化疗反应。

[配区]头部（大脑）、脑垂体、小脑及脑干、三叉神经、颈项、肝、胆囊、心、脾、肾上腺、肾、输尿管、膀胱、胃、胰、十二指肠、盲肠（阑尾）、回盲瓣、升结肠、横结肠、降结肠、乙状结肠及直肠、小肠、肛门、生殖腺、颈椎、胸椎、腰椎、骶骨、睾丸或卵巢、上身淋巴、下身淋巴、胸部淋巴腺（胸腺）（图15-47）。

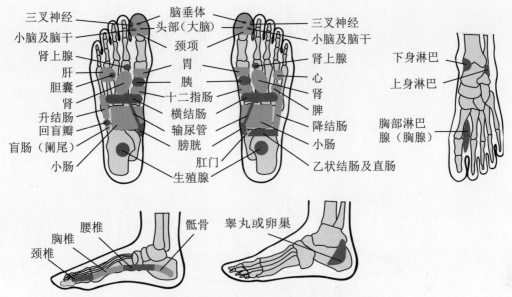

图15-47　调治肿瘤与化疗反应的足部反射区

四十八、肾虚

[概述] 肾虚主要是四方面，一个是肾阴虚，一个是肾阳虚，一个是肾精亏虚，一个是肾气虚。

最常见的肾阳虚症状是腰痛而且手脚冰凉、伴有尿频情况。

男性朋友首先感觉到腰痛，因为腰是肾之府，痛的同时能明显感觉到腰里面发凉，这是最典型的肾阳虚症状。然后会扩展到患者全身，全身都会感觉冷。

临床上，肾阴虚症状就更多一些了，如腰酸腿软、口干、烦躁、手心发热及爱出汗，这些都属于肾阴虚症状。

[配区] 肾上腺、肾、输尿管、膀胱、尿道及阴道、生殖腺、脑垂体、前列腺或子宫、睾丸（卵巢）（图 15-48）。

四十九、风湿性关节炎

风湿性关节炎是一种常见的急性或慢性结缔组织炎症。通常所说的风湿性关节炎是风湿热的主要表现之一，临床以关节和肌肉游走性酸楚、红肿、疼痛为特征。与 A 组乙型溶血性链球菌感染有关，寒冷、潮湿等因素可诱发本病。下肢大关节如膝关节、踝关节最常受累。虽然近几十年来风湿热的发病率已显著下降，但非典型风湿热及慢性风湿性关节炎并非少见。

[配区] 膝关节、肝、胆、全身淋巴、脾脏、椎体（图 15-49）。

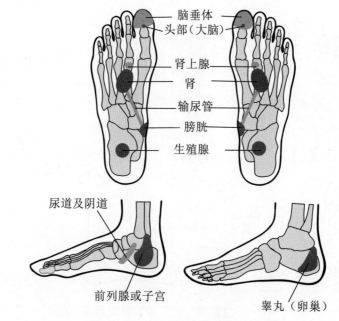

图15-48　调治肾虚的足部反射区

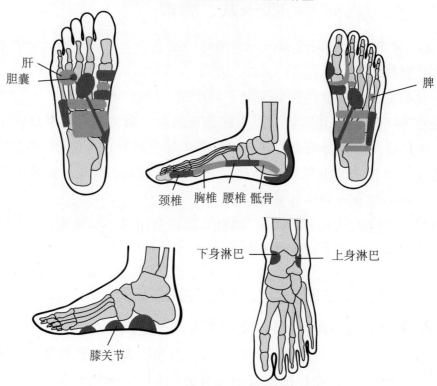

图15-49　调治风湿性关节炎的足部反射区

五十、肘关节痛

肘关节痛多是频繁使用肘关节导致软骨磨损退化造成，也有肘关节骨折、脱位，特别是关节面、关节软骨损伤后复位不佳；或粗暴手术加重其损伤；或骨折畸形愈合，关节负重不均，最终都可致肘关节炎，主要表现为肘关节疼痛和活动受限。

[配区] 肾上腺、腹腔神经丛、肩关节、肘关节、膝关节（图 15-45）。

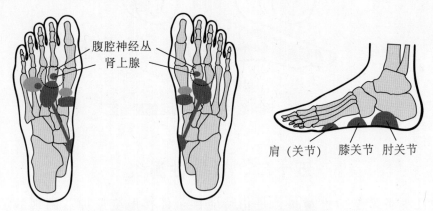

图15-50　调治肘关节痛的足部反射区

五十一、急性腰扭伤

急性腰扭伤是腰部肌肉、筋膜、韧带等软组织因外力作用突然受到过度牵拉而引起的急性撕裂伤，常发生于搬抬重物、腰部肌肉强力收缩时。急性腰扭伤可使腰骶部肌肉的附着点、骨膜、筋膜和韧带等组织撕裂。

患者伤后立即出现腰部疼痛，呈持续性剧痛，次日可因局部出血、肿胀、腰痛更为严重；也有的只是轻微扭转一下腰部，当时并无明显痛感，但休息后次日感到腰部疼痛。腰部活动受限，不能挺直，俯、仰、扭转感困难，咳嗽、喷嚏、大小便时可使疼痛加剧。

[配区] 闪腰点、腹腔神经丛、内外肋骨、腰椎（图 15-51）。

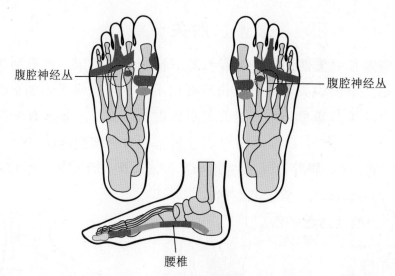

图15-51 调治急性腰扭伤的足部反射区

五十二、过敏性鼻炎

过敏性鼻炎即变应性鼻炎，是指特应性个体接触变应原后出现的鼻黏膜非感染性、炎性疾病。表现为阵发性喷嚏、流清水鼻涕、鼻塞和鼻痒。部分伴有嗅觉减退。过敏性鼻炎是一个全球性健康问题，可导致许多疾病和劳动力丧失。

［配区］鼻、淋巴、脾、肾上腺、甲状旁腺、支气管（图 15-45）。

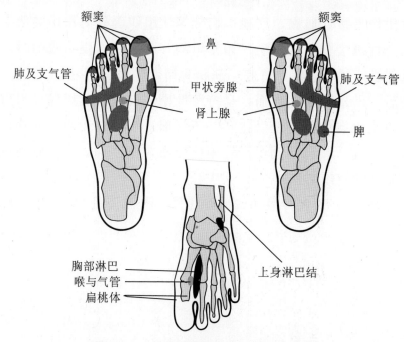

图15-52 调治过敏性鼻炎的足部反射区

五十三、咽喉炎

咽喉炎是咽喉疾患中常见的病症之一，在多种外感及咽喉部的疾病中均可出现此症。本病属于中医"喉痹""乳蛾"范畴。可分为急性咽喉炎和慢性咽喉炎两种。现代医学认为，咽喉为人体重要的免疫器官，许多感染性疾病和免疫性疾病都与咽喉有密切关系。急性发作时患者常常自觉咽喉疼痛，伴有梗然欠利，咽部不爽，发音欠扬，咽干思饮以言多为甚，或有咽部异物感等症状。

[配区] 腹腔神经丛、肾上腺、额窦、喉头、气管、颈椎、胸淋巴、三叉神经、扁桃腺、颈椎及淋巴（图 15-53）。

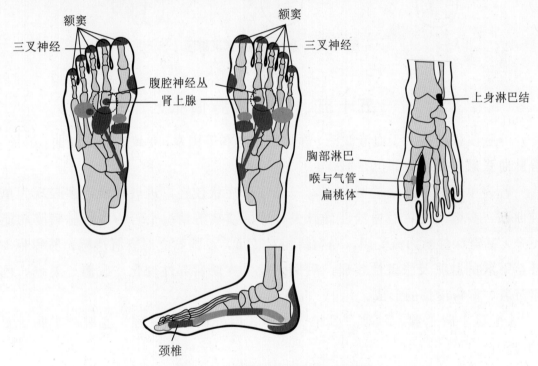

图15-53　调治咽喉炎的足部反射区

五十四、痔

痔是临床上一种最常见的肛门疾病，是直肠下端的肛垫出现了病理性肥大。根据发生部位的不同，痔可分为内痔、外痔和混合痔。内痔主要表现为便后出血和脱出。当内痔合并发生血栓、嵌顿、感染时则出现疼痛。外痔发生于肛门外部，入厕时有痛感，有时伴瘙痒。混合痔是内痔和外痔混合体，是临床上最主要的发病形式，内痔和外痔的症状可同时存在，主要表现为便血、肛门疼痛及坠胀、肛门瘙痒等。

[配区]腹腔神经丛、直肠、肛门、肝、甲状旁腺、淋巴、大小肠（图15-54）。

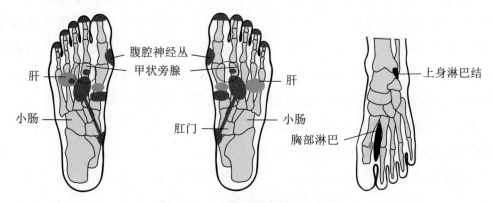

图15-54　调治痔的足部反射区

五十五、下肢静脉曲张

静脉曲张是指由于血液淤滞、静脉管壁薄弱等因素，导致的静脉纡曲、扩张。静脉曲张最常发生的部位在下肢。

若为单纯性下肢浅静脉曲张，一般临床症状较轻，进展较慢，多表现为单纯曲张，少数情况可有血栓性静脉炎、静脉溃疡等情况；若为深静脉瓣膜功能不全，甚至深静脉回流受阻，则病情相对较重，小腿站立时有沉重感，易疲劳，甚至下肢的肿胀及胀破性疼痛，后期则发生皮肤营养性变化，脱屑、萎缩、色素沉着、湿疹溃疡的形成。

[配区]肾上腺、颈项、颈椎、椎体、内外侧坐骨神经、心脏、小肠（图15-55）。

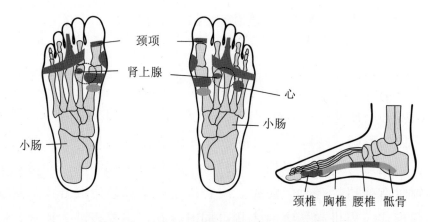

图15-55　调治下肢静脉曲张的足部反射区

五十六、醉酒

酒精中毒俗称醉酒，是指患者一次饮大量酒精（乙醇）后发生的机体功能异常状态，对神经系统和肝伤害最严重。医学上将其分为急性中毒和慢性中毒两种，前者可在短时间内给患者带来较大伤害，甚至可以直接或间接导致死亡。后者给患者带来的是累积性伤害，如酒精依赖、精神障碍、酒精性肝硬化及诱发某些癌症（口腔癌、舌癌、食管癌、肝癌）等。

饮酒后的酒精约 20% 在胃内吸收，80% 在十二指肠及小肠吸收。酒精的中毒量和致死量因人而异，中毒量一般为 70～80 克，致死量为 250～500 克。

是否发生中毒与多种因素有关：胃内有无食物（空腹者吸收快）、是否食入了脂肪性食物（脂肪性食物可减慢酒精的吸收）、胃肠功能好坏（胃肠功能好的吸收迅速）、人体转化剂处理酒精的能力（能迅速将乙醇转化为乙酸的不易中毒）。

[配区] 大脑、平衡器官、胃、十二指肠、肝（图 15-56）。

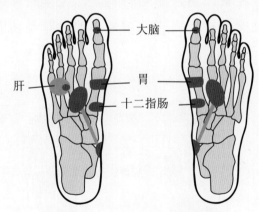

图15-56　调治醉酒的足部反射区

五十七、癫痫

癫痫（epilepsy）即俗称的"羊角风"或"羊癫风"，是大脑神经元突发性异常放电，导致短暂的大脑功能障碍的一种慢性疾病。据中国最新流行病学资料显示，国内癫痫的总体患病率为 7.0‰，年发病率为 28.8/10 万，1 年内有发作的活动性癫痫患病率为 4.6‰。据此估计中国约有 900 万左右的癫痫患者，其中 500～600 万是活动性癫痫患者，同时每年新增加癫痫患者约 40 万，在中国癫痫已经成为神经科仅次于头痛的第二大常见病。

[配区] 甲状旁腺、头部、甲状腺、肝、脾、肾上腺、腹腔神经丛、淋巴腺、

三叉神经（图 15-57）。

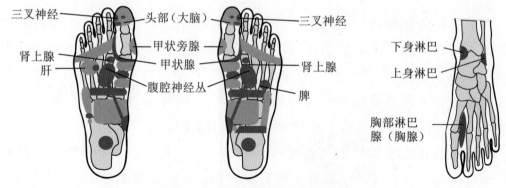

图15-57　调治癫痫的足部反射区

五十八、晕车、船

在乘坐车、船时，经受振动、摇晃的刺激，人体内耳迷路不能很好地适应和调节机体的平衡，使交感神经兴奋性增强导致的肾经功能紊乱，引起眩晕、呕吐等晕车症状。

〔配区〕平衡器官、腹腔神经丛、胃、颈椎、颈项（图 15-58）。

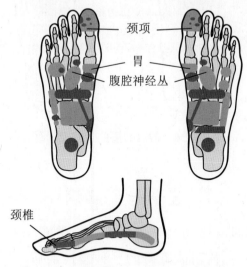

图15-58　调治晕车、船的足部反射区

五十九、甲状腺肿大

单纯性甲状腺肿俗称"粗脖子"、"大脖子"或"瘿脖子"。是以缺碘为主的代偿性甲状腺肿大，青年女性多见，一般不伴有甲状腺功能异常，散发性甲状腺肿可有多种病因导致相似结果，即机体对甲状腺激素需求增加，或甲状腺激素生成障碍，人体处于相对或绝对的甲状腺激素不足状态，血清促甲状腺激素 (TSH) 分泌增加，甲状腺组织增生肥大。

　　[配区] 脑垂体、食道、甲状腺、甲状旁腺、心脏、颈椎（图 15-59）。

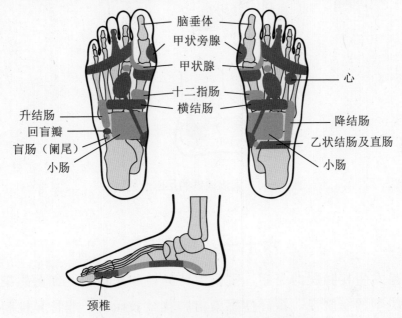

图15-59　调治甲状腺肿大的足部反射区

六十、缺钙

　　正常人的血钙维持在 2.18 ～ 2.63 毫摩 / 升（9 ～ 11 毫克 / 分升），如果低于这个范围，则认定为缺钙。但对于 60 岁以上的老年人，由于生理原因，老年人甲状旁腺激素长期代偿性增高，引起了"钙搬家"，使血钙增高，这样，测量结果就不能真实反映体内钙的含量。此时，就应进行骨密度测量。

　　[配区] 甲状旁腺、胃、十二指肠、小肠、性腺（图 15-60）。

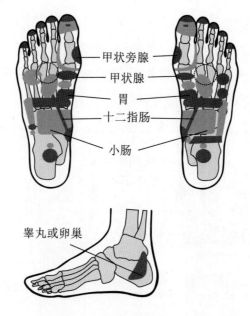

甲状旁腺
甲状腺
胃
十二指肠
小肠
睾丸或卵巢

图15-60　调治缺钙的足部反射区

六十一、膀胱炎

　　膀胱炎是发生在膀胱的炎症，主要由特异性和非特异性细菌感染引起，还有其他特殊类型的膀胱炎。特异性感染指膀胱结核而言。非特异性膀胱炎系大肠埃希菌、副大肠埃希菌、变形杆菌、铜绿假单胞菌、粪链球菌和金黄色葡萄球菌所致。其临床表现有急性与慢性两种。前者发病突然，排尿时有烧灼感，并在尿道区有疼痛。有时有尿急和严重的尿频。女性常见。终末血尿常见，严重时有肉眼血尿和血块排出。慢性膀胱炎的症状与急性膀胱炎相似，但无高热，症状可持续数周或间歇性发作，使病者乏力、消瘦，出现腰腹部及膀胱会阴区不舒适或隐痛。

　　［配区］肾、输尿管、膀胱、肾上腺、肝、脾、淋巴、骶椎、尾骨（图15-61）。

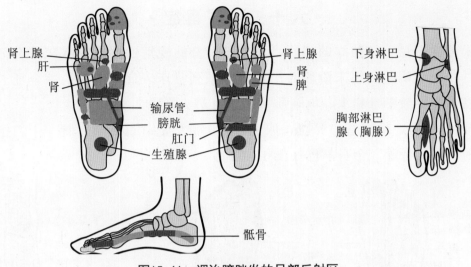

图15-61　调治膀胱炎的足部反射区

六十二、排尿困难

排尿困难系指排尿费力且有排不尽感，须增加腹压才能排出尿液，病情严重时增加腹压也不能将膀胱内尿液排出体外，导致尿潴留。治疗应进行病因治疗和对症治疗，必要时引流尿液。

［配区］肾、输尿管、膀胱、尿道、脑垂体、下腹部、腰椎、骶椎、尾骨（图15-62）。

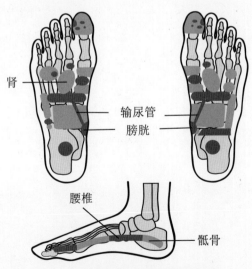

图15-62　调治排尿困难的足部反射区

六十三、尿毒症

尿毒症不是一个独立的疾病，而是各种肾病晚期的共有的临床综合征，是慢性肾功能衰竭进入终末阶段时出现的一系列临床表现所组成的综合征。临床表现以代谢性酸中毒和水、电解质平衡紊乱最为常见。

〔配区〕肾、输尿管、膀胱、尿道、肾上腺、心、肝、脾、胃、十二指肠、大小肠、甲状旁腺、全身淋巴（图 15-63）。

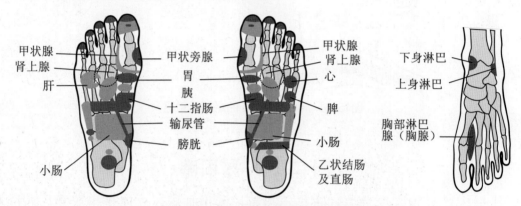

图15-63 调治尿毒症的足部反射区

第六篇

小儿推拿

小儿推拿的起源可追溯到远古，是传统推拿疗法中重要的组成部分。小儿推拿不仅能治疗许多儿科疾病，而且也具有保健作用，简单方便，无不良反应。

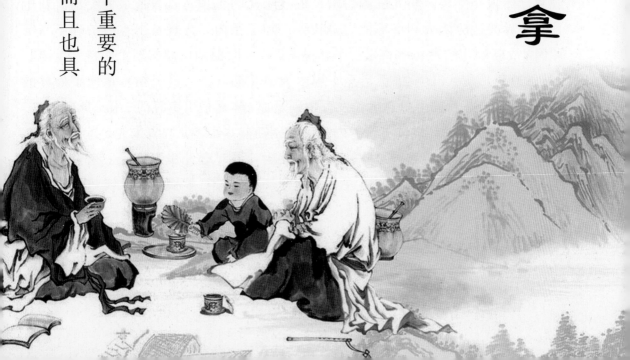

第16章 小儿生长发育特点

第一节 小儿年龄分期

儿童阶段的不同时期，有着不同的生长发育特点。为儿科诊疗的实际需要，按小儿年龄分为以下几个时期。

1. 胎儿期 自妊娠第9周开始至分娩的时期，属胎儿期。从受孕至分娩断脐约294天，以4周为一个妊娠月，即"从受孕怀胎十月"，胎儿在孕育期间，寄生于母体之内与其母借胎盘、脐带相连，依靠母亲气血供养。胎儿的健康成长，依赖于母亲的的调摄，自古有"养胎、护胎、胎教"之说。先天之本，一生之基，做好胎儿期保健，使胎儿形神兼备，有良好的身体素质，将会为胎儿出生后的健康发育成长打下良好的基础。

2. 新生儿期 出生后脐带结扎至出生后满28天为新生儿期，新生儿开始脱离母体独立生存。小儿脏腑娇嫩、形气未充的生理特点表现最为突出。新生儿对外界的适应能力和御邪能力都较差，加上胎内、分娩及出生后护理不当等原因，故新生儿的发病率和死亡率都很高，这一时期的保健护理工作特别重要。

3. 婴儿期 出生28天后至1周岁为婴儿期。婴儿已经初步适应了外界的环境，显示出蓬勃的生机。生长发育特别迅速，体重是出生时的3倍，身高是1.5倍。由于生长迅速，机体对营养的需求特别旺盛，而婴儿脾胃未充，运化力弱，因而需要重视乳食喂养，预防脾胃病的发生。同时婴儿表卫未固，来自母体的免疫能力逐渐消失，自身的免疫又不健全，易生时行疾病和肺系疾病，必须加强预防。

4. 幼儿期 1周岁后至3周岁为幼儿期，幼儿的生长发育速度较前减慢，而此时幼儿的智力、语言、思维、认人、认物的能力大幅增强，感邪患病的机会也增加了，要预防各种疾病的发生。

5．学龄前期　3 周岁至 7 周岁为学龄前期。此时小儿体格发育稳步增长，智力发育趋于完善。此时要增强儿童体质，增加抗病能力。

6．学龄期　7 周岁至青春期来临（女孩一般 11 岁，男孩 13 岁）为学龄期。此期一般处于小学学习阶段，此时小儿在体格方面逐渐强壮，乳牙依次换上恒牙，除生殖系统外，其他器官的发育到本期末已接近成人。智力的发育更加成熟，控制、理解、分析、综合等能力增加，适应正规的学习生活，要培养良好的素质，也要预防这一时期易发的疾病（肾病综合征、哮喘、过敏性紫癜、近视弱视等）。

7．青春期　青春期男女差异很大，一般女孩为 11—12 岁到 17—18 岁，男孩为 13—14 岁到 18—20 岁。青春期是从儿童向成人的过渡时期，生长发育加快，体格生长出现第二个高峰，同时第二性征发育明显，心理变化也较大；肾气盛、天葵至，任脉通畅，太冲脉旺盛，女子月经来潮，男子精气满溢而能外泻，具备生育能力。近年来青春期的年龄有提早的趋势，要对青春期的孩子作正确引导及生理卫生常识讲解。

第二节　小儿生长发育指标

小儿从胚胎至出生再到青春期，一直处于不断生长发育的过程中。小儿生长发育受先天与后天两大因素的影响。先天因素与种族、父母，胎儿期的状况有关；后天因素与社会、气候、环境、营养、疾病等有关。掌握小儿生长发育规律，对小儿保健及治疗疾病有重要的意义。

生命的开始，起于受精怀孕，关于胎儿成长《淮南子·精神训》载："丫一月而膏，二月而肤，三月而胎，四月而肌，五月而筋，六月而骨，七月而成，八月而动，九月而躁，卜月而生，形体以成，五脏乃形。"其"三月而胎"是指三个月胚胎已完成，胎儿形成，"七月而成"七个月器官组织完成，八月动是变动转动，古有七活八不活之说；卜月为足月，受气已足，俟时而生。

1．体重　小儿机体重量的总和，应空腹、排空大小便测体重，新生儿约 3kg(公斤)，出生后前半年平均每月增长约 0.7kg，后半年平均增长 0.5kg，1 岁以后每年增加 1～2kg，体重是测定小儿体格发育和衡量小儿营养状况，并作为临床用药量的主要依据。

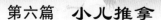

体重增加快，常见于肥胖症、巨人症。体重低于均值85%以下者为营养不良等。

2．身长　是指从头顶至足底的垂直长度。一般3岁以下小儿量卧时身长。3岁以上测身高。测身高时去鞋袜、摘帽、取立正姿势。

新生儿身长约50cm，前6个月每月增长2.5cm，后6个月每月增长减慢约1.5cm。以后几年全年增长7～10cm。身长主要反映机体骨骼发育状况。身长平均值2个标准以下者，应考虑侏儒症、营养不良等。

3．头围　头围的大小与脑的发育有关。测量时应脱帽，软尺紧贴皮肤，左右对称，松紧适中。新生儿头围约34cm，6个月增长9cm，7—12个月增长约2cm。1周岁45cm，五岁增至50cm。

4．囟门　有前囟门、后囟门之分，前囟是额骨与顶骨之间的菱形间隙。后囟是顶骨和枕骨之间的三角形间隙。后囟门约25%儿童初生时已闭合。其余也在出生后2～4个月闭合，前囟门应在出生后12～18个月闭合。

囟门反映小儿颅骨间隙闭合情况，对某些疾病诊断有一定意义。

囟门早闭并头围明显小于正常值者，为头小畸形。

囟门迟闭及头围大于正常者，为脑积水、佝偻病等。

囟门凹陷多见于先天不足、久病虚弱等。

囟门凸出多见于热炽、气营、大脑炎、脑膜炎、高热等。

5．胸围　胸围的大小与肺和胸廓的发育有关，测量胸围时，3岁以下小儿取立位或卧位。3岁以上取立位，安静状态，测量时软尺松紧适度，前后左右对称。

新生儿胸围32cm，1岁约44cm，接近头围。2岁后胸围渐大于头围。一般营养不良小儿由于胸部肌肉、脂肪发育差，胸围超过头围时间较晚，反之营养好，胸围超过头围早。

6．牙齿　新生儿一般无牙。出生后5—10个月开始出乳牙，出牙顺序，先下颌后上颌，自前向后依次萌出。乳牙20个，2—2.5岁出齐，营养不良、呆小病、先天不足等会导致出牙迟或出牙顺序混乱。6岁后乳牙脱落，换出恒牙。12岁左右长出第一磨牙。

7．呼吸、脉搏、血压　小儿由于新陈代谢旺盛，年龄越小，呼吸、脉搏越快，小儿呼吸频率新生儿为40～45／分，1岁以内30～40／分，依年龄增加减少。

小儿脉搏：新生儿为120～140／分。1岁以内110～130／分。8—14

岁接近成人 70～90/分。

小儿血压，4 岁以内小儿血压约为 11.5/8.0kpa，血压随年龄增加而上升。

变蒸学说

变蒸学说是我国古代医家用来解释小儿生长发育规律，阐述婴幼儿生长发育期间生理现象的一种学说。

变者，变其情智，发其聪明，蒸其血脉，长其百骸。小儿生长发育旺盛，形体、神智都在不断变化中，蒸蒸日上，称为变蒸。

变蒸之说，始见于西晋王叔和《脉经》。变者易也，生五脏；蒸者热也，养六腑。轻则发热似惊，重则壮热烦躁，三十二日一变，六十四日一蒸。小儿所以变蒸，是荣其血脉，改其五脏，故一变竟觉情态有异，至五百七十六日变蒸即毕，儿乃成人也。其说小儿自幼而长，故有发热、烦躁之像，并非病象，属自然之现象，古有"小儿蔫一蔫长一长之说"。这时小儿的情绪、性格都会和以前有变化。小儿出牙之时则常有自然之发热，出牙一次发热一次，牙出热自退，此亦变蒸之说。

第三节　小儿生理特点

1. **生机蓬勃发育迅速**　小儿充满生机。生机指生命力、活力，生机蓬勃，发育迅速，指小儿在生长发育中，各种生理功能均迅速向成熟方面发展，年龄越小，发展越快。凡 3 岁以下小儿呼为"纯阳"，元气未散。"纯"指小儿先天所禀之元阴元阳未曾耗散；"阳"指小儿生命活动，如旭日初升，草木之方萌，蒸蒸日上，欣欣向荣的生理现象。"纯阳"概括了小儿生长发育，阴充阳长过程中，生机蓬勃，发育迅速的生理特点。由于小儿生长发育迅速，与成人有不同的特点，有自身的一些规律性。《千金要方》中有"生后六十日瞳子成能咳笑和人；百日任脉成，能自反复；百八十日尻骨成，能独坐；二百一十日掌骨成，能匍匐；三百日髌骨成，能独立；三百六十日，膝骨成能行"。

2. **脏腑娇嫩，行气未充**　脏腑即五脏六腑。"娇"指娇弱、不耐攻伐。"嫩"指柔嫩。"形"是指形体结构，即四肢百骸、肌肤筋骨，精血津液等。"气"指生理功能活动，如肺气、脾气等。"充"指充实。脏腑娇嫩，形气未充，是指小儿机体各个器官的发育不完全和娇弱；小儿形态和功能都未达到完善，"成而未

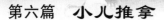

全，全而未壮"，需要赖先天元阳元阴之气生发，后天水谷精微之气充养，才能逐渐生长发育。

小儿脏腑娇嫩，五脏六腑的"形"和"气"皆属不足，以肺、脾、肾三脏常有不足为突出。

肺，主一身之气，居最高位，为五脏之华盖，外和皮毛。小儿肌肤薄嫩，卫外不固，易感外邪，由口鼻或皮毛而入，必内归于肺，五脏之中，肺最先受邪，也易受邪，故肺为娇脏。

脾，为气血生化之源，后天之本。小儿生长发育快，对精、气、血、津、液等营养物质的需求比成人多，而消化与吸收功能差，则脾常不足。

肾，为先天之本，主藏精，为真阴真阳之所在。小儿生长发育之根本所在，先天之肾气需要后天之气不断化生气血滋养。而后天之气之所以能化生气血，又必须依赖先天之气的温运资助，肾常虚，脾常不足（肾气不盛，脾亦不足）。

肺常不足，脾常不足，肾常虚，而肝常有余，心常有余。小儿肝常有余不是指小儿肝阳气盛，而是指肝主疏泄，具有升发疏泄全身气机的功能。心常有余指心气旺盛有余，心为火脏，火属阳，是小儿生长发育的功力。

第17章　小儿病理中医特点

第一节　小儿科病因特点

小儿疾病的发病原因，与成人有同有异，具有儿科自身的特点，小儿多伤于六淫及疫疠之邪，内伤于乳食，先天因素致病是特有的病因，少有七情六欲，临床病种也比较单一。

1. **先天因素**　先天因素指小儿出生前已形成的病因，遗传是先天因素的主要病因，父母的有害基因是遗传病的主要病因。胎儿期的养胎、护胎也很重要。孕妇营养不良、情志失调、患有疾病、用药犯忌等都可能损伤胎儿，导致小儿疾病。《格致余论慈幼论》载："儿之在胎，与母同体得热则俱热，得寒则俱寒，得病则俱病，安则俱安。"说明胎养与小儿健康息息相关。

2. **外感因素**　小儿因于外感因素致病最多见，外感因素包括风、寒、暑、湿、燥、火等及流行疾病（疫病之气）。

由于小儿为稚阳之体，易受外界环境变化的影响，自身抗病和调节功能又较差。表现为发病容易，传变迅速。小儿肺常不足，卫外不固，最易为风邪所伤，发生肺系疾病。风寒、风热犯人，外感表证，正气不足则由表入里。肝常有余，心常有余，小儿感受六淫之邪易于化热，病邪易内陷化气。引动肝风而致神昏、抽搐（诸风掉眩皆属于肝）。心火易炎，亢奋产生高热，小儿病后变化较快，易寒、易热、易虚、易实。小儿形气未充，抗病力弱，应做好预防保健。

3. **内伤饮食**　小儿内伤因素唯饮食不洁与饮食不节，导致饮食所伤，产生脾胃疾病。小儿脾常不足也就是脾胃功能未健全，而发育又迅速，对水谷精微需求迫切，饮食不知自节，易伤饮食而致泄泻、呕吐、疳积等症。古有"若要小儿安，三分饥和寒"之谚。小儿年幼，不能自调饮食，挑食偏食，饮食营养不均衡，太饱伤胃，太饥伤脾。如喂养不当、过饱过饥、饮食没有节制，易损伤脾胃，出现腹痛、腹胀、泄泻等。过寒伤阳，过热伤阴，过辛伤肺，甘腻伤脾，肥厚生痰，饮食的偏嗜，引起小儿脾胃失和，吸收运化功能失常，使小儿气血生化无源而虚怯，还会导致周身的疾病出现。

4．情致因素　小儿思想相对单纯，接触社会较成人少，受七情六欲之伤也就比成人少的得多，但儿科情志失调致病也不容忽视，如婴儿乍见异物、骤闻异声易致惊吓伤心神，所欲不遂，思念伤脾，造成食欲下降，产生厌食或食积；学习负担过重，家长期望过高，儿童忧虑，恐惧，产生头痛、疲乏、烦躁、易怒、失眠、厌食等异常；家庭过度溺爱适应能力差，造成心理障碍。专家说："人在儿时的记忆会伴你一生的。"父母离异、再婚，老师责训，小朋友欺辱等，都可能使儿童精神受到打击而致病，近年来儿童精神行为障碍性疾病发病率不断上升。

第二节　小儿科病理特点

小儿病理方面有独特的表现，与成人的疾病不同。

1．发病容易，传变迅速　小儿在生理方面脏腑娇嫩，行气未充，机体的物质和功能均未发育完善，称为"稚阴稚阳"。这一生理特点决定了小儿体质嫩弱，抵御外邪的能力差，不仅易感外邪、内伤饮食诸种病因伤害而致病，而且一旦发病后，病情变化多而迅速。同等情况下成人可安然无恙，小儿则易患疾病，尤其感冒、咳嗽、腹泻、风疹、团块等，更是小儿常见病、多发病。小儿得病后，一旦失治、误治，小儿疾病则易于传变，常在一日之内错综复杂，正如《小儿药证直诀》中载"脏腑柔嫩，易虚易实，易寒易热"，这也是小儿疾病不易掌握的一面。

> 若要小儿安，常带饥和寒，
> 肉多必带气，生冷定成痾，
> 胎前防辛热，乳后忌风寒，
> 保养常如法，灾病自无干。

2．脏气清灵，易于康复　小儿易于发病，病后又易于传变，是小儿的病理特点。另一方面小儿病后，病情好转也快。小儿脏气清灵，反应敏捷，生机旺盛，再生能力强。小儿痼疾顽症相对少，随发随应，如能穿其病症，循其穴道，施以手法，一药而愈。小儿修复能力强，只要调护得宜，一般恢复都较快。

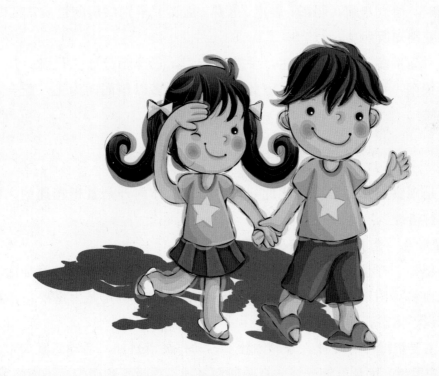

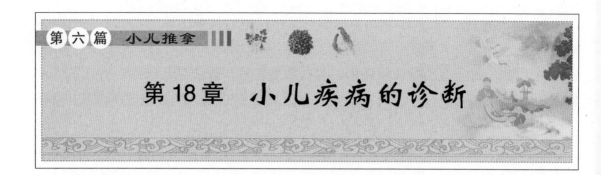

第18章　小儿疾病的诊断

第一节　儿科四诊应用

中医认识疾病是根据望、闻、问、切即通常所说的"四诊合参"，也是临床辨证的基础。通过八纲（阴阳、表里、寒热、虚实）辨别疾病的性质，观其外应，以知其内脏则知所病矣。

小儿对病情多不能确切表达，手腕部较短，三部不分寸关尺脉，加上诊察时小儿多哭闹，切脉不易准确，因此，小儿诊断多以望闻问为主，配合看指纹等确定证候。

一、望诊

望诊是观察病儿的形态变化的一种诊法，人体内外是紧密相连的，即"有诸内，必行诸外"。

1．望神色　包括精神状态和面部气色。

（1）望神：神是人体生命活动的总称，又指人的精神意识与思维活动。神是脏腑气血精津阴阳是否充足、和调的外在表现。在小儿尤为重要，望神包括精神、意识、体态、面容等。

望神主要辨得神与失神。若形体壮实，动作灵活自如，活动睡眠如常，表情活泼，反应灵敏，面色红润光泽，目睛明润灵动，呼吸平顺调匀，语声啼哭清亮，是为得神，表现正气充尚，脏腑功能未衰，无病或病轻。若形体羸弱，精神萎靡不振，反应迟钝，动作较缓或不由自主，表情淡漠，苦笑反常，面色晦暗，目睛呆滞不活等，是为失神，表现正气不足，脏腑功能弱，是为病重或危病。

（2）望色：望面色是指望小儿面部皮肤的颜色与光泽。小儿面色常为微黄、透红润、显光泽。面部有五色之偏，所主证候有区别。

①面色青：青乃肝之本色。主痛、主惊、主寒，因气血不畅经脉阻滞所致，多见于惊风、寒证、痛证、血瘀证，惊风发作或发作前，眉间鼻梁淡青，唇周爪甲青紫，是为肝风。气血不通，不通则痛，故痛则面色发青。色青多见于腹部中寒。常伴哭闹不宁。口唇青紫，面色青灰，乃心阳不振，血瘀脉阻，为血瘀证。

②面色赤：赤为心之主色，主热，多为热证，又有实、虚之分。外感热证，表现的面红目赤，恶寒发热。实热常见面赤气粗，高热烦渴，虚热常见潮红颧红，低热绵延。左腮发红肝经有热，右腮发红肺经痰热，鼻头红色脾胃积热。

小儿也有因衣被过暖，活动过度，日晒烤火，哭啼不宁等原因而面红者，不属病态。

③面色黄：黄为脾之主色，主湿，主虚。因脾虚失运水谷，水湿不化所致，黄疸属湿证，黄疸有生理性黄疸，小儿出生后1周内，出现的面目黄染，可自行消退。黄而鲜明如桔，为阳黄，为湿热内蕴之象；面色萎黄晦暗如烟熏是寒湿阳滞之象，为阴黄。面黄而色暗黑无泽，乃脾虚不足，病多危重。

④面白色：白为肺之本色，主虚证、寒证，小儿面呈白色，多为寒证，虚证，为气血虚弱不能荣养机体的表现，面白无汗，是风寒外束；阵阵面白，哭啼不宁，常为中寒腹痛。面色无华、爪甲苍白，多因营血亏虚、贫血、失血等。

⑤面色黑：黑为肾之本色，主寒、主痛。小儿面色青黑，四肢厥冷，是阴寒内盛，常因阳气虚衰，水湿不化，气血凝滞所致。面色灰黑暗滞多因肾气虚衰；面唇指紫黑多因心阳久衰血脉淤滞等。肾气为一身之本。此时病多属危重。

2．望形态　望形态指望形体和望姿态。

（1）形：指形体、外形，包括头囟、躯体、四肢、肌肤、筋骨、指、趾等。外形的壮弱、胖瘦可测知五脏的盛衰。小儿身高正常，胖瘦适中，皮肤柔嫩，肌肉壮实，筋骨强健，身材匀称，毛发黑泽，是先天禀赋充足、发育良好的外在表现。小儿形体矮小，肌肉脊薄，筋骨不坚，毛发稀细萎黄，是先天禀赋不足、后天调养失宜、发育不良的表现。头大囟开、颈不能举常为肾虚积水之解颅。鸡胸龟背，筋弱肢软，多为肝肾亏虚之弱症。皮肤松弛，肌肉不实，脾胃气虚，肌肤干瘦，肤色苍黄，是为气血两虚。

（2）态：指动态，静态的姿态反映人体脏腑阴阳总体的平衡协调状态。多动少静为阴亏阳盛，多静少动为阴盛阳虚。凡坐卧不宁，烦恼不安，是肝阳心火内盛；嗜卧少坐，懒动无力，乃阳虚阴寒内盛；身体卷缩喜依母怀，常见风寒外感；仰卧伸足，揭衣弃被，为热势炽盛；鼻扇气喘，端坐难卧，是肺气上逆；喘促气短，动则喘甚，是肺脾气虚或肾不纳气。伏卧抚腹睡卧不安，多是积滞腹痛；身振目直，四肢抽搐，是为肝风，等等。

3．审苗窍　苗窍指五官九窍，舌为心之苗，肝开窍于目，肺开窍于鼻，脾开窍于口，肾开窍于耳及前后二阴。脏腑的病变能在苗窍上存有反映，儿科则有些特别的表现。

（1）察舌：正常小儿的舌象表现为舌体灵活，伸缩自如，舌质淡红而润，舌苔薄白。小儿舌伸出口外，久不回缩，称为吐舌；舌反复伸出舐唇，旋即回缩，称为弄舌。吐舌常因心脾有热，弄舌可为惊风先兆。舌质淡白为气血虚亏；舌质绛红为热入营血；舌红质干为热伤阴津；舌质紫暗为气血淤滞；舌起粗大红刺，状如杨梅，见丹痧。

舌苔由胃气所致。新生儿多见薄白苔，少数舌红无苔者于 48 小时内转为淡红苔。舌苔白腻为寒湿内滞或食积内停；舌苔黄腻为湿热内蕴或食积化热。舌苔花剥，经久不愈状如地图，多为胃之气阴不足所致，若舌苔厚腻垢浊不化，伴便秘腹胀者，称"霉酱舌"，为宿食内停，中焦气机阻滞。牛乳，豆浆等可使舌苔变白，吃桔子可使舌苔变黄等，不可误诊。

（2）察目：黑睛等圆，目珠灵活，目光有神，眼睛张合自如，是为肝肾血充沛。眼睑水肿是风水相搏；眼睑开合无力，是元气疲惫；寐时睑开不闭，是脾虚之露睛；寤时睑不能闭，是肾虚；两目呆滞，转动迟钝，是肾精不足；两目直视，瞪目不活，为肝风内动；白睛发黄，是湿热熏蒸；目赤肿痛，是风热上攻。

（3）察鼻：鼻塞流清涕，为外感风邪；鼻流黄浊涕，为风热客肺；长期鼻流浊涕，气味腥臭，为肺经郁热；鼻衄鲜血，为肺热迫血妄行；鼻孔干燥，为肺热伤阴，鼻翼扇动，气息喘促，为肺气闭郁。

（4）察口：包括口唇、口腔、牙龈、咽喉。唇色淡白为气血亏虚；唇色淡青为风寒束表；唇色红赤为热，唇色红紫为瘀热互结。环口发青为惊风先兆；面颊潮红，唯口唇周围苍白，是丹痧征象。口腔破溃糜烂，为心脾积热，口内白屑成片为鹅口疮毒。齿为骨之余，龈为胃之络。牙齿萌出延迟，为肾气不足；齿衄龈痛，为胃火上冲；寐中磨牙，是肝火内亢，牙龈红肿，是胃热熏蒸。外感时咽红为风热；色淡为风寒；咽部疱疹色红，为外感邪毒；乳蛾红肿，是肺胃热结；乳蛾大而不红为肥大，多为阴伤瘀未尽或肺脾气虚不敛。

（5）察耳：小儿耳壳丰厚，颜色红润，是先天肾气充沛的表现；耳壳薄软，耳舟不清，是先天肾气未充的症候。耳内疼痛流脓，为风热犯咽传耳，或肝胆火盛上炎；耳垂周围漫肿，风温邪毒传于少阳经络之痄腮（腮腺炎）。

（6）察二阴：阴囊紧缩不弛，为外感风寒或肾气不足；阴囊肿物时大时小，上推可消，为小肠小坠之肠疝；阴囊肿痛潮红火灼热，湿热下注。肛门周围皮肤红为热，色淡为虚。肛中灼热燥褐为阳明里热伤津，糜烂潮红为大肠湿热下注。肛门弛而不张为元气不足；直肠脱出肛外为中气下陷。

4．辨斑疹　斑疹见于皮肤。

（1）疹：点小量多、高出皮肤、压之褪色者为疹。斑疹在小儿多见于外感时行疾病，如麻疹、乳麻、风疹、风痧、水痘等，也可见于内伤疾病，如紫癜。

（2）斑：点大成片，不高出皮肤，压之不褪色为斑。斑分阴阳，阳斑指热毒阳证发斑，多见于温病热入营血，其斑大小不一，色泽鲜红或紫红，伴发热等症。阴斑多伴有外感而发，色淡红者多气不摄血，色淡紫者阴虚内热。

（3）丘疹：丘疹细小暗红，先稀后密，面部尤多，常见于麻疹。疹细稠密色如玫瑰，热里出疹，多见奶麻；疹点稀疏，色泽淡红，身热不甚，常见风痧。肤红如棉，稠布疹点，身热舌绛为丹痧。斑丘疹大小不一，如云出没，瘙痒难忍，常见荨麻疹。

5．察二便　新生儿出生 3 ～ 4 天，大便呈黏稠糊状，黑绿色，无臭气，日行 2 ～ 3 次，称胎粪。

母乳喂养的小儿大便呈卵黄色，偶带绿色，稍有酸臭气，稠度均匀，日行 3 次左右。牛乳、羊乳喂养为主的小儿大便色淡黄，质较干硬，有臭气，日行 1 ～ 2 次。

大便性状变稀，次数、数量、容积增加是为泄泻；大便稀薄如水，色黄夹黏液，气味臭秽，为湿热蕴结肠腑；大便质稀色清，夹泡沫，臭气轻，腹痛重，为风寒湿滞大肠；大便稀薄夹乳片，气味较臭，为伤乳积滞泄泻；大便稀薄色黄，夹未消化食物残渣，气味腐臭，为伤食；大便质稀溏，夹未消化物，色淡不臭，食后易泻，为脾虚食滞不化；大便清稀，完谷不化，滑泄不止，为脾肾阳虚。

小便清澈量多为寒，外感寒邪或阳虚内寒；小便色黄量少，是邪热伤津和阴虚内热，尿色深黄为湿热内蕴等。

6．看指纹　指纹是指食指桡侧的浅表静脉，婴孩皮肤薄嫩，络脉易于显露。3 岁以下小儿看指纹作为望诊之一。

指纹分三关，自虎口向指端，第一节为风关，第二节为气关，第三节为命关。

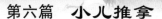

看指纹时，左手示指、拇指握小儿示指端，右手拇指在小儿示指桡侧从命关向风关推几次，使指纹显露。指纹浮现，显露于外，主病邪在表；指纹深伏，深而不显主病邪在里；纹红鲜明，为外感伤寒；纹紫红，多为邪热郁滞；纹色淡红，多为内有虚寒；纹色青紫，多为瘀热内结；纹色深紫，多为瘀滞络闭，病情深重。指纹色淡，推之流畅，主气血亏虚；指纹色紫，推之滞涩，复返缓慢，主邪实内滞，如食积，痰湿、瘀热等。纹在风关，示病邪初入，病情较浅；纹达气关示病邪入里，病情较重；纹进命关，示病邪深入，病情加重；纹达指尖，称"透关射甲"，提示病重。指纹诊断应结合患儿无病时的指纹状况，以及其他的临床表现，加以辨证。

二、闻诊

闻诊是运用听觉、嗅觉诊察病情的方法。听声音包括听哭声、呼吸声、咳嗽声、言语、气息等；嗅包括嗅口气、大小便气味等。

1. 啼哭声　小儿的啼哭声音响亮清长，并有泪液，无其他症状表现，属正常生理现象。

小儿不适也以啼哭表示；若声音宏亮有力多为实症；细弱无力多为虚症；哭声尖锐惊怖者多为剧烈头痛、腹痛等急症；哭声尖锐，阵作阵缓，弯腰曲背，多为腹痛；哭声响亮，面色潮红，是否发热；哭声骤止，时作惊惕，须防惊风发作；吮乳进食时啼哭拒进，注意疮口；啼哭声嘶，呼吸不利，谨防咽喉急症；夜卧啼哭睡卧不宁，为夜啼或积滞；哭声绵长，抽泣呻吟，为疳症体弱等。

2. 小儿呼吸声　小儿正常呼吸均匀，声音轻柔。呼吸急促是肺失肃降；气粗有力，多为外邪袭肺；气急鼻扇，多为肺气闭郁；鼻息稍促，张口呼吸，可能鼻塞；呼吸声弱，是为肺气虚弱。

3. 咳嗽声　有声无痰为咳，有痰无声为嗽，有痰有声为咳嗽。初咳、声咳，咳声不扬为肺气失宣；剧咳、连咳、咳兼喘憋为肺失肃降；咳嗽声重、鼻塞流涕为外感风邪；涕清多风寒。浊涕风多热；干咳无痰，咳声稍嘶，为燥热伤津；咳声重浊、痰多喉鸣为痰浊阻肺；久咳声哑，为肺阴耗伤等。

4. 嗅气味　正常小儿口中无臭气，口气臭秽，多属脾胃积热；口气酸腐，多为乳食积滞；口气腥臭，有血腥味，多为出血血症；大便臭秽为脏腑湿热；大便酸臭为伤食积滞；便稀无臭为虚寒泄泻等。

三、问诊

问诊是医者对患儿或患儿家长进行有目的的询问，借以了解病情的一种诊察方法。在小儿科中问诊要细心，问清问明。

问一般情况包括姓名、年龄、民族、成长史、喂养史、出生情况、母亲身体情况、家族遗传，百日内小儿问天数，3 岁内问月数，还应问用药就医情况等。

小儿疾病与年龄有很大关系，小儿处于生长发育迅速的阶段，不同年龄段的生理病理特点不尽相同，如脐风、胎黄等多发于 1 岁内的婴儿；麻疹多发于 6 个月左右的婴儿，患儿的实际年龄对正确用药和确定手法轻重补泻均很重要。

小儿发热一般晨起时轻而暮时盛，发热怕冷无汗，为外感风寒；寒热往来为半表半里；傍晚或午后潮热，伴有盗汗、低热为阴虚之症。

小儿较成人易出汗。日间多汗为自汗，夜间睡后多汗为盗汗，有汗多属虚症；若见汗出而热不退的，多属邪已入里。

小儿哭闹不休，眉头紧皱，发热而喜伏睡的，多属头痛；发热而烦躁不宁，或肢体屈伸而呻吟，多属于肢体疼痛。

小儿大便秘结，干燥难解，多属实热；大便稀薄泄泻不止多属虚寒。小便黄赤多属热；清白为寒；清白而频数甚至遗尿，多属气虚。热病如见小便逐渐清长，多病情渐愈。

小儿脾胃常不足，易于损伤，能食善胀，胃强脾弱；不思饮食，大便干结或腹胀的多属胃肠食滞。

小儿睡中惊叫，所属惊吓。烦躁不宁，睡中蹬被，多属邪热内蕴；不食不睡多属积滞。倦怠思睡，睡时叫之则醒，醒后神情清的，多属脾湿内困；寐中露睛，多为久病脾虚；睡中磨牙，肝火内盛；寐不安宁，多惊惕，见于心脾气虚之佝偻病。

四、切诊

切诊是医者用手指切按小儿体表以诊察疾病的方法。切诊包括按诊和脉诊，都应在小儿安静的状态下进行。

1. 按诊 按压或触摸小儿头囟、颈腋、四肢、皮肤、胸腹等。小儿头囟抚之未闭，过期不闭，为肾气不充、发育欠佳；囟门凹陷曰"囟陷"，常为津液亏损、久病成虚；囟门高凸，名曰"囟填"，常为邪热炽盛、肝火上炎。

按腹：腹部拒按的属实，属热；腹软喜按的属虚，属寒；肚脐按之里凉的属寒，多主腹痛；腹胀中空的为气胀；若小儿腹拒按、小便不通多为膀胱炎症

按四肢：手背热与背脊热的为外感新症；手心热与小腹热多属内伤；手心冷的为腹中寒；手心热的为阴虚有火；指冷身热的，多是风寒初感；中指独冷，要留意疹痘之将发；中指独热，多属伤寒。

2．脉诊　小儿手腕部较短，寸关尺三部不分，多以一指切诊，所谓"一指定三关"即是此意。

小儿的脉较成人快。但小儿岁数渐增，则脉搏次数相对减少。初生儿脉搏每分钟 120～140 次（合成人每次呼吸 7～8 次）。1 岁儿每分钟 110～120 次（合成人呼吸 6～7 次）计算。4 岁儿 110 次，8 岁儿 90 次，14 岁儿 75～80 次。

在诊断过程中要结合其他方法，四诊合参，才能更准确无误。

第二节　脏腑辨证

五脏：心、肝、脾、肺、肾（心包）。

六腑：小肠、胆、胃、大肠、膀胱、三焦以及奇恒之腑。

五脏六腑的生理活动及其病理变化都有着不可分割的联系。某一脏腑患病，往往影响其他脏腑；脏腑之间存着相互制约、相互依存的关系。所以在脏腑辨证中不仅要重视病症的虚热寒实，还要注意相互脏腑疾病的传变。

所谓脏腑辨证，是以脏腑患病后所显示出来的症候为依据，而进行辨证论治的方法。

一、心病症候

心的生理功能主要是推动血液运行，它与精神活动、血液及舌的变化有着密切关系，临床出现精神障碍、心悸、失眠、舌强硬等。

1．心阳虚证　心悸气短，神疲自汗，面色虚浮，舌淡苔白，脉细或虚大而无力等。

2．心阴虚证　心悸，心烦，神疲健忘，盗汗，面色少华，舌质淡红，脉细数。

3．心火盛　面赤口渴，烦躁，口舌糜烂，小便短赤，舌尖红，脉数。

4．痰火内扰　烦躁不安，精神痴呆，癫狂，舌质红或干裂少苔。

5．心肾不交　心烦惊悸，健忘不寐，头晕耳鸣，腰酸腿软，舌红少苔，脉虚数。

6．心脾两虚　面色萎靡，心悸失眠，食少腹胀，便溏，舌淡苔薄，脉细弱。

二、小肠病症候

小肠的生理功能主要是泌别清浊，消化吸收。临床会表现小便不利，大便泄泻等。

1．小肠虚证　小腹隐痛喜按，肠鸣溏泻，小便频数，舌淡苔薄，脉细缓。

2．小肠实证　心烦，口疮、咽痛，小便赤涩，小腹坠胀，舌质红苔黄，脉滑数。

三、肝病症候

肝的主要生理功能为贮藏血液和调节血量，它与精神情志及眼睛有关。肝病临床表现为抽风、出血、惊厥及眼、胸肋、生殖等病症。

1．肝气郁结　胸肋胀满或作痛，吐酸，嗳气便秘或腹泻，食欲缺乏，舌苔薄白，脉弦。

2．肝阳上亢　头晕目眩，口苦咽干，面红耳赤，厌烦喜静，耳鸣易怒，舌苔黄或干腻，脉弦数。

3．肝阳不足　头晕目眩，眼干目涩，口干咽燥，失眠多梦，四肢麻木，肌肉颤动或抽搐，舌质红干少津，苔少。

4．肝风内动　眩晕内仆，耳鸣肢麻，手足轻者微颤，重则抽搐，舌质红苔薄黄，脉弦细。

5．肝气犯胃　胸脘胀闷，胃不思纳，暖气吞酸，肠鸣便稀，舌苔薄黄。

6．肝肾阴虚　头晕耳鸣，五心烦热，腰酸足软，颧红盗汗，目干涩，舌红少苔，脉细。

四、胆病症候

胆的生理功能主要是储藏胆汁，有助于肝的疏泄作用；同时对脾、胃、肠的消化吸收活动也起重要的作用。临床出现食欲缺乏，嗳气呕恶，面目色黄等。

1．胆虚证　头晕呕恶，易惊，视物模糊，舌苔薄滑，脉弦滑。

2．胆实证　头晕目眩，耳聋或鸣，口苦易怒，寒热往来，尿黄便干，舌红苔黄。

五、脾病症候

脾的生理功能主要运化水谷，统摄血液，营养四肢肌肉等，所以脾病临床表现消化吸收、转输统血等功能障碍。

1．脾阳虚衰　脘腹胀痛，喜热喜按，肠鸣便溏，肌肉消瘦，少食懒言，舌淡苔白，脉沉迟无力。

2．中气不足　气短无力，食后闷胀，肢体倦怠，大便稀薄，舌质淡，脉虚。

3．寒湿困脾　头重身困，胃脘胀闷，口甜黏腻，饮食无味，大便软而溏，舌苔白腻，脉濡细。

4．湿热伤脉　胃脘痞满，食欲缺乏，身重体困，头重面目身黄，皮肤作痒。小便色黄，舌苔黄腻，脉濡数。

5．脾肾阳虚　畏寒肢冷，水肿便溏，腰酸腿软，饮食无味，或五更泻，舌淡苔薄白。

六、胃病症候

胃为水谷之海，主受纳腐熟水谷，胃气以降为和。胃病以胃气失降、消化不良多见。

1．胃寒　胃脘胀满疼痛，喜热喜按，泛吐清水，呃逆，舌苔白滑。

2．胃热　口渴喜冷饮，多食易饥，口臭，牙龈肿痛，腐烂或出血，舌苔黄少津。

3．胃虚　胃脘痞满，饮食不化，大便软或溏，舌苔少。

4．胃实　腹胀胃满，口臭，腹痛拒按，大便秘结，舌苔黄燥。

七、肺病症候

肺的生理功能主要是司呼吸和水津输布，肺与皮毛相关，肺开窍于鼻，所出症状咳嗽气喘，气短，皮肤憔悴，鼻干，鼻扇等。

1．风寒束肺　恶寒发热，头痛身重，鼻塞流涕，咳嗽痰稀，舌苔薄。

2．痰浊壅肺　咳嗽气喘，甚则不能平卧，喉中痰鸣，痰液黏稠，舌苔黄腻。

3．肺气虚　咳嗽无力，痰稀，气短自汗，体倦懒言，形寒怕冷，舌淡苔薄白，脉虚弱。

4．肺阴虚　干咳无痰，口鼻干燥，盗汗，午后潮热，颧红舌红而干，脉细等。

5．邪热伤肺　发热咳嗽，鼻扇喘促，胸间隐痛，痰黄黏腻有异味，大便干结，舌苔黄而干，脉数。

6．脾肺两虚　身倦肢软，咳嗽痰多，食少便溏，气短自汗或下肢水肿，舌苔薄白。

八、大肠病症候

大肠的生理功能主要是排泄糟粕，所以病变主要反映在大便方面，如大肠功能失常，排泄功能减弱则出现便秘或泄泻等。

1．大肠寒证　腹痛肠鸣，大便溏泄，小便清，舌苔白滑。

2．大肠热证　口燥唇焦，大便秘结，肛门灼热肿痛，小便短赤，舌苔黄燥，脉数。

3．大肠虚证　久痢泄泻，肛门下脱，四肢不温，舌淡苔薄。

4．大肠实证　腹痛拒按，发热呕逆，便秘，舌苔黄，脉沉实。

九、肾病症候

肾是推动人体一切功能活动的来源。肾为先天之本，藏精，生髓，并为调节水液平衡的重要器官，与生殖、泌尿、骨骼有密切关系，肾开窍于耳。肾脏病症多见生殖、泌尿方面症状以及骨软无力、腰腿痛、耳鸣等。

1．肾阳虚亏　面色淡白，听力减退，小便频，色清，腰酸作痛，舌淡苔薄白。脉细弱。

2．肾阴虚亏　头晕耳鸣，腰酸腿软，形体虚弱，口渴咽干，健忘失眠，舌红少苔，脉细。

3．肾虚上泛　周身水肿，下肢尤甚，尿少，腰腹胀满，舌淡白，脉沉滑。

4．肾不纳气　气短喘逆，动则加重，咳逆汗出，面色浮白，舌苔淡白，脉虚弱。

5．阴虚火旺　颧红唇赤，虚烦不寐，咽干痛，潮热盗汗，小便黄，大便秘结，舌红苔少，脉细数。

6．肺肾两虚　夜间咳嗽加重，动则气短，骨蒸潮热，腰酸腿软，盗汗，舌红苔少，脉细数。

7．脾肾两虚　腹泻多在黎明，便物不化，畏寒喜热，肢软无力。食欲缺乏，舌淡苔薄，脉迟。

十、膀胱病症候

膀胱的生理功能主要是尿液的贮存和排泄，而膀胱要依赖肾的气化功能。膀胱病症多见小便不利，小便次数多，尿量少或遗尿等。

1．虚寒　小便频数，淋漓不禁或遗尿，舌淡苔润，脉细数。

2．实热　小便短赤不利，尿色黄或浑浊不清，舌红苔黄。

十一、三焦

三焦即是上焦、中焦、下焦的合称，是所有内脏的一个总管，如上焦心肺，中焦脾胃，下焦肝肾，它有沟通津液输布水谷精微的功能。

1．气虚　凡由劳伤过度、久病失养而耗损元气的，皆属气虚，自汗心悸，头晕耳鸣，倦怠乏力，食少、懒言少气，小便清或频，脱肛腹泻，舌淡苔薄。

2．血虚　是指全身的血量减少或功能不足而言，其主要原因，一是失血过多，一是久病而致，影响血液的化生来源，而面色㿠白少华，唇舌指甲色淡不红，头晕目眩，心悸气短，手足麻木，舌质淡。

第三节　病因辨证

病因就是产生疾病的原因。而疾病的发生和发展，是由于外因和内因相互作用的结果。中医学里讲的病因，概括有外因（六淫：风、寒、暑、湿、燥、火）、内因（七情：喜、怒、忧、思、悲、恐、惊）以及外界致病因素（如饮食不节、不洁、外伤等），不同的病因可引起不同的病症。

病因辨证就是根据不同的病因来分析综合症候的一种方法。

一、风

风为春季的主气，四季皆有风，以春季为主，而又不限于春季。风邪有内风和外风的区别，外风为风邪伤于表，多自皮毛肌肤而入，从而产生外风病症。风邪善动而不居，具有升发、向上、向外的特点，故而为阳邪。多见发热、恶寒、头痛顽强、肢体酸痛、怕风等。内风多为身中阳气所化，内风与肝的关系较为密切，故又称肝风内动，因为阳盛，或阴虚不能制阳，出现动摇、眩晕、抽搐、震颤、肢体麻木，口眼㖞斜、癫狂、半身不遂等。内风主要有肝阳化风、热极生风、阴虚化风、血虚生风等。

二、寒

寒为冬季之气，寒为阴邪，易伤阳气，其性凝滞，寒性吸引。寒邪为病分内寒、外寒。外寒指寒邪外袭，伤于肌表，郁遏卫阳为"伤寒"。寒邪直中于里，伤及脏腑阳气，则为"中寒"。外寒会出现脘腹冷痛、呕吐、腹泻、手足厥冷、恶寒蜷卧、肢体不利、周身疼痛等症。内寒，寒从中生，机体阳气虚衰，温煦气化功能减退，阳虚则内寒，面色苍白，形寒肢冷，或筋脉抽挛等。"痛者寒气多也，有寒故痛也"。

三、暑

暑为夏季的主气，乃火热所化。《素问》载"其在天为热，在地为火……其性为暑"。暑主要发生在夏至以后，立秋以前，所以有"先夏至日者为病温，后夏至日者为病暑"。暑邪纯属外邪，无内暑之说。暑为阳邪，其性炎热。暑为夏季火热之气所化。火热属阳，暑邪伤人会出现壮热，心烦，面赤脉洪大等。暑性开散，耗伤气津，可致腠理开泄而多汗。暑热之邪，扰动心神，则烦闷不宁。大量汗出，气随津泄，而致气虚。可见气短乏力。甚则突然昏倒，不省人事，暑多夹湿，见四肢困倦，胸闷呕恶等。

四、湿

湿是长夏主气。夏秋之交，阳热下降，水气上腾，潮湿充斥，故为一年中湿气最重的季节。湿邪亦有内湿，外湿之分。外湿多由于气候潮湿或涉水，淋雨或久居潮湿之地，湿邪侵入人体。内湿由于脾失健运，水湿停聚所成的病理状态。湿性重浊，出现头重如裹，周身困重。四时酸懒沉重等。浊即秽浊，分泌物增多，面垢眵多，小便浑浊，妇女白带多，湿疹等。湿为阴邪，损伤阳气，运化无权，发为泻泄，水肿，尿少，腹水等。"伤于湿者，下先受之"。

五、燥

燥为秋季主气。以其天气不断敛肃，空气中缺乏水分滋润，因而出现秋凉而致的干燥的气候。燥邪多从口鼻而入，侵犯肺卫。燥邪干涩、易伤津液，可见口鼻干燥、咽干口渴，皮肤干涩，小便短少，燥易伤肺从而出现干咳少痰、喘息胸痛等症。

六、火（热）

火热阳盛所生，故火热常可混称。火与温热，同中有异，热为温之渐，火为热之极。热多属于外淫，如风热，暑热，湿热之类，而火常由内生，如心火上炎，肝火亢盛，胆火横逆等。阴虚生内热、阳盛生外热。气有余便是火，五志过极，皆化火。火为阳邪，其性炎上，阳盛则热。火热伤人多见高热、恶热、烦渴、汗出等症，出现心烦失眠，枉躁妄动，神昏谵语。《素问》载："诸躁狂越，皆属于火，火易耗气伤津，伴有口渴喜饮，咽干舌燥，小便短赤，大便秘结等。火易生风动血，而致出血病证。火热与心相应，火邪扰心的神志不安，躁烦，昏迷等。"

七、食

人以胃气为体，借水谷之精气而生长。如饮食不节、克伤脾胃会引起积滞。如过食厚味，则生湿，生热，生痰;过食生冷，胃脾受伤，则腹病、吐泻、泄泻、饱闷等。

第19章 小儿推拿的应用

　　小儿推拿也就是小儿按摩，小儿推拿的起源可追溯到远古，是传统推拿疗法中重要的组成部分。它的理论与中医其他各科一样，以阴阳五行、脏腑经络和营卫气血等基本理论为指导，以推拿为主，是运用各种推拿手法，刺激小儿体表的部位或穴位，以达到预防和治疗的目的。小儿推拿不仅能治疗许多儿科疾病，而且也具有保健作用，简单方便，无不良反应，可提高小儿的免疫能力，有利于小儿生长发育，且治疗范围广泛。

　　明朝以前小儿推拿在民间广泛运用于保健和预防。从《千金要方》中就有许多关于小儿预防保健的记载，如"小儿虽无病，早起常以膏摩囟上及手足心，甚辟风寒"，说明摩囟门和手足心可以预防风寒外感。人类早期的医学活动中，包括了相当部分的儿科医疗保健内容，随着各个朝代小儿科的发展，独特的治疗体系已经形成，并广泛的应用于临床的治疗，这期间出现了大量的小儿推拿的专著。儿科医生也广泛运用和传承了小儿推拿技法，使这门技艺得到了进一步的发展。小儿推拿除了小儿的生理、病理特点外在选穴方面也运用十四经络和经外奇穴以及还有许多特定的部位。

　　大医学家孙思邈在《千金要方》中介绍了膏摩治疗小儿科如"中客忤""鼻塞不通""涕出""夜惊""腹涨满""小儿不能乳"等疾病。《袖珍小药方》记载了小儿灸法、推拿法，以及秘传看惊掐筋口授心法，可谓最早记载小儿推拿疗法的专篇。

　　小儿推拿正是在儿科学理论体系的建立和广泛的临床应用中逐渐形成的独特科。

　　小儿推拿不需要任何药物和医疗器械，也不讲究场所，易于掌握，易于操作，是经济实用的自然疗法，不会对小儿的身心造成伤害。小儿多脏气清灵、病因单纯、少受情志影响，如治疗及时得当，易于康复。

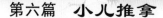

随着时代的发展，小儿推拿的临床治疗范围更加扩大，更加普遍。不但治疗小儿内、外、骨、五官等科疾病，还包括新生儿疾病等。科研上对小儿推拿的原理、手法穴位等进行了广泛的研讨和总结，有力地推动了小儿推拿学术上的发展。小儿推拿正在逐步走上黄金时期，将对儿童卫生保健事业作出更大贡献。

小儿推拿自成体系，并沿用至今，适合小儿的生理病理特点，更为小儿接受，并且疗效显著，临床的适用范围也不断扩大，更易普及。小儿机体适合于推拿治疗，对手法也较为敏感，康复保健的效果明显。

第一节　小儿推拿的作用

小儿推拿治疗的基本原理仍是医者通过手法所产生的外力，在小儿特定的部位或穴位上做功，通过能量转换、生物效应而防病治病。在其治疗过程中，虽然推拿的操作方法千姿百态，但始终体现并发挥着共同的功用，即推拿调整阴阳、补虚泻实和温清有别。

一、调整阴阳

阴阳学说是中医学的核心内容，阴阳是对自然界互相关联的某些事物和现象对立双方的概括，即对立统一的概念。阴和阳既可代表相互对立的事物，又可以分析一个事物内部所存在着的相互对立的两个方面。它广泛用于解释人类生存环境的自然现象，解释人体的生理病理现象。小儿推拿对阴阳的调节更具有特色，不同的取穴，不同的操作手法，较好地体现了阴阳的特性和相互的辨证关系。在取穴之分阳穴与阴穴。阳穴位于阳分，如手背、前臂外侧、背部、下肢外侧等。阴穴位于阴分，如手掌前臂尺侧、腹部、下肢内侧等。如清天河水与揉二马同用，以交通心肾之阴阳；内外劳宫双点、内外八卦同运能调节内外阴阳。更有分阴阳、合阴阳之法，使阴阳不致太过。"阴阳者，天地之道也，万物之纲纪，变化之父母，生杀之本始，神明之府也"。辨别疾病的阴阳属性，是治病的首务。

二、补虚泻实，温里散寒

推拿调节寒温、补虚泻实是通过手法及穴位体现的。泻法多重、快，针对实热症、高热等。补虚则轻、慢，对久病的或体质虚弱的，配合相应的补穴以达到调节身体的目的。寒温的调节，暖穴能催动人身生热的功能，扶正气；泻穴能加强人体的排泄功能；凉穴能催动人体散热功能；补穴能加强脏腑功能。古有推拿即是用药之说，在手法上，温法和清法其力度、方向和频率等差别很大。小儿推拿作用于小儿机体，以调脏腑、通经络、活气血、顺升降、适寒温、扶正祛邪、匡正阴阳。具有捏拿作用的手法用力方向指向体外，有利于内热外达或外热发散。具有推进作用的手法，既可促进血液循环；也能透解邪热，均属于清法，如推揪、拿等。具有按揉作用的手法易于聚热，用力方向直指体内，能聚热温里以散寒，属于温法。临床在小儿高热时，快推、重推等以散热，是清的效应。手法深沉，稳健，柔和，皮肤微热，深透内层，以散寒邪，是温的效应。

第二节　小儿推拿的适用范围及手法特点

一、小儿推拿适用对象

小儿推拿适用对象一般为 6 岁以下小儿，尤其是 3 岁以下小儿。6—14 岁的儿童除选用小儿特定穴外，可能合用成人推拿的一些手法。小儿推拿适用的疾病范围不断扩大，如新生儿疾病、传染病、内科、外科、五官科等。

二、小儿推拿手法特点

小儿推拿手法，是医生用手在患儿体表进行操作用来预防和治疗疾病的一种技巧性动作。手法是推拿疗法治疗疾病的主要手段，手法的优劣直接关系到疗效的好坏，所以熟练掌握小儿推拿手法十分重要。

1．小儿推拿手法要持久、柔和、均匀、有力，达到深透目的。

持久：手法能按要求持续运用一定时间。

有力：手法必须具有一定力量，根据小儿的年龄、体质，病情等调整力度。

均匀：手法动作要有节奏性，速度不快不慢，不要时轻时重。

柔和：手法要求轻而不浮，重而不滞，用力不可粗暴，变换自然。

2．小儿推拿要根据小儿自己特有的生理病理特点，手法与成人不太相同。

小儿推拿要求轻快、柔和、平稳，轻而不浮，快而不乱，柔中有刚，实而不滞，适达病所。小儿推拿是在成人推拿的基础上形成的，有按、摩、揉、推、运、搓、摇等独特的体系，并有许多有特色的复合手法。小儿推拿按先头面，次上肢、胸腹、腰背、下肢的顺序进行。先轻后重的穴位、先主穴后次穴。

小儿推拿总的时间一般不超过 30 分钟，也不宜少于 15 分钟，每穴在 2 ～ 3 分钟，每日 1 次，危重病也可一天两次，或者 2 小时一次，3 ～ 6 次为 1 个疗程。小儿推拿常用介质有滑石粉、按摩乳、葱姜水、麻油、鸡蛋清等。

3．小儿推拿的注意事项

（1）室温应保持一定温度，不可过凉过热，空气宜流通，也不可有风。

（2）态度和蔼，指甲修剪平齐，要洗净双手，不可过凉。

（3）患儿姿态要坐卧舒适，力求自然。

（4）推拿时，患儿左右手都可用，但习惯上男左女右，也有都用左手的。

（5）手法宜轻重适宜，用力均匀，轻病者时间宜短，用力宜轻、宜缓。每日 1 次或隔日 1 次。重病儿操作时间宜长，用力要重，速度要快，每日 1 ～ 2 次。

（6）一般初生患儿，每次 3 ～ 5 分钟，3—6 个月龄婴儿，每次 1 ～ 4 分钟。时间随年龄随症状而定。

（7）推拿速度一般以每分钟进行 200 次左右为宜，但也不必抱于此数。

（8）推拿后请注意避风，以免外邪侵入。

第三节　小儿推拿手法

1．推法　推法分为直推法、旋推法、分推法 3 种。

（1）直推法：是以拇指桡侧或指面或示中二指指面，或以掌根在穴位上直线推动。以拇指桡侧或指面为着力面进行推动，称拇指直推法；以示中二指指面为着力面进行推动，称中指直推法；以掌根作为着力面进行推动，称为掌直推法（图 19-1）。

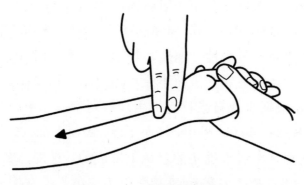

图19-1　小儿推拿之直推法

（2）旋推法：是以拇指面在穴位上作顺时针方向的旋转推动（图 19-2）。

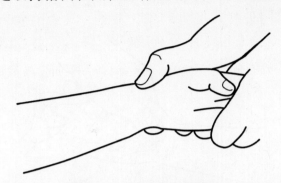

图19-2　小儿推拿之旋推法

（3）分推法：是用两手拇指或指面、自穴位中央向其两旁作直线推动或八字方向推动，又称分法，如从穴位两端向中间推动称合推法，又称合法。

2．拿法　用拇指指端与示、中二指指端，或用拇指指端与其余四指指端相对用力提掐肌腱或小肌束部位，称拿法。后者又称五指拿。

3．按法　以拇指或掌根在一定部位或穴位上逐渐用力向下按压称按法（图 19-3）。

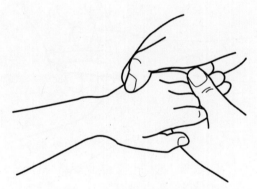

图 19-3　小儿推拿之按法

4．摩法　以手掌或示、中、环指指面附着于一定部位或穴位上，以腕关节连同前臂作顺时针或逆时针方向环形移动摩擦，称摩法。以掌抚摩者称掌摩法，以指抚摩者称指摩法。摩法用力要轻柔适当，速度宜均匀协调，操作频率为 120 ～ 160 次。指摩可稍轻快，掌摩可稍重缓。

5．揉法　以拇指指端或掌根，或大鱼际，吸定于一定部位或穴位上，做顺时针或逆时针方向旋转揉动，称揉法。这种揉法适用于全身各部，是小儿推拿的常用手法之一。频率为每分钟 200 ～ 300 次。

6．运法　以拇指或中指指端在一定穴位上，由此往彼作弧形或环形运转推动，称运法。此法以顺时针运为补，逆时针运为泻。操作频率一般以每分钟80～120次为宜（图19-4）。

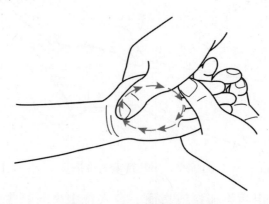

图19-4　小儿推拿之运法

7．掐法　用拇指指甲重按穴位，称掐法。掐法是强刺激手法之一，可用于小儿全身部位（图 19-5）。

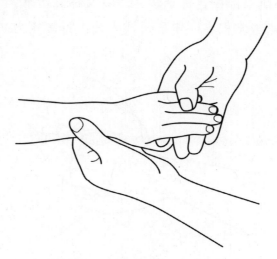

图19-5　小儿推拿之掐法

8．捏法　此法常用于脊背部，又称捏脊法。捏脊法为临床常用的小儿保健的常规手法操作。具有健脾、消积、开胃、补气血、强身体的作用。常作为小儿保健的常规手法操作。

9．摇法　用左手扶住或托住肢体被摇关节近端，右手握住肢体远端做较大幅度转动或摆动称摇法。摇法是小儿推拿辅助手法之一，具有和气、通经络、利关节的作用，也可作为推拿治疗的结束手法使用。

10．拍击法　用虚掌、击法或用掌根、掌尺侧缘或拳背及手指端、手指背等部位，有节律、短促、快速地拍打体表。此手法既可提神醒脑、开窍益智，又可镇惊安神，临床不可不取。

11．刮法　用瓷汤匙、钱币等光滑边缘，或用拇指的桡侧缘，紧贴皮肤，来回或单向刮动的方法为刮法。

12．捏挤法　以两手拇、食指在选定部位或穴位上，固定捏住一定的皮肤，然后四指一齐用力向里挤，再放松，反复操作，使局部皮肤红紫为度，这种操作方法称为捏挤法。

第四节　复式手法

在小儿推拿中，具有特定姿式、特定名称和特定主治功用的小儿推拿手法称复式操作法。这些复式操作法在文献中，或称"大手法，大手术""复合手法"等。它们不同于前面介绍的单一手法，常常是一种或几种手法按一定程式在一个或几个穴位上进行操作。这些方法为小儿推拿所特有，大多为古法，是历代相传，不断完善并继承下来的。但本书也介绍了一些作者自己在临床运用中已固定下来，又确有疗效的方法，有一定的学术价值，值得推广。

复式操作法中的名称都是特定的，这些名称有的是根据操作形象而定，如"双凤展翅""水底捞明月"等，有的是依据手法名称和操作穴位而定，如"运土入水""运水入土""打马过天河"等。

小儿推拿的复式操作手法相当多，其中有很同名异法或同法异名，还有的操作法只是在其他方法上略微改变，就又定新名的，现将临床上仍然使用的、疗较好、具有代表性的操作手法介绍如下。

1．黄蜂入洞

[操作]用示、中两指指端在患儿两鼻孔内或其下做上下揉（捻）动（图19-6）。

[次数]20～50次。

[功用]温肺散寒、开窍摄涕。

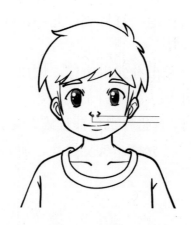

图19-6 黄蜂入洞

2．双凤展翅

［操作］提耳：用双手示、中指夹持患儿两耳，向上提数次。

［次数］提耳 3 ～ 5 次。掐穴 3 ～ 5 次，可反复操作 3 ～ 5 遍。

［功用］温肺散寒。

3．苍龙摆尾

［操作］

（1）搓揉时：用右手拿患儿示、中、无名指（三指），掌心向上。左手自总筋至肘来回揉搓。

（2）摇时：左手拿肘时，右手持儿三指摇动。

［次数］搓揉 5 ～ 10 次，摇 10 次。

［功用］开胸，降气，通便。

4．猿猴摘果

［操作］

（1）提耳：以双手食、中指侧面分别夹位患儿两耳尖向上提。

（2）摘果：再以上至下用拇指捏揉（捻）两耳，最后捏住耳垂向下牵扯，如摘果之状。

［功用］利气化痰，健脾和胃。

5．运土入水

［操作］用拇指外侧缘自患儿脾土穴沿患儿掌边缘推至小指端肾水穴（图19-7）。

［次数］100 ～ 300 次。

［功用］滋养肾阴。

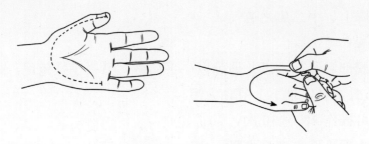

图19-7　运土入水

6．运水入土

［操作］用拇指外侧缘自肾水穴沿掌根运向拇指端脾土穴（图 19-8）。

［次数］100～300 次。

［功用］健脾养胃，润燥通滞。

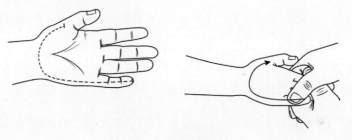

图 19-8　运水入土

7．打马过天河

［操作］

（1）先用右手中指运内劳宫。

（2）右拇指点按小天心或内劳宫，左手示、中二指指面沾凉水由总筋穴起，交替弹打至洪池穴（曲泽），或用示、中、无名、小指从总筋穴起，交替弹打至肘弯，边打边吹凉气。

［次数］10～30 遍。

［功用］清热，通经活络。

8．开璇玑

［操作］璇玑又名胸中，天突下 1 寸，属任脉。此处之开璇玑包括四个步骤：①从班璇玑穴处自上而下沿肋间隙，向左右两旁推。②从鸠尾穴（当上腹部前正中线上，胸剑结合部下 1 寸处）向下直推至脐部。③顺时针摩腹或在脐两旁推拿。④从脐中下推至小腹。

［次数］每步骤操作 10 ～ 30 次，共操作 10 ～ 20 遍。

［功用］降上、中二焦之逆气。

9．揉脐及龟尾

［操作］腹部和骶部。患儿仰卧以一手揉脐，另一手揉龟尾，揉完让患儿俯卧，推上七节骨为补，推下七节骨为泻。

［次数］可操作 20 ～ 30 次。

［功用］止泻止痢，主治脱肛。

10．按肩井法

［操作］用双手中指掐按患儿两侧肩井穴或以双手拇指相对拿捏肩井穴。

［次数］每次可提掐 10 ～ 20 次。

［功用］通行全身气血，诸手法完毕，多以此法收之。

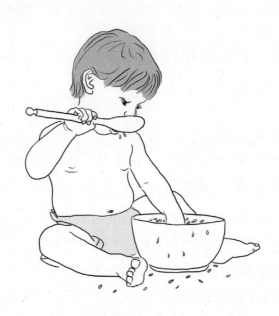

第20章 小儿推拿常用穴位

　　穴位从属于经络，经络本于脏腑。穴位是脏腑经络气血汇聚之所，是脏腑经气盛衰在体表的反应点，也是脏腑经络病变的反应点。同时穴位还具有重要的调节脏腑、调节经络、调节气血的作用，这是临床诊断和治疗的关键。小儿推拿同成人推拿一样，仍以穴位为治疗基础，高度重视穴位推拿对脏腑、经络、气血的作用。如小儿推拿也取十四经穴、经外奇穴、经验穴和阿是穴等。除此之外，在长期的临床实践中，古人还根据小儿的生理特点、操作方便和疗效的优劣等逐步发现、总结、继承和积累了许多为小儿推拿专用的特定穴位。这些穴位在一般的针灸书籍中均未收载，是中医学的瑰宝之一，是中华民族优秀的文化遗产，值得很好地继承和发扬。

　　综合历代陈述、临床取穴经验，将疗效显著者介绍如下。

第一节　头面颈部穴位

小儿推拿头面部常用穴位见图 20-1，分述如下。

1．天门（别名攒竹）

[位置] 两眉中至前发际或成一直线。

[操作] 用两拇指交替自下向上推，称"开天门"。如《小儿推拿广意》载："先从眉心交替直推也。"《保赤推拿法》载："先从眉心向额上，推二十四数，谓之开天门。"

[次数] 24 次或 3～5 分钟。

[功用] ①开经络，开穴位，活气血，调阴阳。②祛风解表，醒脑明目。

[主治] 头痛，无汗，流涕，发热。

2. 坎宫

[位置]自眉心至眉梢成一直线。

[操作]用两拇指自眉心向两侧眉梢分推，称推坎宫或称分头阴阳。

[次数]30～60次。

[功用]外感表证。

[主治]恶风（寒）、头热、无汗、身痛等。

3. 太阳

[位置]眉梢与眼外角中间，向后约1寸凹陷处，为奇穴。有左太阳、右太阳之说。

[操作]用两拇指桡侧自眼向耳直推，称推太阳，用中指端揉或运称揉太阳或运太阳。

[次数]推太阳30～60次，揉运太阳3～5分钟。

[功用]祛风散邪，止痛明目，调节阴阳。

[主治]风热、风寒引起的感冒、头痛、目痛。

4. 印堂（又名眉心）

[位置]两眉联线中点，为经外奇穴。

[操作]用拇指指甲掐或用指端揉，或用拇、示指指间关节挟持而拧。

[次数]掐3～5次，揉按30次。

[功用]祛风通窍，醒脑提神。

[主治]头沉而涨，高热，急慢惊风。

5. 人中（又名水沟）

[位置]人中沟上1/3与下2/3交界处，属督脉。

[操作]掐，用拇指指甲掐称掐人中。

[次数]3～5次。

[功用]用于急救，开窍醒脑。

[主治]用于惊风、昏厥、抽搐、癫狂。

6. 承浆

[位置]下唇缘下凹陷中。属任脉。

[操作]可掐可揉。

[次数]掐3～5次，揉20～30次。

[功用]驱风止痉，开窍还阳。

[主治]口眼㖞斜、牙关紧闭。

7．迎香

［位置］鼻翼旁 0.5 寸，鼻唇沟中。

［操作］可揉、可擦。

［次数］揉 3 ～ 5 分钟，擦 20 ～ 30 次。

［功用］醒脑通窍。

［主治］头晕、鼻塞、流涕。

8．百会

［位置］头顶正中线与两耳尖连线之交点。属督脉。

［操作］按或揉。

［次数］按 30 ～ 50 次，揉 100 ～ 200 次。

［功用］安神镇惊，益智醒脑，开窍明目。

［主治］失眠、遗尿、久泻、久喘。

9．风池

［位置］后发际在下大筋外侧凹陷处。

［操作］可点、揉等。

［次数］点 5 ～ 10 次，揉 3 分钟。

［功用］发汗解表。

［主治］高热、头痛、颈强、无汗。

10．天柱骨

［位置］颈后发际正中到大椎或一直线。

［操作］用拇或示指指面自上而下直推，称推天柱。

［次数］推 3 ～ 5 分钟。

［功用］疏风清热，降逆止呕。

［主治］发热、颈强、惊风。

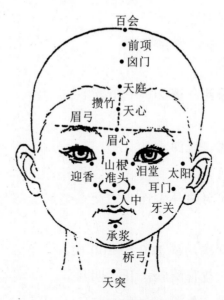

图20-1　小儿推拿头面颈部常用穴位

第二节　上肢部穴位

1．脾经

［位置］拇指桡侧自指尖至指根，亦指螺纹面。

［操作］屈患儿拇指向里推为补，直接向外推为清脾，直指来回推为清、补脾（图20-2）。

［次数］100～300次。

［功用］调理脾胃。

［主治］恶心、呕吐、下痢等症。

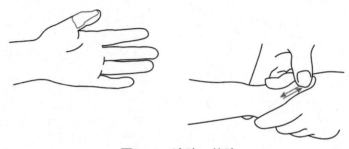

图20-2　清脾、补脾

2．肝经

［位置］示指掌面，由指根到指尖。

［操作］由示指根推向指尖为清肝，旋转为补。

［次数］100～300次。

［功用］平肝养肝。

［主治］高热、清热泻火。

3．心经

［位置］手中指掌面、螺纹面。

［操作］从中指推向指尖来回推，只能清补兼施（图 20-3）。

［次数］100～300次。

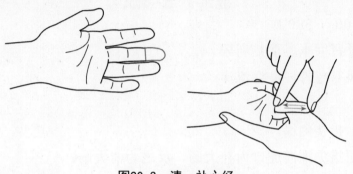

图20-3　清、补心经

［功用］清心养心。

［主治］夜啼、烦躁。

4．肺经

［位置］无名指螺纹面。

［操作］由指根推向指尖为清肺，由指尖推向指根为补肺（图 20-4）。

［次数］300～500次。

［功用］清热化痰。

［主治］咳嗽、流涕等。

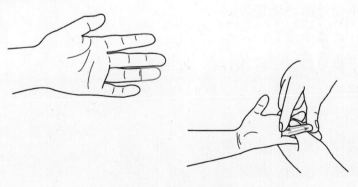

图20-4　清、补肺经

第六篇 小儿推拿

5．一窝风

［位置］掌背掌与前臂相连腕窝处，上屈时出现皱褶之中心（图20-5）。

［操作］揉法。左右揉同数。

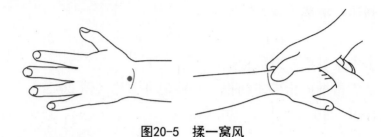

图20-5 揉一窝风

［次数］100～300次。

［功用］补肾固本，清热利尿。

［主治］风寒感冒，鼻塞流涕。

6．大肠

［位置］示指桡侧缘。

［操作］用指尖推向虎口为补大肠，反之为清大肠。

［次数］300～500次。

［功用］调理肠道。

［主治］久痢、久泻、大便不调等。

7．小肠

［位置］小指尺侧缘，自指尖至指根。

［操作］自指尖推向指根为补小肠，反之为清。

［次数］300～500次。

［功用］清热利尿。

［主治］小便短赤、盗汗等。

8．十王（又名十宣）

［位置］十指甲根正中后0.1寸，近指甲处。

［操作］掐法。

［次数］5～10次。

［功用］清热，开窍、止痉等。

［主治］高热、抽搐、烦躁等。

9．四横纹

［位置］手掌面，五指指掌关节横纹中（图 20-6）。

［操作］可揉可掐。

［次数］揉 3 ～ 5 次。

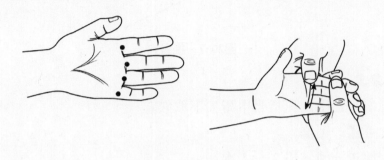

图20-6　四横纹

［功用］化积消疳。

［主治］胃痛、疳积、肚胀。

10．小横纹

［位置］掌面，小指根下，尺侧掌纹头。

［操作］揉法。

［次数］100 ～ 500 次。

［功用］开胸散结，化痰。

［主治］咳嗽、痰喘、咽喉不利。

11．肾穴

［位置］小手指末节掌面。从小指端推到指根连掌处为补法，不用清法（图 20-7）。

［操作］推法。

［次数］100 ～ 500 次。

［功用］补肾、敛汗。

［主治］自汗、盗汗等。

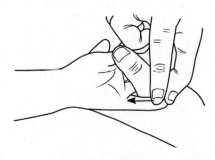

图20-7　推肾穴

12．内劳宫

［位置］掌心正中，屈指当中指尖下取穴。

［操作］可揉，可掐。

［次数］揉3分钟，掐3～5次。

［功用］清热、清五心烦热。

［主治］感冒、抽搐。

13．板门

［位置］手掌大鱼际平面（图20-8）。

［操作］揉法。

［次数］300～500次。

［功用］消食、化积等。

［主治］腹痛、腹泻、呕吐。

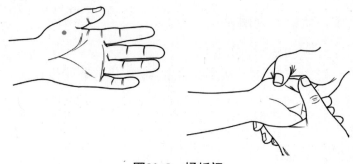

图20-8　揉板门

14．胃经

［位置］大鱼际外侧、赤白内际之间。

［操作］沿赤白肉际向外推至大指根横纹处为清胃，一般只清不补。

［次数］100～500次。

［功用］调胃、化积。

［主治］呕吐、呃逆、胃痛等。

15．阴阳

［位置］手掌大横纹两侧，桡侧为阳池，尺侧为阴池。

［操作］两拇指从大横纹中间分向两侧推之。热盛则分向阴穴从重、阳穴从轻（图 20-9）。

［次数］100 ～ 300 次。

［功用］平衡阴阳，调和气血。

［主治］喘咳、口舌生疮，对实热皆效。

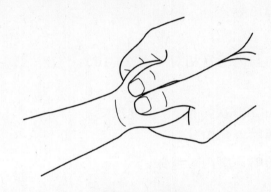

图20-9　分阴阳

16．左端正

［位置］中指桡侧，指甲旁 1 分。

［操作］掐之。

［次数］掐 3 ～ 5 次。

［功用］止泻升清。

［主治］痢疾、水泻。

17．右端正

［位置］中指尺侧、指甲根旁 1 分。

［操作］掐之。

［次数］掐 3 ～ 5 次。

［功用］降浊止呕。

［主治］呕吐、斜视。

18．老龙

［位置］中指背，距指甲根中点 1 分。

［操作］掐之。

［次数］3～5次。

［功用］开窍醒神、退热。

［主治］突然昏厥、心火实热。

19．二扇门

［位置］掌背中指节两旁陷中。

［操作］用示指、中指揉之。

［次数］揉100～200次。

［功用］发汗解表，舒筋活血。

［主治］高热，惊风等。

20．外劳宫

［位置］在手背，与内劳宫相对（图20-10）。

［操作］揉、掐。

［次数］揉100～500次，掐5～10次。

［功用］散寒、调脾胃和阳气。

［主治］腹痛、肠鸣、腹泻、遗尿。

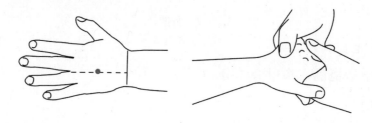

图20-10　揉外劳宫

21．精宁

［位置］手背，小指节后，第4、5掌骨间陷中。

［操作］揉之。

［次数］掐5～10次，揉100～500次。

［功用］痰食积聚、气吼痰喘。

［主治］痰喘、疳积。

22．二人上马

［位置］手掌背面，第4、5掌骨小头后陷中（图20-11）。

［操作］揉之。

［次数］100～500次。

［功用］利水通淋、顺气散结。

［主治］风痰咳嗽、腹痛、抽搐。

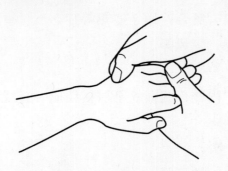

图20-11　揉二人上马

23．外八卦

［位置］掌背外劳宫周围圆形，与内八卦相对。

［操作］运之。

［次数］100～300次。

［功用］宽胸理气。

［主治］腹胀，便秘等。

24．三关

［位置］前臂桡侧，腕横纹至肘横纹成一直线（图20-12）。

［操作］推法。

［次数］100～500次。

［功用］温里散寒。

［主治］头痛、发冷、流涕等。

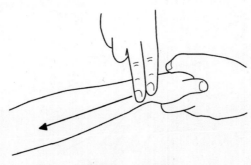

图20-12　推三关

25．六腑

［位置］前臂尺侧缘，阴池至抖肘或一直线。

［操作］推法。

［次数］100 ～ 500 次。

［功用］清热、凉血、解毒，用于实热等症。

［主治］高热、烦躁、惊风等。

26．天河水

［位置］前臂尺正中内侧，腕横纹至肘横纹成一直线（图 20-13）。

［操作］推法。

［次数］300 ～ 500 次。

［功用］发汗、解表、透疹等。

［主治］高热、烦躁、无汗、抽搐等。

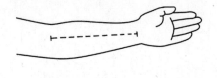
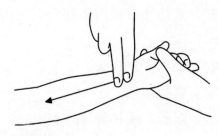

图20-13　推天河水

27．列缺

［位置］桡骨茎突上方，两虎口交叉，示指指端下取穴（图 20-14）。

［操作］可掐。

［次数］2 ～ 5 次。

［功用］发汗解表、镇痛开窍。

［主治］头痛、发热。

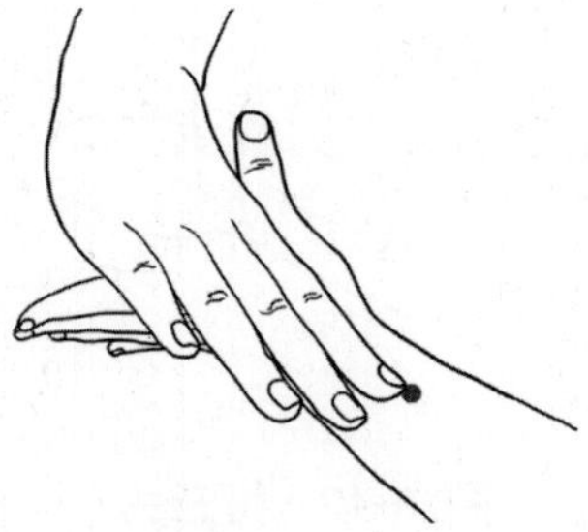

图20-14　列缺穴

28．总筋

［位置］在掌后腕横纹中点。

［操作］掐、揉之。

［次数］掐 3 ～ 5 次，揉 100 ～ 300 次。

［功用］镇惊、醒神等。

［主治］夜啼、惊风等。

29．内八卦

［位置］以手掌中心（内劳宫）为圆心，以圆心至中指根横纹约 2/3 为半径，所形成的圆圈。对小天心为坎，对中指为离，离坎中线靠拇指侧中点为震，靠小指侧为中点为兑。共 8 个方位。

［操作］顺运八卦为拇指或中指自乾经坎推至兑为一遍（图 20-15）。

［次数］顺逆 300 ～ 500 次。

［功用］宽胸和胃，平衡阴阳。

［主治］咳嗽、气喘、厌食、腹胀等。

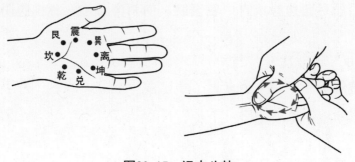

图20-15　运内八卦

第三节　胸腹部穴位

1．天突

［位置］当胸骨切迹上缘，凹陷正中。

［操作］可按、揉。

［次数］按、揉止吐宜轻，30 ～ 100 次。

［功用］利咽、祛痰、止咳。

［主治］呕吐、胃气上逆。

2．膻中

［位置］当胸骨上，两乳头连线中点。

［操作］推、擦法。

［次数］推300次，揉皮肤红紫为度。

［功用］宽胸理气、调理升降。

［主治］咳喘、呕逆等。

3．中脘

［位置］脐上4寸，胸骨下端剑突至脐连线中点。

［操作］可揉法。

［次数］100～300次。

［功用］健脾和胃。

［主治］脘腹胀满、恶心、呕吐等。

4．腹阴阳

［位置］当中脘穴与两肋下之软肉处。

［操作］沿肋弓角边缘或自中脘至脐，向两旁分推，称推腹阴阳；掌或四指摩称摩腹。

［次数］50～100次。

［功用］健脾和胃、理气消食。

［主治］腹痛、腹胀、肠鸣。

5．胁肋

［位置］从腋下两肋至天枢处。

［操作］以两掌从两肋腋下搓摩至天枢穴。

［次数］10～20次

［功用］顺气化痰，祛胸闷。

［主治］肋痛、痰喘、疳积、咳嗽、胸闷等。

6．神阙

［位置］肚脐正中处。

［操作］用中指端或大鱼际揉之。

［次数］100～200次。

［功用］温阳散寒，消食导滞。

［主治］食少、肢冷、便秘、吐泻。

7．天枢

［位置］脐旁2寸，左右各一。

［操作］可用中指螺纹面或示中二指同时揉之。

［次数］100～300次。

［功用］和中消滞。

［主治］脾胃不和、腹痛、食少等。

8．丹田（关元）

［位置］脐直下3寸（有2寸、2.5寸、3寸之说）。

［操作］用指或掌摩称摩丹田，用指揉称揉丹田。

［次数］可揉3～5分钟。

［功用］温肾壮阳，举补下元。

［主治］腹泻、遗尿。

9．气海

［位置］脐下1.5寸处。

［操作］以拇指或示、中二指并拢，按在穴位上点颤。

［次数］3～5分钟。

［功用］散寒、缩泉止遗等。

［主治］腹痛、遗尿等

10．肚角

［位置］脐旁两侧大筋。

［操作］用拇指与示、中指相对深入拿捏该筋后弹放。

［次数］3～5次。

［功用］消食化积，止痛止惊。

［主治］腹痛、呕逆、便秘。

第四节 腰背部穴位

1．大椎（别名百劳）

［位置］当第7颈椎与第1胸椎棘突之间。

［操作］按揉法或捏挤法。

［次数］30 ～ 50 次。

［功用］疏风解表，止咳等。

［主治］外感无汗、身痛、头痛、落枕等。

2．肩井

［位置］在大椎与肩峰连线之中点，肩部大筋肉处，属足少阳胆经。

［操作］揉、拿。用拇指与示、中二指对称用力提拿肩井，称拿肩井。

［次数］拿 10 ～ 30 次，揉 10 次。

［功用］发汗解表，补益气血。

［主治］感冒、上肢活动不利等。

3．肺俞

［位置］当第 3 胸椎棘突旁开 1.5 寸处。

［操作］揉、推。

［次数］揉 50 ～ 100 次，推 100 ～ 200 次。

［功用］益肺理气、止咳化痰。

［主治］久咳、久喘、痰咳。

4．肾俞

［位置］当第 2 腰椎棘突下旁开 1.5 寸处。

［操作］揉、点法。

［次数］100 ～ 200 次。

［功用］滋阳壮阳，补益肾元。

［主治］便秘、下肢痿软无力。

5．脾俞

［位置］当第 11 胸椎棘突旁开 1.5 寸处。

［操作］按、揉法。

［次数］100 ～ 200 次。

［功用］健脾胃，助消化。

［主治］呕吐、腹胀等。

6．脊柱

［位置］自大椎至尾椎成一直线，属督脉。

［操作］推、揉、按。用示、中两指面自上而下做直推，称推脊。用捏法自下而上称为捏脊。

［次数］30 ～ 50 次。

［功用］调阴阳，理气血。主治积、厌食、腹胀等。

［主治］疳积、腹泻，是小儿保健常用手法之一。

7. 七节骨

［位置］当第 4 腰椎至尾骨端成一直线。

［操作］上推称"推上七节"，下推称"推下七节"。

［次数］推 100 ～ 300 次。

［功用］升降脾胃，补虚泻实。通二便。

［主治］虚证、寒证、腹泻、食少、便秘、完谷不化等。

8. 龟尾

［位置］尾骨端下陷中。

［操作］用拇指端或中指端向内上触及穴位后揉之。

［次数］3 ～ 5 次。

［功用］通理大肠、止泻涩肠。

［主治］泄泻、脱肛。

9. 长强

［位置］当尾骨尖端与肛门之间。

［操作］用中指端操作，称操长强。

［次数］3 ～ 5 分钟。

［功用］离肠、消炎。

［主治］肠炎、痔、脱肛。

第五节　下肢穴位

1. 膝眼（鬼眼）

［位置］当膝盖两旁之凹陷中。

［操作］按、揉之。

［次数］50 ～ 100 次。

［功用］通经活络。

［主治］下肢痿软无力，惊风等。

2．阴陵泉

［位置］当胫骨内侧髁下缘凹陷处。

［操作］揉、按。

［次数］10～30次。

［功用］温阳化气、疏筋通络。

［主治］腹胀、水肿、小便不利、下肢无力。

3．阳陵泉

［位置］当小腿外侧，腓骨头前下方凹陷处。

［操作］揉、按。

［次数］10～30次。

［功用］疏肝利胆，调筋和络。

［主治］胆气不舒胁痛，口苦、咽干、筋痛。

4．箕门

［位置］大腿内侧、膝盖上缘至腹股沟成一直线。

［操作］用示、中两指自膝盖内上缘至腹股沟部做直推法。

［次数］50次。

［功用］行气利尿。

［主治］小便不通、点滴不出、泄泻等。

5．三阴交

［位置］当内踝尖上3寸。

［操作］可按、揉。

［次数］10～30次。

［功用］通经络，活血络。

［主治］下肢痿软，遗尿等。

6．丰隆

［位置］当外踝上8寸，胫骨前缘外侧1寸凹陷中。

［操作］可揉、按。

［次数］30～50次。

［功用］化痰平喘。

[主治] 咳嗽、气喘、痰多。

7．足三里

[位置] 当外膝眼下 3 寸，胫骨旁开 1 寸。

[操作] 可按、揉。

[次数] 100 ～ 500 次。

[功用] 健脾和胃，调理中气。

[主治] 腹胀、腹痛、泄泻。

8．委中

[位置] 当腘窝横纹中间陷中。

[操作] 用拇指端掐。称掐委中。

[次数] 3 ～ 5 次。

[功用] 止抽搐、通经络。

[主治] 惊风抽搐、下肢痿软。

9．昆仑

[位置] 当外踝尖与跟腱中点凹陷中。

[操作] 用掐法。

[次数] 3 ～ 5 次。

[功用] 息风止痛。

[主治] 惊风。

10．仆参

[位置] 当昆仑穴下，跟骨外侧下凹陷中。

[操作] 拿法或掐法。

[次数] 5 ～ 10 次。

[功用] 镇惊息风。

[主治] 惊厥、惊风。

11．涌泉

[位置] 当足掌心前 1/3 与 2/3 交界处（图 20-16）。

[操作] 可按、揉

[次数] 100 ～ 500 次

[功用] 引火归元。

[主治] 夜啼、呕吐、腹泻。

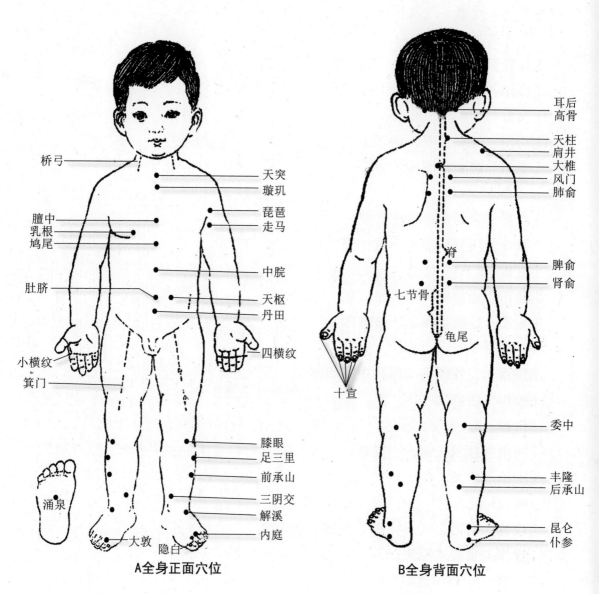

A全身正面穴位　　　　　B全身背面穴位

图20-16　小儿推拿常用全身穴位

第21章 小儿常见疾病的推拿治疗

第一节 时行病证

一、感冒

感冒是因感受外邪所致的一种时行疾病，临床上以恶风（寒）、发热、喷嚏、流涕、咳嗽等症状为特征。感冒是小儿最常见的疾病，由于小儿自身独具的生理和病理特点，决定了小儿感冒之后的特殊表现：①易于火化，往往发热较速、较重，临床以热证居多。②小儿脾胃多不足，感冒之后影响消化功能，多兼厌食等症。③小儿肺脏多娇嫩，为邪气所干后易夹痰，涕泪多见。④小儿心肝有余，体属纯阳，感冒之后易兼惊风抽搐。上述特点说明小儿感冒应早治疗，防变证兼证。

【病因病机】

小儿腠理不密，卫外不固，肌疏易汗，又不能自我冷暖调护，故易遭外邪。而风为百病之长，常随它邪侵袭人体。感冒总属邪气在表，卫气闭郁，正邪相争见恶寒发热；肺失宣降，汗水失外；风邪伤上，经脉阴滞，应有头痛，头晕、身痛等症。

【辨证论治】

1. 风寒感冒

［主证］恶寒重，发热轻，无汗，头身痛，流涕，咳嗽，口不渴，苔白，脉浮紧。

［治法］解肌散寒。

［处方］开天门，推坎宫，揉太阳，推三关，推天柱骨，黄蜂入洞，推风池。

2. 风热感冒

［主证］发热，汗出，头痛，鼻塞，咳嗽，咽干舌红。

［治法］疏风清热。

［处方］清肺，推天河水，运太阳，揉风池，拿肩井，推天突。

本方能治一切风寒（热）感冒症。风池为汗法必取之穴；黄蜂入洞温而散寒；清肺、天突能止咳化痰；运太阳疏风明目，治头痛头晕；拿肩井能升阳以助诸穴。

二、麻疹

麻疹是由麻疹病毒感染所致，为小儿常见的出疹性急性传染病，为古代儿科四大证之一。以发热、遍布全身的红色疹点为特征。因疹手隆起、状如麻粒而得名。四季皆可发病，冬春为多，传染性强，好发于半岁至5岁的小儿，尤以半岁至2岁者最多；半岁以内，因先天性免疫力尚在，故很少感染，而5岁以上者后天免疫逐渐形成，发病较少，年龄越大发病率越低。现因普遍进行了麻疹减毒活疫苗预防注射，发病率大大下降。患本病后，如能及时正确施治，精心护理，一般预后良好并获终身免疫；反之，出现逆证、并发证则预后较差。

【病因病机】

"麻疹之发，多为天行戾气传染"《麻诊拾遗》，麻疹时邪自口鼻而入。小儿肺脏娇嫩，脾胃不足，而肺开窍于鼻，脾开窍于口，故麻疹时邪主要侵犯肺脾二脏。肺主皮毛，麻毒犯肺，肺卫不利，故初起多见肺卫证候；脾主肌肉四肢，麻毒淫脾，外透肌肤，故疹发全身，而达四肢及手足心，显然本病邪由外侵、由表及里、内犯肺脾。"先起于阳，后归于阴""毒兴于脾，脏腑之伤，肺则才尤甚"《麻科活人全书》。此乃一般顺证的病因病机。

【辨证诊治】

（一）顺证

1. 初热期

［主证］如发热至疹出，3天左右。病起多见风热感冒证候，如发热、咳嗽、面红、泪水汪汪，纳呆、舌红，苔薄白，脉浮数。但应从以下几点与感冒区别辨证。

（1）发诊前常见口颊有淡红色小点。

（2）耳冷、屁股冷，手足乍暖乍凉。

（3）两耳根下连颈项处，常有3～5个红点，称之为麻疹的报标。

［治法］清宣肺卫，辛凉解表。

［处方］清肺，分阴阳，清天河水，清胃，揉二扇门，运内八卦。

2．出诊期

[主证] 疹点始出至透发出齐，3 天左右，烦躁，咳嗽气粗，口干多饮，面赤唇红，舌红，脉洪数。疹出先发于耳后发际，继而头面、颈项、胸背、腰腹、四肢至手足心见疹，则为出齐，无其他兼杂症者是为顺证。

[治法] 清热解表，宣散透疹。

[处方] 清肺，推大椎，清胃，揉内劳、四横纹，退六腑，推二扇门，推内八卦。

3．疹没期

[主证] 疹子出齐至疹子收没，3 天左右，按出疹次序依次渐没。热退身凉，精神日佳，食纳日增，咳嗽日轻，口干多饮，舌红少津，少苔，脉细数。疹没后，皮屑脱落，细微如糠，皮留棕色痕迹，10 天左右消失。

[治法] 清除余热。

[处方] 补脾，清胃，清肺，补肾经，推四横纹，分手阴阳，揉板门，清天河水，退六腑。

（二）逆证、并发症

[主证] 发热，烦躁不宁，神志不清，甚至神昏，四肢抽搐，呕吐，咽喉赤肿，舌咽不利，呼吸困难，舌红，舌黄，脉洪数。指纹多紫。

[治法] 清热解毒，扶正透毒。

[处方] 清天河水，退六腑，揉内劳宫，打马过河，清胃经，揉一窝风，揉二扇门，推四横纹、大椎、肺俞、列缺。

三、水痘

本病因与痘疮相似，但浆液澄清如水，故名水痘。常流行于冬春季节。1—4 岁小儿常见，6 个月以下和 10 岁以上的发病较少，患过 1 次后多不再患，是一种较轻的发疹性传染病。

【病因病机】于风热时邪外袭，温邪内蕴，内外邪气蕴郁肺脾，发表肌表所致。

【辨证论治】

[主证] 初起时症状与感冒相似，头痛、咳嗽、流涕、烦躁、不思饮食，舌苔薄白，脉浮数。1 ～ 2 天后于头面、发际出现形如米粒大小的红疹，摸之碍手，继则驱干、四肢亦渐出现，疱疹迅速扩大，大者如豌豆，小者如米粒，疹的中

央有一小水疱，大小不等。疱疹出现后 3 ～ 4 日即逐渐干枯，结成薄痂而脱落。

　　[治法] 疏风散热，除瘟解毒。

　　[处方] 分手阴阳，小天心，揉一窝风，推肝经，清肺经，推三关，推六腑，清天河水，补脾，清小肠。

四、痄腮

　　痄腮是一种急性传染性疾病，以耳下腮部肿胀疼痛为主要特征，又名"蛤蟆瘟"。本病因感染腮腺炎病毒所致，一年四季均可发生，但以冬春两季较为多见，发病年龄多见于学龄前儿童，2 岁以下的很少发现，一般预后良好。本病即现代医学中的流行性腮腺炎。

　　【病因病机】本病多因邪毒从口鼻而入，夹痰壅阻少阳之络，少阳经脉失于疏泄、感受邪温毒所致。

　　【辨证论治】

　　[主证] 耳下腮部肿大疼痛，并有怕冷、发热，肿大处皮肤色淡不红，二便不畅，苔黄质多红，男孩有睾丸红肿下坠者。

　　[治法] 疏风散结，清热解毒。

　　[处方] 揉一窝风，清天河水，二人上马，推三关，分阴阳，清肺，清胃，退六腑。

五、小儿暑（热）温症

　　暑热症为婴幼儿特有的季节性发热症候，因主要见于六个月至 2 岁者，特发于夏季。故又名夏季热。本症与气候密切相关，天气越热，热势越甚，病程可延续整个夏季，至秋凉可自行消退。病期若无兼感他病，一般愈后良好。

　　【病因病机】夏季炎热、暑气当令，小儿本形气未充、阴阳稚弱不耐暑热之熏蒸，暑热之气外蒸形体，阳郁不畅，故而发热。

　　【辨证论治】

　　[主证] 发热不退，口渴多饮，多尿，少汗或无汗。烦躁不安、食欲缺乏、便溏、唇干、舌红、苔白脉数。

　　[治法] 清暑泄热，益气养阴。

　　[处方] 清肺，清胃经，推心经，清天河水，退六腑，推三关，补脾，补肾经，分手阴（重）阳（轻），推二扇门，推大椎。

六、小儿麻痹症

小儿麻痹症，又称脊髓灰质炎，均为西医病名。是脊髓前角运动神经元损害的一种急性传染病。常流行于夏、秋之季。好发于1—5岁小儿，以1—2岁发病率最高。现普遍采用小儿麻痹减毒活疫苗糖丸口服预防，其发病率已大大下降。

【病因病机】由于肺主宣发，朝百脉，布营卫于全身，输精气于皮毛；脾胃化生营卫气血，脾主肌肉四肢；肾藏精生髓，充养于骨；肝藏血，主筋爪。若前述诸脏功能失调可致形体四肢，皮毛、肉、筋、骨皆失所养，而发痿软瘫痪。

【辨证诊治】

［主证］小儿麻痹初起，常见发热、食欲缺乏、多汗、腹痛，伴有恶心、呕吐、便秘等消化系统症状；或有流涕、咳嗽、轻度咽痛等上呼吸道症状。一般经过3～4天，身热渐退症状稍减。热退后再过4～5天热度又起，多在39℃以下，偶或高达40℃，往往持续4～6天或更久，伴有面赤唇红，头痛，咽干，呕吐，有时全身四肢肌肉疼痛，有时会引起昏迷、抽搐等。

瘫痪的出现，多在第二次发热的3～4天，偶或早至1天，或晚至7～11天。瘫痪开始时，过半数患儿有发热，约38℃。一般热度下降后，瘫痪就不再进展。瘫痪的部位常见于四肢，以下肢为多见，其次为上肢，多发于一侧，或两侧并见。第二次发热消退后，则遗留瘫痪症候，在瘫痪后1～2周病肌开始恢复功能，但有些受害的肌群，因损伤过重功能不易恢复。便形成顽固性瘫痪，即称之为"小儿麻痹后遗症"。如脊柱前突或侧凸，马蹄足，足内翻等。

［治法］补养肝肾，通经活络。

［处方］

上肢瘫痪：分阴阳，推三关，退六腑，清胃，补肾，揉外关。

下肢瘫痪：推三关，退六腑，内八卦，点按肾俞、阳陵泉、足三里、补肾经，二人上马，推补涌泉。

第二节 呼吸系统病症

一、咳嗽

咳嗽乃肺系疾患中之常见症状，凡外感内伤所致肺失宣肃、气机壅遏，均可发生。肺为娇脏，小儿更为突出，故咳嗽一证小儿尤为常见。

【病因病机】

小儿形气未充，腠理不密，卫外不固，加之寒温不能自调，衣着增减不能自理，最易为外邪所伤，故小儿外感咳嗽以风寒、风热所致最常见。

【辨证论治】

1. 外感风热

[主证] 咳嗽频频，咳声尖锐，痰少稠黏，不易咯出，鼻流涕或发热、有汗，唇赤红，口干多饮，舌红，苔薄黄，脉浮数。

[治法] 疏风清热，宣肺止咳。

[处方] 推坎宫，开天门，运太阳，揉肺俞，揉膻中，清肺经，推天河水，退六腑。

2. 外感风寒

[主证] 咳嗽阵阵，咳声重浊，痰涎清稀，鼻塞流涕，恶寒无汗，唇淡红，苔薄白，脉浮。

[治法] 疏风散寒，宣肺止咳。

[处方] 推坎宫，开天门，运太阳，推膻中，清肺经，推三关，揉四横纹，揉一窝风，揉二扇门，黄蜂入洞。

二、哮喘

哮者，喉中痰鸣，或如水鸣声，多指声响而言；喘者，呼吸急促，张时抬肩，指气息而言。由于哮多兼喘，故一般通称哮喘。本病以阵发性呼吸困难气急痰鸣为特征，好发于冬春二季，以2—5岁者为多，少数反复发作者经年难愈。给儿童日后的生活带来许多危害。

【病因病机】

肺、脾、肾虚衰，致使痰饮伏留是本病发生的主要内因。小儿肺脏娇嫩，脾常不足，肾常虚。若肺气虚衰，控制无权，水液失于散布，凝而为痰；脾气虚衰则运化失调，湿聚为痰；肾气虚衰则失于温化，其阳虚者水泛为痰，阴虚者炼为内痰。由此可见，脾、肺、肾三脏功能失调，津液代谢障碍，导致痰湿内盛是发生本证的主因。

感冒受冷，劳倦过度以及饮食不节，过咸过酸，均是本病发病的主要外因。小儿肺为娇脏，以肃降为主要作用，上至咽喉，开窍于鼻，外合毛皮，主一身之气，而司呼吸。如外感之邪，通过皮毛侵及人体，或由口鼻而入，首犯于肺，使肺之宣降功能失调，进而触动内痰，致痰阻气道，肺气上逆而为咳嗽痰气相互搏击喉间发为哮鸣；若小儿吃生冷食物过多，可致肺寒，寒邪束肺，肺气受损而诱发本病；食物口味过酸则影响肝，口味过咸可影响脾，从而使肝脾功能失常，气郁生痰，酿成本病；此外，吃油腻甘甜的食物过多，积热生痰，也是诱发本病的原因。

本病的发生实际上是外因作用于内因的结果，所以发病机制主要在于痰饮久伏于内，遇到外因诱发，反复不已。

现代医学认为："哮喘是一种气道的慢性炎症性疾病，具有慢性炎症的气道高反应性。当气道遇到各种刺激或触发因素时，支气管收缩，黏液分泌物增多，堵塞气道，慢性炎症加重，使黏膜水肿，基膜增厚。炎症细胞对支气管壁的浸润加重，气道出现阻塞和通气气流受限。

一般哮喘触发因素包括：病毒及细菌感染；变应原（如尘螨、动物的皮毛、花粉、烟草、烟雾、空气污染），剧烈运动；大的情绪波动等。

【辨证论治】

[主证]哮喘患儿发病，可以是突发的，但多数患儿发病前有先兆症状。如鼻痒、打喷嚏、流涕、干咳等呼吸道感染征象。哮喘急性发作时，患儿常烦躁不安，出现呼吸困难，以呼气难为著，往往不能平卧，呈端坐样呼吸困难，喘鸣音响亮。此时，患儿面色苍白，鼻翼扇动，口唇发绀，颈静脉怒张，甚至冷汗淋漓，面容恐惧，称为"哮喘持续状态"。

1. 热喘　哮喘哮鸣，痰稠色黄，发热面红，胸闷，声音息涌，呼气延长，大便干结，舌苔薄黄，脉滑数。

2. 寒喘　咳嗽气促，喉间有哮鸣声，咳痰清稀色白，形寒无汗，四肢不温，面色晦暗带青，渴喜热饮，苔白，脉滑数。

[治法]"急则治其标，缓则治其本"是中医的治疗法则之一。应通过宣肺、祛邪、化痰而达到定喘、控制症状的目的。

［处方］

1．热喘　清肺经，清大肠，清六腑，分推膻中，清天河水，揉小横纹，推脊柱。

2．寒喘　揉一窝风，揉外劳宫，揉三关，揉膻中，揉天突，揉肺俞，运内八卦。

三、百日咳

本病是以咳嗽为主症，是小儿常见的一种呼吸道传染病。临床特征是：一连串的、反复的痉性咳嗽，并有深长的鸡鸣样回声。如未经适当治疗，病程可达 2～3 个月及以上。所以有"百日咳"之称。好发于冬春两季。

【病因病机】

本病多因外感时行风邪，袭于肺卫，束于肺部，以致痰热闭郁肺经，壅塞气道，肺气不宣，导致肺气上逆，频频咳嗽；如病久损伤肺脾，肺气不纳，脾气虚亏，痰热互结，清肃失职发为喘咳。

【辨证论治】

［主症］初起鼻寒流涕，喷嚏咳嗽，与感冒相似，1 周后，发现阵阵连续咳嗽，每咳嗽终了有吼声，咳时面色潮红，或口唇青紫，引吐痰食，夜间甚于白天，轻者一昼夜约发 10 余次，而且痰中带血，较大儿童咳时弯腰屈背，捶胸顿足，平静时饮食、玩耍正常。但由于病因不同和体质的差异，临床可分为下列三种类型。

1．风寒型　阵咳、咳声重浊，痰白，鼻塞流涕，苔白薄腻。

2．痰热型　阵咳、咳声不爽，痰黄而稠，面赤身热，或有呛血气急，苔黄腻而质绛。

3．肺虚型　阵咳，咳声无力，痰少，颧红，潮热，舌质红，苔白或光。

［治法］降痰为主，肺气畅通。

［处方］

1．风寒型　温散风邪，开肺豁痰。分阴阳，揉小天心，揉一窝风，平肝经，清肺经，清天河水，运内八卦，推二扇门。

2．痰热型　以降逆清热化痰为主。退六腑，推三关，补肾，分阴阳，清肺，揉小横纹，补脾，清胃，肺俞。

3．肺虚型　以养阴清金，润肺化痰为主。推三关，清六腑，平肝，揉小天心，补肾，补脾，揉四横纹。

第三节　消化系统病症

一、便秘

凡大便秘结不通或排便时间间隔过长，或有便意而排出困难者，皆称为便秘。这是小儿常见的一个症候，正常情况下，食物经过胃肠消化吸收，剩下残渣，经过 24 ～ 48 小时能排出体外，如果排便时间长，大便中的水分被肠道过分吸收致大肠功能异常而引起便秘。

【病因病机】

由于大肠传导功能失常，粪便在肠腔内停留过久，内含水分吸收过多，使粪便过于干燥坚硬所致。便秘病因有饮食内伤或饮食不足，或生活不规律未养成按时排便习惯等。

【辨证论治】

［主治］

1．实秘　大便干结，面红身热，口臭泛酸，小便短赤，腹部胀满，腹痛，易怒，眼红，苔厚腻。

2．虚秘　大便不硬，形疲乏力，神疲气怯，面色㿠白无华，唇淡，舌质淡，苔薄白。

［治法］

1．实秘　行气行滞，清热能便。

2．虚秘　益气养血，滋阴润燥。

［处方］

1．实秘　清大肠，推六腑，运内八卦，摩腹，推下七节骨，揉足三里，揉天枢。

2．虚秘　补脾经，清大肠，推三关，揉二马，补肾经，捏脊。

二、泄泻

泄泻又称消化不良，是脾胃功能失调而致的一种消化道疾病。本病一年四

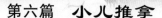

季有发生，以夏秋季节较多见。古人将大便溏薄者称为泄，大便如水注下者称为泻，合称泄泻。临床上大便次数增多，便质稀薄或呈水样，或兼有未消化的乳食残渣及黏液为本病特征。年龄越小发病率越高。

【病因病机】

泄泻之本在于脾胃，胃为水谷之海，主受纳、腐热水谷，喜润恶燥，以降为和。脾为生化之源，主运化水谷精微，以升为顺。由于小儿脾胃发育尚未完善，消化功能较弱，故无论外感六淫，或内伤乳食，均会使脾胃纳运升降功能失调而致泄泻。

1. 内伤饮食　小儿脾胃功能虚弱，神经系统对胃肠道的调节也较差，饮食不加节制，吃冷食，油腻饮食，损伤了脾胃，脾胃运化失常，而引起泄泻。

2. 感受外邪　小儿泄泻与时令气候的变化有着密切的联系。脾喜燥而恶湿，炎热的夏季秋季，由湿盛蕴结脾胃而致。

3. 脾胃虚弱　小儿脾胃本身就虚弱，或先天禀赋不足，但多数是由于后天失常导致的。如脾胃功能失调，吃进的食物积于脾胃而成了积滞，不能将营养物质送到全身而导致疾病的发生。

4. 惊泻　本症多由婴儿神气怯弱，若受大惊卒恐，色青如苔，夜卧不宁，随即泄泻、粪稠若胶、腹痛多啼、运化升清而致。

【辨证论治】

1. 内伤饮食

［主证］泻下稀便，臭如败卵。伴有不消化食物，脘腹胀满，腹痛肠鸣，泻后痛减，嗳腐酸臭，不思饮食，苔垢浊或厚腻，脉滑。

［治法］健脾和胃，消食导滞。

［处方］补脾，揉板门、中脘、天枢、足三里，补大肠，清天河水，退腑。

2. 感受外邪（湿热）

［主证］大便水样，或如蛋花汤样，泻下急迫，量多次频，气味秽臭，或见少许黏液，腹痛时作，食欲缺乏，口渴，小便短黄，舌红，苔黄腻，脉滑数。

［治法］清热利湿。

［处方］补脾，清胃经，清大肠，清天河水，清小肠，揉肚脐，揉足三里。

3. 脾胃虚弱

［主证］大便稀溏，色淡不臭，多于食后泻，时轻时重，面色萎黄，形体消瘦，神疲倦怠，舌淡苔白，脉缓弱。

[治法] 健脾益气。

[处方] 补脾，补大肠，推三关，运内八卦，捏脊，推上七节，揉龟尾，肚脐。

4. 惊泻

[主证] 小儿神气怯弱，色清如苔，夜卧不宁，粪稠如胶，腹痛多啼。

[治法] 健脾镇惊。

[处方] 推三关，退六腑，清天河水，补大肠，清小肠，补脾经，摩肚脐，龟尾。

三、疳积

疳积，民间俗称奶痨，是由消化吸收功能长期障碍引起的一种慢性消耗性疾病，与现代医学所称的营养不良症相似。本病多发于 3 岁左右小儿，起病缓慢，病程愈长病情愈重。严重影响小儿的正常生长和发育，故将其列为儿科四大证之一。

疳积为疳症和积滞的合称，二者是同一病症的两种不同病理阶段，积滞轻，疳积重。疳有两种含义：一为"疳者甘也"，谓其病由于吃甘甜油腻的食物过多所致；二为"疳者干也"，是指全身消瘦、肌肤干枯、气血津液不足的临床征象。疳症多是积滞的进一步发展，所以古人说"无积不成疳"。

【病因病机】

积滞多由于饮食不节、积而不化、损伤脾胃、气滞不行而形成；疳症多由于禀赋不足，或大病久病后，或积滞久病，或积滞日久，脾胃虚损、脏腑失养、机体失荣所致。

1. 乳食不节，伤及脾胃　脾主运化，胃主受纳，小儿乳食不节、过食甘甜油腻以及生冷食物，伤及脾胃，脾胃失司，受纳运化失职。升降不调，乃成积滞转化为疳。

2. 脾胃虚寒薄弱　脾胃虚寒薄弱，则乳食难于腐熟，而使乳食停积壅聚中焦，阻碍气机，致使营养失调，小儿形体瘦弱，气液虚衰发育障碍。

【辨证论治】

[主证] 腹胀拒按，面黄肌瘦，烦燥哭闹，大便不调，头大颈细，青筋暴露，毛发枯黄。大便臭秽，舌淡少苔。

[治法] 消食化积，健脾和中，补益气血。

[处方] 清脾经，运内八卦，揉板门，摩腹，摩肚脐，捏脊，揉中脘、脾俞、

足三里。

四、呕吐

呕吐是小儿常见的一种证候，很多疾病都可出现。由于胃失和降、气逆于上所致。古人将有声无物谓之呕，将有物无声称作吐，但两者常同时发生，故一般并称为呕吐。

【病因病机】

1. 乳食伤胃　小儿胃小且弱，容物不多，运化功能不强，小儿乳食过多，或食肥腻等不易消化的食物，食积中脘，损伤脾胃，以致脾不运化，气逆于上而发生呕吐。

2. 胃肠虚寒　由于乳母平素喜食生冷寒凉，儿饮其乳，致寒气容于肠胃或过食瓜果生冷，或过服苦寒攻伐药物，致使胃气逆遂成呕吐

3. 胃有积热　小儿多食辛热，热积胃中，或受温热时邪，蕴于肠胃或乳母过食厚味，儿食其乳致热积肠胃，遂成呕吐。

4. 虫积犯胃　小儿患有虫积，或热蒸于胃，或寒迫于里，致虫不安，扰乱于中，上逆狂胃，遂成呕吐。

【辨证论治】

1. 乳食伤胃

[主证] 恶心、呕吐、吐出乳块或不消化食物，肚腹胀满，不思饮食，口气秽浊，大便秘结，舌苔厚腻。

[治法] 消食导滞，安胃和中。

[处方] 分阴阳，清天河水，平肝，补脾经，清胃经，揉扳门，由喉间下推至中脘，揉四横纹。

2. 肠胃虚寒

[主证] 朝食暮吐，乳食不消，吐出之物，多为痰水乳食，不酸不臭，精神疲乏，腹痛喜按，四肢逆冷，大便溏薄，小便清利，唇舌淡白，苔白。

[治法] 温运脾阳，和中降逆。

[处方] 推三关，退六腑，分阴阳，补脾，清胃，揉外劳宫。

3. 胃肠积热

[主证] 往往食入即吐，口不渴，呕吐酸臭；烦躁，唇舌干红，苔黄，大便臭秽，小便黄赤，脉数。

［治法］清热降逆，消食和中。

［处方］退六腑，推三关（腑 3 关 1），清天河水，分阴阳，平肝，清肺，清胃。

4．虫积犯胃

［主证］时觉腹痛，面色黄白，频吐青涎，时作干呕，或吐出蛔虫。

［治法］降逆安虫。

［处方］分阴阳，推小天心，清天河水，清胃，揉扳门，揉二扇门，揉二马、外劳宫，揉足三里。

注：虫积犯胃之呕吐，推拿疗法只能缓解，必经配合药物治疗才能根治。

五、脱肛

脱肛是指肛门直肠头向外翻出，脱垂于肛门之外。此症多见于 1—3 岁者，是儿童常见病症之一。患儿大便时常有内容物从肛门脱出，解完大便后，脱出的内容物能自动回缩，患病时间较长者，便后脱出的内容物不能回缩就得用手托回，且有少量黏液从肛门流出。如脱肛日久，肛门愈加松弛，不仅脱而不收，甚至难治，更容易充血肿胀，发炎，甚至局部组织坏死，故应及早治疗。

【病因病机】

中医认为小儿先天不足，病后体弱或因泻痢日久，耗伤正气，气虚下陷，升摄无权，导致本病。也有因大肠积热、湿热下注、大便秘结迫肛外脱者。

从小儿的生理结构上讲，3 岁以下的孩子，骶管弯曲度还没有形成，直肠处于垂直位，就是说直肠没有骶骨支撑，所以腹腔压力增高到一定程度，直肠就容易往下滑动，故婴幼儿容易脱肛；肛提肌和骨盆肌薄弱，直肠黏膜黏附在肌层上，但黏附力弱，这也是婴幼儿容易脱肛的原因。如果患儿患便秘、腹泻、百日咳这些疾病都能导致腹压增高，诱发脱肛。随着年龄增长，以上解剖结构逐渐成熟，所以，5 岁以上孩子很少脱肛。

【辨证论治】

1．气虚下陷

［主证］每遇大便时，直肠脱出肛外，轻者便后自收，重者经手托按方能还纳，甚至平素啼哭、咳嗽、喷嚏、用力等亦可脱出。肛头色淡，无红肿，无血液，不疼痛，精神倦怠，面白唇淡，啼声低微，舌淡红，脉虚弱。

［治法］益气固摄，升阳举陷。

［处方］补脾，补肺，揉三关，捏脊，补大肠，揉百会，揉板门，推上七节

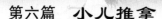

骨，推龟尾。

2．火热下迫

［主证］肛头脱出，局部红、肿、热、痛，患儿啼闹不休；甚则肛头渗血，面赤唇红，身热，口干多饮，小便黄少，大便干结，苔黄，脉数。

［治法］清热泻火，凉血解毒。

［处方］清肺，清脾，揉板门，退六腑，清天河水，揉内劳宫、大肠，上推七节骨，揉龟尾，揉长强。

六、腹痛

腹痛是临床小儿常见的一个症状，可见于多种疾病中。凡在腹部胃脘以下、脐的两旁及小腹以上部位发生疼痛者，均属腹痛的范围。若痛在胁肋部则称为胁痛，痛在脐上则称为胃疼。腹痛可由多种原因引起，多见于现代医学的急慢性胆、肝、胰腺炎症、胃肠痉挛、胃肠急慢性炎症、消化不良和消化道寄生虫病。一般家庭保健推拿治疗的小儿腹痛主要是指不属于外科急腹症的小儿腹痛。

【病因病机】

1．感受寒邪　由于护理不当，衣被单薄，脐腹受风冷寒气侵袭；也有因小儿饮食不知节制而过食瓜果生冷，寒邪损伤脾胃阳气，阳气不足，又感受外寒，寒主收引，收引则拘挛疼痛；寒性凝滞，气机受阻，血行不畅，气血壅遏而经脉不通，不通则产生腹痛。

2．乳食积滞　如果乳食不节，或饱食强食，或睡前多食，或乳食杂喂，食停脾胃中焦，脾胃受损气血壅遏塞，运化失常而腹痛。《素问•痹证》中谓"饮食自倍，肠胃乃伤"，即是这个道理。

3．脏腑虚冷　小儿身体素虚或病后体弱，脏腑虚冷，脾阳不振，或因蛔虫状及用驱虫药物，损伤小儿脾胃，气血生化无源，身体虚弱，导致小儿腹痛。

【辩证论治】

1．腹部中寒

［主证］受寒邪或饮冷之后，突发脘腹疼痛，阵阵加重，得温则减，面色苍白，痛甚则额头冷汗，甚则唇色紫暗，屈腰啼哭，口中不渴，小便清长，大便稀软、四肢厥冷或伴吐泻，舌苔薄白，脉迟，指纹色红。

［治法］温中散寒，理气止痛。

［处方］补脾经，擦外劳宫，推三关，摩腹，拿肚脐。

2．乳食积滞

[主证]腹部胀满冷痛，按之痛甚，口气酸臭，不思饮食，大便秽臭，或腹痛欲泻，泻后痛减；在吐泻物中有未消化食物，夜卧不安，时常啼哭，舌苔腻，脉滑。

[治法]消食导滞，和中止痛。

[处方]补脾经，清大肠，擦板门，擦中脘，揉天枢，揉腹阴阳。

3．脏腑虚冷

[主证]腹痛绵绵，时发时止，痛处喜按，得温则舒，得热食暂缓，腹软喜按，面色㿠白，精神倦怠，饭量减少，吃多后腹胀，大便稀溏，舌质淡，苔白、脉沉弱。

[治法]温补脾肾，益气止痛。

[处方]补脾经，补神经，推三关，揉中脘，摩腹。

七、厌食

厌食，又称恶食，指小儿经常性食欲缺乏，不思饮食，甚至拒食。本病以1—6 岁小儿多见，如果厌食持续时间较长，就会影响小儿身高、体重的正常增长。

【病因病机】胃主受纳而降浊，脾主运化而升清，纳运旺盛，升降和调，则水谷能化，能饮能食。若因喂养不当或长期偏食，导致胃伤不食，脾伤不运，故而不饮不食。

【辩证论治】

1．乳食不节　小儿喂养的原则应当是"乳贵有时、食贵有节"。饮食没有规律，没有节制可导致脾胃受伤，受纳运化功能减弱，出现食欲缺乏或厌食之症。

2．虫积伤脾　小儿脾胃虚弱、饮食不洁或有吸允手指的习惯易患肠道虫证，虫积扰乱脾胃气机，影响消化吸收而致厌食。

3．脾胃虚弱　小儿禀赋不足，后天失养，致使脾胃虚弱或疾病迁延、损伤脾胃，使消化功能下降而致厌食。

第四节　头面及五官科病症

一、近视

近视又叫屈光不正，是指眼的屈光系统不能正常地把远处的光线聚集在视网膜上，而是把焦点落在视网膜之前，形成近视。与离眼较近的文字工作，或在光线暗弱的环境下看字迹很小的书、读写距离太近、阅读时间过长等有关。这些不正确的用眼习惯使睫状肌痉挛性收缩，晶体变凸，从而形成近视。本病好发于青少年。中医学称本病为"近视或视物不清"。

【病因病机】

1. 目络瘀阻　不善于使用目力，或体位不正，或距离太近，或光线太暗，或过用目力，致使目络挛急，瘀滞不畅，光华不得发越而成本病。

2. 肝肾两虚　久病体虚或禀赋不足导致肝肾亏虚、精血不足，加之用眼过度目络不畅，目窍失养而发本病。

3. 心阳不足，劳伤心神　心阳耗损，加之久视细微，目络挛急，致使目窍不为心使、神光不能发越于远处而成近视。

【辨证论治】

[主证] 本病以视近清晰、视远模糊为主证。肝肾亏虚者，可伴有两目干涩，眼前黑花渐生，头晕耳鸣，腰膝酸软，少苔脉细。心阳不足者，全身可无明显不适，或伴有面白神疲，心悸气短，舌淡脉弱。

[治法] 舒经活血，通络明目。

[处方] 开天门，推坎宫，揉太阳、风池、睛明、大椎。

二、牙痛

牙痛为口腔疾患常见的症状，可由于现代医学的龋病、牙髓炎、牙龈炎、牙周炎等引起。

【病因病机】实证多因风邪外袭、胃火上炎；虚证多因肾阴亏虚、虚火上炎所致。

【辨证论治】

1. 实证

[主证] 牙痛呈胀痛、热痛或跳痛，疼痛难忍，口臭苔黄，甚至牙龈肿，

便秘尿赤，身热头痛等。

［治法］疏风清热。

［处方］清胃经，揉板门，揉一窝风，退六腑，清天河水，揉大肠，清肺经。

2．虚证

［主证］多见于牙痛隐隐，舌光无苔，口淡无臭等。

［治法］滋阴降火。

［处方］补肾经，揉二马，补脾经，清胃经，鱼际交。

三、鹅口疮

鹅口疮，因小儿口舌布满苔膜白屑，状如鹅口而名；又因其苔膜色白如雪，故又名雪口。多发于 1 周岁以内的哺乳婴儿，尤以早产、体弱或营养不良、久泻之后更为常见。多因先天胎毒遗留或体弱感邪、久病所致，常见有心脾积热、虚火上炎两种。

【病因病机】

因孕妇嗜食辛香炎煿，热毒下积胞中，遗患胎儿；或胎儿生后，口腔不洁，为秽毒侵袭，积热邪毒，蕴积心脾，口为脾之窍，舌为心之苗，热毒上炎，熏灼口舌，以致本病。

［辨证论治］

1．心脾积热

［主证］口腔、舌体白屑满布，凝集而成结实厚片，白屑周围有红晕，旋拭旋生，不易清除，身热面赤，唇燥口干，烦躁不宁，啼哭不休，吮乳困难，或便干结，小便黄少，舌红，脉滑数。

［治法］清心脾，泄积热。

［处方］清心经，清脾，揉板门、大肠，清天河水，退六腑，推小天心，分手阴（重）阳（轻），揉合谷。

2．虚火上炎

［主证］口腔、舌体白屑满布，松软稀疏而干，周围红晕不著，啼哭不休，烦躁不宁，吮乳困难，颧红、潮热、盗汗，唇舌嫩红，脉细数。

［治法］滋阴降火，引火归元。

［处方］补肾经，补胃经，清心经，清天河水，打马过天河，揉小天心，二人上马，揉涌泉、合谷。

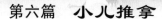

四、鼻渊

鼻渊是传统病名，最早见《素问·气厥论》："鼻渊者浊涕不止也。"现在一般指鼻长期流浊涕，重者称为"脑漏"。

外感六淫侵袭人体，肺气壅遏，鼻道闭阻，常有鼻涕外流，但证属外感，必见恶寒发热。流涕不止，此不属鼻渊。而鼻渊之人，因气逆不畅，呼吸失调，肺之清肃失职，又易招邪侵，故外邪与鼻渊互为因果，临证必明辨之。

鼻为肺窍，又有孔窍与脑海相连，故鼻渊之证，看似只在鼻，却因鼻道阻塞、气机不通、脏腑生克等而影响他窍或他脏，常可致耳不聪，目不明，头晕头痛，或损脑海，降其灵机记性。可见，积极防治鼻渊，对于患儿身心发育确有意义。

【病因病机】

1．风热邪毒上袭　患儿感风热邪毒，或风寒久羁，化热上熏，均犯鼻窍，内传于肺，肺经郁热，清肃失常，邪热上袭，鼻窍被阻，热与瘀结，化脓成渊。此种证型多见于感冒之后，或先有清涕不止，继而浊涕如脓。

2．正虚邪陷　鼻渊初期以风热邪毒上袭和内生湿热为主，多实证、热证，若日久不愈，肺脾两伤，正气不能托毒外出，邪气深陷而成本证。其中肺虚，失其清肃之性，无力逐邪达表；脾虚则生痰浊，随气上逆，久流浊涕也。

【辨证论治】

1．风热邪毒上袭

[主证] 间隙或持续鼻塞，嗅觉减退，涕色黄浊或黏白，可伴有恶风、唇红、口干、头晕、舌质红、苔薄黄、脉浮数。

[治法] 疏风清热。

[处方] 清肺，揉小天心、迎香，黄蜂入洞，头面四大手法，点百会，推风池，推肩井。

2．正虚邪陷（肺脾两虚）

[主证] 涕浊或清，鼻塞时轻时重，嗅觉减退，病程较长，遇风冷刺激则涕泪加重，鼻塞不通，可面白，气怯，形寒肢冷，易感冒，食少腹胀，便溏，舌质淡，苔薄白。

[治法] 益气摄涕，温中散寒。

[处方] 补脾，补肺，推三关，揉丹田，揉风池，揉迎香，擦鼻旁。

第五节　其他小儿病症

一、遗尿

"小便自出不禁者，谓之遗尿；睡中自出者，谓之尿床。"（《幼幼集成》），二者虽证状不同，但病机治疗一致，故多相提并论。本病延治，可经年不愈，不仅困扰生活、身体。尤其因年长儿羞于见人，而影响心理健康。婴幼儿因神志未全，睡眠较多，且排尿习惯尚未养成；或偶因惊恐，而有遗尿或尿床不属病态。

1. 肾阳不足　肾为先天之本，主水，藏真阴而寓之阳，下通于阴，职司二便，与膀胱互为表里，膀胱为津液之腑，小便排泄与贮存，全赖肾阳之温养气化。若小儿肾气不足，下元虚冷，不能温养膀胱，膀胱气化功能失调，闭藏失职，不能制约水道，则为遗尿。

2. 脾肺气虚　肺主一身之气，有通调水道的作用，膀胱的气化功能也依赖于肺的肃降功能。脾位中焦，五行属土，性喜燥恶湿而能制水。脾肺功能正常，则维持机体水液的正常输布和排泄。若肺气虚弱，治节不行，气虚下陷，不能固摄，则膀胱不约，津液不藏，若脾气虚弱，不能散津于肺，则水无所制。故当肺脾气虚时，上虚不能制下，下虚不能上承，小便自遗，或睡中小便自出。

【辨证论治】

1. 肾阳不足

[主证] 小便常遗，出而不禁，或睡中尿床，年长儿醒后方觉；平素小便清长，四肢不温，形寒踡卧，面色苍白，精神萎靡，或大便溏薄，完谷不化，唇舌淡白，苔白。

[治法] 温阳补肾，固摄缩泉。

[处方] 补肾、肾顶、脾经、肺经、小肠，推三关，揉一窝风、二人上马、百会、丹田、神阙、三阴交。

2. 脾肺气虚

[主证] 小便常遗，出而不禁，或睡中尿床，平素尿频量少，小便清长，神疲声低，面唇淡白，食少便溏，常自汗出，动则汗甚，易感冒，苔白，舌淡，脉虚。

[治法] 补益脾肺，益气固摄。

[处方] 补脾经、肺经、肾经，揉肾顶，推三关，顺运八卦，揉外劳宫、二

人上马、百会、神阙、丹田、肺俞、脾俞、三阴交。

二、惊风

惊风，俗称"抽风"，乃古儿科四大证之一，它不是一个独立的疾病，是小儿较常见的紧急症状，系由大脑皮层功能暂时紊乱所致。抽风，是以频繁抽搐和意识不清为主证，又称惊厥，俗称抽风。这种症状多发于3岁以下的幼儿，年龄越小，发病率越高．引起惊厥的病因较多，病理变化亦复杂，其症情往往比较凶险，变化迅速，威胁小儿生命。由于发病有急有缓，证候表现有虚有实，有寒有热，故临床上将起病急、属阳属实者统称为急惊风；病久中虚、属阴属虚者统称为慢惊风。

【病因病机】

1．急惊风

（1）外感时邪，小儿肌肤薄弱，极易感受风邪，由表及里从火而化。小儿肝常有余，所以热邪最易引动肝风，风火相煽，则见神昏抽搐等症状，或外感温邪，内陷火仓，热邪灼津而成痰，蒙闭清窍，发为神昏抽搐之证。

（2）痰火积滞，乳食不节，积滞胃肠，气机壅塞，生热化痰，痰热生风，酿成本病。

（3）暴受惊恐，小儿神气怯弱，元气未充，如乍见异物，乍闻怪声，可致气血逆乱，神志不宁，亦可引起惊厥的发生。

2．慢惊风

慢惊风起病缓慢，多因虚而致，或因久痢不愈，或因吐泻过多，或过服寒凉论伐药物，使脾胃受损，化源不足，阴血亏损，肝失所养，以致虚风内动，筋脉拘急而成。亦有急惊风失治迁延日久成本病者。

【辨证论治】

1．急惊风

[主证] 神志昏迷，两目上视，牙关紧闭，颈项强直，角弓反张，四肢抽搐，脉弦数。

（1）如兼见发热、头痛、咳嗽、咽红、口渴、烦躁者为外感温邪。

（2）如兼见发热、吃饭不香、呕吐、脘腹胀痛、喉间痰鸣、大便不通或大便腥臭者为痰热惊风。

（3）如不发热、四肢发凉、夜卧不宁或昏睡不醒，醒后哭啼易惊，时有抽搐者为惊恐惊风。

[治法] 急则治其标，先开窍镇惊，以清热导滞、消食以治其本。

[处方] 掐人中，掐老龙，推肩井、曲池、委中。

2．慢惊风

[主证] 形体消瘦，面色㿠白，神疲，昏睡露睛，时而抽搐，四肢清冷，大便溏薄或便中有未消化完的食物，小便清长，脉沉弱无力。

[治法] 培补正气、息风止搐。

[处方] 补脾经，清肝经，补肾经，揉百会，推三关、曲池，捏脊，摩腹，揉委中。

【随症加减】清肝经、心经、肺经，退六腑，推天河水，揉膻中、中脘、肺俞、丰隆、大肠，推扳门，揉天枢，摩腹，揉足三里，推下七节骨。

三、夜啼

本病多见于未满月的新生儿，或半岁以内的乳婴儿。凡日间如常，夜间啼哭，其形式可为间歇或持续不已，甚至通宵达旦或定时啼哭者，称夜啼。俗称"夜啼郎"。如因初断乳食或夜间喜见灯光，或其他病症引起的夜啼不属于本证范畴。

【病因病机】夜啼多由于以下4种原因造成：

1．脾寒　婴儿素禀虚弱，脾常不足，至夜阴盛，脾为阴中之阴，寒邪内侵，脾寒乃生，寒邪凝滞，气血不通，不通则痛，故入夜腹痛而啼哭。

2．心热　乳母孕期恣食辛香肥甘，或过食炙烤之物，使胎中受热，结于心脾，或邪热乘于心，心火太盛，内热烦躁，或肝胆热盛而致。

3．惊骇　小儿神气不足，心气怯弱，神不守舍而惊惕不安，或目视异物，或乍闻异声，暴受惊恐，神志不守散乱，心神不宁而夜间惊啼不眠。

4．乳食不节　婴儿乳食不节，内伤脾胃运化功能失司，乳食积滞中焦而胃不和，胃不和则不安，因而入夜啼哭。

【辨证论治】

1．脾寒

[主证] 夜间啼哭，神情困倦，四肢欠温，食少便溏，睡喜俯卧，痛时收腹，啼声沉闷，面色青白，唇舌淡白，指纹淡红，不吮乳，大便溏泻。

2．心热

[主证] 夜间啼哭，喜卧，面赤唇红，心神不宁，烦躁不安，哭声高粗，见

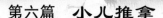

灯光哭啼愈甚，便秘溲赤，舌尖红，指纹青紫。

3．惊骇

［主证］夜间啼哭，声惨而紧，呈恐惧状，心神不宁，睡中易醒，神气怯弱，惊惕不安，面色㿠白，紧偎母怀，脉象、唇舌多无异常变化。

4．乳食不节

［主证］夜间啼哭，厌食吐乳，嗳腐泛酸，腹痛胀满，睡卧不安，大便酸臭，手腹灼热，舌苔厚，指纹紧滞。

［治法］调理脏腑，平和气血，镇惊安神。

［处方］分阴阳，推鱼际，清心经，清肝经，补脾经，揉五指节，推三关，退六腑，推天河水，掐老龙，揉精宁、大肠、中脘、天枢。

四、小儿斜颈

斜颈，又称先天性斜颈，原发性斜颈，俗称"歪头""歪脖子"。是以患儿头向一侧倾斜、面旋向健侧为特征的疾病。患儿出生后如颈部一侧有肿块（有的经过6个月左右会自行消失），继则头部倾斜，多数是因胸锁乳突肌发生纤维挛缩造成，如果病情超过1年且畸形明显者，应考虑外科手术治疗。因颈椎引起的斜颈，不能用推拿治疗。

【病因病机】

1．胎位不正　婴儿在母体内胎位不正、分娩时体位异常，造成了婴儿体内气血运行不畅，经脉受阻，厚而成积，瘀滞颈部而形成本病。

2．一侧胸锁乳突肌发育不良　分娩时一侧胸锁乳突肌受产道或产钳挤压，受伤出血，血肿机化形成挛缩，或胎儿在宫内头部向一侧偏斜，阻碍一侧胸乳肌血运供应。婴儿颈部气血受损，牵拉经筋，筋脉拘急久而软短，颈部活动不利造成斜颈的发生。

【辨证论治】

［主证］患儿的主要表现是，生后马上或数日（1～2周），发现患儿头向一侧偏斜，一侧颈部有梭形肿块（部分患儿数日后可自吸收），继而胸锁乳突肌挛缩，僵硬，突出为条索状或卵圆形状肿块，硬度大小不一，严重者随年龄增大，可发生脸面、五官，甚至肩背不对称畸形。

［治法］舒筋活血，软坚散结。

［处方］第一步：患儿仰卧位，家长以示，中指及拇指拿住患侧肌肉僵硬处

捏揉 5 ～ 10 分钟。

第二步：以拇指或示、中二指自患侧胸锁乳突肌起点至止点施推揉法 2 ～ 3 分钟。并提拿患侧胸锁乳突肌数次，然后家长一手扶患儿肩部，另一手扶患儿头顶，渐渐向健侧扳动或旋转患儿头部，手法由轻到重，幅度由小到大，逐渐拉长患侧胸锁乳突肌肌键，反复数次。手法操作在正常生理许可范围内进行。

第三步：重复第一步的操作方法。

【注意事项】家长在患儿睡眠，或给患儿哺乳，或怀抱患儿时，注意使头向健侧扭转，以助矫正畸形。家长平时可用轻快柔和的手法在患处按揉，提拿，以使肌肉经常放松。

五、鸡胸

【病因病机】由于感受风热，凝注为痰，停心滞胸，咳嗽喘促，肺气胀满，攻于胸膈，即渐成本病。

【辨证论治】

[主证] 胸廓畸形高耸显著，并兼有内热、咳嗽、自汗、气短或有胸瘦腹胀。

[治法] 调补气血，清热化痰。

[处方] 分阴阳，推三关，退六腑，推天河水，运内八卦，补脾，清胃，清肝，清肺，揉四横纹，清小肠。

六、五软

五软即头项软，口软，手软，脚软，肌肉软。

【病因病机】先天不足，后天失调，致气血衰弱所得。

【辨证论治】

[主证] 头项绵软无力，手足软弱，四肢无力，体瘦皮松，言语无力，咬嚼无力等。

[治法] 培补元气，以补肾健脾为主。

[处方] 分阴阳，推三关，退六腑（关 3 腑 1），补肾经、脾经，清胃，揉四横纹、二人上马。

七、五迟

五迟即立迟、行迟、齿迟、发迟、语迟。

【病因病机】统因先天不足，全身发育迟缓。

【辨证论治】

[主证] 筋骨软弱，步行艰难，齿不速长，坐不能稳，毛发稀黄，言语迟缓。其中有五项同时发现者，有仅发现一二项。如4—5岁方能行走，或5—6岁方能言语之类。

[治法] 以补益气血为主。

[处方] 分手阴阳，推小天心，推三关，退六腑（关3腑1），补脾，揉四横纹、二人上马。

八、五硬

五硬即头项硬、胸腹硬、腰背硬、足硬、肌肉硬。

【病因病机】本病多为先天不足、风寒凝滞、血气不能宣通所致。

【辨证论治】

[主证] 头项、手、足、肌肉、口唇呈现板硬不灵，形成强直性瘫痪，面青、气冷、胸膈壅滞，吮乳困难，四肢冷硬。

[治法] 祛风散寒，升阳活络。

[处方] 补脾，推三关，分阴阳，推小天心，揉一窝风，平肝，补肾，揉二人上马，揉外劳宫、阳陵泉、环跳。

第22章　小儿保健推拿

小儿处于生长发育的关键时期，各个系统、各个器官组织均处于不完善的阶段，加上体质柔弱，抵抗力不强，容易患各种疾病。因此，平时就要注意小儿的卫生保健，注意不断调整小儿身体的状态，适应外界环境的变化，增强自身素质，预防疾病的发生。

而小儿推拿保健方法，简单易行，易学易用，既无痛苦，又无不良反应，与孩子朝夕相处、嬉戏欢乐之时，简单地操作一些推拿保健手法，既增进与孩子的感情，又起到了健脾和胃、增加食欲、强壮身体、预防疾病的作用，促使小儿健康地发育成长。

第一节　小儿常用保健法

1. **婴幼儿日常保健**　小儿的生理特点是脏腑娇嫩，各器官功能发育不完善。因此小儿对各种疾病的抵抗、防御能力较弱，易患各种疾病。中医学特别注重"治未病"，即在没有生病的时候就注意保健、增强体质，一旦有外邪侵袭人体，可以不得病或得病易愈，病情轻浅。对于体质较弱的小儿来说，日常保健就更为重要。如果每天坚持进行保健推拿，可以使小儿更好地发育和生长，减少生病的概率。

［保健推拿处方］补脾经，摩腹，捏脊，揉足三里。

［注意事项］这种保健方法一般在饭前进行，每天操作1次，每7次为1个疗程。休息3天后，可继续进行下一个疗程。患有疾病期间可暂停，病愈后再恢复推拿。配合进行适当的户外锻炼。

2. **小儿健脑推拿**　学前期儿童的心智发展情况，对日后的成长有很大影响。

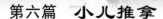

智力的形成是不断成熟的脑发育和周围环境及教育相互作用的结果，人的智力与脑的发育密切相关。智力简单地说就是脑的活动能力，脑活动能力强，就是智力水平高，聪明；脑活力差，就是智力水平低、愚笨或迟钝。

大脑是人类运动、语言和精神活动的中枢。刚出生的婴儿脑重约 350 克，为成年人的 25% 左右，而此时的体重仅为成年人的 5%，可见脑发育在先。婴儿出生后第 1 年为脑增加最快的 1 年，6 个月时脑重量达 600 克，9 个月时达 700 克，到 1 岁时脑重量中达 900 克。以后大脑的增长逐渐减慢。脑重量的增加表明脑实质的生长，但脑的活动能力不仅取决于脑实质的生长，还取决于脑结构的发育。胎儿在第 8 周形成大脑皮质，16 周后开始在大脑皮质表面形成脑沟和脑回，在 6—7 个月时脑沟和脑回已很明显。出生之后的 3 年（婴幼儿时期）是人一生中脑实质增加最快和脑细胞分化最快的时期，脑发育比身体其他部分的发育快许多，如果能在这段时间内，在调整饮食结构，进行食疗保健之外，同时进行健脑推拿，将促进小儿更加聪明、更加健康地成长。

［保健推拿处方］捏脊，点揉肝俞，揉脾俞，揉肾俞，运太阳，推坎宫，揉百会、肩井。

3. 小儿脊柱保健推拿　正常脊柱有四个弯曲部位，称为生理弯曲，即颈椎稍向前凸，胸椎稍向后凸，腰椎有明显的前凸。骶椎有较大的后凸。

小儿脊柱在生长发育过程中，常可因坐姿不良而出现脊柱弯曲、双肩不对称畸形。家长除了平时注意纠正孩子的不良坐姿外，也可采用一些保健推拿方法，预防小儿脊柱畸形的发生。

［保健推拿处方］推脊柱，揉背部腧穴。或小儿仰卧，家长位于小儿头部，用双手握住小儿双腕部反复屈伸小儿上肢数遍。

4. 小儿肩关节保健推拿　肩关节是人体活动范围最大的一个关节，由关节盂、肱骨头、肩关节囊和肩轴组成。关节的正常活动范围是：外展 90°；内收时肘部可达身体中线；屈伸 45°～90°；内旋 70°～90°；上举 180°。正因为肩关节的活动范围大，所以常易损伤。对小儿肩关节的保护除了平时在日常生活中注意外，还可以通过一些推拿保健方法，增强肩关节的稳定性，防止脱臼。

［保健推拿处方］

（1）拿揉上臂，并配合点按肩部腧穴。

（2）按揉肩胛部肌肉。

（3）令小儿屈肘，家长一手捏拿肩部，另一手捏拿肘关节并做内旋，外旋活动。

（4）用双手掌夹住肩关节，反复搓动，直到肩部发热为止。

（5）总收法结束。

5．小儿指腕关节保健推拿　指腕关节是人体平时使用最多的关节，十分灵活，腕关节的正常活动幅度：内收 30°～40°，外展 15°～20°，背伸 30°～60°，掌屈 50°～60°，小儿经常打闹玩耍，指腕关节易发生外伤劳损，家长可对孩子做一些保健推拿，以防止小儿腕指关节损伤。

［保健推拿处方］

（1）小儿取坐位，家长用多指轻揉小儿的指间关节约 10 遍。

（2）拿住小儿手指远端（手指尖一端）做腕关节的屈伸运动和旋转运动数次。

（3）点揉手部腧穴。

（4）在小儿手指部肌肉处做抹法数遍。

6．小儿膝关节保健推拿　膝关节是人体主要负重关节，并且在运动及日常生活中，常因不慎而受到损伤。小儿还处在生长发育阶段，膝关节的稳定性较差，加之小儿天性好动，经常跑跳，易使膝关节受到损伤。为了使小儿膝关节少受损伤，家长平时可在膝关节周围施一些保健推拿手法，以增强膝关节的稳定性和灵活性。

［保健推拿处方］

（1）小儿仰卧，家长用双手按在膝关节上做搓揉法，以局部发热为度。

（2）点揉膝关节周围穴位。

（3）小儿俯卧，家长拿捏小腿和大腿背侧肌肉数遍。

（4）轻轻提起小腿，反复做膝关节的屈伸动作数遍。

7．小儿踝关节保健推拿　踝关节是由胫骨、腓骨、距骨及其周围的韧带、关节囊等组织构成。由于小儿活动量大，踝关节周围肌肉力量弱，在运动时常易引起踝头节扭伤。为了避免扭伤，家长除了平时注意督促孩子进行适当的体育锻炼外，还可在踝关节部施加一定的保健推拿手法，以增加其稳定性。

［保健推拿处方］

（1）小儿仰卧，家长用双手握往内外踝做掌揉法。

（2）用拇指和示指同时点按踝部诸穴。

（3）一手托住脚跟，另一手握住足前部，轻轻旋转摇动踝关节。

（4）小儿仰卧，家长用多指拿捏小腿腓肠肌和跟腱部数遍。

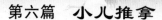

（5）最后搓揉足心涌泉穴。

第二节　小儿常用强健法

1．健脾胃法　脾胃为后天之本、气血生化之源。小儿生长发育所需要的一切营养物质，均需脾胃化生；而婴幼儿脏腑娇嫩，形气未充，脾常不足，易为饮食及外邪所伤；另一方面，小儿生长发育迅速，为纯阳之体，所需营养物质较多，故小儿脾胃吸收精微物质的负荷相对较大。脾胃的正常运转是小儿健康成长的基本保证。

应用推拿强健脾胃，增强食欲，调理气血，已在临床证实是行之有效提高小儿身体素质、增强抵御疾病能力的方法。

［保健推拿处方］

（1）补脾经，运内八卦，揉四横纹、足三里。

（2）按顺时针方向揉摩腹部。

（3）小儿俯卧位，自上而下捏脊3～5遍。

2．强肺卫法

推拿在体表操作，力量传之于里，可直接调节肺部功能。

［保健推拿法处方］

（1）清肺经，补肺经，揉外劳宫。

（2）小儿先取坐位，肃肺；后取仰卧位，开璇玑。

（3）小儿取俯卧位，推揉肺俞、脾俞、肝俞。

（4）擦风池，以透热为度。

3．养心安神法　古人认为"心主神明，如小儿精神振作，二目有神，活泼好动，面色红润，呼吸均匀，是神气充沛气血调和的表现。如小儿见闻易动，易受惊吓，神乱不安，这种状况是一种病症表现。小儿不能安眠有碍其生发育。因此小儿的精神调摄极为重要。

［保健推拿法］

（1）小儿取坐位，揉五指节，平肝，清天河水，捣小天心，揉二马。

（2）姿势如上，行猿猴摘果。

（3）小儿俯卧，用示指、中指、无名指三指并拢，轻轻而有节奏叩拍督脉，自大椎而下，直至龟尾部。

4．益智健脑法　正常小儿的健康成长，是肾阴肾阳相互协调、相互支持、相互影响的结果。可见人的智力活动与肾有着十分密切的关系。不论先天后天因素，总离不开肾。肾主藏精，精生髓，髓上通于脑，故又称脑为髓之海。精足则令人智慧聪明，故保健推拿促进小儿的智力发育，身体健康，精神愉快。对小儿囟门进行推拿，可直接刺激脑内组织，促进细胞的分化、成熟，从而促进小儿的智力发育。

[保健推拿处方]

（1）小儿取仰卧位，医者以左手托小儿左手使手心向上，调五脏，再用拇指或中指螺纹面揉二马。

（2）囟门的推拿法：①摩囟，用单手示指、中指、无名指三指并拢在囟上轻轻抚摩，可顺时针与逆时针交替进行。②推囟，医者两手拇指放于囟前，余四指分扶头之两侧，交替从囟前推至囟后。③揉囟：用拇指或示指、中指、无名指三指轻揉囟门。④震囟：用拇指或大鱼际吸定囟门，快速震颤。

（3）小儿坐立或俯卧位，医者以双手拇指、示指捏脊，重提肾俞、脾俞、心俞，然后从大椎穴至膀胱穴，由上而下反复推10遍。

第七篇

中医情志调适

传统的中医学融合了许多心理学思想，尤其是与对养生的重要性及实践方法的认识与建树，已经成为当今中医心理学界的共识。心理养生是指在日常生活中通过各种方式调节心理活动，从而达到保养身体、减少疾病、增进健康、延年益寿的目的。

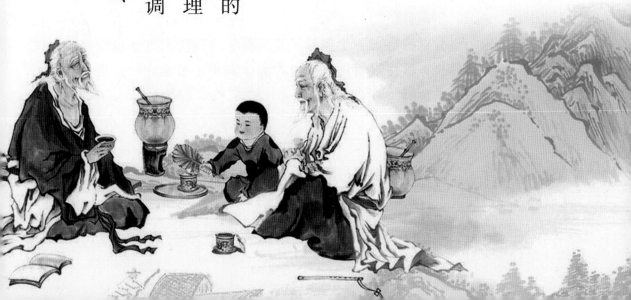

第23章 心理养生的原则和方法

第一节 心理养生的原则

心理养生强调形神合一，这既是中医心理学的理论基础，也是中医养生的指导原则。因此，在养生过程中的一条重要法则就是强调形神兼养。

"形乃神之宅"，对形体的摄养，主要指脏腑、形体、气血、筋骨等，脏腑是形体功能活动的核心，因此，养生以协调脏腑为主。养生必须做到十二脏腑的功能不得有所失职，必须协调统一。心的主宰作用至关重要，"心主"不明，则其他脏腑功能就要受到影响，使血脉不和，整个机体就会失调，长生病患。

此外，《黄帝内经·素问·八正神明论》还说："故养神者，必知形之肥瘦，荣卫血气之盛衰。血气者，人之神，不可不谨养"，强调了对气血、形体、筋骨的摄养。

第二节 心理养生要领

中医学历来十分重视心理卫生保健，有关养生的理论与方法也颇多，中医心理学所倡导的养生方法主要有清静养神，养性调神、节欲守神、怡情畅神、顺时调神、动形怡神等。

一、清静养神

清静养神，是指精神情志保持淡泊宁静的状态，适度感受外界事物，减少或摒除各种不良情志刺激的方法。

如何能够实现"清静"呢？那就要求做到安定情志，适应环境，避四时之虚邪贼风，实现清静，心静则不躁，神安则不乱，精神方可内守，精气自然旺盛，邪气就无法侵犯，疾病也无从可生。

要达到"清静"，必须做到：①恬淡虚无，也就是志闲寡欲，情绪安定，没有贪求妄想。即是摒除杂念，畅遂情志，神静淡泊，保持"静养"的含义；②恬愉乐俗，也就是要知足常乐，充满自信，适应于一般世俗的生活方式和习惯，内无杂和忧患。这样就能达到圣人治身的境界了；③无恚嗔之心，七情本是脏腑正常的情志活动，如若太过，必然会伤及脏腑气血。

清静是一种良好的心身状态，古人在保持心态平衡方面颇有妙招。如《养生药言》云："从静中观物动，向闲处看人忙，才得超尘脱俗的趣味；遇忙处会偷闲，处闹中能取静，便是安身立命的功夫。"劝诫人们要及时调整心态，对挫折与烦恼有正确的认知，改变不良的情绪状态。

二、养性调神

养性调神，是指培养良好的道德情操，养成良好的性情，促进身心健康的养生保健方法。"德"实际上是一个大的哲学范畴，包含有仁、义、礼、智、信等方面。

古人十分重视修德，要做到行宽心和，动静有礼，不取非伤，心无猝诈，怜孤恤寡，敬爱卑微，受辱能忍，见贤内省，崇尚胜己，推功行善，不好阴谋，怀诚抱信，得失不利，仁慈谦让，内修孝悌等。健康的德行、高尚的情操、良好的性情是养生保健的基础，孔子就曾在《论语·雍也》中指出"仁者寿""仁者爱人"，明确地肯定了宽以待人的美德与长寿的关系。

三、节欲守神

节欲守神，是指通过克服欲望、保持心理平衡以达成心身健康的方法。节欲的含义有广义、狭义的不同，心理养生的角度是广义的节欲含义——节制欲望。人的各种需求都属于欲，如耳之欲五声，目之欲五色，口之欲五味等，涉及衣食住行各个方面。《荀子》说："欲虽不可去也，求可节也。"所以广义的节欲主要指节制一切声名物欲，《道德经》曰"少私寡欲"。其具体内容，有强调节制酒、色、财、气者；有要求做到薄名利、禁声色、廉货财、损滋味、除佞妄、去妒忌。

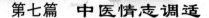

四、怡情畅神

怡情畅神是指调和七情，保持良好的心理状态。《内经》中反复强调"和喜怒"是智者的养生之道。

喜怒哀乐，本是人之常情，善于养生的人，并非遇不到烦恼，只是他们善于自我排遣和及时化解。古人倡导从三个方面处理忿怒之情：①养性避之，平素多注重修养性情，自然不易恼怒；②以理抑之，通过认知上的改变，用理智来减轻自己的怒气；③排而移之，采用多种方式来排解心中的郁怒，或向他人倾诉，或参加体育运动，来转移注意力。可以看出，现代心理学所提倡的情绪调节方法与我国古代的养生方法同出一辙。

五、顺时调神

中医心理学从"天人相应"的养身观出发，认为人的身心健康与自然界的变化息息相关，必须遵循自然界四时阴阳变化的规律，方可摄生长寿，安享天年。养生必须象自然界的变化规律一样，仿效日月盈亏之运，辨别星辰方位出入，适应阴阳升降的变化，分别四时气候以调养身体，这样方可使寿命延长到极限。

顺时调神，就是顺应自然规律（四时之气）来调摄精神的方法，根据一年四季阴阳消长、寒暑变迁及万物生长收藏的自然变化，采取相应的形神调摄方法，与自然变化协调一致，以保持身心健康。

六、动形怡神

尽管中医养生力主"清静"，但并非完全排斥动形以怡神。动静怡神的真正涵义就是"运体祛病，形健神全"，在动形之中，也能静神、怡神。

例如散步，"散而不拘之谓，且行且立，且立且行，须有一种闲暇自如之态""步则筋舒而四肢健""缓行数百步，散其气以输其食""绕室行千步，始就枕"等（《老老恒言》），散步既能舒筋活络，也能动中得静，动而怡神，真正是"散步以养神"。

动形怡神的方法很多，其关键是培养业余爱好，通过活动形体、获得乐趣，以达到怡神的目的。如《养老寿亲书》所载"十乐"，除了"澄心静坐"之外，其他如浇花种竹、登城观山、读书义理、听琴玩鹤、学画帖字等，均有助于修养心身。

第24章 心身发展与养生

人体的形成及生长发育，内在的脏腑气血不断充盈，逐渐旺盛再渐至衰减。一方面表现于形体的变化，同时也会表现为心理过程的形成与发展。在每一个阶段，由于内在的脏腑功能和气血盛衰的基础不同，其外在的表现特征也有不同。再加上个体所生活的客观环境等因素的影响，从而形成相应的心理发展特点，决定了心理养生的重点。

第一节　儿童心理及养生

一、儿童心理健康的标准

判定孩子心理是否健康，其标准大致有如下几方面：

1．良好的生活习惯　生活习惯包括饮食、睡眠、运动、言行等方面。有的幼儿喜欢在入睡时由母亲抚着、有的偏爱吃某类零食等，这属于成长过程的正常现象，并非心理疾病。

2．良好的个性　良好的个性包括具有一定的自尊心、自信心和自控能力，无怪癖、无恶俗举止，日常生活中基本能保持平和、乐观、谦让、乐于助人等正常人格。

3．正常的智力　孩子的智力水平是有差异的，只要基本符合该年龄阶段的智力发展水平，便属正常，这可从语言、想象力和思维能力等方面来测定。

4．正常的心理素质　表现为无过分畏惧、惊恐、焦虑，活泼大方，具有一定的适应能力。反之，常常表现出过度恐惧、多动症、强迫症、孤独症、忧郁症以及偏执倾向等。

5．较强的好奇心和记忆力　对于自己感兴趣的东西，更会显得好奇兴奋、念念不忘。如果一个孩子对任何新鲜事物都显得漠然冷淡，那么孩子的心理便有问题。

6．善于与人交往　善于与同龄人交往，在交往的过程中能与人平等、友好、和谐地相处，无猜忌，无严重的嫉妒心理，无明显的凌弱欺小行为等。

二、儿童心理健康培养

儿童时期是培养健康心理的黄金时代，各种习惯和行为模式，都在这时奠定基础。如果有一个好的开始，将来可使孩子们的品德智力得到健康的发展。如果在此时忽略了孩子的心理卫生，那么，希望孩子成人后有健全的人格和健康的心理，就比较困难，甚至是不太可能的了。

1．让孩子明白和摆正自己在家庭中的地位　珍爱子女是人之常情，但不少人家往往把珍爱与溺爱混淆起来，把孩子摆在至高无尚的位置上，什么事都以孩子为核心，娇生惯养，诸事依从，这容易形成孩子自我中心、任性、自私、专横，或怯懦、缺乏独立性等不良性格特征。将来一旦失去家人的保护，就会变得胆小、畏缩、人际关系差、心理承受能力低，势必要在心理上造成更大更多的挫折。

2．让孩子多感受和睦家庭的温暖　和谐而又温暖的气氛，是有利于幼儿心理卫生的，对形成他终生的道德情操都有意义。相反，有的家庭不和睦，争吵不休，常使孩子无所适从，恐惧不安。现实生活中这样的孩子容易感觉到孤独或患口吃、胃病、夜尿症和自闭症等。

3．支持孩子多做游戏　喜欢游戏是幼儿的天性和主导活动，也是儿童身心健康发展的重要途径。要让孩子多玩自己爱玩的游戏，要支持孩子与别的孩子一起玩，成人不必多加干涉。与孩子们在一起玩，就是学习，就是交际，而且更能享受游戏中的乐趣，这对他们的身心健康发展是有益的。

4．注意培养孩子的独立性　幼儿在心理发展上是个自我中心时期，3岁就可表现出独立愿望。虽然他们本领不大，但往往这要自己来，那也要自己干，显得不太听话了。但这正是孩子心理发展的一个明显标志，是独立性开始发展的表现。对于这种情况，家长要因势利导，切不可违背规律强行压制孩子。

5．正确对待孩子的过失和错误　孩子小，知识经验少，能力不强，许多是非不清，因而出现过失和犯错误在所难免。对于孩子的过失和错误要心平气和地教育和耐心仔细分析原因，不要让孩子心里感到委屈。打骂孩子会更加伤害孩子的自尊心，甚至形成不良的品德和人格。批评教育孩子时，父母口径要一致。以免使孩子无所适从，不愿接受教育。

6. 正确对待和处理幼儿口吃和遗尿症等疾病　男童大约4%、女童大约2%患口吃，多是因为幼儿突然精神紧张或经常模仿口吃者造成的。看起来是小事，但对孩子的心理挫伤很严重，往往形成孤僻、羞怯、自卑等不良性格特征。所以，家长不要让孩子紧张，不让孩子模仿口吃。而患了口吃后不要讥笑他们，更不能打骂，而要鼓励他们精神放松，树立信心，慢慢纠正。

遗尿症除了遗传外，大都是由于精神紧张或不良习惯造成的，少数是父母对孩子溺爱不加训练造成的。这些儿童遗尿后，自己感到不好意思，家长万万不可再施以羞辱或责骂。因为孩子越紧张，遗尿症越难治好。因遗尿而受责打的孩子很容易形成焦虑、抑郁、自卑等不良性格特征。

三、家长在儿童心理健康中的作用

儿童期的心理健康与父母亲的教育及模范作用密切相关，大人的言行举止往往是孩子学习与模仿的对象。所以，家长在关注孩子心理健康的同时，更要注重自身的心理健康和形象。父母在培养儿童的过程中应该重视儿童的心理发展规律，关注儿童身心的健康发展，需要注意以下几点问题：

1. 不能过分地关心（溺爱）孩子：对孩子的过分关心其实就是溺爱，容易使孩子过度地以自我为中心，认为人人都应该宠着他，结果成为妄自尊大、目空一切的人。

2. 不要过分夸奖、炫耀孩子：孩子在幼儿园或学校表现好、学习取得了好成绩，略表赞许和鼓励即可，过分夸奖和炫耀会使孩子沾染骄傲自满和沽名钓誉的不良心理。

3. 不可贿赂孩子：家长不能动不动就给孩子钱，也不能把给钱作为对孩子的什么奖励。要让孩子从小知道权利与义务的关系，不尽义务不能享受权利。

4. 不必过于亲近孩子：家长不必过于亲近自己的孩子，包办代替他的一切。应该培养孩子的独立能力，鼓励孩子多与同年龄人一起生活、学习、玩耍，这样才能学会与人相处的方法。

5. 不要勉强孩子做一些不能胜任的事情：孩子的自信心多半是由做事成功而来，强迫他们做力所不能及的事情，只会打击他们的自信心。

6．家长在平时同孩子接触交往中不要对他们忽冷忽热、喜怒无常，否则，会使孩子敏感多疑、无可是从、胆小畏缩、情绪不稳。

7．对孩子不能有欺骗和恐吓言行：欺骗和恐吓孩子会丧失父母在孩子心目中的权威性，以后的一切告诫，孩子就不会服从了。

8．不要对孩子太严厉、苛求、甚至打骂：过多严厉批评和打骂会使孩子养成自卑、胆怯、逃避等不健康心理，或导致反抗、说谎、叛逆、离家出走甚或自杀等异常行为。

9．不要在小伙伴面前当众谴责或嘲笑孩子：在同伴面前被谴责或嘲笑，会造成孩子怀恨在心和无地自容的心理，大大损害了孩子的自尊心。

10．在批评孩子的问题上，父母双方的意见一定要保持一致，不能一个批着，另一个护着，让孩子感到父母之间意见也不统一，也有分歧，使批评不起作用。

需要指出的是，有的父母误将一切听从大人嘱咐、一切按大人意图行事的特别听话的"标准儿童"当作"心理健康的儿童"，这样的儿童往往也是老师喜欢的学生。其实，这样的孩子才是问题儿童。一切按大人的意图办事，一旦没有了大人的指点，就会茫然不知所措。这样的孩子心理上不健康，人格上有缺陷，智力的发展也受到束缚。小孩子有点"淘气"、对大人的有些话并不言听计从，也并非坏事。这种孩子往往兴趣广泛，考虑问题的思路更广阔，心理发展比较健康。所以，在教育儿童时应注意让孩子有一定的主见和独立性。只要孩子能遵守生活制度、讲卫生、有礼貌、不自私、不说慌，其他问题则不必多加干涉。

第二节　青年心理与养生

一、青年期的心理特点

人的心理发展是一个由低级到高级、从简单到复杂、从幼稚到成熟的过程。青年期是一个从幼稚走向成熟的过渡期，随着生理的变化、环境的影响、教育的作用，青年的认识能力迅速提高，突出表现在逻辑思维的发展上；情绪和情感比较强烈，富于热情，好幻想，喜欢新奇的事物；自我意识迅速增强，促使其热情努力，积极向上，富有朝气和理想；反应敏捷，对事物的敏感性增强，易于接受新事物、新信息，等等。但是，青年期作为个体心理尚未完全成熟的时期，其心理发展也具有许多独特的特点。

（一）青年心理发展的特点

青年期是人生发展变化的重大转折时期。随着生理的变化，尤其是性的成熟，以及环境的影响、教育的作用，都在一定程度上引起青年心理的明显变化。然而，青年期尚处于未完全成熟的时期，由于知识经验少，使其心理在发展上出现了一系列不同于儿童也不同于成人的明显变化，具有许多独特的特点。具体而言，青年的心理发展集中地表现出这个阶段的过渡性、闭锁性、矛盾动荡性和社会性四个特点。

1. 过渡性　青年既保留有儿童的某些心理待点，又具有成人的一些新的心理品质，这些新旧不同的特征，在青年期心理发展过程中交叉重叠出现。一般来说，青年前期是一个半幼稚、半成熟的时期，是独立性和依赖性、自觉性和幼稚性错综复杂、充满矛盾的时期；而青年后期则是一个逐步趋于成熟的时期，是个体独立走向社会生活的准备阶段。

青年心理发展的过渡性主要表现在。

（1）心理上的成人感：由于青年身体快速发育和性的成熟，表现为其具有了成人特征，使其心理上具有了成人感，对于成人应有的成熟有了强烈的追求和渴望。在这种情感的作用下，他们在为人处事的态度上会发生显著的变化，总是试图以自认为较成熟的方式去处理，但由于他们还没有完全成熟，他们的认识和学习能力还处于发展时期，尽管具有一定的逻辑思维水平，能够进行系统、全面的知识学习，但其认识或学习仍不够全面、深刻；情绪、情感强烈、丰富，富于热情，但还不稳定，并常常缺乏控制；青年的思维逐渐趋向于成人水平，抽象思维开始占据优势地位，逐渐由经验型向理论型过渡。这些事实说明，尽管他们主观上认为自己成熟了，但在客观上，他们无论在生理、心理上都还有许多不成熟的地方，只是处于一种半幼稚、半成熟，半儿童、半成人的过渡状态。例如，青年处理事件时，爱充大人，希望得到人们的认可与尊重，但是他们的行为又难免流露出孩子气。

（2）否定童年又眷恋童年：对于成长中的青年来说，随着身体的发育成熟，他们逐渐脱离无忧无虑的、天真烂漫的童年时代，他们会在很大程度上希望把自己的行为与儿童早期的行为区分开来，对自己的童年生活中不成熟的痕迹加以否定，改变自己的兴趣爱好、思维方式，以新的姿态来面对接踵而至的许多挑战与问题。

但是在否定童年的同时，他们又眷恋着童年无忧无虑的生活，喜欢用儿时的简单方式处事及宣泄情感，同时，在生活中遇到困难或障碍时，他们仍希望把父母作为自己的保护伞，得到他们的关照。

2. 闭锁性　所谓闭锁性是指人的心理活动具有某种含蓄、内隐的特点、它是相对于人的外部行为表现与内部心理活动之间的一致性而言的。由于青年思维的发展，对外部世界认识的广泛性和深刻性的发展，尤其是对新的自我的出现，他们更多地关注自己的内心体验，心理活动开始走向自己的内部世界。此外，随着独立性与自尊心的发展，他们逐渐失去了儿童时期的外露、直率、单纯和天真，开始有了自己的秘密，不再轻易地表露自己的内心世界，而是更多地封闭自己，于是心理活动出现了闭锁性。

青年的闭锁性表现在以下几个方面。

（1）保守自己的秘密：他们不愿向别人倾述自己的感受与秘密。他们喜欢偷偷记日记，自己向自己倾吐秘密。他们开始愿意有自己的房间、自己的抽屉要上锁、反感别人随便翻动自己的房间等。与此同时，他们在与人交往中变得不那么坦率了，即使对最亲近的人也不易做到心理上毫无保留，他们不轻易向别人吐露真情，对一些问题总是以各种借口拒绝回答。因此，处在青年期的个体不仅与父母、教师之间不易沟通，就是在同龄人中也很难找到真正的知音。正因为如此，青年常常感到非常孤独寂寞。

（2）反抗父母管束：到了青年期，青年开始要求从儿童时代那种受父母保护、监督、依赖的关系中摆脱出来，自己来决定自己的行动，并在家庭中要求获得平等和独立的地位。美国著名心理学家霍林沃思曾用"心理性断乳"来描述青年期的这一变化。具体表现为：

在情感上，他们与父母拉开了距离，不再像儿时那样与父母亲密无间，甚至有的孩子开始挑父母的毛病，并试图摆脱对父母的依赖获得真正的自由、独立。他们必然要寻找可能的"替代品"。第一种"替代品"就是他们崇敬的、模仿的英雄人物，或被社会赞许的理想人物，并常常把感情重新寄托在他们身上；第二种"替代品"就是他们身边的某位他们热爱的、尊敬的老师或大朋友；第三种"替代品"，就是他们自己喜欢的同龄伙伴或好朋友。这三种"替代品"都能使他们及时鼓起精神。

在思想上，由于他们的抽象逻辑思维以及思维品质中的独立性、批判性迅速发展，促使他们对于任何事件都愿意通过自己的大脑进行分析和判断，不愿接受现成的观念和规范，于是他们开始审视父母的观点，哪怕是过去他们一直相信的观点也要重新审视。同时，随着青年生活空间的扩大，交往范围的展开，与其他成人的接触交流越来越多，这会使他们产生对比，也会发现父母身上存在的缺点正是由于从前定形化了的思维习惯与相信父母总是正确的理想化看法，使今天父母的缺点显得更为突出，从而使父母的榜样作用也开始动摇与削弱。

在行为上，他们要求父母、教师给他们以更大的自由，把他们当成大人看待，让他们独立地做事，开始反对父母对他们的各种干涉、指导、控制。如果他们感受到某些方面享有的自由被剥夺时，自身激发的一种抗拒心理，即反抗心理出现，他们的行为就会发生很大的变化。在反抗心理的支配下，他们的表现得或态度强硬，举止粗暴，对他人的态度表现得过于敏感，常因区区小事而暴跳如雷；或漠不关心，冷淡对待，反抗行为不显露于外，对对方的一切置之不理。

3．矛盾动荡性　随着身体的发育，青年必须适应发展中的新自我，同时还必须适应别人对于他的新形象所表现出的反应。然而，由于身心方面发展的不平衡，因此会产生不稳定的现象，心理上的"成人感"与"幼稚感"并存，忽而"成熟"，忽而"幼稚"，表现出各种矛盾的心理现象。青年的动荡性主要表现在：

（1）独立与依赖的矛盾：青年期强烈的成人感会促使他们产生强烈的独立意识，并且随着活动能力的提高，活动范围的扩大，青年已经能够自主应付学习和生活中的一些问题，对成人的依赖逐渐减少。他们喜欢独立，对于一切都不愿顺从，开始按照自己的意愿做事，与父母的"权威"的冲突日益增多，常常处于一种与成人抵触的情绪之中。但他们通常过高估计了自己的独立生活能力，一旦离开父母后，由于其处事缺乏经验，很容易遭遇困难与挫折，难以独立生活，而此时他们还是要求助于父母，表现出其对父母的依附性，这也充分说明了他们处于独立性与依赖性相互交织的矛盾之中。

实际上，在青年期，个体的心灵深处是无法完全摆脱对父母及其他成人的依赖与屈从的，只是他们的依赖方式和程度与过去相比有所改变。例如，童年时对父母的依赖更多的是在情感和生活上，而青年则更希望从父母那里得到精神上的理解、支持、信任与呵护，他们需要在自由自在、无拘无束的气氛中同家长、老师平等的交流感情、倾吐心声。尤其是在遭遇挫折时，他们更渴望得到成人的及时关心、爱护和指导。

（2）性意识增强与道德要求的矛盾：由于青年神经系统发育接近成人，以及性的成熟和第二性征出现，他们的性意识开始觉醒并逐渐增强，心理开始对异性充满了好感、爱慕之心，有着同异性亲近交往的愿望，但各自表现不同，如有的想与异性朋友交谈、接触；也有的起哄；还有的在异性面前表现得特别勇敢、竭力显示男子气概，或表现得特别温顺，显示女子气质。但是由于社会氛围的影响，加之其对性知识和性道德观念的缺乏，他们压抑了自己的欲望，在行为上表现为故意疏远异性伙伴。这就表现出了性生理成熟与社会规范之间的矛盾，这种矛盾一直困扰着青年，也影响着青年正常生长及发育，家庭、学校和社会要提供正确、有效的指导，加强性意识教育，促使青年形成正确的性观念和性认识。

此外，这一时期还存在着对未来发展的认知与现实社会认知脱节、学习文化知识的繁重负担与文娱爱好空间的矛盾等。

4．社会性　由于社会文化因素的影响，个体在成长过程中，他们对待自己以及对待别人的一切行为，随年龄增长而逐渐产生变化，这样，他们通过社会环境中与人、事、物的交互作用，而逐渐学会认识自己、了解别人，逐渐由单纯的自然人变为具有社会性。在青年期，由于社会地位的变化，其活动社会性的增强，青年对社会生活越来越关注，同时，他们与社会环境的接触越来越多，社会环境对青年社会化的影响也越来越明显。他们已不再像儿童时期那样的更多受家庭、学校的影响，而随着交往领域的扩大、活动范围的增加，更多地受同辈团体及社会风气的影响，他们的心理带有极大的社会性。

青年的社会性主要表现在：他们已不拘泥于儿童时那种仅仅对自己或自己周围生活中具体事物的关心，而是开始以极大的兴趣观察、思考和判断着社会生活中的种种现象与问题，希望从中找出现象的本质，形成自己的看法；他们的社会性情感越来越丰富和稳定；他们已逐步形成一定的为人处事的态度和行为方式，动机、兴趣、品德、自我意识、世界观与人生观都开始逐渐形成并且稳定。

5．两级性　青年心理的两级化特征的具体表现。

（1）精力旺盛与无精打采：青年可以一段时间内精力旺盛、过度活动，但也可能很快走向反面，变得冷淡、无精打采和厌倦。

（2）快乐和痛苦：青年很容易在快乐和痛苦这两个极端间摆动，比如在异常高兴、欢乐和欣喜后被烦躁不安、悲伤郁闷和忧愁所代替。

（3）自尊和谦卑共存：自信、虚荣、自高自大和自卑、自疑、羞怯等在这一阶段可能会同时存在。

（4）自私与利他的轮替：在青年期，既可看到儿童似的的自私心的存留，也可看到理想的利他主义的提高。

（5）好行为与坏行为交错：青年的善良和美德很纯洁，但也容易受邪念的诱惑，出现追求正义与说谎、犯罪等好坏行动的交替。

（6）孤独和归属同在：青年既追求同伴友谊也关心内心状态，有时积极建立密切的友谊，有时又感觉孤独。

（7）兴趣和冷漠并存：渴求知识、兴趣热烈，也有漠不关心的表现。

（8）在知与行之间摆动：有雄心壮志，常常热衷于安排计划，有时又会直接行动。

（9）保守和激进间"穿梭"：想改造现实，有时又走向另一极端，崇拜过去的成果。

（10）聪明与愚笨同在：有高度的直觉，能预见一些未来但又掺杂着失败和稚气。

（二）影响青年心理发展的生理因素

人的心理是在一定的生物遗传的基础上发展起来的。它是心理发展的内部条件或自然前提，它为心理发展提供了可能性。同样，生理变化为人的心理发展提供了物质基础。尤其在青年期间，从出现性成熟的特征到完全成熟，生理上发生了巨大的变化，这些变化对他们的智能、心理和行为都会产生深远的影响。

1. 生理变化对青年心理发展的影响　生理变化对青年的心理既有直接影响，又有间接影响。

（1）直接影响：指身体的生理变化直接导致了青年的心理变化。就青年外形来说，他们身体发展越来越与成人相同，这样，促使他们产生了大量类似成人的新需要，激起对生活的美好憧憬。由于身体、生理和心理上都处于成熟高峰，具有充沛的青春活力，对自己的力量充满信心。同时，由于知识阅历增加，交往范围、生活领域的扩大，新需要大量涌现。如：渴求完全独立自主；要求绝对受别人尊重；渴求参加社会活动，关心政治；要求丰富多彩的业余文化生活；渴望与同辈人的广泛交往，特别是志趣相投的知心友伴；强烈希望获得异性的亲密情意；对未来充满美好的愿望和向往。

脑的功能的完善，促使其创新抽象思维有了大的发展，对事物的认识与评价不仅限于当前直接接触到的，而且能更多地进行间接的判断和推理，并有预

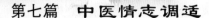

见性，对新鲜事物特别敏感，厌恶因循守旧，勇于探索和创新。同时，也使青年反应灵敏，行动迅捷。当大脑的功能发展到一定的程度，其兴奋和抑制过程平衡后，大脑左半球的言语调节功能迅速增强，青年的心理及行为自我调节和控制能力会得到显著提高。

（2）间接影响：主要通过个人、社会对这种身体变化的评价和态度发生作用的。这种评价与态度能起到中介的调节作用，如青年对身体变化的意义及其重要性的自我解释；这些变化是否符合社会文化正常模式的要求与判断；成人对这种变化所做出的反应的理解等。由于青年对自身变化认知的不足，以及父母、同伴、社会对此所持的态度和看法的不同，在产生总体影响情况下，也会产生个别影响。

例如，青年外貌的变化引起了他们对自己的身体、容貌、风度、气质等各方面的关注，并开始意识到美和欣赏自己。他们会因为拥有了健壮的体魄、美丽的面貌而心满意足、沾沾自喜，也会由于体型、容貌、姿态、语言等方面的缺陷和弱点而产生自卑、羞怯、敏感、忧愁等。这种青年关心身体外表的自我期望及他人的期望会影响到他们的自我形象等。换言之，青春期身体变化对青年的影响并不在于变化本身，而在于青年对这些变化的意义和重要性的解释，在于青年对他人反应的理解，以及对这些变化是否符合社会文化模式的认识。而这些都依赖于个体对自身变化快慢的认知、他人对此所采取的态度以及社会对进入青春发育期时间的看法。

2. 特定生理事件对青年心理的影响　首次遗精和月经初潮分别是男女青年所必须经历的重要生理事件。他们对这样的特定的生理事件的态度和反应必然会影响他们心理发展。

（1）首次遗精对男性心理的影响：遗精是男性在非性交活动下的射精，是男性成熟的标志，是男性具有生殖能力的信号。男性的首次遗精是青春发育期的男性身体发育成熟到一定水平出现的，一般发生在 13 — 15 岁。

首次遗精对男性青年的心理会产生很大的影响。由于他们对遗精几乎一无所知，毫无心理准备而恐慌、焦虑；也由于他们产生了与性有关的体验，一旦发生遗精，他们既感到新奇又感到害羞；再则，由于在他们观念中存在着"一滴精、十滴血"的旧观念，认为遗精会影响健康等。所以，遗精会使他们产生害羞、新奇、恐惧等心理。

（2）月经初潮对女性心理的影响：月经初潮是女性月经周期开始，是女性逐渐走向成熟的标志，是女性具备生殖能力的信号。月经初潮是女性身体发育成熟之后才出现的，一般发生在 11 岁左右。

月经初潮对于女性青年的心理发展也会产生很大的影响，但取决于两个因素：一是她们对此的了解程度与准备状态。如果她们对月经的知识一无所有，没有很好的心理准备，那么月经初潮的确会使人感到惊慌、不快，也会使她们产生紧张、害羞、恐慌、好奇、无所谓等心理体验；二是家人尤其是父母对性问题所持的态度。研究表明，生活在父母对性问题持否定、保守态度家庭中的女孩比生活在持开放态度家庭的女孩对月经初潮的体验会更为消极、局促不安，也易引起她们的性神秘和性好奇。

总之，男性首次遗精和女性月经初潮分别引起其较强的心理反应可以说都是正常的。只要进行正确的引导与教育，使他们能够从积极意义上认识这些都是人的正常生理现象，就不会产生不可解决的心理问题。

二、青年期的心理调摄

青年期的心理保健涵盖了两个时期，一是青少年期，又叫作青春发育期，处于初中至高中阶段，是介乎儿童与成人之间，从幼稚变为成熟（生理上、心理上和道德面貌上的成熟）的一段承前启后的过渡时期；二是成年初期，在 18－30 岁。青年期的个体一方面他们正在竭力摆脱童年时期的幼稚状态，向成人过渡，要求像大人那样行事；但另一方面他们又还不成熟，并没有完全具备成年人心理所具有的一切特征和能力。因此，他们的内心生活可以说是充满着矛盾和冲突，处于一种非常不稳定、不平衡的状态之中。如果没有良好的社会条件，没有及时正确的引导，就会使他们的情绪生活、行为活动和性格特征发生种种问题，造成心理上的各种不良反应或不轨行为，也可以成为诱因导致各种精神障碍。

（一）青少年期的心理保健

青少年期是青年期中生理发育最明显的一个时期，由此而引发的一些心理问题是这一时期心理保健的重点。

1. 获取正确的性知识与性教育　这一时期的男孩子开始出现遗精，女孩子开始月经来潮。随着生理上急剧变化而来的心理上的突出变化是开始出现性欲，以及与此相联系的一系列复杂的内心情感体验，并产生了追求异性的需要。这时候，在处于青春期的青少年男女面前，围绕着性的问题就会出现许多他们从来没有接触过的新现象和新问题，需要他们正确对待和处理。这时，一旦受到社会上的不良影响就会矛盾激化，以致误入歧途。即使是一般的问题处理不好，也会对自己的心理和身体两方面造成损害。因此，对青少年进行正确的性知识和性道德的教育，将会有助于他们正确对待和处理好可能出现的性方面的种种问题，从而避免由此产生的各种不良影响，这是青春期心理卫生的一项重要措施。

家庭与学校是青少年接受性教育的主要渠道。家长、老师都应该坦然地面对这一问题，因为"性"本来就是人一生中很重要的领域，谁也不能回避，刻意的掩盖反而会造成更大的祸乱。如果主渠道不畅通，还不具备分辨能力的孩子，面对良莠不齐的各种信息就容易把握不住，失去方向，他们对性的态度很可能是畸形的，造成心理上的疾病。性教育的内容不仅要包括生理知识，还应涉及性心理、性道德、性伦理等方面的内容，让青少年以正常的心态面对"性"。

2. 发展自我意识　从心理学的角度来看，由于少年意识到自己已经长大，开始把自己看作是"成年人"，对自己的要求有了更高的自觉性。渴望与成人一样具有平等的地位和权利，像成人一样完成各种社会义务，这就是"成人感"。这种"成人感"或是独立性是少年时期的突出特点。这种愿望提高了他们的责任感，发扬了他们的创造性和主动性。

因此，家长和教师对他们的评价要做到恰如其分，尊重他们的地位和权利，承认他们是一个独立的成员，平等相待。遇到矛盾时，要循循善诱地予以解决，关心和帮助他们学会客观地、全面地看别人和自己，学会辩证地分析问题，逐步引导，不要让他们感觉教师、家长是把自己的意愿强加给他们。

3. 调节情绪活动　青少年正处在精力旺盛，充满活力的时期。他们的情绪活动特点是：能够激发很高的热情；情绪变化强烈而带有冲动性，难于保持稳定、深刻和持久；不善于用理智来控制自己的情感和情绪。可以因一点点称心愉快的事情而得意忘形，也可以因受了一点委屈而懊丧不已。他们的情绪生活特别容易受到干扰和破坏。因此，学会有意识地调节和控制自己的情绪活动，建立正常的积极的情绪生活，就成为青少年心理卫生的一个极其重要的问题。

对家长和教师而言，帮助青少年建立正常和健康的情绪生活，最好的途径是引导青少年建立广泛的兴趣，除了正常的学习和工作以外，开展各种各样的活动，如各种文娱体育活动、科学试验活动、社会公益活动等，在活动中使他们的情绪得到适当的疏泄、锻炼，使之更加成熟。

4．化解矛盾心理 心理学家研究发现，青少年期存在着五种心理矛盾。

（1）独立性与依赖性的矛盾：青少年急于自主自立，摆脱成人的约束，却又在很多方面不可避免地受到限制。

（2）理想与现实的矛盾：青少年一方面朝气蓬勃、富于幻想、有远大的理想和信念；另一方面，对现实生活中可能遇到的困难常估计不足，所以在一旦升学、就业、恋爱等问题上遭受挫折，就容易引起激烈的情绪波动，产生沉重的挫折感。

（3）坦率与封闭的矛盾：一方面期盼得到人们的理解，与知心的同龄人愿意敞开心扉，说话热诚坦率；另一方面，青少年开始把注意力集中在自己的内心世界上，越来越暴露出青年所特有的心理闭锁性，甚至产生固执、多疑与对抗。

（4）性意识与性道德的矛盾：生理上已经成熟，性意识已经觉醒，青少年容易出现性欲望和性冲动，但由于社会舆论和传统道德伦理观念的影响，心理上有时会在性意识和性道德之间发生冲突和矛盾，并且伴随紧张、忧郁、悔恨和羞愧的心理。

（5）情感与理智的矛盾：青年人情绪活跃，富于幻想，喜欢冒险，形成好奇、好动和好争等心理特点，容易与理智发生冲突。

面对这些冲突和矛盾，既需要青少年自身心理的保健，也非常需要家庭、学校、社会多方面的工作。从青少年自身来说，要加强心理卫生知识学习，树立积极的人生态度。培养面对挫折的适应能力，陶冶自己的情操和个性，健全自我意识，学会心理调节，把学习、工作和娱乐结合起来，加强对自己、对社会以及个人与社会关系的认识。

从家庭、学校、社会来说，应充分尊重、理解、信任、爱护青少年，给他们以发展自己的自由和条件，多指导少指责，多帮助少干涉，加强青少年的心理卫生教育、性知识教育和生活指导，建立心理咨询、辅导、治疗的机构，帮助青少年解决心理困惑和实际困难。

（二）青年人如何面对工作压力

每个人在生活中难免会碰到不愉快的事情而导致情绪低落，导致身体上产生疾病，比如失眠、抑郁等。改革开放和信息时代，可以说是年轻人的时代，年轻人的天下。尤其是各行各业的白领们，几乎每天都面临着职场巨大的竞争压力。他们每天都工作在鸽子笼一样的办公楼里，常常一坐就是一整天，精神也高度紧张，亚健康状态始终缠绕着他们。尤其是肾上腺、荷尔蒙出现很大的问题，引发免疫系统方面的疾病。如果不能很好地调整情绪就会严重影响身体健康。所以，青年人应该积极的去改变自己的情绪，以免会影响到身心的健康。

为了让青年们能轻松的工作和生活，不妨结合自己的具体情况选用以下小招数释放压力。

1. 首先不要太在意别人的评价　在现实生活中，一个人不管你是先进还是落后，做事不做事，多做事还是少做事，也不管你做得好做的不好，都会招来人家的议论和评价。这些评价往往有很大差别，甚至截然相反。因此，我们一方面应该善于倾听别人的意见，但另一方面不过于在意别人的议论和评价。

2. 深呼吸　心情不舒畅时花上 3～5 分钟闭上眼睛深呼吸，能够有效的影响脑波的频率，脑波的频率又可以影响心跳的速度，心跳的速度会直接影响到肌肉的松紧度。这种方式也适用于因为心情紧张而口吃的人。

3. 搓手　快速搓动双手，可以帮助整个人的气血回流，有松缓压力、醒脑提神作用，使体力和精力很快恢复。如果将搓手同深呼吸结合起来，效果更好。

4. 运动　运动是舒缓压力的最好的方法，能使人体产生一系列的化学反应和心理变化，能让整个人经络疏通、气血流畅，很快就可以振奋精神。较适宜的项目有户外散步、慢跑、跳舞、游泳、练太极拳等。

5. 睡眠　睡眠是非常好的缓解压力的方法，睡眠质量越好，压力释放的速度越快。让压力和烦恼如梦，醒来时烟消云散。

6. 晒太阳　晒太阳有日光洗的功效，阳光灿烂的日子经常在户外活动，可以振奋精气神，对抗抑郁。就是在室内工作，也要尽量保证阳光充足。把每天心里的烦恼之事拿出来晒晒太阳，心情就不会"缺钙"了。

7. 接触色彩　颜色是精神的"营养物"，穿着色彩明快的服饰，多仰望蓝天白云，俯视树木花草，可改善情绪。

8. 听听音乐　在下班路上、洗衣服、准备晚餐、吃饭、刷碗的时候听听自己喜欢的音乐，能放松心情，为你减压，并给你增添乐趣。

9. 转移法　暂时离开原来的工作或地点，转换一个新的环境。例如吃饭的时候不要在原来的办公桌吃，换一个地方吃，吃完之后留 15 分钟来做与上班无关的事，再做做腹式呼吸等。

10. 饮食忌宜　不食用有刺激性的高压力食物，例如烟、酒、茶、咖啡、汽水、可乐、乳制品、肉制品（尤其是油煎、油炸的肉食品），以免引起交感神经兴奋，从而加大心理和躯体压力。多饮水，多吃新鲜蔬菜、瓜果、五谷杂粮。

11. **读一本好书**　心情不好时读一本好书，特别是读一些励志的佳作，能让人心情平静，心情会一下子好起来。像《从容一生》的作者俞敏洪所说："生活中其实没有绝境，绝境在于你自己的心没有打开，你把自己的心封闭起来，使它陷于一片黑暗，你的生活怎么可能有光明？封闭的心，如同没有窗户的房间，你会处在永恒的黑暗中。"

12. **同亲朋好友聊天**　喜悦同亲友分享，就有了双倍的快乐！同样，烦恼的时候能向亲友倾诉，有朋友一起分担，苦恼就减少了一半，就不会感觉到那么烦闷、痛苦了。

第三节　中年人心理与调适

一、中年期的心理变化

中年期是人生历程中的中间阶段，一般指 35－60 岁。中年期是生理的成熟期，心理的稳定期，又是从青年期向老年期转化的过渡时期。中年实际上并无显著的生理界限，而且各人的身心状态不同，个体差异较大。在这一时期的成人，大多已经成家立业，生活较为安定，能够脚踏实地；虽然体力与精力不如青壮年期，但身心相当健康而稳定，50 岁以后，开始略有衰弱的感觉。

中年期的心理既能体现出平稳性，又表现出过渡期的变化性。在长达 25 年之久的中年期中，前期多以成熟和旺盛为主，同时伴有新的变化特征，后期往往以变化为主，同时还维持某些生理成熟和心理发展平衡的特征。

（一）感知觉变化

在人的心理发展过程中，感知觉出现的最早、也最早开始衰退。中年前期人的感觉比较灵敏和稳定，中年后期各种感觉能力都开始减退。到了 40 岁之后，视觉的敏感度和感受性逐渐下降，听觉能力也随年龄的增长而逐渐下降。

（二）智力变化

中年人的智力水平呈现出上升与下降并存的两种趋势。一方面，由于中年期的神经生理的变化，表现为对信息的组织能力和记忆能力下降；另一方面，

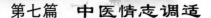

日益丰富的经验和知识有利于中年人解决问题能力的提高。

（三）自我意识

人到中年，特别是进入中年后期后，更多地表现出来内倾性的特点。青年期以前的个体为了融入社会，必须要适应外界社会环境，从而也就要求他们的心理活动多指向外部，指向他人，所以青年人的意识倾向性更多地表现为外倾性。而中年后期需要寻找自我意识的平衡，再由于知识和经验的积累，他们变得老成持重，遭遇挫折时能够反思，对待成绩能够依据确定的目标进行适当的评价，也能够根据实际需要和期望适宜地调整自己的奋斗目标。

二、中年人的心理特征

（一）心理发展日趋成熟

中年人要经历"三十而立，四十而不惑，五十而知天命"这一过程的艰苦磨练，知识积累，经验沉淀，办事主见都可说已达到较高水准和境界，心理发展日趋成熟，并且能较好地控制自己的情感，具有保持个人精神状态平衡的能力，如心平气和，心安理得等。同时也具有保持群体意义上的平衡能力，如群体关系融洽，团结互助，友爱和睦，同心同德等。人到中年，性格已处于成熟而稳定的阶段，这是心理成熟的一个显著表现。具体表现在处理生活、工作中遇到的各种问题时，中年人能保持自己的性格特征，不像年轻时那样易受外界的干扰。

（二）心理活动能力不断提高

人到中年，心理活动能力不断发展提高。具体表现在具有较强的独立解决问题的能力，精力充沛，情感丰富，思维敏捷，富有创造力，注意力集中，记忆力较强，能把握和控制情绪，能较好地适应和把握环境等方面。

（三）心理冲突与心理困扰严重

中年人要面对"上有老、下有小"的经济难题、要面对个人发展与年龄困扰的难题、要面对身体功能的日益衰减、要面对社会家庭的高度期许、要面对年长者的权势、要面对年轻人的追赶……一系列的困扰与冲突成为中年人生活的主旋律，心理冲突与心理困扰较之其他任一时期都要更加严重，若不能及时加以调节，常常会导致心理疲劳的症状产生。

（四）更年期的心理变化

更年期是中年人必经的一个生理过程，是生命周期中从中年向老年过渡的阶段。处于更年期的中年人有其特定的生理特征，如女性一般在 45 － 50 岁停经，逐渐出现卵巢功能衰退、乳房萎缩、腋毛、阴毛脱落、黄体功能消失，继而出现潮热、出汗、心悸等生理反应，男性则在 50 － 60 岁性荷尔蒙减退，逐渐出现泌尿生殖道萎缩，容易出现尿频、尿急或尿失禁，甚至膀胱炎反复发作等，注意力不集中，记忆力下降、倦怠、头痛等症状。更年期出现的生理上的反应往往导致心理上的变化。此年龄段的中年人的心理特征经常表现为精神紧张、焦虑、烦躁、情绪低沉、处处表现出紧迫感，特别关心个人及家人的健康，身体稍有不适，便四处求医，生怕得病，对工作或家中的事情特别操心，事无巨细都要一一过问。

三、中年期的心理调摄

中年时期，社会关系错综复杂，在自己的父母面前，要尽好儿女的责任；在自己的爱人面前，要做好贤妻良夫的角色；在自己的子女面前，要树立慈父慈母的形象；而在工作与社交场合又有一大串社会关系和社会角色。

中年时期身负成家与立业、家庭与工作两副重担，社会要求中年人负起种种义务和责任，要求中年人扮演"强者""成功者"的形象。如何成功地担当各种角色，是中年人社会适应的重要问题。中年，是社会的中坚、家庭的支柱，也是诸多矛盾的集结点。比起其他各年龄阶段来，中年期是一个不但需要自己照顾自己，而且要照顾别人的时期，是一个主要以索取为辅、奉献为主的时期。因此，可以说中年期是一生中身心负荷最为沉重，也是最为成熟的时期。

（一）心理成熟的标准

中年人的心理能力发展始终处于动态过程，而且个体差异很大，所以心理成熟的标准很难界定，一般应包括以下几个方面。

1. 能独立自主地进行观察和思维，组织自己的生活，决定并调整一生的目标和道路，则不必依赖长辈的训诫和保护。目标和道路的决定绝非臆造，而是以符合社会进步和民族利益的个人抱负为前提，依条件而灵活地选择时机和决定方向。

2. 智力发展到最佳状态，能进行逻辑思维和做出理智的判断，具备独立解决问题的能力。

3．情绪趋于稳定，有能力延缓对刺激的反应，能在大多数场合下按照客观情境控制和调节自己的情绪和情感。

4．处世待人的社会行为趋于干练豁达。能适应环境和把握环境。能接受批评和意见，并按正确意见调整自己的行为。

5．自我意识明确，有"自知之明"。了解自己的才能和所处社会地位，并以此为立足点，决定自己的言行举止，有所为和有所不为。

6．意志坚强。认准既定目标，勇往直前，遇困难遭挫折均不气馁、不退缩，有克服困难度过难关的容忍耐受能力。当既定目标失去实现的客观可能性时，能理智地调整目标并选择实现目标的通途。

（二）心理健康的标准

一个心理健康的人能在复杂多变的社会中，维持身心功能的协调、稳定、和谐地发展，能随时驱除各种不良的心理状态，成为品德高尚的人，成为社会需要的人才。中年人的心理健康和生理健康一样不容忽视。

世界卫生组织标准给心理健康提出了以下几条参照标准：

1．人格完整，自我感觉良好，情绪稳定，积极情绪大于消极情绪，有较好的自我控制能力，能保持心理上的平衡、自尊、自爱、自信、能正确评价自己。

2．在所处的环境中，对待外界有充分的安全感，能保持正常的人际关系，能受到别人的信任和欢迎。

3．有明确的生活目标，有理想和事业上的追求，对未来充满信心。

4．能面对现实，并与现实保持良好的接触。

（三）培养良好的心理素质

1．良好的心理素质和精神状态对中年人的心理健康尤为重要　它是指心理环境的稳定状态和机体对环境的有效适应，使人能以积极、主动、平衡、灵活的心理状态，来适应协调复杂多变的社会环境，良好的精神状态则包括积极的人生态度，轻松稳定的心情，愉快的情绪，良好的性格和环境适应能力。

2．中年人需要努力学习，增强社会适应能力　通过学习，掌握一定的技术和技能，并培养对本职工作的乐趣，增加自身的主动性和独创性，使技术和技能达到熟练和精益求精的程度，从而能从心理上掌握着自己的脉搏，胜任自己的工作，以适应社会发展和形势的需要。

3．人们可以通过发展智力来弥补体力的不足　中年期间，常会面临工作岗位与角色的转折，对此做出适应与调节往往比年龄增长、躯体变化更难。中年人会因此感到力不从心，甚至疲惫不堪，为此，必须调动他们这一年龄阶段特有的智慧，积极行动，巧妙应对。通过正确运用中年人的智慧力量，设法取得智力和体力之间新的平衡和协调，以便充分达到身心的和谐与健康。

4. 保持道德情操，也是中年人的心理健康的重要一环　中年人在长期的生活实践中和心理活动中，逐步形成对社会道德情感的理解和认识，理应具备强烈的、成熟的、正确的道德观，秉承"诚实为公""助人为乐"，远离"虚伪狡猾""损人利己"，并不断地自我完善，使性格稳健，意志坚强，遵守纪律，维护公共利益，如此方能保持内心平衡，顺应社会主流，从而促进心理健康。

（四）更年期心理卫生

更年期是人生阶段中的必然过程，是生命周期中从中年向老年过渡的阶段，女性在 45 - 55 岁，男性则为 50 - 60 岁。

更年期造成机体组织和功能上的衰退，对外界环境的各种不良影响的适应能力降低，故处于更年期的人们心理活动比较脆弱和不稳定，若处理不当则易发生心理障碍和器质性疾病。因而，对转折的更年期应更加重视心理卫生和保健工作。

1. 要对更年期本身有一个正确的认识和科学的理解　更年期的到来是符合人生客观规律的过程，并对由于年龄关系而引起的生理改变和心理变化做详尽的解释以消除不必要的紧张和疑虑，从而，避免心理上的不平衡。

2. 正确对待躯体不适感和心理上的失调状态　有了不适，不至于恐惧、多疑和担心，并能及时就诊，做到无病放心、有病早治和及时调理。正确认识疾病和各种功能性不适的感觉。为了弄清机体功能失调的原因，应及时到医院进行检查，以防止器质性疾病的误诊，50 岁以上的人是许多疾病发生率的危险高潮期。

客观务实地对待生活事件，保持情绪的平稳和镇静。心情愉快、乐观，利于减轻或消除可能出现的生理上的不适感或心理的紧张状态。

（五）自我心理调节

心理健康与否关系到中年人是否能工作得愉快，生活得幸福。心理健康是可以通过一系列的方法来调节的。

1. 情绪调节　情绪是心理健康的窗口。健康情绪的标志是情绪的目的性恰

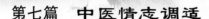

当，反应适度，正性作用强。中年人的情绪调节一方面是培养良好的品行和性格以拥有和保持良好的情绪，另一方面学会克制、约束某些情绪的表达，寻找适当方式疏导、宣泄一些不良情绪。

（1）培养良好的品行：良好的品行有助于保持良好的情绪以达到心理平衡。中年人应该遵纪守法，克己奉公、表里如一，光明磊落，心地坦荡，宽厚待人。这样，可避免不良品行带来的负效应，从而影响人的情绪。

（2）培养良好的性格：培养良好的性格是情绪调节的一个重要组成部分。良好性格的培养需要不断的学习和训练，面对现实，进行个性改造，要逐步去掉像虚荣、嫉妒、偏执、急躁等不良个性特征，有意识地培养谦虚、宽容、随和、踏实等良好的个性。

（3）做个乐观的人：做个乐观的人，你会发觉自己活力无限，你会发觉他人魅力无尽。乐观的人把生活看成是挑战，能积极地对待自己和他人，他们对未来充满信心；乐观的人不多疑、不挑剔、不嫉妒，乐于赞扬别人，勇于批评自己。乐观的人能处变不惊，通达地对待一切。

要想使自己走出悲观的阴影，成为一个乐观的人，可以从以下几方面着手：①对自己充满信心。要明白自己的价值所在，坚信自己所做的一切都是有意义的，要毫不吝啬地赞美自己创造的一切。言谈中应避免过多的"也许""可能""肯定不能"这类词语，举止行为应该果断利落，不要犹豫不决。②学会在逆境中把握机会。乐观的人通常能通达地对待前进中的任何挫折，他们都能从失败与挫折中看到潜在的希望，从而把握机会，扭转局势。③善于摆脱影响情绪的不利因素。当发生不好的事情时，不要总是对此纠缠不休，而是应积极主动找出问题在哪里，然后加以改进，化不利因素为有利因素。④努力创造健康生活。努力去从事自己所热爱的事情，哪怕这些事有悖常规，因为投身其中，你会热情高涨精神饱满。⑤结交乐观的朋友。乐观的朋友会给人潜移默化的影响，因为乐观的情绪是能传染的。

（4）学会宽容：宽容是人生难得的佳境，是一种需要操练、修行才能达到的思想品行境界。宽容首先是对自己的宽容。只有对自己宽容的人，才有可能对别人也宽容。宽容地对待自己，努力注重完整自身的精神结构和心理素质，努力做到虚怀若谷，豁达大度，心平气和地工作、生活，精于世事，淡泊名利。学会宽容，意味着不会再因他人的错误而惩罚自己；意味着不会再心存芥蒂，从而拥有一份超然洒脱；意味着不再患得患失。

（5）富于幽默感：幽默感是人类面临困境时减轻心理压力的方法之一。具有幽默感的人往往善于观察事物，对生活具有极其敏锐的洞察力。他们非常善于揭示和升华生活中的喜剧成分，淡化和驱除不良情绪，化消极情绪为积极情绪，有时一句幽默的话语，可以使沉闷和烦恼顿时化为轻松和愉快，从而保持良好的情绪。

（6）调节情绪的常用具体方法：①找人倾诉，将心中的不愉快或难言之隐告诉朋友，家人或同事，以便得到他们的同情、理解、开异或安慰、心情会顿感舒畅。②痛哭一场，如果情绪极其糟糕，客观条件又不允许做出其他形式的反应，可找个僻静的地方痛哭一场，将心中的郁闷通过声音、眼泪和表情渲泄出去，从而调节情绪，维护心理平衡。③转移注意力，当遇到不愉快的事发生时，有意识地运用各种方法把注意力转移到自己感兴趣和喜欢做的事情上去，从而摆脱消极情绪的影响，使自己从不良的心理状态中解脱出来。④压抑消极情绪，学会自觉地控制自己的思维活动，用理智来驾驭自己的情感，努力强迫自己少想或不想那些不愉快的事，随着岁月的流逝，这些事情自然会在意识中淡化、消失，但压抑不可过度，否则会导致精神抑郁症等疾病。⑤主动退避，想办法避开或逃离使自己恐惧与痛苦的情境或人，从而摆脱不良情绪的影响。⑥参加一些体力劳动，情绪不好时可以参加一些体力劳动，使肌肉随一定负荷，摆脱不良情绪的折磨。⑦换身衣服，适当地选择衣服，常有改善情绪的特殊功效。称心的衣着穿在身上会有一种说不出的舒适感，郁郁寡欢的心理随之放松。因此，当心情低沉时，不妨改穿一套称心的衣服，会使自我感觉变好，重新鼓起面对现实的信心和勇气。⑧阿Q精神胜利法，对自己遭受的挫折找一些理由来解释，或是对实际存在的引起忧虑的事因加以否认，假设他们根本不存在或假设自己遭受的挫折是人人都可遇到的，并不是什么大不了的事，以此来摆脱不良情绪。

2．自我意识的调节　有些人常常过高地估计自己的能力，把自己的理想和抱负定得过高，当理想与现实产生巨大的差异时，就会终日郁郁寡欢，中年人应学会剖析与认识自己，对自己的能力应有正确的估计和认识，能在不违背社会规范的情况下做有限的个人发挥。要量力而行，切不可急躁冒进。此外，中年人应该正确判断自己擅长做什么，哪些事情能比别人做得好。同样，你也应该知道自己的弱点，有哪些事情自己做不好或者根本不会做。人到中年，应该进入了自己喜欢干并且善于干的工作领域。总之，一个人能把自己的目标和要求定在自己的能力范围之内的中年人，自然就会事业有成，心情舒畅。

3．培养坚强的意志　坚强的意志是心理健康的良好表现，一个意志坚强的人，在不幸与挫折面前，从不怨天尤人、悲观失望，在逆境中能看到希望，坚定自己能战胜挫折的信心。要学会忍耐寂寞，在人的一生中，中年时期要相对寂寞些，但只有具有坚强意志、耐得住寂寞的人才会比别人有更多的收获。

4．不断充实自己，又不过分苛求　充实自己很重要，只有有准备的人，才能在机遇到来时，不留下失之交臂的遗憾。生活在现代社会的中年人，应不断学习，努力提高自己的工作水平和业务能力，经常将自己的能力与环境的需要进行比较，找出差距，不断改进。只有这样，才能适应社会发展的需要，跟上时代前进的步伐，才能保持良好的情绪。此外，中年人也不能过分苛求自己，如果经常制定一些超出自己能力的要求和目标，则常会使自己处于失望与压抑之中，从而极大地影响自己的情绪。

5．培养良好的人际关系，建立属于自己的关系网　中年人步入社会已有相当长的一段时间，在与人的交往中形成了纵横交错的人际关系网络，在与同学、朋友、邻里交往中应真诚相待，与人为善、宽容豁达，乐于助人，切勿刻薄刁钻，落井下石，搬弄是非。对他人期望不要过高，若把希望寄托在他人身上，而对方达不到自己的要求，便会大失所望，继而感到沮丧，甚至产生绝望等不良情绪。要与配偶，父母、子女、兄弟、姐妹保持良好的关系，温暖和谐的家庭是中年人的避风港，亲人的理解、关怀和支持对中年人的心理健康非常有利。

6．学会休闲　现代社会生活节奏快，工作忙碌，很多中年人的情绪处于长期紧张状态。适当进行些休闲调剂，对身心的平衡很有好处。合理安排休息时间，睡个懒觉、看看电视、郊游、聚会、访友，参加一些职业性活动或社会活动等都可恢复体力，调剂脑力，平衡身心。

7．学会读书　读书不仅能使灵魂得到净化升华，还会使身心更加健康。中年人生活在这个快节奏高速度的社会里，生活的不顺常使人焦躁不安，烦乱不堪。在身心疲惫之际，不妨让书香来滋润身心，远离纷扰繁杂的是是非非，远离焦虑紧张。读书如沐浴春风，会使人的身心得到真正的恬静与休闲。

8．感情生活的调节　人到中年，感情生活已进入了夫妻相互眷恋亲昵的深沉期。要尽量使自己的感情生活井井有条，而不应该在这个时期发现自己处在感情危机的泥潭里。如果婚姻生活已经糟得无可救药，那么就应该果断地结束它，免得为它耗尽心力。

重视夫妻间的感情交流，不要因为工作任务太重、家庭琐事太多而忽视双方的感情交流，长期如此下去极易导致夫妻间的隔阂和疏远。夫妻之间若能达到感情上的和谐共鸣，就能达到心理活动的互补调节，避免恶性情绪的累积刺激。

9．性心理的调节　性欲和性能力的强弱是受心理因素影响的。各种复杂的原因会直接影响到中年人的性欲和性生活能力。而性生活效果不佳会造成心理压力，影响身心健康。中年人不能因工作、家务繁忙而忽视性生活的调节。

人到中年，男女性生理和心理会有很大差异。中年男人（尤其是 40 岁以后）面对的是自己性能力衰退和妻子性欲旺盛的局面。夫妻双方首先要明白这种性能力的差异变化是正常的，是符合自然规律的。因此不能埋怨妻子性欲过高，女人也不要责怪丈夫雄风不再。注意加强双方感情的沟通，如经常缅怀甜蜜的初恋和新婚的激情，在生活中相互关心，帮助和体谅，共同营造良好的家庭氛围等。夫妻双方应注意性美感的调适，不断留意对方的感官爱好和审美特点等，随时让对方体验到性爱的美好感受。不断调整自己的风度、打扮、言语，把自己应有的美尽量显露在对方面前。保持性生活的新鲜与活力，有利于防止性厌倦心理。夫妻双方应共同探索性爱的技巧，在性生活中做些不同于以往的尝试，提高性生活质量，达到身心满足。

第四节　老年心理与养生

一、老年期的心理特点

老年期也称"成年晚期"，一般是指 60 岁以后的人生阶段。进入老年后，人的各种生理功能都进入衰退阶段，这必将引起心身一系列变化，使老年人的心理具有特殊状态；同时老年人社会角色的改变，也必然引起其特有的心理变化。

（一）老年人心理变化的生理基础

1．衰老　衰老过程是人们不可避免的自然规律，它给老年人带来许多不适、烦恼和困境。一般来说，人的衰老首先表现在大脑的衰老上。原来人的大脑是由一百二十亿至一百四十亿个神经细胞组成的。在人类生命的早期，神经细胞特别活跃，它在外界刺激的反复作用下能够连续作战，并且细胞的死亡率也不高。但是到了老年，大脑细胞不仅日益减少，其结构和功能也在日益衰退，对人体活动的调节能力明显下降，因此也就导致了心理上衰老。

老年人的动作也开始缓慢下来，表现在走路、吃饭、说话、做事上，都较年轻时慢了许多。这种缓慢的原因，一是肌肉活动收缩变慢；二是大脑指挥肌肉活动的能力差，配合不协调。

老年阶段由于机体不断衰老，体内各种组织的抗氧化能力逐渐降低，使体内脂肪组织出现过氧化物，因此，脸上、手上和身上逐渐出现了老年斑。衰老引起形态的变化必然导致老人不满意自己的形象，挫伤老年人自尊心。

2．体弱多病　老年人常患有一种或多种慢性疾病，给晚年生活带来痛苦和不便。因为体弱多病，自然会想到与"死"有关的问题，并不得不做出随时迎接死亡的准备。多数老人表示并不怕死，但考虑最多的是"如何死"。一般老人都希望急病快死，最怕久病缠绵，惹人讨厌。为摆脱这种局面，他们四处求医，寻找养生保健之术，并能坚持锻炼。

（二）老年人心理变化的社会基础

1．离、退休　离休或退休，必然带来社会角色的改变。有些老人对离、退休的思想准备不够，会出现强烈的情绪波动，出现焦虑、抑郁、孤独感和被社会抛弃感，对离、退休后的生活方式改变，出现适应不良而影响身体健康。

2．生活方式的变化　由于离、退休和体弱多病，使老人与社会的交往减少。看的想的少了，必然孤陋寡闻，慢慢对外界漠不关心、反应迟钝并缺乏生活的动力。有人误以为这是"享清福"，实际上，老人的生活安排，也应遵循"生命在于运动"的原则，适当地做一点家务劳动，参加一些社会工作，从事一些爱好和消遣，是老人最好的精神营养。部分老人到了晚年开始吸烟、饮酒，甚至沉溺于麻将，这种生活方式对老人的心身健康十分不利。但他们常辩解道："我对烟酒没有瘾，抽点烟、喝点酒是老年人的一种生活享受。"

3．生活事件　在人的一生中，总会遭遇一些不幸的生活事件，给人招来烦恼、忧愁与痛苦。而在晚年遭遇到生活事件，对老年人的精神打击尤为沉重，不仅留下心灵创伤，也会诱发一些躯体疾病，如冠心病、脑血管意外等，甚至在精神创伤的折磨下，加速老人的衰老和死亡。重大的生活事件常有以下几种。

（1）经济困窘：老人的退休金不够时，在通货膨胀的威胁下，就会人心惶惶，有一种对前景的不安全感。靠儿女赡养的老人，则有寄人篱下，看儿女脸色屈辱生活之感，这些都会挫伤老人感情和自尊心。

（2）家庭不和睦：除了经济原因外，还有时代差异的因素。两代人由于对社会价值观念、伦理道德观念及生活方式诸方面的看法不一致，彼此之间又缺乏了解和理解，常导致抱怨、争吵、指责、甚至发展到关系恶化、歧视和虐待老人。老年人面临的人际关系问题，已不再是来自外部，而主要是集中在家庭内部。家庭不和，为老年人的晚景投下了阴影，危害老人的心身健康。

（3）离异或丧偶：随着社会的发展、文明与进步，老人们因感情不和睦、婚姻不幸福而离异的现象也日渐普遍，再也不像过去那样将已经死亡的婚姻维持终身。但是，离异毕竟不是好事，解脱的同时也有烦恼；再就是丧偶，相伴几十年的老伴去世，还在世的一方会感到形影孤单、寂寞怅然，对未来丧失信心而陷于孤独、空虚、抑郁之中。

（4）再婚：老年人再婚常会遇到来自子女或社会舆论等多方面的阻力，使老年人无比烦恼、苦恼不堪。许多老年人再婚后也会因为种种原因，不一定都幸福愉快。所以，老年人再婚，既要慎重，也要有个"黄昏恋"的过程，以增加彼此的了解和培养爱情，有了真正的爱情，才会为老年人的再婚带来幸福。

（5）老年人还会因为遭遇到天灾人祸、亲友伤亡、财产损失等意外生活事件，造成极大痛苦和不幸，冲击老人的心身健康。比如晚年丧子（女），白发人送黑发人，是老年人很难承受的一大哀事。这不仅阻隔了父母和子女之间的感情，还涉及老年人日后的赡养及善后问题。

（三）老年期的心理特征

1．认知特征

（1）感知觉的退行性变化：老年人最明显特征是，感觉和知觉能力逐渐衰退。在视觉方面，随着年龄增长，瞳孔逐渐变小，晶状体透明度降低，囊膜增厚，出现了视力减退，老眼昏花的状态。在听觉方面，由于听力下降，他们对高频声音辨别不清，对快而结构复杂的语句分辩不清。在味觉、嗅觉方面，由于舌头表面变得光滑，味蕾数目明显减少，嗅觉细胞更新变慢，因此味觉和嗅觉灵敏度显著降低。很多做了多年饭菜的老人，现在做起菜来不是咸就是淡，原因就在于他们对甜咸的味觉不灵敏了。

老眼昏花、听力下降、味觉迟钝，这些都会给老年人的生活和社交活动带来诸多不便。例如，由于听力下降，容易误听，误解他人谈话的意义，出现敏感、猜疑、甚或有心因性偏执观念。

由于神经系统的衰老，老年人的痛觉也比较迟钝，耐寒能力较差，他们一般都比较怕冷。

（2）记忆随年龄增长而衰退：老年人的记忆能力也开始下降，表现为提笔忘字，做事丢三落四，说话东拉西扯，见到很熟悉的面孔叫不出名字来。老年人的记忆特点是：近事容易遗忘，而远期记忆尚好。有命名性遗忘，速记、强记虽然困难，但理解性记忆、逻辑性记忆常不逊色。

喜欢回忆过去，对往事记忆犹新，这是老年人很重要的一个记忆特点。一般来说，老年人很喜欢在记忆中过生活，他们经常向晚辈讲述过去的生活经历和经验体会。尤其是过去曾经干过一番事业，有点作为的老年人，常津津乐道于自己当年的创业史、奋斗史。

（3）思维能力有升有降：老年人虽然体力比不上中青年人，但在学识、经验、技术、为人处世上却更加趋于成熟。老年人的抽象思维能力、分析判断能力以及解决问题的能力并不比中青年人逊色。当然，由于神经系统的衰老和视力、听力的下降，老年人思维活动的速度，平均要比青年人慢一倍，但并不影响老年人对思维的表达，尤其是文字形式的表达。

2．情感意志特征　老年人爱静不爱动，并且非常害怕孤独，害怕无人关心自己，害怕自己会遭到别人的嫌弃。因此亲情需要显得更为迫切。他们一方面要求和家人亲热和睦，和邻居友好往来，一方面又怕拖累别人，所以他们喜欢的家庭类型是"分而不离"的，即要分开居住，又要住在附近。这样一方面老人可以不陷入家庭琐事和人际纠葛的羁绊里；另一方面老人与子女相距不远又可经常见面，生活上得到照顾，免去思念之愁。

老年人孤独感的另一种表现是丧偶之后。本来在一起朝夕相处的伴侣，一方先逝，另一方由于失去了关怀、安慰和照顾，便失掉了心理上的平衡，老人会感到格外孤独。这种精神刺激会给机体带来很多危害。因此，老年人求偶者目前在我国越来越多。调查表明，老年求偶者共同心理是：改变自己的孤独处境，为晚年增加一点欢乐情绪。

3．性格特征　老年人一方面要适应体力与健康的衰退，另一方面还要适应在职业、社会角色、家庭地位、人际关系等方面的变化，因此性格随着年龄的增长，除保持一些基本特征的稳定性外，还会发生多方面的改变。具体表现为：

（1）不安全感：不安全感主要表现在身体健康和经济保障两个方面。到了老年，身体各系统和器官逐渐发生器质性和功能性变化，经常发生各种疾病，所以他们担心自己的健康，对身体功能很敏感。对经济保障的担忧，主要表现在老年人对生活保障和疾病的医疗和护理保障的担忧。

（2）老年孤独感：老年人的孤独感较为普遍，且来自各个方面。由权势失落而诱发的孤独，主要发生于离退休的领导人员；群众失落感和信息缺乏是多数离退休者对退休生活的不适应所致；最普遍的是老年人在家庭关系中的失落感，老年人渴望并追求天伦之乐，良好的家庭关系是他们的精神寄托。

（3）适应性差：老年人不容易适应新环境和新情境，他们对周围环境的态度和方式逐渐趋于被动，依赖已有的习惯，较少主动地体验和接受新的生活方式。学习新东西也有困难。对意外事件的应变性也较差。

（4）拘泥刻板，速度减退：老年人倾向拘泥于刻板行为，在解决问题时为了求得谨慎使决断速度减慢。他们注重准确性，担心闪失，宁愿牺牲速度也要少犯错误。

（5）趋于保守：老年人经验丰富，也注重自己的经验，并希望子女接受自己的经验方式。对由此而引发的矛盾不易理解，从而喋喋不休，爱发牢骚。

（6）回忆往事：老年人的心理世界逐渐表现出由主动向被动，由朝向外部世界转为朝向内部世界。因此很容易回忆往事，遇事情也容易联想到往事。越是高龄，这种回忆往事的趋势越明显。

老年心理医学研究表明：老年人的这种性格上的变化，还存在性别差异。一般说来，老年妇女的适应能力比老年男性强，她们往往比男性老年人容易安度晚年。

4．性格变化类型　社会学研究针对老年人的性格变化特点，将他们分为以下几种类型：

（1）平和型：这种人过去多数经常从事家务劳动，对转入老年生活有充分的思想准备。他们与家人和邻居往来频繁，人际关系比较密切而和谐，对目前生活很满意，对事物不抱任何不切实际的幻想。对人处事通情达理、和蔼、善良。

现实生活中，大多数老年人的性格是平和型的。尽管他们在生理上日渐衰老，但是他们具有丰富的生活经历、实践经验和人生感悟，对生活中的种种事件能更从容地应对。正所谓"家有一老，胜似一宝。"

（2）逍遥型：这种人经济收入较好，不大做家务，退休在家，日子过得无忧无虑、清闲自在，每天锻炼身体，养花、串门、打牌、看电视，表现豁达、开朗，对生活很满意。

（3）易怒型：这种人对转入家庭生活缺乏必要的思想准备，他们或者由于

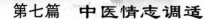

过去从事家务劳动的机会较少,因而厌烦家务劳动;或者因为家庭经济收入不高,回到家中感到手头拮据;或者有各种慢性疾病,退休在家感到心烦意乱;或者对家庭子女期待过高,子女不争气,等等,这种人在家里遇到不满意、看不顺眼的事物,就会"气不打一处来"。经常发脾气,这也看不惯,那也不如意,搞得家庭人际关系很紧张。这种人经常心境不佳,抑郁、爱激怒、爱抱怨。

（4）多疑型：这类老人,由于生理状况的改变,认识能力下降,不能正确反映外界事物与自己的关系,因此往往疑神疑鬼,怀疑别人嫌弃自己,怀疑别人说自己的坏话,怀疑别人背着他吃好东西,怀疑自己得了不治之症,甚至怀疑家里人"偷"自己的东西。这种人平常表现气度小,好猜疑,性格较孤僻,较内向。这种人为数极少。

（5）返老还童型：这种人整天无忧无虑、好说好动,嘻嘻哈哈、蹦蹦跳跳;女性则偏爱打扮、化妆、穿色彩鲜艳的衣服,其言行同实际年龄有一定反差,人称"老小孩""老顽童""老来俏"。这种怀揣一颗童心、好发"少年狂"的"老顽童""老来俏"的老人性格活泼开朗,对养生保健、强身健体大有好处!

二、老年期的心理调适

传统的健康观认为,身体无病就是健康。现代医学科学证明,心理健康和生理健康有着密切关系,若心理不健康,就会严重影响生活质量,最终必然影响甚至损害躯体健康。所以要把学习心理保健知识、掌握心理保健手段、学会身心愉快地生活、树立起心理健康的新观念,作为每个老年人安度晚年健康长寿的重要条件。

（一）老年心理健康的标准

综合国内外心理学专家对老年人心理健康标准的研究,结合现时期我国老年人的实际情况,老年人心理健康的标准基本可以从下述五个方面进行界定。

1. 认知能力　有正常的感觉和知觉,有正常的思维,有良好的记忆。就是说在判断事物时,基本准确,不发生错觉;在回忆往事时,记忆清晰,不发生大的遗忘;在分析问题时,条理清楚,不出现逻辑混乱;在回答问题时,能对答自如,不答非所问;在平时生活中,有比较丰富的想象力,并善于用想象力为自己设计一个愉快的奋斗目标。

2. 人格特征　有健全的人格。情绪稳定,意志坚强。积极的情绪多于消极的情绪，能够正确评价自己和外界的事物，能够控制自己的行为，办事较少盲目性和冲动性。意志力坚强，能经得起外界事物的强烈刺激。在悲痛时能找到发泄的方法，而不至于被悲痛所压倒。在欢乐时能有节制地欢欣鼓舞，而不是得意忘形和过分激动。遇到困难时，能沉着地运用自己的意志和经验去加以克服，而不是一味地唉声叹气或怨天尤人。

3. 人际关系　有良好的人际关系。乐于帮助他人，也乐于接受他人的帮助。在家中与老伴、子女、孙辈等都能保持情感上的融洽，能得到家人发自内心的理解和尊重。在外与新老朋友都能保持良好的关系。对人不求全责备，不过分要求于人，对别人不是敌视态度，而从来都是以与人为善的态度出现。无论在正式群体内，还是在非正式群体内，都有集体荣誉感和社会责任感。

4. 社会认知　能正确地认知社会，与大多数人的心理活动相一致。如对社会的看法，对改革的态度，对国内外形势的分析，对社会道德伦理的认识等，都能与社会上大多数人的态度基本上保持一致。

5. 行为能力　能保持正常的行为。能坚持正常的生活、工作、学习、娱乐等活动。其一切行为符合自己在各种场合的身份和角色。

明白了上述老年人心理健康的标准，再来科学地审视过去的很多"革命"口号，比如"几十年如一日""活到老，学到老，干到老""老当益壮"等。这些口号原来的精神虽然是积极的，在革命和建设的某些时刻也是需要的，但却是违背老年人身体现实、不科学的、很不实际的，也无益于老人的身体健康和心理健康。世界在变，时代在变，人也在变，怎么能"几十年如一日"呢？老了自然会衰，又怎么还能"壮"得起来呢？老年人不必再受此束缚，苦了自己，烦了他人。

（二）老年心理调适要旨

1. 躯体疾病的防治　老年人比年轻人易患躯体疾病，特别如高血压、动脉硬化、慢性支气管炎、肺心病、糖尿病、恶性肿瘤等。这类疾病严重影响老年人的健康，预防和适当地治疗是保持晚年情绪愉快、延长寿命的重要方面。要及时或定期检查身体，早期发现，早期治疗。如发现了某种慢性病，也不要紧张、疑惧、惊慌和悲观。安心、平静、乐观是取得良好效果的重要因素。

2. 承认现实，泰然处之　退休后，有些老人觉得对社会对人民做出了贡献，觉得不负此生，得以安心欢娱晚年。也有些人退休前成就不高，唉叹"少壮不努力，老大徒伤悲"，壮志未酬，耿耿于怀。有些人在位时春风得意、叱咤风云，退休后立即精神萎靡、牢骚满腹，，总是留恋过去"过五关，斩六将"时的辉煌，叹惜当下空怀壮志，力不从心。后两种心态对老年人健康都是不利的，根本原因就在于不了解老年生活的特点，没有及早为老年生活做好准备。

有些老年人常沉湎于过去前呼后拥，迎来送往的热闹场景，叹惜现在门庭冷落，寂寞空灵，甚至埋怨人情冷暖，世态炎凉，"人一走，茶就凉"，真有说不完的苦恼。

中国工程院秦伯益院士说得好："老人越是希望社会关心自己，越是难以感到满足；越是不要求社会关心自己，越是容易感到幸福。如果迷恋于'发挥余热''子孙孝顺''弟子尊师''公众敬老''社会回报'，往往容易产生失落感。无所求，也就无所失，大彻大悟后，自然就免除了大悲大痛。"

快乐是一种心境，是一种主观感受。有的人身在福中不知福，把好日子也过苦了；有的人在任何境遇中都能随遇而安、得到快乐，知足常乐、自得其乐、助人为乐、天伦之乐、乐其所乐，甚至苦中有乐。许多人能悟出：高官不如高薪，高薪不如高寿，高寿不如高乐；地位是暂时的，荣誉是过去的，名利、金钱都是身外之物，只有健康才真正属于自己，健康是前面的"1"，是"现款"；其他都是"1"后面的"0"，是"支票"。能达到这种境界，就无处而不乐，无时而不乐了。

现实社会中，常有社会地位很高、经济情况很好而晚年生活不愉快的；也有很普通的百姓，经济条件一般，但活得很愉快的。他们的差别就在于心态。能根据情况变化调整心态，安排好自己离退休后的生活，以提高自己老龄期的生活质量，使生活内容丰富多彩，这才是生活中的强者。

对于进入老年期以后躯体的生理和心理各方面趋于衰退的变化，在思想上要有所准备。充分认识到新老交替的自然规律是不可抗拒的，要接受现实，承认现实，正确对待，泰然处之，保持乐观的情绪。

3．坚持学习，老有所为 活到老、学到老，坚持学习，可以继续促进老年人的思维能力和记忆力，正是抗老防衰的重要措施。老年人阅历深、经验多，退休之后仍旧可以在家庭或者社会生活的各个领域继续发光发热。离休干部和知识分子应尽可能根据自己的实际情况和具体条件，在机关、单位做一些力所能及的事情，也可以将自己的学习所得加上过去的知识和经验奉献给社会，做些有益于社会、有益于公众的善事。这样不但有益于社会，有益于家庭，也有益于老年人本身，使他们的内心世界重新变得充实起来，有利于克服或减少那种老朽感、颓废感和空虚感，有作、有为、有馀欢，无欲、无求、无烦恼，使晚年生活过得有滋有味、有意义。

4．培养兴趣爱好，生活丰富多彩　人到中年以后，就要开始为老年心理健康做准备，可以根据自己的喜好上老年大学学习一些新知识（诸如电脑、绘画、摄影、烹调、歌舞、服装裁剪……），掌握日常生活中的一些新技术，培养多种新乐趣。离退休后便可将它作为心理健康的佐餐，增加老人的心理弹性，调适各种心理障碍，驱除种种寂寞和惆怅，这对于离退休前兴趣爱好不大广泛的老人来说，更显得迫切必要。

（1）交友：交几个志同道合的知心朋友，或与年轻人结"忘年之交"，经常在一起谈天说地、道古论今、介绍中外名人轶事，写诗、朗诵、猜谜语、讲故事、说笑话，从中得到无穷的乐趣。美国哈佛大学医学院有一项为期9年的研究发现：一个人如果有很多好朋友，早期死亡的风险可以减少60%以上。

（2）吹拉弹唱听音乐：人们都说爱唱歌听音乐的人懂生活、老的慢。茶余饭后听听音乐，唱唱歌曲；闲暇之余，沐浴着灿烂的阳光，同音乐戏曲爱好者一起到公园吹拉弹唱……除了陶冶情操，还能促进心身健康，协调人体各器官的正常活动，有助于青春长驻、益寿延年。

（3）练习书画：老人练习书法，挥笔作画，可使心情舒畅。练字前专心研墨，凝神静思，预想字形，还可使人达到清静养神的境地。

（4）养鱼种花：在院子里种上几株花木，或在阳台上培植几盆花草，既可美化环境，又可净化空气。如有兴趣，不妨买上一只精致玻璃缸，养上几尾金鱼，放上一两株水草，观看鱼儿嬉戏追逐，可使老人心情愉快，仿佛又回到活泼的童年。

制作盆景也是一种高尚的兴趣活动，把大自然的景色缩现于咫尺盆景之中，源于自然，高于自然，什么奇峰怪石、老干苍松，集于一盆，别有一番情趣。

（5）垂钓：老年人如果学会钓鱼，在风和日丽、绿树环抱的河边悠然静坐，进行垂钓，既能健身养神，也有利于调理老人的各种身心疾病。

（6）收藏：集邮，收藏钱币、文物、古玩、火花、门票等，能积累知识，开阔人的眼界。

形式多样的老年兴趣活动，是一种积极的休息，也是强身健体、防治疾病的调养方法。

5．保持良好的人际关系　退休后的老年人自己应有自知之明，什么年龄干什么事，不要倚老卖老、指手画脚、发号施令，对年轻人继续进行所谓权威性的指挥，而要实事求是，承认"弱者"的地位。

《不气歌》

他人气我我不气，倘若生气中他计；

我本无心他来气，气出病来无人替；

须知气上有三忌：怄气赌气发脾气；

怄气只能气自己，赌气彼此更对立；

拍桌打椅发脾气，最后伤的是自己；

人到世上不容易，作践自己多可惜；

生气生上一分钟，六十秒钟没福气；

生气生上一小时，六十分钟冒傻气；

生气生上一星期，伤了肝来害了脾；

鸡毛蒜皮莫计较，一眼睁来一眼闭；

为了小事发脾气，回头想想又何必？

有人误会我蒙冤，暂把委屈放心里；

别人生气我不气，大度能容显大气；

人间美景未看够，哪有工夫生闲气；

端正心态身体好，省下药钱旅游去。

有人能干超过我，不要事事都攀比；

知足常乐最重要，笑口常开无忧虑；

夫妻相亲又相爱，朝夕相伴笑嘻嘻；

左邻右舍团结好，邻里和睦乐无比；

不气歌儿记心里，但愿彼此都和气；

只要大家都做到，活到百岁很容易。

6．冲出对死亡的恐惧　有生必有死，这是自然界的生物体以及人生的一条不可违背的自然规律。然而有的人到了晚年或身患危重病症后，便会掉进"死亡恐惧"的漩涡，愁绪满怀、忧心忡忡，弄得自己卧不安席，食不甘味，自暴自弃，消极悲观。这样的心境，不利于身心健康，反会加速死亡的到来。纵然活着，

生命也是索然无味，毫无价值。因为人活的就是一种心态，死亡既然是生命的必然、最后的归宿，自然也就没有必要害怕了，一切顺其自然也就是了。

"人生自古谁无死"，真正懂得这个道理的人，便会消除不必要的惧怕、忧伤感，抱着泰然处之的态度，始终保持豁达乐观的情绪。正如任何美妙的乐章都有终曲一样，死亡是生命历程的终结。谈论死亡、认识死亡、正视死亡、不怕死亡、笑对归宿，才能更加全面地认识生命，珍惜生命存在的价值。

常言道："不怕人老，就怕心老。"年老莫言老，人老心不老，那就会产生一种青春活力，总觉得自己还有所作为，这就有利于延年益寿。心理状态良好的人，心志安定，气血调和，身体自然健康，寿命反会延长。反之，会激起神经系统和内分泌系统的一系列病理反应，影响人的正常生理代谢过程，降低免疫功能，必然导致疾病缠身，未老先衰，难度天年。

"信心是半个生命，绝望是半个死亡。"病中的老人要树立信心，才能激发战胜病魔的勇气和顽强的意志。病中保持坦然心境和乐观态度，才能挖掘自身抗病的潜在能力，让"病树前头万木春"。

人生步入晚年并不意味着生命将要结束，而是老年生活的新起点。冲出"死亡恐惧"的漩涡，不忌讳死亡，整天陷于恐惧与焦虑之中，坦荡而达观，以自己的宝贵晚年，老有所为地发挥余热，对人类多作贡献。正所谓："最美莫过夕阳红，温馨又从容，夕阳是晚开的花，夕阳是陈年的酒……"。

第25章 个体心理差异与养生

第一节 人格与养生

人格的形成，与其物质基础体质的形成是密不可分的。现代心理学认为：个体的人格是在遗传和环境两重因素交互作用之下逐渐发展形成的。根据《黄帝内经》的记录，具有生命活动的人体，是以母亲的阴血作为基础，以父亲的阳精作为护卫，两者结合而产生的。父精母血的相互结合而形成胚胎，进而达到气血调和、营卫通利、五脏生成、神气舍心、魂魄具备之时，具有生命活动的人体才能诞生。根据不同的父精母血而生成不同的人体，形成不同的人格。

一、现代心理学的人格分型

现代心理学根据个体高级神经活动类型的不同，结合心理活动动力特征，将个体的气质类型分为四种：

（一）多血质气质类型

感受性低，耐受性较高，不随意的反应性强，具有可塑性和外倾性，情绪兴奋性高，外部表情明显，反应快且灵活。

（二）胆汁质气质类型

感受性低，耐受性较高，不随意的反应性强，外倾性明显，情绪兴奋性高，抑制力差，反应快但不灵活。

（三）黏液质气质类型

感受性低，耐受性高，不随意的反应性和情绪兴奋性均低，内倾性明显，外部表情少，反应速度慢且具有稳定性。

（四）抑郁质类型

感受性高，耐受性低，不随意的反应性低，严重内倾，情绪兴奋性高而体验深刻，反应速度慢，具有刻板性而不灵活。

现实生活中具有上述类型者只有少数人，大多数人均属于中间型或混合型。

二、中医学人格分型与养生

早在春秋战国之前，我国古代先哲就开始系统地观察种种不同个体表现，并且试图归纳分析，做出理论上的说明。春秋战国时代，孔子在其《论语》中已经有了关于人格分类的论述，如《论语·子路》中有"狂""狷""中行"的划分，并论述了各自的特征："狂者进取，狷者有所不为"，只有那种"中行"之人才能做到适度，才能符合"中庸之道"的要求。这是最初的关于人的人格特征的分类。到了《黄帝内经》时代，对人格分类已经有了比较系统而全面的论述。

（一）阴阳五态人

中医学认为：人体作为有形之躯，它的方方面面都可以运用阴阳加以说明。根据阴阳的盛衰又分为三阴三阳——太阴、少阴、厥阴、太阳、阳明、少阳。《黄帝内经·灵枢·通天》篇根据人的自然禀赋不同，以阴阳的盛衰多少为基础，把人群划分为太阴、少阴、太阳、少阳、阴阳平和五种不同类型，分别指出了他们在气质性格等方面的特征，同时提出因人施治的不同法则，作为养生的依据（表 14-1）。

表14-1 阴阳五态人的特征及养生法则

	生理特点	个性心理特征	行为表现	治则
太阴之人	多阴而无阳。阴血浓浊，卫气滞涩，阴阳不能调和，筋缓而皮厚	贪而不仁，表面谦虚，假装正经，内心险恶，好得恶失，喜怒不形于色，不识时务，只知利己，行动上惯用后发制人的手段	面色阴沉黑黯，假意谦虚，身体高大，卑躬屈膝，故作姿态	疾泻其阴

（续　表）

	生理特点	个性心理特征	行为表现	治则
少阴之人	多阴少阳。胃小而受纳水谷少，阳气化源不足；肠大而传化水谷快，而阳气不得蓄积，致六腑不和	喜贪小利，暗藏贼心，幸灾乐祸，好搞破坏来伤害人，心怀妒忌，对人毫无恩情	貌似清高，行为鬼祟，偷偷摸摸，身怀阴险害人之贼心，站立时躁动不安，走路时习惯伏身向前	易出现气血脱失，需祥察阴阳盛衰调治
太阳之人	多阳少（无）阴	爱表现，扬扬自得，好说大话但并无能力，言过其实，好高骛远，作风草率，不顾是非，常意气用事，过于自信，虽遭到失败，也不知悔改	高傲自满，仰腰挺腹，好象身躯向后反张、两腘曲折	泻其阳而避免泻之太过。若阳气过度损伤，就会导致阳气外脱而发狂。如果阴阳都脱失，就会突然昏倒不省人事
少阳之人	多阳少阴，多阳则络脉大，少阴则经脉小，血脉深在里，气络潜在表	做事精审，很有自尊心，稍有小小的政治地位，就过高地自我宣传，善于对外交际，不愿意默默无闻、埋头苦干	站立时习惯于把头扬得很高，行走时习惯于摇摆身体，常常反挽其双手于背后，喜欢把两臂两肘露出于外	充实其阴经，而只泻其阳络，就可以恢复健康了
阴阳平和之人	阴阳之气协调，血脉和顺	生活安静自处，不介意个人名利，心境安定而无所畏惧，寡欲而无过分的喜悦，顺从事物发展的自然规律，与世无争，善于适应形势的变化，地位虽高却很谦虚，以理服人，而不是用压服的方法来制裁别人，具有极好的治理才能	从容稳重，举止大方，性格和顺，善于适应环境，态度严肃，品行端正，待人和蔼，目光慈祥，作风光明磊落，举止有度，处理事物条理分明，为众人所尊敬和夸赞	谨慎地诊察阴阳的盛衰、邪正的虚实，并端详其面容的表现，以判断脏腑、经脉、气血有余或不足，然后进行调治

关于五态人的养生调治，《灵枢·通天》篇指出："善用针艾者，视人五态乃治之，盛者泻之，虚者补之。"太阴之人"不疾泻之，不能移之"，强调对太阴之人要急泻其阴分，否则不能使病情好转；少阴之人的病理特点是"其血易脱，其气易败……必审而调之"，否则会出现血脱气败；太阳之人"阳重脱者易狂，阴阳皆脱者，暴死不知人……必谨而调之，无脱其阴，而泻其阳"，但要避免泻之太过；少阳之人有病，可以"独泻其络脉"而愈，但泻之太过则会脱气；阴阳和平之人即常态健康人，有疾只需采用一般的常规之法循经取穴，"盛则泻之，虚则补之。"

（二）阴阳二十五人

《灵枢·阴阳二十五人》是按五行属性，把人的气质性格分为二十五种类型。五行分类是运用阴阳、五行演说的理论，根据人的个性及禀赋、体质、生理等差异，总结出木、火、土、金、水五种类型。在此基础上，又以五音为类比，将每一类型又分成一个主型，即禀本气最全的、具备最明显的该型特征；其余四个亚型为次，即得本气之偏的，其特征不如主型明显而各有些不同。共计二十五种类型。以此揭示在认识人体和对疾病的辨证论治之中，要重视先天禀赋的不同，并且要做到同中求异，异中求同，因人制宜。明代张景岳在《类经》中指出："此以木火土金水五行之人，而复各分其左右上下，是于各形之中，而又悉其太少之义耳。总皆发明禀赋之异，而示人以变化之不同也（表14-2）。"

表14-2　阴阳二十五人体态、特征

五行	地区	体 态	个性特征	时 令	基本特征	五形之偏	各自特性
木形上角	东方	面呈青色，头小面长，肩部宽大，背部挺直，手足纤小	有才智，好用心机，体力不强，多忧于事	耐春夏，不耐秋冬	壅容柔美	大角	谦和优柔
						左角	随和顺从
						钛角	努力进取
						判角	刚直不阿
火形上徵	南方	皮肤赤色，齿根宽露，颜面瘦小，肩背髀腹匀称，手足小，行路快，性急，走路时肩背摇晃，肩背肌肉丰满	有气魄，轻财，不轻信，多忧虑，对事物判断力强，面色好，性情急躁，不能享长寿，多暴死	耐春夏，不耐秋冬	通明豁达	质徵	浮躁肤浅
						少徵	多疑善虑
						右徵	勇猛活跃
						判徵	乐观怡然

（续　表）

五行	地区	体　态	个性特征	时　令	基本特征	五形之偏	各自特性
土形上宫	中央	皮肤黄色，面圆头大，肩背丰满，腹大，下肢健壮，手足小，肌肉丰满，体态匀称，步履稳重	做事足以取信于人，性情安静，不急躁，好帮助别人，不喜争逐权势，善于结交人	耐秋冬，不耐春夏	忠厚诚恳	大宫	婉转和顺
						加宫	乐观快活
						少宫	圆滑灵活
						左宫	极有主见
金形上商	西方	面方，皮肤白色，头小，肩背小，腹小，手足小，足跟坚壮，行动轻快	清白廉洁，性情急躁，行动猛悍，有管理才能	耐秋冬，不耐春夏	坚韧刚毅	钛商	洁身自好
						右商	潇洒舒缓
						大商	明察是非
						少商	威严庄重
水形上羽	北方	皮肤黑色，面多皱纹，大头，面颊宽大，两肩窄小，腹大，手足喜动，行路时摇摆身体，尻骨、脊背较长	待人不卑不亢，善于欺诈，多因戮力劳伤而死	耐秋冬，不耐春夏	人格卑下	大羽	洋洋自得
						少羽	郁闷内向
						众羽	文静廉洁
						桎羽	安然自得

　　《灵枢·阴阳二十五人》篇还提出：不同类型的人有不同的季节适应性，因此发病也具有不同的季节性。如木形之人和火形之人，"能春夏不能秋冬"，所以多在秋冬季节"感而病生"。相反，土形之人、金形之人和水形之人"能秋冬不能春夏"，故多"春夏感而病生"。

　　此外，还提出了根据不同类型的人，采取"形胜色""色胜形""形色相得""胜时年加"等诊断原则，指出了逢"人之大忌，不可不自安也，感则病行，失则忧矣。当此之时，无为奸事"的预防思想。

　　再有，根据二十五人经脉左右上下属性，指出其血气多少而出现胡须、眉毛、筋骨、皮肉、形色、动作的不同表现。进而指出具有不同经脉属性的人，虽同样血气多少，但易感不同疾病。如足少阳之上，血气皆少则"感于寒湿则善痹，骨痛、爪枯"，而足太阳之下，血气皆少则"喜转筋，踵下痛"等。

　　根据这种不同的具体情况，最后提出了"必先明知二十五人，则血气之所在，左右上下,刺约毕也"的治疗总则。根据形体外在表现和体内气血的有余不足,就可以知道疾病的虚实,病势的顺逆,从而做出恰当的治疗。

(三)其他分类

1. 勇与怯 《灵枢·论勇》中记载"勇士者,目深以固,长横直扬,三焦理横,其心端直,其肝大以坚,其胆满以傍,怒则气盛而胸张。肝举而胆横,眦裂而目扬,毛起而色苍,此勇士之由然者…… 怯士者,目大而不减,阴阳相失,其焦理纵,……肝系缓,其胆不满而纵,肠胃挺,胁下空,虽方大怒,气不能满其胸,肝肺虽举,气衰复下,故不能久怒,此怯士之由然也。"这种对勇与怯的人格特点描述是从脏腑生理功能的角度入手的。

人之勇,主要是心脏端正、肝坚厚、胆汁盛满的缘故。发怒时,气壮盛而胸廓张大、肝气上举、胆气横溢。表现为目光深邃而坚定,眉毛宽大而长直,皮肤的纹理是横的;发怒时两目圆睁,目光逼射,毛发竖起,面色铁青。人之怯,主要是肝系松缓,胆囊不充盈,肝胁空虚。表现为目虽大而不深固,神气散乱,气血不协调,皮肤肌腠的纹理纵而不横,肌肉松弛,胸骨剑突短小;即使大怒,怒气也不能充满胸中,肝肺虽因怒而上举,但不能坚持,气衰即下落,不能长时间发怒。在文化中也能找到这种分类的证据,现代汉语中的"胆大""胆小"就是对人勇怯与否的一种描述。

此外,内经中还讨论个体的勇、怯与忍耐疼痛之间的关系。《灵枢·论勇》中说:"夫人之忍痛与不忍痛者,非勇怯之分也。夫勇士之不忍痛者,见难则前,见痛则止;夫怯士之忍痛者,闻难则恐,遇痛不动。夫勇士之忍痛者,见难不恐,遇痛不动;夫怯士之不忍痛者,见难与痛,目转而盼,恐不能言,失气惊,颜色变化,乍死乍生。夫忍痛与不忍痛者,皮肤之薄厚,肌肉之坚脆缓急之分也,非勇怯之谓也。"这段文字论述了个体对疼痛的忍受程度不能单纯以勇敢或怯懦来区分。勇者之间也会有生理体质上的差异,对疼痛的忍受力也有差异。由此推断,勇怯更多地是表现在对待困难的态度和意志特征,而并非能力。

内经中对勇怯的观点,更多地是强调"先天决定论",而较忽略后天环境的作用。现代心理学已经证明,人的勇怯性格的形成,不仅与先天遗传的生理素质有关,更主要的是在后天的环境中逐步形成的。

2. 重阳与重阴 《灵枢·行针》中记载"重阳之人,熇熇蒿蒿,言语善疾,举足善高,心肺之脏气有余,阳气滑盛而扬,故神动而气先行"。认为重阳之人

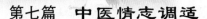

象火一样热情，情绪易于激动，言语流畅，乐观而自信，举止较随便。他们的生理功能也表现为有余和亢进。并简洁地概括了多阳与多阴的不同性格特征，"多阳者多喜，多阴者多怒"，根据阴阳对立的理论，重阴之人必然是易怒，郁郁不乐，不易激动，言语缓慢，沉静孤僻。《内经》对重阳重阴之人的性格描述，与现代心理学中对性格的内向型、外向型的划分颇为相似。这种划分也是为临床实践服务的，两者在针刺临床上，得气（即针感）的快慢，就有明显的差异。

3. 肥人与瘦人　《灵枢·逆顺肥瘦》中记载"肥人，广肩腋，项肉薄，厚皮而黑色，唇临临然，其血黑以浊，其气涩以迟。其为人也，贪于取与。"认为人的体型也与人格相关。这段文字是说，肥胖的人，体型圆胖，脖子短，皮厚色黑，口唇肥大，血黑而浓浊，气短而迟缓。好胜而勇于进取，慷慨好施。但与胖人相反的瘦人的性格，则描述较少。

中医心理学对人格的划分，除了具有哲学与中医学的基础外，还受到了中国传统文化的影响。从《黄帝内经》形成的历史时期来看，战国秦汉之际，中国传统文化已形成了基本概貌。由于中国本身的自然、社会的历史条件，使得中国传统文化的特点是以政治伦理为中心。这种文化特点也影响到中医心理学对人格问题的认识。

现代心理学对人格的描述纯粹是从心理学的角度，不夹杂有伦理道德的观念。但在中国传统文化影响下的中医学，在对不同的人格类型阐述时却十分重视政治伦理内容。诸如"贪而不仁""念然下意""小贪而贼心""无能而虚说""轻财少信""不敬畏""善为吏""君子"等，多属道德伦理范畴。自然，这些具道德色彩的行为描述，包含了心理学内容，在相当程度上也反映了不同的个性心理特征。

综上可见，中医心理学的很多思想内容是根植于中国古代哲学、中医学以及中国传统文化之上的。因此，对中医心理学思想的深入考察、阐释也需要从多方面着手，充分考虑到哲学与文化的影响力。

第二节　性别与养生

一、男女差异

《黄帝内经·素问·上古天真论》论述了男女阶段性发育的差异。

（一）女子的七个七

女子"七岁肾气盛，齿更发长；二七而天癸至，任脉通，太冲脉盛，月事以时下，故有子；三七肾气平均，故真牙生而长极；四七筋骨坚，发长极，身体盛壮；五七阳明脉衰，面始焦，发始堕；六七三阳脉衰于上，面皆焦，发始白；七七任脉虚，太冲脉衰少，天癸竭，地道不通，故形坏而无子也。"

（二）男子的八个八

丈夫"八岁肾气实，发长齿更。二八肾气盛，天癸至，精气溢泻，阴阳和，故能有子。三八肾气平均，筋骨劲强，故真牙生而长极。四八筋骨隆盛，肌肉满壮。五八肾气衰，发堕齿槁。六八阳气衰竭于上，面焦，发鬓颁白。七八肝气衰，筋不能动。八八天癸竭，精少，肾脏衰，形体皆极。则齿发去。"

《内经》中对于男女的生长发育差异的论述，一方面是缘于古人的长期观察与经验总结，另一方面也受到传统文化观念中对"七"和"八"这两个数的崇拜影响。古贤认为七为少阳之数，女子属阴，阴得少阳之数方生；八为少阴之数，男子属阳，阳得少阴之数方长。现代的科学研究证明：男女的生长发育确实是不同步的，尤其表现为女性生长发育较快，开始衰老较早；而男性生长发育较缓，开始衰老较迟，但寿命却普遍不如女性长，这与中医学的观点有许多相似之处。

除了生长发育阶段上的差异，中医学还观察到男女在先天阴阳禀赋的强弱、性器官的位置和功能、精血作用的偏颇、脏腑功能的侧重等方面也存在差异。认为男性以禀赋父母之阳为主，所以呈现出阳刚的特点，身高力大、声音洪亮、争强好胜；而女性以禀赋父母之阴为主，所以表现为阴柔的特点，身娇力小、声音尖细、柔顺胆怯。

另外，阳主动，强健而行；阴主静，柔顺静守，所以生殖器官男外女内。对于精血而言，明代医家万全说："男子以精为主，女子以血为主。"

二、女性的心理调适

中医学认为：女性属阴，其生理情况要比男性复杂得多，具有经、带、胎、产、乳的特殊性。再加上对女性角色的社会要求，使得女性具有特殊的心理特征。孙思邈认为："女人嗜欲多于丈夫，感病倍于男子，加以慈恋爱憎，嫉妒忧恚，染着坚牢，情不自抑……"因此，妇女患情志疾病远远高于男性，更需要注意心身调养，尤其是在月经期、妊娠期、产褥期、哺乳期，更要注重心理上的调摄。

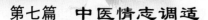

　　女性在孕育、分娩婴儿的过程中，既有将为人母的喜悦，也会因生理功能发生巨大变化致机体气血阴阳失调而带来的情绪波动。如妊娠恶阻多与情绪因素有关，情绪激动、多愁善感的孕妇发生呕恶厌食的次数要远远高于情绪稳定、心情开朗的孕妇。又如妊娠高血压、妊娠水肿、妊娠抽搐等的发生多与妊娠期心理调摄失当、情绪紧张、激动、易怒等因素有关。

　　孕妇良好的精神状态，有利于胎儿的身心健康发展，即所谓"胎教"理论。如明代《育婴家秘》所说："自妊娠之后，则须行坐端严，性情和悦，常处静室，多听美言，令人诵读诗书，陈说礼乐，耳不闻非言，目不观恶事，如此则生男女福寿敦厚，忠孝贤明，不然则生男女多鄙贱，不寿而愚顽，此所谓因外象而内感也。"

　　反之，孕妇的情绪波动也会影响到胎儿的健康，如焦虑、抑郁等可影响胚胎的气血运行，导致胚胎发育不良，甚至早产、流产。《千金要方·养胎》就指出妇女妊娠期要"调心神，和情性，节嗜欲，庶事清静"。还应当"无令恐畏，居必静处，端坐清虚，视美物，听乐声，无悲哀思虑惊动"。《妇人秘科·养胎》强调了孕妇情绪异常给母子带来的身心伤害："受胎之后，喜怒哀乐，莫敢不慎，盖过喜则伤心而气散，怒则伤肝而气上，思则伤脾而气郁，忧则伤肺而气结，恐则伤肾而气下，母气既伤，子气应之，未有不伤者也。"

　　此外，产妇临产之时也需保持情绪镇定，烦躁、恐惧、焦虑情绪常可导致滞产。如《竹林女科》所述："心有疑虑，则气结血滞而不顺，多至难产。"

　　分娩之后，哺乳期的心理养生也很重要，"母怒以乳儿，令善惊，发气疝，又令上气癫狂"，"小儿初生，须令乳母预慎七情六淫，厚味炙煿，则乳汁清宁，儿不致疾。否则阴阳偏胜，气血沸腾，乳汁败坏，必生诸证"。

　　此外，还需预防产后精神抑郁，肝失条达，气机不畅，气血失调，经脉涩滞，以致乳脉不行，引起缺乳或乳痈。

三、男性心理调适

　　相对于女性而言，男性在生理属性上禀多阳、贵精气、重肾阴肾阳、发育迟且衰老迟；在社会角色方面，男性多承担较重的社会与家庭的双重压力，这也正是在寿命方面男性普遍不如女性长的根本原因所在。故而在心理养生方面尤其需要关注。

　　除生理发育，男性的疾病也与心理因素有关。孙思邈在《备急千金要方·

精极》篇中提及男性五劳七伤的内容为："一曰阴衰，二曰精清，三曰精少，四曰阴消，五曰囊下湿，六曰腰胁苦痛，七曰膝厥痛冷不能行，小便淋漓，茎中痛，或精自出。有病如此，所谓'七伤'。一曰志劳，二曰思劳，三曰心劳，四曰忧劳，五曰疲劳，此谓'五劳'。"已有涉及情志内伤对于男性的影响。

金元时期的刘完素认为七情不畅会导致白淫；朱丹溪也指出男科疾病与七情不畅有密切关系，可引起阴痿、少精、阴缩等疾病。元代萨谦斋在《竹瑞堂经验方》中记载了男子类似现代"更年期综合征"的一些表现："世人中年，精耗神衰，常言百事心灰。盖源心血少而火不能下降，肾气惫而水不能上升，至心中隔绝，荣卫不知。所苦者，上则心多惊怖；中则塞痞，饮食减少；下则虚冷遗泄，甚则阴痿不兴，脏气滑泄。"

清代叶天士论述失精之病分为梦泄、精浊、精滑、遗精，指出其治非草木血肉有情之品能愈，而是"全赖自知利害，保真为第一要"。认为阴痿是"心悸内怯"和"情志怫郁"致"心肾不交"所为。郑钦安《医法圆通》认为失精病"神魂不藏是其本旨""法宜封固"。更重要的是明确指出阴茎的勃起功能受心控制，即"玉茎之举，必须心火下煦"。

基于此，石寿棠的《医源》提出男性养生，必须"寡欲节劳，以养其心"，再适寒温、调饮食，则精自足，此为保精妙法，也为男子优生之要法。具体到保精之法，有节制情欲、宁心安神、戒手淫过频、调和七情、劳逸适度、及时治疗疾病、合理用药、局部清洁以及摒除不良嗜好等。

张景岳在《类经》中说："欲不可纵，纵则精竭。精不可竭，竭则真散。盖精能生气，气能生神。营卫一身，莫夫乎此。故善养生者，必保其精，精盈则气盛，气盛则神全，神全则身健，身健则病少。神气坚强，老当益壮，皆本乎精也……无摇汝精，乃可长生。"中医学重视房事中的"节欲保精"，其重要性也体现在精、气、神与健康长寿的关系中。纵欲的直接后果是损精伤肾，继而导致脏腑之精不足，髓海不充，产生相应的病证。因此，节制房室、怡情养生是男性心理养生的重点。

此外，情志的太过或不及，都可以影响男科疾病的发生、发展、转归和治疗的过程。如过度的情志反应，可直接伤及内脏，并影响脏腑气机，导致脏腑功能紊乱，气血不畅，天癸节律紊乱或精关开合失常，引起性欲低下或亢进、阳痿、不射精等男科疾病。

男性在社会竞争日益激烈的背景下，工作压力越来越大，过度紧张，精神疲劳，不仅会引发一系列的心身疾病，如失眠、偏头痛、高血压、消化性溃疡等，还会导致性欲减退。因此，调畅情志对于男性而言尤为重要。男性要保持心态平和，避免五志过激，正如孙思邈所说："莫忧愁，莫大怒，莫悲恐，莫大恨……勿悄悄怀忿恨……若能勿犯者，则得长生也。"

常言道："男儿有泪不轻弹"，这是古代的世俗观念给男性的心理自然发泄套上的一道"紧箍咒"，从保健养生角度来看，这道紧箍咒应该予以解除，该流泪时还是要尽情地流。因情绪而流眼泪既是一种减压行为，也是呼吸系统、循环系统、神经系统的集体"运动"，这种运动也使情绪和肌肉放松，从而使人轻松，起到缓解压力的效果。

第三节　疾病与心理调适

人一旦患病，通常都会有伴随躯体症状产生的各种心理或情绪的反应，这种反应可因疾病的性质、痛苦程度、病程、预后以及病人的年龄，性别、经历、受教育程度、文化背景、社会地位、经济状况和心理特征等情况而不同。

一、患病后常见心理变化

（一）焦虑

焦虑是一种忧虑、紧张、恐惧兼而有之的情绪表现，也是患病后最明显的情绪反应，其程度随个体对疾病的了解以及对疾病后果的担心而有不同。焦虑时病人的交感神经系统功能亢进，表现为心跳加快、手足出汗、肌肉紧张，有些人会发抖、腹肌紧张、胃痉挛疼痛。焦虑反应的发展，也可能使副交感神经系统的活动增强，出现胃肠蠕动亢进而导致腹泻。可伴有失眠、头痛、语言改变（譬如说话很快、不间断、声音提高或讲话变得犹豫、口吃），精神难集中、注意力短暂。

过度的焦虑会使病人过分关注自身状况，行为失控，不与医护人员配合，妨碍治疗的进程和身体的康复。医护人员向病人提供必要的信息、科学的医学知识，给予情绪支持，有利减轻病人的情绪反应。

（二）行为退化

行为退化，也称"退行性行为"，是指一个人重新使用原已放弃的行为或幼稚的行为来处理当前所碰到的困难。表现为：

1．**自我中心**　一切事情从自我出发，把一切事物及与自己有关的人，都看作是为他的利益而存在的。

2．**兴趣减弱**　仅对当时发生的与己有关的事感兴趣，而对其他事情不太关心，即便是病前感兴趣的事物，现在也不感兴趣了。

3．**情绪依赖感增加**　病人在情绪或情感上过分依赖别人，甚至有时不敢表达自己的情绪。

4．**过于关注机体功能**　病人对自己身体功能有关的事情非常关心，如吃了什么？没吃什么？什么样的食物适合自己的病症？什么时间睡眠？什么活动对身体有利等。

退行性行为的出现及变化，可以成为疾病变化的一个参照指标，有助于医护人员了解病人及其行为。行为退化对病人是有帮助的，但当病情好转时，病人就应减少依赖而提高主动性，逐步恢复正常的社会行为。

（三）愤怒

愤怒是受挫后常有的心理反应。患病这一挫折本身是生活中的不幸，再加上随之而来各种烦恼，如就诊不便、医院环境差、治疗效果不满意、医患间的冲突等，这些都可以引起病人的愤怒反应。病人的怒气常常向周围的亲属、朋友甚至是医护士人员发泄，有时只为一点小事就发无名火。

从心理学角度看，愤怒时的攻击反应可以缓解病人内心的紧张与痛苦，但攻击有时会造成医患关系紧张，同时过度的愤怒也常常拌有"应激反应"式的生理变化，这对病人身体的恢复是有害的。

（四）抑郁

精神抑郁的表现从轻微的失落感到极度的悲伤、失望，甚至自杀，对患者而予以情绪支持、安慰、鼓励和适当的调养、治疗对轻度抑郁常可奏效。

（五）多疑

很多病人特别敏感、多疑，尤其是神经质者，对周围人的言行喜欢暗中察言观色、胡思乱想、妄加推断，对医务人员的低声议论尤加猜疑；对亲朋好友的安慰半信半疑，怀疑自己的病情已很严重；怀疑别人都在哄骗自己，因而忧心忡忡，惶惶不可终日。

久病或病情较重者，其认知功能、意志及人格可能会有一些相应变化。

二、病人的心理需要

病人除了具有一般人所共有的多种心理需要外，还具有在疾病状态下的特殊心理需要。作为一个受疾病困扰的特殊群体，病人在满足各种需要的重要性和迫切性上有不同于正常人的情况。

（一）接纳的需要

但凡病人，都希望能得到及时的诊治，在需要住院时，希望医院能尽快收其入院。入院以后，进入一个生疏的环境，在由医务人员、病友共同组成的新群体里，又希望能成为这个群体中最受欢迎的人，渴望能与病友沟通，相互之间关系融洽。

（二）尊重的需要

自尊需要的满足会使人自信，感觉自己有存在的价值。病人往往因丧失部分能力，处于被动地位，更增加了对自尊的需要，渴望被人尊敬。病人可能通过与医务人员亲切的感情交流使自己受到重视，不善交往者也希望得到一视同仁的关照，有一定地位的病人可能会有意无意地透露或表示自己的社会身份。如果病人感到自己在医务人员心目中没有地位，无足轻重，往往会感到伤感，失去自尊心，从而降低对医务人员的信任和战胜病魔的勇气。来自医务人员的重视、赞扬和尊敬，病人会感到是对自己的最大鼓励。

（三）提供诊疗信息的需要

病人住院治疗时进入了一个陌生的环境，初次住院的病人更是茫然。病人要适应这一新的环境，需要了解有关情况，对于疾病诊疗的信息，尤为关心。及时向病人介绍住院生活制度、有关诊断和治疗的安排、疾病的进展和预后、如何配合治疗等，有助于减轻病人的担心和焦虑，使其心情平稳，积极主动配合治疗。

（四）安全需要

疾病的检查和治疗总是带有一定的探索性，有时可能会有危害性或危险性。病人住院的过程中，对于种种检查、抢救设施和措施，既寄予希望又充满恐惧。安全、稳定、宁静、有序的医院环境和医疗措施，能增加病人的安全感，使其放心接受治疗。安全需要对病人来说是最基本的需要，但病人的不安全感是始终存在的，一方面来自于病人的自身感受，另一方面来自医疗机构和医生。医院的环境、条件以及医务人员的品质、医疗作风、医患关系等，都可影响病人安全感的满足。

三、病人的心理调适

个体在患病之后，会产生各种心理变化，良好的心理状态有利于疾病的痊愈。如《素问遗篇·刺法论》指出患各种疾病，应"静神不乱思""慎其大喜欲情""令少思""慎勿大怒""勿大悲伤"等，苏东坡也有"因病得闲殊不恶，安心是药更无方"的诗句，都是认为心情宁静是确保疾病康复的重要条件。因此，无论什么疾病都应注意静心养神。

自然，不同的疾病会有不同的表现，其调摄方法也不尽相同。正如《理虚元鉴》所载："在泄而不收者，宜节嗜欲以养精；在滑而不化者，宜节烦恼以养神；在激而不平者，宜节忿怒以养肝；在躁而不静者，宜节辛勤以养力；在眷恋而不解脱者，宜节悲哀以养肺。"由于病情的不同，要针对其病因病性采用不同的养生方法，但总的来说是要达到静心养神的目的。

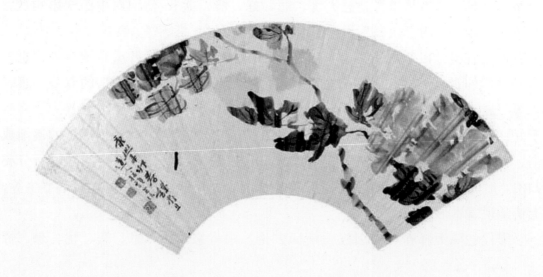

第26章 七情与心理养生

七情是指人的怒、喜、思、悲、忧、恐、惊七种情志变化，是人体对客观事物和现象所做出的七种不同的情志反应，属于正常的精神活动范围。《素问·气交变大论》记载"有喜有怒，有忧有丧，有泽有燥，此象之常也"。

中医学中关于七情的理论涉及了病因、病机、治疗多个方面。

第一节 七情学说

一、七情学说的形成

中医学对七情的理论形成，经历了漫长的历史时期。早在春秋战国时期，孔子在《礼记·礼运》中就载"何谓人情？喜、怒、哀、惧、爱、恶、欲，七情弗学而能"。认为这七种情感是人的本能，是不学而自会的。老子的提法与孔子略有差异，认为是"喜、怒、忧、悲、好、憎、欲"。然而对中医学影响最大的是《左传》中的"六气"说，提出"民有好、恶、喜、怒、哀、乐，生于六气，是故审则宜类，以制六志"。其他的一些观点，如荀子、《吕氏春秋》等，也提出了类似的观点。这一时期，主要将情感分为两大类，属"好"的有爱、喜、乐等，属"恶"的有哀、怒、惧、憎等。《左传·昭公二十五年》解释为"喜生于好，好物乐也；怒生于恶，恶物哀也"。随着医学专著《黄帝内经》的逐渐成书，在阴阳整体论、脏象五志论、水火五行论的基础上，对七情问题进行分类归纳，形成一个系统的学说，内容丰富，包括病因、病机、诊断、治疗、养生等，七情学说基本形成。

宋代的陈无择在《三因极一病证方论》中将怒、喜、思、悲、忧、恐、惊七种情志明确为"七情"，并成为七种致病因素（属于"不内外因"），标志着七情学说的定型与成熟。

二、七情学说的生理基础

人体是以脏腑为中心的有机整体，情志活动产生的内在生理学基础就是脏腑精气对外在环境因素的应答反应。正如《素问·阴阳应象大论》所说："人有五脏化五气，以生喜怒悲忧恐。"五脏藏精，精化为气，气的运动应答外界环境而产生情志活动。《素问·阴阳应象大论》所说："肝在志为怒，心在志为喜，脾在志为思，肺在志为忧，肾在志为恐。"

五脏精气的盛衰及其藏泄运动的协调，气血运行的通畅，在情志的产生变化中发挥着基础性作用。若五脏精气阴阳出现虚实变化及功能紊乱，气血运行失调，则可出现情志的异常变化。如《灵枢·本神》说："肝气虚则恐，实则怒，……心气虚则悲，实则笑不休。"《素问·调经论》说："血有余则怒，不足则恐。"

另一方面，七情也会影响脏腑精气的生理功能。如外在环境的变化过于强烈，情志过激或持续不解，就可导致脏腑精气阴阳的功能失常，气血运行失调。如大喜大惊伤心，大怒郁怒伤肝，过度忧思伤脾，过度恐惧伤肾等。

脏腑之中，以心、肝二脏对情志活动产生、变化的影响最为重要。心藏神而为五脏六腑之大主，主宰和调控着机体的一切生理功能和心理活动。各种情志活动的产生，都是在心神的统帅下，各脏腑精气阴阳协调作用的结果。各种环境因素作用于人体，能影响脏腑精气及其功能，也可影响心神而产生相应的情志活动。如《类经·疾病类·情志九气》载："心为五脏六腑之大主，而总统魂魄，并赅志意。故忧动于心则肺应，思动于心则脾应，怒动于心则肝应，恐动于心则肾应，此所以五志惟心所使也。"

正常情志活动的产生依赖于五脏精气充盛及气血运行的畅达，而肝主疏泄，调畅气机，促进和调节气血运行，因而在调节情志活动，保持心情舒畅方面，发挥着重要作用。

三、七情致病

七情为人之常情，但情志失调、超过一定程度也可以致病，对脏腑造成各种损害，即"怒伤肝，喜伤心，思伤脾，忧伤肺，恐伤肾"。

正如王冰注《素问·五运行大论》所说："凡物之用极，皆自伤也，怒发于肝，而反伤肝藏。"从情志反应的强度言，暴怒、大悲、大惊、狂喜、极度恐惧等，在短时间内波动过于激烈的情志活动才可致病；从情志活动持续的时间言，抑郁、失志、久悲、过忧、长期紧张、焦虑等持续时间较久的不良心境才可以成为致病因素。正如唐代孙思邈在《千金要方·养生序》中说："深忧重恚，伤也；悲哀憔悴，伤也；喜乐过度，伤也；汲汲所欲，伤也；戚戚所患，伤也。"

情志活动是由机体内外环境变化所引起的，因此，生活工作环境急剧变化，人际关系不良，以及机体内脏精气虚衰，气血不和，均可引起七情反应异常，从而导致疾病的发生。

七情能否致病，除与情志本身反应强度、方式有关外，还与个体的心理特征、生理状态具有密切的关系。七情致病直接影响有关脏腑气机、阴阳、气血而发病，病自内生，故称"内伤七情"。七情内伤致病包含两方面的内容：一是导致疾病发生或诱发疾病；二是影响病情的发展与转归。

（一）直接伤及内脏

七情是以内脏精气为物质基础，对内外环境变化所产生的复杂心理反应。因此，七情过激致病，可直接伤及内脏。又因心主神而为脏腑之主，故情志所伤，必然首先影响心神，然后作用于相应脏腑，导致其精气代谢失常、气机逆乱而发病。

1. 损伤相应之脏　七情分属五脏，七情反应太过与不及则可损伤相应之脏：心在志为喜为惊，过喜或过惊则伤心；肝在志为怒，过怒则伤肝；脾在志为思，过度忧思则伤脾；肺在志为悲为忧，过悲则伤肺；肾在志为恐，过恐则伤肾。

2. 首先影响心神　七情过激伤人发病，首先作用于心神，产生异常的心理反应和精神状态。《灵枢·本神》中就载有喜、怒、恐过度对神志的影响："……喜乐者，神惮散而不藏……盛怒者，迷惑而不治；恐惧者，神荡惮而不收。"明确指出喜乐过度，可致精神涣散，神志失常；大怒发作，可致情绪冲动，失去理智；过于恐惧，可致神气散失，神不守舍。《素问·举痛论》也明确指出了惊与思也首先损伤心神，"惊则心无所依，神无所归""思则心有所存，神有所归"，然后再影响相应的脏腑。因此，"情志之伤，虽五脏各有所属，然求其所由，则无不从心而发"（《类经·疾病类·情志九气》），"七情之伤，虽分五脏而必归本于心"（清·费伯雄《医醇賸义》）。

3. 数情交织，多伤心肝脾　七情内伤，既可单一情志伤人，又可两种以上情志交织伤人，如忧思、郁怒、惊喜等。数情交织致病，可损伤一个或多个脏腑。如过惊过喜，既可损伤心，又可累及肾；郁怒太过，既可伤肝，又可影响心、脾；忧思内伤，既可伤脾，又可影响心肺等脏。由于心、肝、脾三脏在人体生理活动和心理活动中发挥着重要作用，故情志内伤，最易损伤心肝脾三脏：过于惊喜易伤心，可致心神不宁，出现心悸、失眠、健忘，甚则精神失常等症；郁怒太过则伤肝，肝气郁结，可见两胁胀痛、胸闷太息、咽中如有物梗阻、月经延后等症，甚则可见痛经、闭经。忧思不解易伤脾，脾失健运，可见食欲缺乏、脘腹胀满、大便溏泄等症。

4. **易伤潜病之脏腑**　潜病之脏腑是指病证已经发生存在但无明显临床表现的脏腑。七情内伤不仅多损伤心、肝、脾三脏，而且还易于损伤潜病之脏腑。如曾患胸痹、真心痛、飧泄、头痛等病证的患者，虽临床症状已经消失，但遇有情志刺激，最易首先出现原先所患病证的临床症状。如遇有情志刺激，胸痹患者易首先出现胸闷、胸痛等症状；真心痛患者则易出现心前区疼痛，甚至两臂内痛；飧泄患者易首先出现腹痛、腹泻等症状；头痛者则易先发偏头痛等症状。

（二）影响脏腑气机

脏腑之气的升降出入运动，受心神的调控。情志致病首伤心神，随之影响脏腑气机，导致脏腑气机升降失常而出现相应的临床表现。如《素问·举痛论》载："……百病生于气也，怒则气上，喜则气缓，悲则气消，恐则气下……惊则气乱……思则气结。"

情志内伤可导致脏腑气机失调，而气机失调又可妨碍机体的气化过程，引起精气血津液的代谢失常，从而继发多种病证。气机郁滞日久，可化热化火；气机逆上，亢奋有余，也可化热化火，以致火热内生。精血津液的输布、排泄可因气机郁滞而不畅，产生精瘀、血瘀、痰饮等病变，而痰饮与瘀血互结，则又可致癥积等。因此，情志内伤引起的病理变化是相当复杂的，多种疾病的发生或诱发，皆与之有关。

（三）多发为情志病证

情志病指发病与情志刺激有关、具有情志异常表现的病证。其病名首见于明代的《类经》。具体包括：①因情志刺激而发的病证，如郁证、癫、狂等；②因情志刺激而诱发的病证，如胸痹、真心痛、眩晕（高血压病）等心身疾病；

③其他原因所致但具有情志异常表现的病证，如消渴、恶性肿瘤、慢性肝胆疾病等，大都有异常的情志表现，并且其病情也随其情绪变化而有相应的变化。对于情志病证的治疗，心理疏导和情志调摄是必要的治疗手段和方式。

（四）七情变化影响病情

七情变化对病情具有两方面的影响：一是有利于疾病康复。情绪积极乐观，七情反应适当，当怒则怒，当悲则悲，怒而不过，悲而不消沉，有利于病情的好转乃至痊愈。二是加重病情。情绪消沉，悲观失望，或七情异常波动，可使病情加重或恶化。

了解七情活动对病情的正负两方面的影响，对把握病情发展变化，采取全面正确治疗，具有实际的指导意义。

第二节　七情与健康

一、怒

怒是气愤、恼火的表现，是伴随愿望受阻、行为受挫时的紧张情绪的体验。怒与其他情绪不同，单纯体内气血冲逆足以导致怒的产生。因此，机体气血亢逆的内在变化，外界因素阻碍个体愿望实现，是导致怒产生的基本条件。

怒是一种勃发向上或怒无所泄的情绪反应。临床以怒目相视、暴跳如雷、声调高亢、怒火勃发或含恨忍辱、怒无所泄多见。前者称"暴怒"，怒而即发；后者称"郁怒"，怒而不发。肝在志为怒，暴怒则气上，郁怒则气郁。

怒则气上，是指过怒导致肝气疏泄太过，气机上逆，甚则血随气逆，并走于上的病机变化。临床主要表现为头胀头痛，面红目赤，呕血，甚则晕厥卒倒；若兼发肝气横逆，则症见脘腹胀痛连及两胁、嗳气泛酸、不欲饮食、腹泻等症。

此外，郁怒致病影响气机舒畅而成肝郁气滞之证，其特点是发病较慢，病程较长，致病多重，对个体危害极大。而暴怒致病，发病较快，若及时治疗，则对个体的危害较小，但因发病急骤，常导致血随气逆而出血的危象。

二、喜

喜，是欢乐、高兴、愉快的表现，是伴随愿望实现、紧张情绪解除时的轻松愉快的情绪体验。喜为心志，适度喜乐，则意和气疏，营卫舒畅。

喜乐过度，可使气机缓散、心神受伤而发病。《素问·阴阳应象大论》称"喜伤心"，如《儒林外史》中描述的范进中举后大喜过望的表现就是例证。过度喜乐伤心，导致心气涣散不收，重者心气暴脱或神不守舍的病机变化。临床可见精神不能集中，甚则神志失常，狂乱，或见心气暴脱的大汗淋漓、气息微弱、脉微欲绝等。

三、思

在古文中，"思"是多义的，除了表示思考、思维、思虑以外，也属于一种情绪，如思念、思慕、心绪、情思等。此外，"思"还与悲、哀、忧、愁、怨等消极情绪相通。中医学七情中的"思"主要是与喜、怒、忧、悲、恐、惊同属于情绪的范畴，也可以理解为是悲、忧、愁等消极情绪的概括，"思"导致的典型病理变化主要表现为伤脾和气结。

抑郁情绪是临床上最常见的致病心理因素之一，主要由个性偏差或社会适应不良及遭遇较大挫折而引发。其心理行为表现为：悲情伤感、情绪低落、自我评价过低、自卑自责、对周围的人和事不感兴趣，或者敏感、易激惹、注意力难以集中、行为退缩回避等。从中医心理学的角度看，抑郁情绪状态所导致的躯体症状与"思伤脾""悲伤肺"的病理表现基本吻合。

四、悲

悲是伤心、难过的表现，是失去所爱之人或物，及所追求的愿望破灭时的情绪体验。悲有程度的不同，轻微为"难过"，稍重可谓"悲伤"，再甚则称"哀痛"。产生悲的外界原因是失去所珍重的人或物和所追求的愿望的破灭，内在因素则是个体的脏气虚衰。悲与喜具有对立属性，表现在对社会事件的满足与破灭、脏腑精气的亏虚与充实两个方面的不同。

悲伤肺，也伤心。悲则气消，指过度悲忧伤肺，导致肺失宣降及心肺之气耗伤的病机变化。临床常见意志消沉、精神不振、气短胸闷、乏力懒言等症。

五、忧

忧是忧郁、发愁的表现，是对所面临问题的解决毫无头绪，心情低沉并伴有自卑的复合情绪状态。其情绪范围较广，包括从轻微的一时性的忧郁体验到

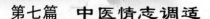

较严重的难以自行恢复的忧郁状态。一般轻者为"忧"，中度者即为"忧郁"，重度则发展为"忧郁症"，以情绪低落、悲伤、自我评价过低、兴趣减低甚或丧失为特征，机体活动水平也处于低下状态，故伴有性欲低下、活动减少等相应表现。

肺在志为忧，忧则肺气治理调节功能失常而郁结，时间长而肺气耗散，故经曰"忧伤肺"。忧郁的临床表现多以郁闷不欢、表情忧伤、默默不语、叹气频作、睡眠不安多见。气郁还伤脾，可积液成痰，见痴呆不语、神志不清、喉中痰鸣、肢体抽搐等证。正如张景岳所言："忧为肺之志，而亦伤脾者，母子之气通也。"

六、恐

恐是害怕的表现，是遇到危险而又无力应付引发的惧怕不安的情绪体验。恐惧产生的外在因素是面临威胁而无能为力。此外，看到或听到恐怖情景，即使并非亲身经历也能产生恐的情绪体验。《灵枢·脏腑邪气病行》说："心下淡淡然，恐，如人将捕之。"《诗经》说："战战兢兢，如临深渊，如履薄冰。"恐归肾属水，肾在志为恐，肾气不足则恐。《灵枢·本神》还说："肝气虚则恐"，恐的内在因素主要为肝肾两个先天之本的气血亏虚。

内脏气血不足导致恐的发生，恐又能使气机功能紊乱。《素问·举痛论》载："恐则气下，精气下陷。"《灵枢·本神》载："恐惧不解则伤精，精伤则骨痠痿厥，精时自下。"由于过度恐惧，消耗肾气，致使肾气失固，精气下陷不能上升，升降失常，出现溺频溲多，甚则二便失禁、遗精、阳痿、早泄等病症。同时，"恐伤肾""恐则脾气乘"，由此还可引发癫痫、癫狂、痉厥等更为严重的心身疾病。

七、惊

惊是受到惊吓的表现，指突然遭受意料之外的事件而引发的紧张惊骇的情绪体验。产生惊的关键是意外之事不期而至。虽多由外发，但常伴随其他情绪体验，以复合情绪状态存在。如因已盼望之事不期而至产生的惊喜，遭受不测风云而前景未卜时的惊恐等。恐与惊不同，体验较单纯，主要为惧怕不安，伴随逃脱的企图行为。惊常为自不知，从外而致，恐为自知，从内而生。

《素问·举痛论》载："惊则气乱，心无所倚，神无所归，虑无所定，故气乱也。"指猝然受惊，伤及心肾，导致心神不定，气机逆乱，肾气不固的病机变化。临床可见惊悸不安，慌乱失措，甚则神志错乱，或二便失禁。

恐与惊关系密切，一般是先有惊继而生恐，故常惊恐并称。

第三节　情志养生的方法及功效

现实生活中，人们难免都会遇到各种各样不如意、不开心的事，因而就会悲伤、愤怒。如果不及时化解，就会导致情志疾病。情志生克法对于解除病人的疾病有很大帮助。

中医学认为，情志病一般是难以用药物治疗的，针对情志病，中医学根据五行相克关系，采取了情志生克法以情治情，也即人们常说的："心病还须心药医。"

中医学几千年实践发现，情志失调不仅可以致病，而且调节情志也能治病，以此创造了许多行之有效的情志疗法，即以患者情志为操作对象的一类传统心理治疗方法。中医非常重视情志疾病，以现代医学的观点来看，情志疾病包括现今所说的心理疾病、心身疾病、精神疾病等，故在对这些疾病的治疗过程中也就发展出相应的心理治疗方法，今天这些方法不仅在心身疾病、某些精神疾病中仍有应用价值，而且也可用于心理咨询门诊。这一类方法比较系统，既有医论也有大量医案，它所依据的理论主要是中医的五行相克理论，也有一些这方面的医案不拘泥于此理论，而是自发地运用了心理活动的规律。

一、情志相胜疗法

明代吴昆所著《医方考》载："情志过及，非药可医，须以情胜。"情志相胜心理治疗理论依据为五行相克相胜，是用一种情志有效地抵消或制约原有的过盛之情志，从而治愈疾病的一种心理治疗方法。

中医学认为：情志活动之间具有相克相胜的规律，即悲胜怒、怒胜思、思胜恐、恐胜喜、喜胜悲。对于采用什么方法来达到以情胜情之目的，元代张子和论述的最为详细且实用。他在《儒门事亲》中提出："悲可以治怒，以怆恻苦楚之言感之；喜可以治悲，以谑浪亵狎之言娱之；恐可以治喜，以恐惧死亡之言怖之；怒可以治思，以污辱欺罔之言触之；思可以治恐，以虑彼忘此之言夺之。"

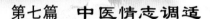

（一）怒胜思

怒胜思是医生用各种方法使患者发怒，制约以思为主的情志障碍。中医学认为：思伤脾，思虑过度可使人神疲、懒言、失眠、健忘、不思饮食、四肢倦怠。肝在志为怒，怒是肝气实而升发的表现。中医学认为，思为脾志，怒为肝志，因木能克土，而脾属土，肝属木，所以可用肝之志"怒"来治疗各种由脾之志"思"引起的疾患。一个人如果思虑太过，茶饭不思，用激怒之法就可以了，利用怒时肝气升发、气机亢奋等生理效应，来消除体内因过思而致的气机郁结，使思虑之情得到缓解或消除。

> **病案示例1**：金元时代，浙江有位千金小姐，嫁给了一位商人，婚后夫妻恩爱。不久，丈夫辞别妻子去外地经商，说是少则三月，多则半年就回来。谁知一去竟数年不归，少妇早思晚想逐渐成病。近半年不思饮食，整天脸朝着北面躺卧，呼之不应，问之不答。家里人十分焦急，多方聘请郎中治疗，虽用了很多贵重药品，但始终未见好转，且病情日趋严重，状若痴呆。医生们表示他们均已尽其所能，没有什么办法了。后来又请到了名医朱震亨（别号：丹溪翁）诊后说："这是病人思念亲人过度，不能见面，气结在脾的结果。"认为这种病用药物或其他体疗的方法是不会有效的，一定要用激发病人怒气的方法才能使之缓解，乃嘱女子父亲想办法使病人发怒。病人的父亲半信半疑地按照名医的嘱咐，当着很多人的面大声责骂女儿，还打了爱女二个耳光。此女从小被父母视为掌上明珠，娇生惯养，今日竟无故受到父亲的怒骂和殴打，号叫哭泣，怒火冲天，大发雷霆，拍桌子，摔东西。过了一会儿，怒气消后，觉得腹中空空，想吃东西了。随着病情的好转，医生使用使病人高兴的办法来解开少妇思夫之结，哄骗她说，她的丈夫已托人捎口信，不久即可回家。少妇听后喜出望外，从此病情日渐好转。过了一些日子，丈夫果然回来了，少妇的病也随之而愈（明·《古今医案按》）。

中医学认为：情志郁结与食滞不化在发病机制上有某些相似之处，都是郁滞而不通。治食积的方法是使其吐泻而祛除宿食，而把心灵中的苦闷暴露出来，也是治疗情志郁结最好的心理疏泄方法。本病例怒而哭泣，可使郁结得以发泄，心情则顿觉舒展，脾气舒畅，故而进食。

病案示例 2：一个男子有了外遇，遂同自己的结发妻子离婚。但这妻子总还是念及丈夫的好，日夜思念，不能自拔。亲友们时而劝说也不起作用。后来一位医生编了大量她丈夫如何卑鄙、恶劣的谎言说与她听，说她丈夫如何如何在别人面前辱骂她等，使得该女子怒火中烧，从心里觉得这样的坏男人根本就不值得爱和怀念。看，经过这样一激怒，女子就想开了。

发怒毕竟要动肝火、泄肝气，即使用于治疗，也只能当作权宜之计而不可久用，且用时必须掌握"以怒胜之，以喜解之"的善后原则，即怒疗之后，以喜善其终。此法对肝阳上亢、肝火易升及心经实火者当禁用。

（二）恐胜喜

指医生采用恐吓手段，使患者惊恐，以制约以过喜为主的情志障碍。将恐作为一种治疗手段，是借恐则气下之力，来压抑太过之喜引起的精神亢奋、狂躁等。恐由肾主，属水；喜由心主，属火；水克火，所以恐能克胜过喜的情志病症。

病案示例 1：一位因喜乐过度而得了一种笑病的患者，病人整天嘻笑不止。家人请了一位医生诊治，医生诊脉后假装吃惊的样子喊道："不好！"接着就借口回家取药而离开了病人家，一去几天再没有回来。病人见医生先是吃惊，后又避而不见，以为自己的病已十分严重，是不治之症，害怕得哭泣不止。便伤心地向亲友们说自己恐怕是病入膏肓，无药可治，不久于人世了。医生得知这一消息后，认为这是他的病快要痊愈的表现，于是就前来安慰他说他的病已见好转。家人觉得奇怪，无法理解，追问医生这究竟是怎么一回事？医生回答说是根据恐惧可以克制喜乐过度的道理，有意用这个方法使病人恐惧而治好他这种疾病的（金元·张子和《儒门事亲》）。

病案示例 2：清代名医徐灵胎治疗一过喜伤心的新科状元，徐对他说：你的病伤心太过，已经无药可医了，7 天内必死无疑。状元吓得要命，过了7 天病却好了。徐又告诉他说：大喜伤心，所以用死来吓唬你，这就是一种治病方法。

惊恐毕竟伤肾，作为一种疗法也只能作为权宜之计，不可常用，用后也要适时进行善后处理。

（三）喜胜悲

喜胜悲乃医生用各种方法使患者喜乐来制约以悲忧为主的情志障碍。喜为心志气，属火；悲为脾志，属金；火能克金，故喜能胜悲。

> **病案示例 1**：息城一官僚有一天突然得知他的父亲被人杀死，异常悲痛，放声大哭，哭罢便觉心痛并逐渐加重。一个多月后自觉胸中有一团块，时常剧痛难忍。经服药、针灸等治疗均无效果，最后求治于著名医家张子和。张到病人家中时恰好一位巫婆也在场，他就学巫婆的样子，信口开河，乱说一通，同时又和病人开玩笑又唱又跳，弄得病人忍不住捧腹大笑，甚至笑得只能面向墙壁。过了一二日病人发现胸中结块消失了，自此心痛也就好了。张子和说：忧愁可使气郁结，大喜则可使百脉舒和，这又叫"喜胜悲"（明·《古今医案按》）。
>
> **病案示例 2**：一天，一位神色忧郁、内心十分悲伤的老年人找到著名医学家叶桂诊病。叶桂详细询问病史，认真检查后随手在所开处方上写了几个字。老年人得到此方后即去药铺取药，药铺掌柜见处方上写着"冲任失调"（即月经失调）四字，禁不住大笑起来。老人问何以发笑？掌柜向其说明缘由，逗得老人也哈哈大笑起来。心想自己也太倒霉了，竟然遇到了如此荒唐、糊涂的医生。以后每当提起这张"四字处方"，都会失声大笑一阵子。过了一些日子，老人的病情大有好转，精神爽朗起来。他特地又到叶桂家，指出他的荒唐之举和不负责任的态度。叶桂说："你的病已大有起色"，老人连忙声明他未服叶开的药。叶桂笑道："你的病是肝气郁结导致的精神抑郁，"冲任失调"四字是为了让你觉得我昏庸糊涂、荒唐可笑，这样便可驱除你的忧愁而达到治疗的目的。"老人听后连声称谢。

人们常说："笑一笑，十年少"，笑是健康之宝。因此，当我们心情感到悲伤的时候．不妨给自己找点乐子，改变一下心情，如看看喜剧，听听相声等，人一高兴就能缓解悲伤的情绪，忘记悲伤之事。可见，一种美好的心情，比10

剂良药更能解除心理上的疲惫和痛楚。

（四）悲胜怒

悲胜怒，是医生用各种方法使患者悲哀，用来制约以怒为主的情志障碍。悲则气消，利用这一点可以抑制亢奋的情绪、消散内郁的结气。

> **病案示例 1**：杨贲亨治一贵人，患内障，性暴躁，时时持镜自照，计日责效，数医不愈，召杨诊。曰：目疾可自愈，第服药过多，毒已流入左股，旦夕间当发毒，窃为公忧之。既去，贵人日夕视其股抚摩，惟恐其发也，久之目渐愈，而毒不作。贵人以杨言不验，召诘之。对曰：医者意也，公性躁欲速，每持镜自照，心之所属，无时不在于目，则火上炎，目何由愈？故诡言令公凝神于足，则火自降，目自愈矣（清·魏之琇《续名医类案》）。

本案杨贲亨治疗患有眼病的性情暴躁的病人，告知因其服药过多，毒已下注左大腿，很快就会毒发。患者因悲而把注意力转到其左腿之上，渐渐眼睛就痊愈了。医生采用了以悲胜怒的疗法，悲伤本是不良的情绪，在一定条件下，也可利用其特性帮助身体恢复阴平阳秘的状态。怒则气上，悲则气消，以悲忧消沉之气去抑制肝气的上逆，使得怒气平息而病愈。

> **病案示例 2**：古时有一少妇，因知丈夫有"外遇"而愤怒导致一病不起。一名医生让她的丈夫每天当着妻面把一块石头煎煮至烂后取汤给她服用。其夫信以为真，昼夜不停地煎煮石头，这位妇人见到丈夫如此关心体贴自己，并熬红了双眼，心里感到非常悲伤、心疼，结果其病不久就痊愈了。

这个故事给我们一个小小提示：生活中当我们无法克制自己要发怒时，不妨想点令自己悲伤的事情，以此束抑制愤怒。怒为肝志，悲为肺志，肺金能克肝木，所以可以用"悲"来治疗各种由"怒"引起的疾病。比如在一个人大怒的时候告诉他一个坏消息，让他突然悲伤，这样就能把他的怒火给熄灭了。

（五）思胜恐

思胜恐，是医生用各种方法引导患者对有关事物进行思考，用来制约以恐为主的情志障碍。恐由肾主，肾属水；思由脾主，脾属土；土能克水，所以可用脾之思治疗肾之恐所致的疾病。思为脾之志，思本是人的正常心理活动，用以制约惊恐为病，主要是通过思生理智，使病人在理念支配下主动排解惊恐等不良情志，同时通过"思则气结"，又可收敛涣散的神气、调整生理状态。

病案示例 1：卫德新之妻，旅途中住宿于旅店楼上，夜间有盗贼烧旅店的房子，夫人受到惊吓坠于床下。自那以后，每天夜晚睡觉中如果听到什么响声，都会受到惊吓而昏不识人。因此，家里人夜晚走路都轻脚轻声的，不敢发出什么声音，该女子的病一年多也不见好转。诸医都按心病治之，用人参、珍珠和定志丸皆无效。名医张子和查看病人之后曰："惊者为阳，从外而入；恐者为阴，从内出也。惊者，谓自不知故也；恐者，自知也。足少阳胆经属肝木。胆者，敢也。惊怕则伤胆矣。"乃命二侍女执其两手，按高椅之上，当面前放置一个小茶几。张曰："娘子当视此。"一木猛击之，其妇大惊。张曰："我以木击之，何以惊乎？"待稍停，又击之，妇人又惊之。医者用同样的方法连续击打三五次，并且还用木杖打门。又遣人划背后之窗，其女慢慢惊定而笑。问："是何治法？"张曰："《内经》云：'惊者平之'。平者，常也，平常见之，必无惊。"是夜，使人击门窗，自夕达旦。夫惊者神上越，从下击之，使其下视，所以收神也。如此一二日后虽闻雷声亦不惊（金元·张子和《儒门事亲》）。

本案患者，病得之于惊吓。张子和以当面击木之法，让他明白惊恐产生的原因，并连续不断地给予相似的刺激，使患者逐渐适应，最终达到"虽闻雷亦不惊"的效果。

此案治疗堪称高明，它类似于当今的脱敏疗法，但又加入改变其认知的作法，在充分暴露患者"过敏源"的基础上，逐渐给予"过敏源"刺激，使其逐渐适应，并参以当面明了病因的作法，最终脱其对"过敏源"——声响的恐惧心理。

病案示例 2：古代一个名叫沈君鱼的人，整日害怕死亡，常感到自己的时日不多了，以致成疾。后请名医卢不远诊治，卢不予处方用药，介绍他去找和尚练习坐禅诵经，经过百余日的闭目沉思之后，病人的恐死心理终于消除了。

二、激情刺激疗法

激情刺激疗法指医生有意识地激发病人强烈而短暂的情绪，使病人处于激情或应激状态，借其势治疗疾病的方法。人的情志变化，尤其在激情和应激的情况下可引起生理、病理的突然改变，如果掌握适当，应用到治疗上，可收到立竿见影的疗效，但难度较大。归纳历代医案有惊恐应激法、愤怒应激法、羞辱应激法等。

（一）惊恐应激法

指用出乎意料之法，刺激患者产生短暂、强烈的惊慌、恐惧等情绪以及相应的应激行为来治疗疾病的方法。

病案示例：犹忆少年时，在外祖父家有表兄刘庆甫，年弱冠时患鼻衄（出血）证，始则数日一衄，继之每日必衄，百药不效。适其比邻有五年患劳瘵者，常与同座闲话。一日正衄之际，忽闻哭声，知劳瘵者已死，陡然惊惧寒战，其衄顿止，从此不再复发……惊惧气下而衄止（民国·张锡纯《医学衷中参西录》）。

这虽然是个无意的心理治疗医案，但可说明激情刺激机体的强烈作用。吐血、衄血的病机主要是血逆于上，唐容川认为治上血的第一要义是降逆，而恐则气下，恰好是相反方向的调节，迅速地改变了这个病机的方向，所以沉疴数年由此而已。

此外，《灵枢·杂病篇》谈到治呃逆的三种方法："哕，以草刺鼻，嚏而已；无息而疾迎引之，立已；大惊之，亦可已。"其中"大惊之"是运用气乱原则，打乱了原来呃逆的病理节律，转移注意力呃逆随之而愈，是简单易行且行之有效的方法。

（二）愤怒激情法

指激发患者产生短暂、强烈的愤怒情绪以治疗疾病的方法。

病案示例：一郡守笃病久，佗以为盛怒则差，乃多受其货而不加功，无何弃去，又留书骂之。太守果大怒，命人追杀佗，不及，因嗔恚甚，吐黑血数升而愈（晋·陈寿《三国志·魏书》）。

华佗认为：此郡守是久病为瘀，气为血之帅，要动气行血。官吏多骄横，华佗选用心理治疗，收了重礼不仅不治病反而留书痛骂之，太守勃然大怒，怒则气上，气行则血行，瘀血随之而吐，病遂愈。此类医案比较多见，象情志相胜疗法中的怒法也应属此类。如何激怒，也当注意，一般医案所载激怒之法是通过违逆患者所好获取的，此例心理治疗水平已达到了相当的境界。

（三）羞辱应激法

利用患者害羞、避辱的本能，有目的地使患者处于一种羞辱窘境，迫使其产生短暂而强烈的自我防卫心理和行为，以此来达到治疗疾病的目的。

病案示例：邱汝诚治一女子，打哈欠时两臂向上伸后不能放下。邱医生令其母使该女子下身只穿单裙一件，然后暗中嘱告其母说："待我揭帘而入时，你即将女儿裙子往下拉。"其母同意照办。邱医生咳嗽一声，揭帘而入，其母就拉脱女儿的裙子，病人羞臊之下便奋力去拉裙子，两臂急缩就恢复正常（清·魏之琇《续名医类案》）。

使用此法治疗疾病的医案多见，像许迪治疗仰不能俯的妇人，当众脱其衣，当只剩内衣时，患者"不觉用力护，因得俯"。分析此类医案可以发现，由于应激时认识域狭窄，患者来不及周密思索，故其行为主要由激怒的情境所引发。

三、顺情从欲疗法

病案示例：某官僚平素言语谨慎，有一天，在家宴请诸亲好友，筵席中有萝卜极大，客人们都很称美，主人一时高兴，脱口说道："还有和人一样大的萝卜呢！"客人们不相信，认为他在吹牛而哄笑起来。主人由此忧忧郁郁，时常反复体验这句话的是非、得失利害，愁怅难解，羞愧不已而致病。病人沉默寡言，整天无精打采，愁眉苦脸，唉声叹气，失眠多梦，食欲减退。官僚的儿子读书晓事，暗想父亲素不轻言，此病肯定是由于失言而引起的，必须要证实他的话，才能去除病因，于是派人四处寻找大萝卜，后来果真搜求到像小孩一样大的萝卜，官僚的儿子再次宴请宾朋，让客人们确实看到了硕大的萝卜，大家赞不绝口，官僚大喜，病很快好了（明·吴昆《医方考》）。

明代名医张景岳说："若思郁不解而致病者，非得枯舒愿遂，多难取效。"

本案例的经过，不正是这个道理吗？

> **病案示例：**明代，有一个人被姻亲家邀请赴宴，因饮酒过度，不觉大醉，在客厅内睡着了。半夜酒醒，口渴难忍，想喝水又一时找不到茶水，偶尔看见天井的一只石槽内有水，就喝了一碗。第二天早晨开门一看，石槽的水里有许多小红虫在游动，想起昨夜曾喝过此水，不觉大吃一惊。从此闷闷不乐，心情压抑，好像心中有蛆虫在作祟，上腹部也有胀满堵塞感，日想月疑，饮食大减，梗阻难咽，恶心呕吐，日渐消瘦，最后卧床不起，生活不能自理。家人请了很多医生治疗，无显著效果。后来请了一位叫吴球的大夫去诊病，吴大夫了解病情后，知道这病的根源是由疑心过度而引起的，于是采用了一种奇妙的方法进行治疗。他将红线剪成红虫那样大小数十根，同时用巴豆二粒和米饭一起做成的丸，令病人在暗室内服下，并在室内放置一盆清水。由于病人吃了泻药巴豆，一会儿要大便，医生叫病人坐在盆上解便，病人泻出许多红线。然后开启窗户，病人看到红线在水中漂荡很像红虫，认为蛆虫已全部驱除，病情逐渐好转，又调理了半月病就好了（明·《古今医案按》）。

案中吴球所用心理治疗方法，其设计至精至巧，情节安排，环环相扣，形象逼真，无懈可击，因而患者深信不疑。巴豆泻下蛆虫是假，泻下"疑团"是真。疑虑一消，心情就舒畅，病就随之而愈。

> **病案示例：**唐朝时，京都长安有一妇女曾因误食一小虫后常感腹中不适，怀疑是小虫在腹中作怪，从此时感腹痛，恶心呕吐，且认为小虫已长大了，病情日渐加重。虽经多方医治，未能见效。吴元祯大夫诊视后知道病是由疑心食虫而起的，他便请一位乳母帮忙，预先对她说："我给夫人治病，服药后病人会呕吐，当夫人呕吐之时，你用一盘子盛着，并说我看见一小蛤蟆跑掉了。"又告诫说："此事切不可给病人知道是欺骗她。"乳母依计而行，当病人得知虫已吐出后，病就很快好了（清·魏之琇《续名医类案》）。

这个病例因误食一虫而成疾，是属疑病。医生预谋使她吐出此"虫"的办法，果然灵验，此病立除。

病案示例 1：陈实功曾治一个患瘰病的女子。该女爱上了一位美男子，但其父因男家贫不许，女因之抑郁而致病，瘰病坚硬如石，且发热咳嗽，月经断绝。陈详细了解病情后说："要治好此女身上的病，必先治好心里的病。"其父问何药能治？陈述说病因后，其父恍然大悟，欣然同意将女嫁与该男子。婚后三个月，症状随之大减。此时陈给逍遥散等内服，并用火针外点瘰病，敷以琥珀膏调治而愈（明·陈实功《外科正宗》）。

病案示例 2：明末，一女子之夫不务正业，经常与人聚赌，有时整夜不归。为此事，她经常对丈夫进行规劝，但其丈夫根本一句话也听不进去，有一次还被丈夫打了一顿。她越想越气，渐渐地得了"气臌病"，且病情日益加重。她的丈夫非常懊悔，可是来不及了。后来去请了当时的妇科专家傅青彦医治。傅大夫详细了解了上述情况之后，随手取了几把草给病人的丈夫，并对他说："回去以后，要在妻子面前用火慢慢煎熬，态度一定要非常诚恳和蔼，你妻子的饮食、大小便都要亲自动手照料。"其夫按医生的嘱咐回家一一照办后，第二天病人之病情大有起色，以后一天比一天好，很快获得了痊愈。有些人无法理解，就去请教傅大夫。傅青彦说："这个病人的病是因其夫不务正业，怨恨他不争气所致，本来不需要服药治疗，用草当药煎熬只是做个媒介，让丈夫在其妻子面前表现出有悔改之意，病人怒气一消，病也就好了。"

　　这两个病例充分说明了心病还需心药医、解铃还需系铃人。第一例是因受气而得病，怨气一消而病愈；第二例是因心愿不能满足抑郁而致病，目的达到后病也就好了。其实这正是以情解情的巧妙应用。

　　综上所述，虽然只把情志疗法分了三类，但如果从情志的角度来看中医心理治疗的医论和医案，还可归纳出其他种类的情志疗法。人的心理活动是协调统一的整体，之所以把这个整体区分为若干部分，是为了研究的方便，实际心理治疗过程中，人的情绪、认知、行为是密切相关的。即使以患者的情志为操作对象，也无法避开对其认知行为的影响，所以以上有些情志治疗方法也可归入其他类别，而其他各类中的某些方法也可归入情志疗法。

　　《黄帝内经》中不仅提出了情志疗法的基本理论体系，而且根据它的作用提出了治病必先"调畅情志"的观点。随后受到了历代医家的重视，在医疗实践中对它加以应用并不断完善，形成了一套具有我国中医特色的心理治疗方法，赋予了它东方传统文化的特点。

　　首先，古代中医情志疗法疗程简单，但设计相当精妙，疗效十分明显、迅捷。这也是它作为一种心理治疗方法流传数千年的魅力和生命力之所在。它是在患者特定的生活条件和范围之内进行简单而又构思精巧的治疗设计。情志治疗一般必须在患者不知情的情况下进行，这样可以充分暗示患者进入角色，而且整个治疗也显得自然真实。这些设计思路，应该说比现代西方心理治疗方法所进行的一些脱离现实生活的治疗程序更具有理论上和方法上的优势，值得现代心理治疗理论借鉴和吸收。

　　再者，中医情志疗法体现了中国人情感方式的基本特点。中国人的情感方式不会像西方人那样热烈奔放，而更倾向于在礼教约束下的沉静、自律，抑或"存天理、灭人欲"的特点。因此，情志致病机制在中国存在是有其道理的。据此也便有了情志相胜的心理治疗方法。虽然情志相胜疗法是从五行相克的基本原理出发，用一种情志来抑制或调节另一种情志，其实也可以说，治疗者是在正常的情况下制造一种氛围，使患者被压抑的情感得到充分的宣泄，如怒胜思疗法，喜胜忧疗法等。正是因为中国人这种独特的情感方式才使得情志心理疗法能在中国历代流传，形成独具特色的中医心理疗法。

　　情志疗法在古代中医治疗心理疾病方面的确显示出了巨大的功效，但并不能说它就无懈可击。由于儒家"君子欲讷于言，而敏于行"的思想对古代医家的影响，使他们在对情志心理治疗方法的探讨中也表现出重实践、轻思辨的特点，从而妨碍它形成系统的心理治疗方法而推广于今。

　　在情志心理治疗的诸多程序中，我们不难发现古代治疗者治疗心理患者时的实际操作灵活多变，可见他们在具体的施治上颇费了一番脑筋，但是就为何要这样施治，如何施治等问题却没有做出解释。这也许正是它虽经历了 20 世纪初西方心理学思潮的冲突以及当今中国社会对心理治疗的认同和"发热"仍不能走出其封闭性境地的原因之所在。

　　另外，古代医家在运用情志治疗方法时所采用的具体方式真可谓"不择手段""诡诈谲怪无所不至"，欺骗、痛打、侮辱等均大胆应用。这会给治疗者和患者带来一定危险。如文挚就因以"怒胜思"治疗齐闵王而被煮死。同时，有些方法有悖于现代临床心理学从业人员的伦理守则，因而现今无法采用。

　　所以，作为根植于中国固有文化传统和民族心理的中医情志疗法，我们应超出直观的感性水平来进一步认识它，并发扬它的长处，使之成为真正适合中国人的医学心理治疗方法。

从入门到精通——名医带您步入中医殿堂

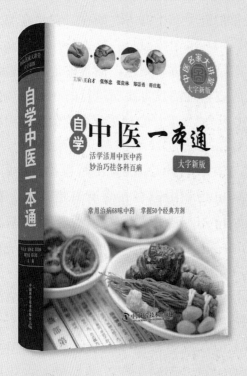

《自学中医一本通》（大字新版）

定　　价：98.00 元
出版时间：2019 年 8 月

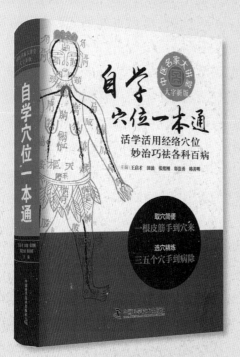

《自学穴位一本通》（大字新版）

定　　价：98.00 元
出版时间：2019 年 8 月